作者简介

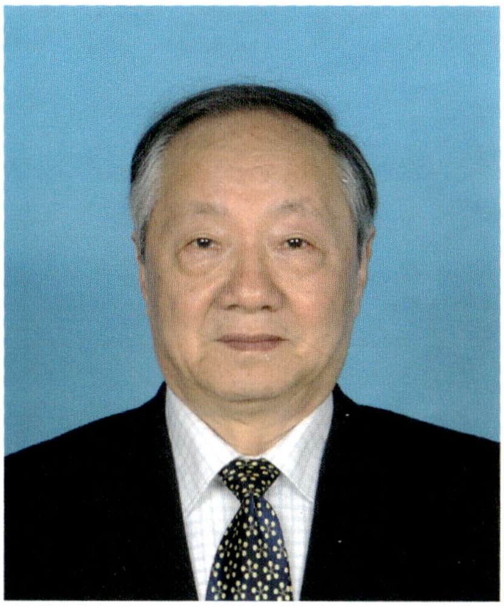

郭子光1932年生，重庆市人，成都中医药大学教授，著名中医学家，全国名老中医，中医各家学说专家、伤寒专家，中医养生康复学科的开创者。

郭子光教授早年秉承家学，悬壶乡里，1953年结业于西南军政委员会卫生部中医进修学校专修班，1956年考入成都中医学院医学系本科，1960年提前毕业留校从事中医内科、伤寒、各家学说、养生康复等课程的教学、临床及科研工作至今。

郭子光教授对中医理论颇多发挥与创见，临床长于内科疾病，尤其擅长呼吸、心脑血管、血液和泌尿系统等疾病的治疗，疗效卓著。1992年，享受国务院政府特殊津贴。2009年被人力资源和社会保障部、卫生部和国家中医药管理局评为全国首届“国医大师”。

国医大师临床丛书

郭子光养生新论

黄学宽 主编
郭子光 主审

科学出版社
北京

内 容 简 介

本书是国医大师郭子光教授养生学专著，全面反映了郭教授的养生经验和思路。本书共分为三部分，上篇为郭子光养生理论研究，着重论述郭教授对中医养生理论的研究；中篇为郭子光养生方法研究，详细介绍了郭教授对中医传统养生方法的研究，其中还特创了上班族的综合养生保健法；下篇为郭子光养生保健方案研究，主要介绍郭教授对临床常见疾病的综合保健方案。全书以形、神、精、气为主轴，且处处贯穿郭教授所倡导的养生以“平”为期思想，充分体现了阴阳调和、气血和畅、形神共养、心态平和、家庭和睦、动静结合等养生和谐观，具有十分重要的养生保健研究价值。

本书可供中医药院校师生、临床工作者参考使用，也是中医养生爱好者的良师益友。

图书在版编目（CIP）数据

郭子光养生新论／黄学宽主编．—北京：科学出版社，2010. 8
（国医大师临床丛书）
ISBN 978-7-03-028587-4

Ⅰ. 郭… Ⅱ. 黄… Ⅲ. 养生（中医）-理论研究　Ⅳ. R212

中国版本图书馆 CIP 数据核字（2010）第 158640 号

策划编辑：陈　伟　曹丽英／责任编辑：陈　伟／责任校对：张　林
责任印制：徐晓晨／封面设计：黄华斌

科学出版社出版
北京东黄城根北街 16 号
邮政编码：100717
http://www.sciencep.com

北京中石油彩色印刷有限责任公司 印刷
科学出版社发行　各地新华书店经销
*
2010 年 8 月第　一　版　　开本：787×1092　1/16
2020 年 3 月第三次印刷　　印张：18 1/2　插页：1
字数：437 000

定价：98. 00 元

（如有印装质量问题，我社负责调换）

《郭子光养生新论》编委会

前　言

吾师郭子光教授，男，1932 年生，重庆市人，成都中医药大学教授，著名中医学家，全国名老中医，他不仅是中医各家学说专家、伤寒专家，还是中医养生康复学科的开创者，曾受周恩来、邓小平等国家领导人接见。郭教授早年秉承家学，悬壶乡里，1953 年结业于西南军政委员会卫生部中医进修学校专修班，1956 年考入成都中医学院医学系本科，1960 年提前毕业留校，从事中医内科、伤寒、各家学说、养生康复等课程的教学、临床及科研工作至今。他对中医理论颇多发挥与创见，长于内科疾病的治疗，尤其擅长呼吸、心脑血管、血液和泌尿系统等疾病的治疗，疗效卓著，并曾多次出国讲学或传授经验。工作以来，先后在国内外刊物上发表学术论文 130 余篇，编著或主编医学专著 10 余部，参编其他医学著作 20 余种。曾任《成都中医药大学学报》常务编辑、校学术委员会委员、校职称评审委员会委员、国务院学位委员会学科评议组秘书、国家自然科学基金会生物部医学学科专家评审组成员、卫生部全国高等中医药院校教材编审委员会委员、四川省中医药学会常务理事、四川省仲景学说研究会主任委员、四川省卫生厅科技成果评审委员、成都军区总医院学术顾问等职。1987 年被评为教授；1991 年被成都市教育委员会评为先进个人，同年被四川省教育委员会评为优秀教师；1992 年被国务院表彰为对高等教育做出突出贡献者并享受政府特殊津贴。现任四川省康复医学会副会长、四川省中医现代化研究会副会长、四川省海外联谊会养生文化研究会主任、中国残疾人康复协会中医康复委员会常务委员，1998 年被四川省政府确定为学科带头人等。2009 年被人力资源和社会保障部、卫生部和国家中医药管理局评为全国首届“国医大师”。

在郭教授贤妻、妇科专家冯显逊老师的大力支持下，郭教授的学术成就及威望享誉海内外，其学术思想已列入“十五”国家科技攻关计划项目“名老中医学术思想、经验传承研究”课题进行研究。本书采用了郭教授主编的《中医养生学讲义》（成都中医药大学自编教材）和《中医康复学》的部分内容和精神，特组织编辑出版《郭子光养生新论》，以此作为郭教授从医就教 60 周年献礼。全书共分为三部分，上篇为郭子光养生理论研究，着重论述郭教授对中医养生理论的研究，见解十分独特；中篇为郭子光养生方法研究，详细介绍了郭教授对中医传统养生方法的研究，其中还特创了上班族的综合养生保健法，甚为实用；下篇为郭子光养生保健方案研究，主要介绍郭教授对临床常见疾病的综合保健方案，颇具临床养生保健指导价值。全书以形、神、精、气为主轴，且处处贯穿郭教授倡导养生以“平”为期的思想，充分体现了阴阳调和、气血和畅、形神共养、心态平和、家庭和睦、动静结合等养生和谐观，因而具有十分重要的养生保健研究价值。

本书为学术研究著作，内容精简实用，全面反映了著名中医学家、国医大师郭子光教授的养生经验和思路，是中医药院校师生、临床工作者和中医爱好者的良师益友。由于编者水平有限，书中错漏在所难免，恳望读者指正，以期再版时修正提高。

黄学宽

2010 年 5 月 15 日于重庆医科大学

目　录

上篇　郭子光养生理论研究

中篇　郭子光养生方法研究

下篇 郭子光养生保健方案研究

上篇
郭子光养生理论研究

第一章 养生发展概说

中医养生学是中医学特有的一门学科，有着独特的理论知识、丰富多彩的养生方法和卓有成效的实践经验，是中医学伟大宝库中的一枝奇葩，为中华民族的繁衍昌盛和健康事业曾做出过重大贡献。本学科具有浓厚的中华民族优秀文化背景，其涵盖内容甚为广泛，与中国传统医、史、文、哲等关系密切，涉及预防、保健、心理、行为、社会医学等多学科领域。

第一节 养生学含义及背景

一、中医养生学的含义

养生，最早见于《庄子·内篇》，在古代称为养性、摄生、道生、卫生、保生等。其中老年养生又称为寿老、寿亲、养老、寿世等。“养”即保养、调养、补养、护养之意；“生”即生命、生存、生长之意。养生，即保养生命。凡遵循自然规律和人体生命活动自身规律，采用各种手段以预防疾病、消除不利健康因素、增强体质以达到益寿延年为目的之过程，就是养生。而中医养生学就是以中医基本理论为指导，研究人体寿夭衰老的原因与过程，探求合理的生活方式与科学的有效方法，以颐养身心、增强体质，达到祛病、抗衰、益寿为目的的一门学科。由于中医养生学独具特色的理论观点、丰富多样而有积极意义的方法手段、普及性与大众化的行为模式，目前已逐渐形成并发展成一门相对独立的新兴学科，虽与保健、疗养、康复等现代医学学科之间有许多相通之处，但不尽相同。

养生与保健不尽相同，保健是指集体和个人所采用的医疗预防和卫生防疫相结合的综合措施，旨在防止疾病、保护健康，而养生的要求则更高，除涵盖保健的所有内容之外，还要追求延年益寿之目标；养生学与疗养学也是不同的，疗养学是以研究各种自然疗养因素对人体的影响及其有效治疗作用的一门学科，即利用外界环境中的气候、空气、日光、海水、矿泉、矿泥、砂等自然资源治疗疾病、增强体质，以及近年来引入的理疗、针灸、气功、中医药等治疗手段，主要对象是慢性病、老年病和职业病患者。当然，养生与康复也不尽相同，康复以研究人体疾病之后如何消除功能障碍、恢复脏腑元气为主要课题，其主要对象是损伤者、慢性病者和急性热病瘥后诸证，而养生研究范围则更为广泛，以追求健康长寿为目标，不过二者皆属于医学的两个不同学术面，虽各有不同研究对象和范围，但都属于中医学内同一理论体系，二者在方法上有许多共同之处，如体育、气功、按摩、情志、合理饮食及一些自然疗法等，这些既是养生方法，也是康复方法，只是选择性和针对性不同而已，故两者之间关系甚为密切。

从诸子百家、《黄帝内经》以下，代有养生专著专篇传世，而从历代养生著述来看，探索人体寿夭衰老原因、合理生活方式和祛病延年方法等一直都是养生研究的主要内容。其中，生长老死是个体发育过程中一系列不可逆转的量变和质变过程，是机体生命过程的必然规律，因此研究衰老、长寿之目的，不是违背自然规律去追求长生不死、返老还童，而是遵循自然规律以达到健康长寿，力争“尽终其天年”，即不产生未老先衰，尽可能活到应该活的寿数。人应该活到的寿数，《左传》称：“上寿百二十岁，中寿百岁，下寿八十”，《素问》也有“尽终天年，度百岁乃去”的记载，这与西方学者的认识差不多，即人类寿命相当于其性成熟期（14~15岁）的8~10倍，或细胞分裂50代时，按平均每次分裂周期2.4年推算，也就是大约110~150岁。其中，能享尽天年即自然衰老而死者称为“寿”，不及天年早衰而死者则称为“夭”，然而，因天灾人祸、贫病横夭，实际上能享尽天年的人是非常非常少的，绝大多数的人们都是未老先衰而死，而且年岁的个体差异也很大。中国人的平均寿命为70岁左右，比理论寿命少了50年，这是为什么呢？人们应如何做才能延缓衰老、达到健康长寿呢？这些涉及常人保健、预防疾病和益寿延年等问题，一直都是中医养生学十分关心和研究的重要课题。

中医养生学是临床经验的总结，虽然具有相对独立性，但终究脱离不了中医理论体系的大框架，因此，中医养生学也贯穿了中医学的一切理论特色和良好思想，如整体观念、辨证观点、以正气为主的观点、自我调节观点、顺应自然观点，以及阴阳五行学说等，哲理深邃，内涵十分丰富，于认识人体生命本质、疾病寿夭、抗衰延年方面独具风格。而在具体中医养生方法上，则强调合理的生活方式和自身的抗衰潜能，并利用生命活动中原本需要的空气、阳光、饮食、水等物质，或运动、安静、文娱、寒温等不可缺少的能量，或语言、声音、音乐、行为等已经适应了的信息。总之，充分利用人体与环境在进行物质、能量、星系交换过程中的一切正常因素来达到养生保健、延年益寿之目的。除此之外，还有一些特殊抗衰方法，如参禅打坐、气功导引、方药补养等，无不旨在激发自身抗衰潜能以益寿延年。这些方法的突出特点是：有病治病、无病防病、健身强体、益寿延年，对人体无任何伤害，且简便易行，人人可为。

随着社会文化生活水平的提高，人们对健康长寿的期望值也越来越高，而中医养生可与每个人的一生相始终，未病之时、患病之际、病愈之后都有相应养生的必要，且对不同体质、不同性别、不同地区的人也有相应的养生措施。因此，中医养生学目前正成为大家自觉与自发的保健行为，而且人们还把养生保健看做是自己生命过程中不可缺少的重要组成部分。可见，加强中医养生学的研究和推广普及，显得尤为迫切和必要。

二、中医养生学的背景

中医养生学的产生是与中国古老深厚的社会文化背景分不开的，所以中医养生学的特色就是中国传统文化底蕴。在中医养生学还处于萌芽阶段的春秋战国时期，已出现了诸子蜂起、百家争鸣、群星璀璨的文化黄金时代。诸子百家所阐述的哲理及其对事物的观察、认知与处理方法，是古代社会、自然各个领域的经典准则。这些准则就是中国传统文化的程式模板，无论人文、伦理，抑或学科分支系统的观念、理论和方法无不深刻地反映出这个社会文化背景。而在这个背景中虽然有着各种流派和观点的争鸣，但对中医养生学影响甚深的一些基本观念还是一致的，如“天人合一”观、恒动恒变观、气一元论等。

老子《道德经》说：“人法地，地法天，天法道，道法自然”。后来董仲舒更说得明白：“天人之际合而为一”，“天”指天地自然，人是自然万物的组成部分，生于天地，长于天地，与万物同源，与万物一体，其中也包括人与人（社会）一体，“天人合一”则揭示了人与自然是一个有机整体，人与社会也是一个有机整体，人若能与之相应则利于养生，如《管子·五行篇》云：“人与天调，然后天地之养生”。马王堆简书《十问》中记载：“君若欲寿，则察天地之道”。“天人合一”观即整体观念，是中国传统文化最基本的观念，以宏观观察和横向研究为特点，比较轻视具体的实物分析，不大注意局部的细枝末节。而现存最早的医学著作《黄帝内经》就照搬了“天人合一”程序，如“人与天地相参，与日月相应也”、“人与天地之气生，四时之法成”等论述，说明人的生理活动和病理变化都要受到天地自然的影响，而出现与之相应的同步变化，并进而把人体自身也看作是一个“小天地”，即一个小整体，并提出“形神一体”、“形气一体”、“五脏相关”等理论，这些都是整体观念的具体体现。这种整体观念贯彻在中医诊治疾病的方法上就是“辨证论治”，贯彻在中医养生学上则为“辨证施养”，通过辨别自然因素（如时序环境等）、社会因素（如神情喜恶等）和体质因素（如素体禀赋等），即因时因地因人而异进行养生。可见，整体观念全面贯彻于中医药学的理法方药之中，同时也成了中医养生、防病、保健的突出特色之一。

被誉为“科学之祖”的《易经》，就是一部讲变化、讲运动的书。《易·系辞》云：“穷神知化，德之盛也”，韩康伯注《易经》谓：“神也者，变化之妙，极万物而言”。这里的“神”即是变化，广义的“易”是指无限的变化，变化至无限即相当于“不变”。此即《道德经》所谓“天下万物生于有，有生于无”的意义。动则能久已形成了共识，正如《吕氏春秋·尽数》中指出：“流水不腐，户枢不蠹”。先秦诸子认为动变中的万事万物，每种状态中都存在着相反相成的阴和阳两种力量，此即恒动恒变的力量源泉。正如《老子》所云“万物负阴而抱阳”，《庄子》所谓“易以道阴阳”之义。《内经》全面运用诸子恒动恒变观念和阴阳之说阐释了人体生理病理、疾病诊治、养生保健等问题，使之成为了中医药学又一重要的基本观念。如《内经》云：“成败倚伏生于动，动而不已，则变作已”、“阳化气，阴成形”、“故非出入则无以生长壮老已，非升降则无以生长化收藏”、“阴阳者，天地之道也，万物之纲纪，变化之父母，生杀之本始，神明之府也，治病必求治其本”。故临证时“察色按脉，先别阴阳”，养生时当“法于阴阳，和于术数”。可见，调节阴阳使之恢复平衡协调，便成为中医诊治疾病的总原则，同时也是中医养生的基本原则。

气一元论的观念则认为，天地自然是一个整体，人与天地自然也是一个整体，其间是什么东西在升降出入、消长进退呢？是“通天下一气耳”。在天称“天气”，在地称“地气”，在人称“人气”（人体内各种气的总称），统称“大气”。天地万物都是由气构成的，由气联系成为的一个有机整体，而万物的多样性只不过是“同气异形”而已。正如《庄子》所谓：“至大无外，谓之大一，至小无内，谓之小一”，《老子》说：“至柔莫过于气，至坚莫过于气”，《淮南子·说山》云：“天二气则成虹，地二气则泄藏，人二气则成病”。认为天地自然的变化都是阴阳二气相反相济的结果。自然界要安定，人体要健康无病，必阴阳二气“不失其序”。就中医学而言，简直“无气不成书”。如《灵枢·决气》云：“余闻人有精气津液血脉，余意以为一气耳”，《素问·生气通天论》云：“天地之间，六合之内，其气九州、九窍、五脏、十二节，皆通乎天气”。这样，人与天地自然就成为一个有机整体了。由于运动方式和功能的不同，人体之气又有元气、宗气、营气、卫气、经络之气以及心气、脾气、胃气、肝气、肺气、肾气等脏腑之气的区别。气血津液精神的生理活动叫做“气化”，脏腑经络骨肉脉管等的功能叫做“气机”。因此，无论人的生理病理、养生治疗，都离不开对气的认识和调理。

第二节　中医养生学发展简史

中国古代养生的起源，可追溯到上古时期，而在其后数千年的中医药学发展史中，记载了我国劳动人民同疾病作斗争的丰富实践，也反映出先辈们有关养生的成就和业绩。从中医养生学的学术思想、理论与方法、成就，以及养生事业的发展来看，其发展大致可分为如下几个时期。

一、先秦时期

在原始社会，先民们过着茹毛饮血的生活，他们为了生存而与大自然展开艰苦的搏斗，到了旧石器时代后期，由于火的发明，改变了先民的食性，而熟食便是食养、食疗的伊始。而火的应用，使先民能照明防寒、恐跑猛兽，增强了保护自己的能力，它同时也是灸、熨等疗法的起源。到了新石器时代，石器、骨器的出现，而有砭石、石针的应用，人的寿命也随着增长。而在长期采集、狩猎与森林之间，听百鸟之鸣，闻山涧松涛之声，观飞禽走兽之姿，感于心、动于情，随而模仿之，便是音乐、歌、舞、导引、体育等养生保健方法的发端。商代殷都废墟的甲骨文是我国最早出现的比较成熟的文字，已有一些关于个人卫生（如沫、浴）和集体卫生（如大扫除称为寇帚）的文字，还有"疾言"（语言障碍或失语症）、"疾耳"（耳鸣或听力障碍等）、"疾首"（头痛）等，以及使用针灸、按摩、导引、热熨等，这些都是属于养生康复治疗内容的记载。总之，原始的医疗活动中就已孕育着传统养生学的萌芽。

春秋战国时期，奴隶社会趋于瓦解，封建社会逐步确立，社会生产力显著提高，科学文化进步很快，诸子百家总结了各个领域的经验，并上升为理论，其中也包括了许多有关养生学的精辟论述，这些论述被当时医家所吸取，以《黄帝内经》为代表，奠定了中医养生学的理论基础，形成了中医养生方法的一般原则。即在理论上确立了气一元论下的整体观、恒动观，以及在整体恒动观念指导下的炼形、保精、裕气、全神的养生原则和方法。这一时期有关养生的探索论述内容相当丰富，如《老子》说："人法地，地法天，天法道，道法自然"；《庄子》云："天地者，万物之父母也"；《管子·形势》说："天覆万物而制之，地载万物而养之，四时生长万物而收藏之"；荀子也提出"制天命而用之"，说明人是万物的组成部分，而与万物同源。故《吕氏春秋·知分》进一步说明："凡人物者，阴阳之化也。阴阳者，造乎天而成者也。"人生于天地，长于天地，与天地一体，必定与天地相应。因此，顺应天地便成为养生的基本法则。所以，《管子·五行》又说："人与天调，然后天地之养生。"《吕氏春秋·尽数》也说："圣人察明阴阳之宜，辨万物之利以便生。"医家则吸取了这些原则，如马王堆出土简书《十问》云："君若欲寿，则察天地之道。"总之，诸家皆认识到人与天地自然为一体，养生必然与天地自然相适应的原则。只不过老、庄主张相对消极地顺应自然，管子主张主动顺应自然，荀子主张积极改造自然而已。至于从整体如何与天地相应而养生，《周易》提出了"一阴一阳之调运"的整体阴阳协调思想。

关于对健康概念的理解，《尚书·洪范》记载了周武王和箕子讨论"五福"的论述，实具广义健康的含义。所谓"五福"："一曰寿"，指享有高寿；"二曰富"，指经济富裕；"三曰康宁"，指无疾病；"四曰修好德"，指长久的善美；"五曰考终命"，指善终天年。"五福"涉及身体无病、经济条件、社会地位、精神状况、延年益寿等方面，显然已认识到人与社会是一个有机整体。而要达到健康的完满状态，已不是一个纯粹的医学问题。广义的健康当指身体上、精神上和社会上的完满状态，而不仅仅是无病或虚弱。

形神兼调的养生观念在这一时期也被诸家所肯定。如《老子》认为："淡然无为，神气自满，以此为不老药"；《管子·七观》指出："百题从心"；《韩非子·解老》亦说："神不摇于外则身全"等。都认识到在心神的主宰下，人的自身也是一个统一的整体，且神与形、心与身都是互相影响的。诸家非常强调精神因素的致病作用，认为情绪波动、精神抑郁、紧张，是许多疾病的发病原因，如《管子·内业》指出："忧郁生疾，疾困乃死"；《吕氏春秋·知分》亦说："感私伤神"。所以，先秦诸子在养生中都首重养神。大体道家以精神恬静为原则，如《老子》主张"清净虚无"，《庄子·在宥》亦谓"至虚极，守静笃"，其在《刻意》篇认为："平易恬淡，则忧患不能入，邪气不能袭"；儒家以精神振作为原则，如《礼记·中庸》提倡"君子以自强不息"便是；杂家兼取儒道二家之意，主张人之情志、精神，既不可不用，也不可太过，如《吕氏春秋·情欲》说："天生人而使有贪有欲。欲有情，情有节，圣人修节以欲，故不过行其情也。"其在《贵生》中说得更清楚："夫耳目鼻口，生之役也。耳虽欲声，目虽欲色，鼻虽欲芬香，口虽欲滋味，害于生则止"。道家主静的思想，导致了静坐和呼吸吐纳等气功方法的出现，老子在《道德经》中就有"虚其心，实其腹"的记载；《庄子》已讲到："堕肢体，黜聪明，离形去知，同于大道，此为坐忘"，就是指的静坐功，并在《刻意》篇中描述了"吹嘘呼吸，吐故纳新"的吐纳法。医家十分重视并吸取了这些有效的养生方法。马王堆简医书《十问》所云："是故道者发明唾手，循辟(臂)靡(摩)腹，从阴从阳，必先吐陈"；"息(呼吸)必探(深)而久，新气易守，宿气为老，新气为寿。善治气者，使宿气夜散，新气朝聚。"这是气功、吐纳养生见诸于医籍中的最早记载。

先秦诸子不仅认识到精神、情志的致病作用，还观察到情志有互相制约的功能，因而也可通过外界的刺激而调节精神以养生，于是创造了诸如情志、精神养生方法。如《吕氏春秋·侈乐》指出："乐之有情，譬之若肌肤形体之情性也"，其《音初》还说："凡音者，产乎人心者也。感于心则荡乎音，音成于外而化乎内"。音乐是人之感情的流露，但也可以动人之情志。《白虎通·礼乐》分析了各种乐声引起的情志变化："闻角声莫不恻隐而慈者，闻徵声莫不喜养好施者，闻商声莫不刚断而立事者，闻羽声莫不深思而远虑者，闻宫声莫不温润而宽和者也"，提出"调和五声以养万物"，实际上已提出了用音乐来进行养生的方法。

关于合理化生活以养生的方式，包括起居、饮食、锻炼、卫生等，诸家的论述就更多了。如《管子·形势》所说："起居适，饮食节，寒温适，则身利而寿命益。起居不适、饮食不节、寒温不适，则形体累而寿命损。"这是具有代表性的养生观点。《吕氏春秋·达郁》篇还指出："凡人三百六十节，九窍五脏六腑，肌肤欲其比也，血脉欲其通也，筋骨欲其固也，心志欲其和也，精气欲其行也。若此，则病无所居，而恶无由生。病之由，恶之生也，精气郁也"。文中表述了百病多起自"郁"，包括精神、情志之郁，脏腑气机之郁，精气脉血之郁等，所以养生之法当以"通"为贵。故《论衡·命气》在阐述运动养生法的作用时说："形气亦然，形不动则精不流，精不流则气郁。"体育运动就是使其精气流通，从而达到养生之目的，故《吕氏春秋·尽数》中以"流水不腐，户枢不蠹"为象征意义作了说明，至于讲究个人卫生和环境卫生以利养生，早在殷商时代的甲骨文中就有记载，在《周礼》中还记载了污水和粪便的处理，这些与《吕氏春秋·尽数》中所谓"毕数之务在乎去害"的思想是一致的，都能说明当时人们已经认识到环境卫生对人体养生和健康的重要性。

先秦时期最能反映医家思想和方法的代表著作当数《黄帝内经》。《内经》受诸子百家学术思想的影响很深,充分吸收了各家有关养生的认识、经验与成就,结合先辈们长期医疗、养生实践所积累的丰富而宝贵的经验大加发挥和具体化,为中医养生学理论体系的建立奠定了基础。《内经》对中医养生学理论体系的贡献主要有如下几方面。

首先,奠定了以整体研究方法作为中医养生学的方法论基础,反映为贯穿于整个中医养生学领域的整体观。其主要观点有三:

(1) 把人与自然视为一个整体来研究人的生长壮老已的生命规律,从而提出顺应自然的整体养生原则。例如《素问·保命全形论》认为:"人以天地之气生,四时之法成",《灵枢·邪客》则以"人与天地相应"概括之。自然界的变化、春夏秋冬、气候环境、昼夜寒暑等,无不影响着人的生命规律,人必须顺应自然才能养生。

(2) 把人与社会视为一个整体来研究人体的养生规律。如《素问·移精变气论》说:"往古人居禽兽之间,动作以避寒,阴居以避暑,内无眷慕之累,外无伸宦之形。此恬淡之世,邪不能深入也。当今之世不然,忧患缘其内,苦形伤其外……所以小病必甚,大病必死。"已充分注意到社会、情志因素的重要性。《素问·四气调神大论》要求人们:"美其食,任其服,乐其俗,高下不相慕"。其内容实际上就是养生问题,而且不仅是个人问题,也是一个社会问题。

(3) 把人的自身视为一个整体,认为五脏相关、形神一体、形气一体,人的一切生命活动都是在心神主宰下的统一整体。《素问·灵兰秘典论》指出:"主明则下安,以此养生则寿……主不明则十二官危,使道闭塞而不通,形乃大伤,以此养生则殃。"在先秦历史背景下,《内经》奠定的整体研究方法论基础,能充分发挥诸子百家的认识优势,从而奠定了一个非常科学的中医养生理论体系。

其次,《内经》对人体生命的起源、生长壮老已的生命规律以及衰老都做了整体的科学论断。如《素问·宝命全形论》云:"天地合气,命之曰人",《灵枢·本神》曰:"生之来谓之精,两精相搏谓之神"等。《素问·上古天真论》对生、长、壮、老、已生命规律的科学观察和概括,不仅注意到了年龄阶段的变化,还注意到了性别上的生理差异,指出人体衰老的根本在于先天禀赋之精,而导致早衰的重要原因又有后天之情志、起居、饮食、纵欲、过劳等,因而要"法于阴阳,和于术数,饮食有节,起居有常,不妄作劳,故能形与神聚,而尽终其天年,度百岁乃去",探明了养生防老的一些关键环节。

最后,《内经》确立了一整套中医养生原则,并提出了许多行之有效的方法。这些原则包含后世养生学说总结的协调阴阳、顺应自然、形神俱调、调养脏腑、疏通气血以及因地因时因人制宜等,便可归结为保精、裕气、养神、炼形八个字。《内经》中提出的养生"术数",包括修身养性、顺应自然、神情调摄、饮食起居、劳逸结合、运动锻炼、戒除不良习好以及导引按摩、针灸、气功、药物等许多养生方法,这些对后世中医养生学的进一步发展以及丰富养生方法、提高养生功效等都有十分重要的作用。尤其需要说明的是,《内经》中还明确指出了"治未病"这一预防为主的原则,将养生和预防疾病密切结合在一起,则具有极其重要的意义。

二、两汉魏晋时期

两汉魏晋时期在养生方面以积极探索各种养生方法为显著特点,广为探求养生的方法除前期已有者外,甚至还包括炼丹、服石、神仙之术。在本阶段中,气功、体育、药补和许多自然疗法与精神疗法等也得到了充分的发展。

秦统一中国以后，秦始皇及后来的汉武帝都是长生不老的热烈追求者，社会上也因此出现了一批自称持有长生术的方士以及得道的神仙，于是乎，炼丹术、服石法、神仙术以至房中术之类的养生书籍充斥天下，虽不少人深受乱服丹石之苦，但可见当时对长寿之法的探求十分热衷，从另外一方面也促进了对中医养生法的探索。对后世养生影响较大的各种导引法在此阶段也很盛行。

孙思邈在《备急千金要方》中记述了三国时期曹操向长寿老人皇甫隆请教养生之道的一段交往，其导引风气之盛行可见一斑。曹操问之云："闻卿年出百岁，而体力不衰，耳目聪明，颜色和悦，此盛事也。所服食施行道引，可得闻乎？"皇甫隆介绍说："当闻道人蒯京已年一百七十八，而甚丁壮，言人当朝朝服食玉家，琢齿使人丁壮有颜色，去三虫而坚齿。玉泉堵，口中唾也。朝旦未起，早漱津令满口乃吞之，琢齿二七遍。如此者乃名曰炼精。"早晨诱使分泌大量唾液吞服，认为能使人祛病、坚齿、健身、恢复色泽。此种养生方法属导引范围，当时十分盛行，也为后代医家所采用。这个时期，各种自然调养法也在民间广泛流行，如具有治疗作用的泉水被称为"神泉"、"圣水"，而被人们用来养生治病。张衡《温泉赋》就有"温泉有治病之功，亦可延寿保健"的记载。

本时期中对养生贡献较大的医家有华佗、张仲景、葛洪等。据《三国志·华佗传》记载，华佗不仅是一位伟大的中医外科学家，而且通晓养性之术，年百岁而尤有壮容。认为"人体欲得劳动，但当不极尔。动摇则谷气得消，血脉流通，病不得生，譬犹户枢不朽是也。是以古之先者为导引之事，熊经鸱顾，引挽腰体，动诸关节，以求难老。吾有一术，名曰五禽之戏，一曰虎，二曰鹿，三曰熊，四曰猿，五曰鸟。亦以除疾，并利蹄足，以当导引。体中不快，起作一禽之戏，沾濡汗出，因上着粉，身体轻便……"他积极主张人体要活动，以使气血流通，但又不宜过劳。

华佗所创编的五禽戏，系模仿五种禽兽的神态和动作，结合导引、行气、吐纳等功法而组成，能外炼筋、骨、皮，内炼精、气、神，使血脉流通，筋强腰固，脾胃健运，且具有动静相兼、刚柔相济的特点，是一套结构严谨、动作简朴而有比较协调、容易推广的运动养生法。他的弟子吴普施行五禽戏法，至"九十余，耳目聪明，齿牙完坚"。后世据此还发展成不少流派，形成各种各样的五禽戏套路，大部是根据上述记载，参考其他导引术发挥而成。可见华佗五禽戏，在养生强体方面有很大影响，并流传到日本、东南亚和欧美各国。

伟大医学家张仲景(150-219)也非常重视养生，他曾批评那些不注意养生的人说："怪当今居世之士，曾不留神医药，精究方术，上以疗君亲之疾，下以救贫贱之厄，中以保身长全，以养其生。"他倾毕生精力总结了我国汉代以前的医学经验，其中也包含了养生学方面的成就。他提出的辨证论治原则，既是中医临床医学的理论支柱，也是中医辨证养生的指导思想。因为在采取任何养生措施之前，都要根据养生者精气神和体质、气质等不同情况进行辨证养生，确定具体养生方法。他在《金匮要略·脏腑经络先后病》篇里承《内经》"治未病"的思想提出："若人能养慎，不令邪风干忤经络，适中经络，未流传脏腑，即医治之，四肢才觉重滞，即导引吐纳、针灸、膏摩，勿令九窍闭塞。更能无犯王法禽兽灾伤，房室无令竭乏，服食节其冷热苦酸辛甘，不遗形体有衰，病则无由入其腠理。"即未病之时，要知调控以防病，已病之初邪气轻浅，要见微知著，抓紧早期调理以利养生，在《金匮要略·禽兽鱼虫禁忌并治》还指出："凡饮食滋味以养于生，食之有妨，反能为害……所食之味，有与疾相宜，有与身为害，若得宜则益体，害则成疾"，都体现了预防性养生的思想。他在《果实菜谷禁忌并治》中开列的许多腐败、不洁、不成熟果实不宜食用，以及果菜谷物等配合烹食的宜忌，也值得在养生中借鉴。

在此历史阶段中，晋代葛洪著有《抱朴子》，其《内篇》是重要的养生著作，主张用药物、气功、炼丹之术以求长寿。晋代嵇康著《养生论》、北齐颜之推的《颜氏家训·养生篇》、梁代陶弘景的《养生延命录》等，都是此期的重要养生著作。他们反对炼丹成仙之时弊，提倡长寿必懂养生之道，重在保养精气神。方法上主张弃厚味、饮清泉、浴阳光、节色欲、服补药，要积极进取，认为养生不是苟且偷生。

此外，成书于东汉时代的中药专著《神农本草经》把药物分为上、中、下三品。其中补养类为上品，如人参、黄芪、茯苓、地黄、杜仲、枸杞子等，计 120 多种，多具有补益强身、抗老防衰之功效，提倡以药物增强身体健康，后世医家据此而创制了不少抗老防衰的方药。1972～1974 年在长沙马王堆发掘的汉代墓葬中发现了一些养生资料，如彩绘的《导引图》、《养生方》、《却谷食气》、《十问》等，这批古书据学者考证，多数是战国中后期至秦初时期写成的。《导引图》主要介绍了 44 幅导引身姿，包括呼吸运动、徒手运动和一些利用器械的运动；《养生方》是一部以养生为主的方书；《却谷食气》、《十问》也介绍了一些养生理论和技艺。这些宝贵文献都是本时期内积极探索养生方法的记载。

三、隋唐时期

隋唐时期，道、儒、佛思想盛行，三家之说互相渗透、融合并影响着当时整个社会，包括影响到了这一时期的中医养生学。此期，由于吸收、融合、汇通了道、儒、释的一些理论观点，养生方法在内容上得到了进一步充实、丰富和发展。隋代巢元方撰《巢氏病源补养宣导法》，唐代孙思邈撰《备急千金要方》、王焘撰《外台秘要》都是这一时期在养生学上富有代表性的著作。

唐代，在“贞观之治”的盛世里，由于生产力的发展和社会的安定，人们生活水平相对提高，对健康长寿的要求也高了，从而促进了中医养生学术的大发展。如孙思邈撰《备急千金要方》一书中吸取了《内经》、扁鹊、华佗、老子、列子、葛洪、彭祖等医、道、儒以及释家养生思想与成就，其中的《养性》一篇，是我国历史上较为全面而系统的养生学著作。所谓“养性”即养生，有习以成性之意，其要点有五：

(1) 陶冶性情。主张“耳不妄听，口无妄言，心无妄念”，实际意思是要求保持情绪稳定，凡影响情绪的因素都尽量不介入，而且要“常念善勿念恶，常念生勿念杀，常念信勿念欺”，要求多想积极的，少想消极的，以增强生趣和生命的活力。

(2) 生活有常。要做到劳逸有节制，起居有规律，寒温适度，顺应自然，实际上是提倡生活的合理化、规律化、避免任性和不良习染。

(3) 饮食有节。主张少食一切大荤厚味，宜清淡食品，不饥不饱，不寒不热。认为丰饶之地，人多早夭，瘠薄之地，人多高寿，享用太丰常常是许多疾病的重要原因。主张要少食肉、多食饭及蔬菜。

(4) 动静结合。孙氏不完全赞成单纯“静以养生”的方法，认为安居不动会导致经脉壅滞，要“摇动肢体，导引行气”，动静结合。他采用的“老子按摩法”和吸取殊方异域的“天竺国按摩法”，就是两套简便易行的体操，几乎包括了后世“八段锦”的全部动作。

(5) 药养。常采用牛乳、黑芝麻、黄芪、白蜜、枸杞子等药进行补养。

孙氏既言之，又行之，他自己就活了 100 余岁，成为中国历史上的长寿之人。然而这些方法并不是什么玄妙的东西,而是人人都能做到的事情。尤其值得一提的是,孙氏所说的一段富有哲理的话,“安者非安,能安在于虑亡,乐者非乐,能乐在于虑殃”、“常须安不亡为危,预防诸疾也”。一语道明“预防诸疾”的重要养生思想。

《外台秘要》的出现比《备急千金要方》晚数十年,由于作者王焘官至台阁,能涉猎大量医学书籍,包括已无传本的小品方以及深师、崔氏、许仁则、张文仲诸家的经验。书中记载了大量养生方法,书中所载除常用的药食养生外,还记录了丰富的非药食养生的方法,如神疗、磁疗、光疗、冷疗、热疗、熨法、泉水、洗浴、泥疗甚至包括“美容”法在内,均收集无遗。如在美容法中,包括了一些康肤健美、增进色泽、染发涂唇等外用擦剂、洗剂。王焘很不满意过去这些美容法只为“士人贵胜,皆是所要”。而医门则“极为秘惜,不许弟子泄露一法,至于父子之间,亦不传示”的情况。所以,他收集起来公之于世,“欲使家家悉解,人人自知”。实际上,美容法可以唤起人们对美的追求和享受,增强人生的乐趣,激励意志,避免精神衰老,从而达到养生作用,从这一角度来说,美容法也是有养生意义的。

四、宋金元时期

宋金元时代,由于官方十分重视医药学术的整理、总结和提高,一度出现了学术繁荣与学派论争局面,养生方法与经验也因之而得到系统地整理提高及推广应用。这一时期的养生著作很多,养生受到高度重视,许多医药中都列有养生专篇。如宋代李昉《太平御览·养生篇》、周守忠《养生类纂》和《养生月览》、佚名的《养生秘录》、蒲虔贯的《保生要录》、姜悦的《养生月录》、愚谷老人的《延寿第一绅言》、陈直的《养老寿亲书》,以及《苏沈良方》的《问养生》、《养生说》等,元代刘河间的《摄生论》、丘处机的《摄生消息论》、李鹏飞的《三元延寿参赞书》、王珪的《泰定养生主论》等。这些著作大都深入阐述精气神在寿夭衰老中的重要作用,对于淡饮食、和喜怒、练气功、护脾胃、保元气等颇多研究。其中《泰定养生主论》提出从幼年开始就要注意养生,阐述了自幼及壮至老调摄有序的方法,实际已认识到人体衰老过程是在老年到来以前就开始了,颇有见地。

金元名家几乎都是中医养生学的高手,在养生方法上各有侧重,并为完善和系统中医养生学理论与方法做出了卓越贡献。

刘完素著《素问玄机原病式》,以“法象天地,理合自然”为指导思想,详论天地自然运气变化之理,把疾病的发生和养生防病归到五运六气的纲领之中进行认识。在《素问病机气宜保命集·原道论》中强调气是生命的最基本物质,他说:“人受天地之气,以化生性命也。是知形者生之舍也,气者生之本也。”对于养气方法,他认为当从调气、守气、交气三方面着手。他还在《伤寒直路》中说:“人喜则气和而志达,营卫通利,故气缓,缓尤和也。”把缓释为缓和,认定喜笑能通利营卫,使气和志达,对人有利无弊,这对后世应用喜笑疗法,以情制情、调养身心是有启发的。

张子和著《儒门事亲》,治病善用攻邪,邪祛则正安,有利于养生。书中提出“养生当用食补,治病当用药攻”的主张。认为“五味贵和,不可偏胜”,偏食必定引起营养不平衡而发生种种疾病。所以,他极力反对病人不必要的和过分的忌口。此外,他还把阳光疗法、空气疗法、泥疗、浴疗、冷疗、热疗、食疗、针灸、导引、按摩疗法、文娱疗法、情志疗法、香气疗法等用于临床实际,为拓展养生方法带来不少启示。

朱丹溪著《格致余论》,从相火立说,主张人体常“阳有余,阴不足”,对养生和治疗之滋阴潜阳法颇多发明。他创“六郁”(气、湿、痰、热、血、食)学说,提出“人生诸病,多生于郁”的见解,因此,开郁解郁是养生中的重要环节。《格致余论》中还专立《色欲箴》一节,十分强调色欲对人体危害的严重性,因人之精易耗难成,故宜远帷幕,自珍重,以“保全天和”。丹溪宁心、保精的思想对中医养生学理论是很有意义的。

李东垣著《脾胃论》,在养生中自然强调“人以胃土为本”,论中说:“元气之充足,皆由脾胃之气无所伤,而后能滋养元气”,并指明了脾胃的功能在疾病传变、转归中的重要作用。脾胃不虚要护脾,脾胃已虚要首重健脾,这是整个养生过程自始至终都应遵循的原则。他在《医学发明》中开出两张调脾补虚的处方:一曰水芝丸,用莲子肉不限多少,黄酒浸一宿,入猪肚内,水煮熟,焙干细末,酒糊为丸,芡实大,食前温酒送服五、七、十丸,是别具一格的食养良方。二曰还少丹,用熟地黄、枸杞子、山药、山茱萸、茯苓、石菖蒲、远志、楮实子、五味子、巴戟天、肉苁蓉、杜仲、牛膝、茴香,具有温而不燥、滋而不滞、久服无弊的特点,可补脾胃心肾虚损,是颐养精气神的佳剂,也是药物养生法的发展。

中医老年医学在这一时期得到了长足发展。宋代陈直撰《养老寿亲书》,元代邹铉在此书的基础上续增三卷,更名为《寿亲养老新书》,这是在中国医学遗产中目前能见到的最早的老年医学专著。其内容颇为详尽,自老人应当如何保养、饮食调治、服用哪些药物,直到如何照顾老人,几乎是应有尽有。后来,明代出现老年医学专著《遵生八笺》,其中四时调摄所用的药物多由《寿亲养老新书》转录,可见此书在中医养生文献中所占的重要地位。

这一时期中医饮食养生方法的发展进入了一个新的阶段,取得了显著成绩,其标志之一是元代饮膳太医忽思慧的《饮膳正要》问世,此书为我国古代营养学专著之一,是保存到现在比较完整的营养专著。本书共三卷,内容丰富,图文并茂,从健康人的饮食需要出发,以正常人膳食标准立论,制定了一套饮食卫生法则。书中非常讲究配膳,记载了各种汤、羹、浆、膏、煎、油、茶,以及各种烧饼、包子、馒头、粥、面等膳食的制作及其作用,尤其是在第二卷“诸般汤煎”、“食疗诸病”中,有不少具有实际意义的食养配伍,如木瓜煎、荔枝膏、枸杞茶、桃煎等。此外,书中还阐述了若干关于“养生避忌”、“妊娠食忌”、“饮酒避忌”、“乳母食忌”、“四时所宜”等问题,其中有不少内容是值得重视的。

时至宋金元,练功已成为养生风尚。如由官方组织进行系统校勘编纂的《圣济总录》,书末所载咽津、引导、服气三部分,是对气功锻炼方法的总结。此期有不少养生、气功、体育的专著相继问世,如赵自化的《四时颐养录》,邹铉的《寿亲养老新书》,无名氏的《八段锦》等。据传,太极拳也在此期形成。这些养生方法广泛流行世间,为人们防病治病、健身延年所普遍采用。甚至苏东坡在《养生诀上张安道书》中评价气功术“功用不可量,比之服药,其力百倍。”这是他长期坚持练功的亲身体验。诗人陆游在《病后作》中记述了他的练功方法,在《养生》中记述了长期练功后的效果:“两目神光穿夜户,一头胎发入晨梳”,即出现了神采奕奕的奇异现象。

五、明清时期

明清时期是中国封建社会的后期,中医养生专著大量发行出版,养生和临床医学领域的百家争鸣，进一步丰富和完善了中医养生学的内容，并大大地促进了老年病的防治研究，使养生学得到更大范围的发展。有人统计，从明代到20世纪50年代的580多年中所出版和刊行的养生类著作比明清以前2200多年间所发行的总量还要多。在这一时期里，名家辈出，先后产生了张景岳、高濂、曹庭栋等著名养生学家，并有李中梓《寿世青编》、万全《养生四要》、高濂《遵生八笺》、冷谦《修龄要旨》、袁竞《摄生三要》、胡文焕《寿养业书》、曹庭栋《老老恒言》等养生专著问世，从而促进了中医养生学的大发展。

以赵献可、张景岳为代表的养生学家非常重视保养"命门"之火。如张景岳认为人身之阴阳，阳是其主导作用的，因此提出"阳强则寿，阳衰则夭"，而阳气之根在命门，命门主乎两肾，所以养阳必须养命门肾。他说："命门主乎两肾，而两肾皆属于命门。故命门者为水火之府，为阴阳之宅，为精气之海，为死生之窦，若命门亏损，则五脏六腑皆失所恃，而阴阳病变无所不至。"对于强调这一理论在养生中的重要性，赵献可说："余所以谆谆必欲明此论者，欲世之养身者、治病者，得以命门为君主，而加意于火之一字。"故他们极力反对刘完素、张子和等以寒凉药物攻伐肾阳，主张用温补药物峻补真火。此外，养生名家张景岳还非常重视形神兼养，在《类经附翼·医易》中指出："医之为道，身心之易也"，明确提出"身心"概念，认为医学是一门研究身心变化的学问，能于数百年前由此见解，却也难能可贵。他在《景岳全书·杂病候·虚损》中还说："要知人生在世，喜一日则得一日，忧一日则失一日。"他把情绪郁滞为病概括为三种："一为怒郁，二为思郁，三为忧郁"，可称要言不烦，对于调养身心切中要领。

李中梓在总结前人经验的基础上提出了调养五脏的法则，在《寿世青编》一书里著有养心说、养肝说、养肺说、养脾说、养肾说，为五脏调养法的完善作出了贡献。而高濂则从气功调养方面提出了养心坐功法、养肝坐功法、养脾坐功法、养肺坐功法、养肾坐功法，从另一角度丰富了调养五脏的养生学说。李中梓还力倡以调养脾胃为中心的五脏调养法，提出"肾为先天之本，脾胃后天之本，先天分水火论治，后天则分饮食、劳倦论治"，这对后来的五脏调养学说产生了很大影响。

这一时期关于食养和药养的论述也很丰富。饮食调养尤以李时珍的《本草纲目》为代表，其对中医营养学的发展起到了十分重要的作用。这首先表现在饮食营养的丰富治疗法上，仅谷、菜、果三部就有300余种，虫、介、禽、兽有400余种；其次，在《本草纲目》中保存了不少食疗佚文，如孟诜的《食疗本草》等；其三，收载了很多食疗方法，故凡整理研究中医营养学必读《本草纲目》。至于药物养生，在本时期更重视到中和既济的制方原则，如万密斋的《养生四要》中就提出了"无阳则阴无以长，无阴则阳无以化，阴阳互用，如五色成文而不乱，五味相济而得和也。凡养生祛邪之剂，必热无偏热，寒无偏寒；温无聚温，温多成热，凉无聚凉，凉多成寒，阴则奇之，阳则偶之，得其中和，此制方之大旨也。"值得一提的是，到了清代，在药物养生上能别开生面、最有独创者要算叶天士关于"血肉有情之品"的应用，认为只有"血肉有情之品"才能滋养人体之真阴精血，被后世药补者奉为圭臬。

重视和进一步发挥动静结合的养生方法也是本时期的一大特点。如李梴在《医学入门》中指出："精神极欲静，气血极欲动"，明确提出静养精神、动养形体的辩证关系。连倡导"养静为摄生首务"的养生家曹庭栋也在《老老恒言·导引》里认为："动静合宜，气血和畅，百病不生，乃得尽其天年"。

这一时期也有不少养生家善于把总结和整理前人的养生经验变为实用的方法。如身为明代太医院官吏的龚廷贤，是一位拥有丰富实践经验的大医家，他在《寿世保元》中研究和推荐的药物养生方"长春不老仙丹"、"扶桑至宝丹"、"八仙长寿丸"等,都具有良好的抗衰老作用。而《红炉点雪》的作者龚居中,对呼吸吐纳、气功锻炼、老人养生则有精辟的见解和总结。他在该书中强调"善服药,不如善保养",把养生提到相当重要的地位。他总结的《红炉点雪·祛病延年一十六句之术》概括了古代气功、导引之大要。即:

一曰水潮除后患,指练功诱口津吞服;

二曰起火得长安,指子午二时练功内外观法;

三曰梦失封金匮,指抑制欲火失精导引法;

四曰形衰守玉关,指意守丹田,运用周天之火,生精生气生神之法;

五曰鼓呵消积滞,指鼓腹呵气,运动腹部以消积滞之法;

六曰兜礼治伤寒,指用导引取汗,清利头目法;

七曰叩齿牙无病,指用叩齿固齿治齿病;

八曰观升鬓不斑,指子午二时凝神绝念练气功法;

九曰运睛除眼害,指练功同时轮睛转目睁眼除眼疾和强视力法;

十曰掩耳去头眩,指静功再加掩耳摇头除头痛头眩法;

十一曰托踏应无病,指两手上托,双足前踏,取禽兽行动之状的导引术,使筋骨强盛;

十二曰搓涂自驻颜,指静坐之后两手搓面,使皮肤光润,容貌悦泽之法;

十三曰闭摩痛滞处,促使气血流行,又名干沐浴法;

十四曰凝抱固丹田,指凝神抱膝练功,真气自生之法;

十五曰淡食能多补,认为淡食中自有真气,可以保命安神;

十六曰无心得大远,指心境明洁,不伤情志之犯。

此十六法,大多易学易行、易见功效、针对性强,有使气功、导引养生术得以普及的积极意义。

此外,明清时期的中医老年医学也发展到了相当水平。一方面是医药学家们结合临床总结了大量前人的经验,如著名养生学家曹庭栋根据自己长寿经验,并参阅三百余家有关养生的著作,针对老人的特点进行了全面论述,具体而实用,继承和发扬了中医养生学,为中医老年医学作出了重要贡献。另一方面,当时朝政提倡尊重老人、追求长生也有促进效用。不少医学名家对老年疾病和寿老养生都有大量研究,如清代名医叶天士在《临证指南医案》里记载了三百多例中老年病治验,对其病机提出中年以"阳明脉衰"为主,六十岁以上老人则以"肾虚"为主,并提出"久病入络"的精辟论点,为治疗老年病开拓了活血化瘀的新途径。龚廷贤搜集了大量延年益寿秘方,并把重要者编成口诀,故流传较广,他还写了《衰老论》,对变老的原因作了专题研究。徐灵胎在寿命长短的问题上首肯《千金》、《外台》之说,明确提出在受生之时已有定分,这个定分就是"元气",因此寿命的长短决定于元气的盛衰存亡,所以强调"谨护元气",这既是人们的养生之道,也是临证用药之道。

六、现代发展概况

近几十年来,随着科学技术的飞速发展和社会稳定,中国传统医学获得了长足发展,人们对于养生学理论、方法和经验的需求也越来越旺盛,养生事业也在多方面取得了成就,首先,科学知识普及、健康生活观念的广泛宣传,养生保健知识使人们提高了保健意识,体会到传统养生保健的优点，各种群体性的传统体育养生活动如太极拳、保健功及多种养生防病活动等十分流行，从而提高了整体健康素质和平均寿命。其二，老年养生研究得到蓬勃发展，各类老年病专病防治研究学术气氛浓烈，结合多学科探索以揭示衰老与长寿的奥秘、并进行流行病学调查及老年病学基础研究和临床研究等，皆取得了大量新的成果和进展。此外，各地中医药高等院校相继开设养生学选修课和养生康复专业，培养了一大批专业人才，使传统中医养生事业呈现出一派兴旺发达的景象。当然，对中医传统养生理论之实质探索和思考亦将愈加深入。

纵观古今，中医养生学术与事业源远流长，代有创新与发展，其内容之丰富，举世无双。它曾为提高我国各族人民的健康素质、祛病延年、繁荣昌盛有过卓越贡献。随着社会的发展、科学技术的进步、生活水平的不断提高，人们越来越关注自己的身体健康，希望长寿成为普遍的追求，这乃是人类健康事业发展的大趋势。可以预见，具有独特风格的中医养生学，必将为人类健康事业做出更大的贡献。

第三节　主要学派的养生观

养生理论的探索，肇始于春秋战国的社会大变革时期，随着诸子百家、"九流十派"在各个领域的学术争鸣，在养生方面也出现了不同的学说和主张，从而在理论上、方法上形成了不同的派别。而对养生学影响较大的流派当数道家、儒家、释家、杂家和医家。

一、道家养生观

道家养生思想主静，以"虚"、"静"、"无为"为宗旨。老子在《道德经》中要求"至虚极，守静笃"，说："淡然无为，神气自满，以此将为不死药"，主张"少思寡欲"、"甘其食，美其服，安其居，乐其俗"。庄子承袭老子之学，也主张"虚静恬淡，寂寞无为"，他在《天道》中以水作比喻，说："水静犹明，而况精神"，表述静神的道理。"虚"为道家养生之首要。老子言"虚其心"，庄子言"虚无"，《管子・心术上》："虚者，万物之始也，故虚可以为天下始"。需要说明的是，先秦道家思想所强调的"道"含有天地万物的本质和对自然规律的理解，"无为"的本意是要人们顺应自然，不做违反自然规律的事情，需"虚极静笃以观万物之变，然后不为变之所乱"。人类及其他一切生物与无机物一样，都是自然界的组成部分，因而无论是人的生命还是人类社会秩序，都应顺应社会自然，这就是"无为而治"的经世之道。从"无为"到"无不为"，养生所遵循的"无为"思想，实本乎自然之义，以达寿老之目的。

总之，道家提倡从所谓"返璞归真"、"柔弱为贵"、"清静无为"的处世哲学角度提倡养生。养生力主以静为贵，在思想上要求恬淡寡欲，少作无为的进取；在事业上、生活上要求安于现状，少作无为的追求，以免耗伤精神，从而达到积精全神，才能"寿敝天地"，具有相当的消极色彩。

二、儒家养生观

儒家养生思想的核心是"仁"，儒家在修身、处世方面，虽力主中庸之道，但在养生方面则比较主动，以精神振作、积极进取为宗旨。强调"君子以自强不息"、"至诚无息，无息则久”,这是儒家在思想上、事业上的主张;而在自身形体保养上,主张“君子有三戒,少之时,血气未定,戒之在色;及其壮也,戒之在斗;及其老也,戒之在得”。这里的“三戒”,即是根据人的年龄不同、生理特点不一样而提出的具体养生方法。除三戒外,《论语·雍也》云:“仁者静,仁者寿”,提出了“仁者寿”为核心的养生理论,孔子在《中庸》中也提出“修身以道,修道以仁”、“大德必得其寿”,意思是只有具备高尚道德修养的人,才可能获得高寿,这种思想对后世整个中医养生理论起到了极大的影响。

另外,孔子对于饮食卫生也提出了某些宜忌问题,《论语·乡党》:“食不厌精,脍不厌细,食饐而餲,鱼馁而肉败不食。色恶不食,臭恶不食,失饪不食,不时不食”。明确指出了食品要精细,烹调要得当,进餐要定时,以及变色、变味、腐败变质的食品都不宜食。这些饮食卫生要求是减少疾病、增进健康的重要一环。除孔子外,孟子等也提出了许多正确的养生思想,如孟子非常强调精神调摄,指出:“养心莫善于寡欲”。人不可能没有欲望,但只能在社会许可的条件下实现欲望,不能有过分的要求。荀子指出居住环境与人体健康有着密切的关系,在《荀子·劝学》中主张“居必择乡”以“防邪辟而中正也”。到后来,西汉儒家大师董仲舒则明确将中庸思想与养生相结合,主张“能以中和养其身者,其寿极命”。

三、释家养生观

释家乃遵从释迦牟尼为首的佛学教义养生,相传佛教在西汉哀帝元寿元年传入中国,至隋唐达到鼎盛时期,形成天台宗、律宗、禅宗等各宗派。佛教理论经典和修持的方法如浩瀚大海,有关释家在养生长寿方面的要点是以禅来修身养性,追求的最终目标是“彻悟成佛”。释家主张念念归一,清心涤虑,大彻大悟,求得无上智慧,而后了生死,脱却苦海,进入极乐心灵境界。因而,有学者认为,“佛教的修养法都偏重于心性”。

释家参禅,息心静坐,调身调气,可保持身心健康;参禅境地也十分讲究,常在山清水秀之处,因环境清幽,景色宜人,十分有利于人与环境的协调。释家还讲究戒律,如五戒、十戒、菩萨戒等,即突出节制酒、色、食、财等方面欲念,有利于道德品质的修养,可起到养神、固精等养生效用。佛门养生健身功法如达摩《易筋经》后来也成为中医养生学中的健身术之一。总的看来,禅的真义在于安详,是养生长寿的经验结晶。

四、杂家与医家养生观

从上可知,儒家的教义是入世的,主张修身齐家治国平天下,养生方面以振作精神为宗旨,这种思想具有积极作用;释家的教义是出世的,主张一尘不染,四大皆空,自度度人,普度众生;道家则重在加强自身修炼,以求长生不死。三家对于修身、养性各有不同看法。杂家与医家则兼取诸家之长,主张动静结合,尤其是通过在防治疾病的实践中形成了一整套以形神精气为基本理论的养生学说。后世中医养生家均以此为指导,围绕着炼形、保精、裕气、全神的目标,在顺应自然、适应社会、调节神情、探索合理的生活方式和特殊的抗衰方法等方面,创造了丰富多彩的具体内容,从而把养生学纳入了中医学的轨道,逐步形成了以中医基础理论为指导的中国传统养生学。

第二章　论健康与疾病

第一节　健康概念与标准

一、健康的概念

健康概念有广义和狭义之分，传统的健康观是“无病即健康”，这就是狭义的健康概念，是生物医学模式下的定义。而随着社会的发展和医学模式的改变，世界卫生组织（WHO）确立了新的健康概念：所谓健康就是在身体上、精神上、社会适应上完全处于良好的状态，而不是单纯地指疾病或虚弱。也就是说，健康不仅涉及人的心理，而且涉及社会道德方面的问题，这是生物-心理-社会医学模式的定义，使生理健康、心理健康和道德健康共同构成了健康的整体概念。

健康是人的基本权利，也是人生最宝贵的财富之一。然而，健康是生活质量的基础，是生命存在的最佳状态，有着丰富深蕴的内涵，其中生理健康是指人的身体能够抵抗一般性感冒和传染病，体重适中，体形匀称，眼睛明亮，头发有光泽，肌肉皮肤有弹性，睡眠良好等，它是人们正常生活和学习工作的基本保障，如果达不到这一点，不仅谈不上健康，更谈不上可以长寿。而心理健康包括了遗传和先天条件下所决定的心理气质特征，是指人的精神、情绪和意识方面的良好状态，包括智力发育正常，情绪稳定乐观，意志坚强，行为规范协调，精力充沛，应变能力较强，能适应环境，能从容不迫地应付日常生活和工作压力，经常保持充沛精力，乐于承担责任，人际关系协调，心理年龄与生理年龄相一致，还能面向未来；当然，与生理健康相比，心理健康同样重要，因为良好的心态能促进人体分泌出更多有益的激素，增强机体抗病能力，从而促进人体健康长寿。道德健康也是健康新概念中的一项内容，主要指能够按照社会道德行为规范准则约束自己，并支配自己的思想和行为，有辨别真与伪、善与恶、美与丑、荣与辱的是非观念和能力。有研究发现，屡犯贪污受贿的人易患癌症、脑出血、心脏病和精神过敏症。而品行善良，心态淡泊，为人正直，心地善良，心胸坦荡者，则心理平衡，有助于身心健康；相反，有违于社会道德准则，胡作非为，会导致心情紧张、恐惧等不良心态，则有损于健康。可见，把道德纳入健康范畴是有科学依据的。

按照中医养生学的健康概念：人体处于阴阳动态平衡就是健康，这种“平衡”不是一成不变的，也不是静态的均衡，而是一种对身体、心理、自然和社会环境诸因素不断地适应并重建的自我调节，以趋于相对的、动态的平衡状态。其中包括人体自身本能的调节机制，即“自然疗能”，以及人的主动自我调节活动。如在感冒流行环境中，有的人感冒了，有的人则不感冒；有的人感冒重，有的人感冒轻，可以不治自愈，这些都是自身调节状态的不同表现。当然。健康应在自身精气充实、神气旺盛、脏腑功能协调无病的状态下，使整个机体出现阴阳动态平衡。中医养生之目的,实质上就是不断维护和增强这种阴阳动态平衡的自我调节能力,从而保持健康状态以却病延年。

二、健康的标准

从中医养生学观念出发,判断健康的标准应以阴阳平衡为前提,以形、神、精、气为主要内容,具体标准如下:

(一) 健康的精神情志

(1) 智力正常:智力发育正常是精神情志健康的基本特征,属中医"神"的范畴,是进行正常心理活动的基础。故《灵枢・本神》云:"故生之来谓之精,两精相搏谓之神,随神往来者谓之魂,并精而出入者谓之魄,所以任物者谓之心,心有所忆谓之意,意之所存谓之志,因志而存变谓之思,因思而远慕谓之虑,因虑而处物谓之智。"这说明智力产生来自于先天之精,精气充足和脏腑功能协调则是正常智力发育的保证;当然,智力在后天则属心所主。

(2) 精神愉悦:保持心情舒畅是健康的基本要求,如《素问・上古天真论》曰:"恬淡虚无,真气从之,精神内守,病安从来。"而精神愉悦也是一种有神的表现,《素问・移精变气论》说:"得神者昌,失神者亡",只有"积精全神"和脏腑功能良好者,才能反映出精神愉悦的表现。

(3) 情绪平稳:情绪平稳是指保持平静而恒定的情绪、不太过与不及,即便遇到情绪波动,皆能很快自我调节,从而反映出人体脏腑功能稳定、阴阳协调平衡的生理状态。在炎热的夏天,"心静自然凉"便是夏季养生保健要领之一,可见,保持情绪平稳在养生过程中具有重要意义。

(4) 记忆良好:记忆当属智力范畴,王清任《医林改错》说:"灵机记性皆在于脑",而"脑为髓之海",精生髓,肾藏精。可见,记忆良好也是精气充沛、肾气强盛的健康表现。

(5) 适应力强:指对自然、社会等生存环境的变化适应能力强。适应能力是一个人的精神、情绪、智力、意志与形体相结合的综合反映。当然需客观现实地观察问题,具有较好的自控能力,才能很快适应复杂的自然和社会环境。

(6)求知欲望:指精神振作,思维活跃,积极进取。只有在精气神充沛的状态下,才能具有这种表现,这也是人类健康进化过程中自然表露出的一种对自然和社会规律的探索精神。

(7) 自知之明:能客观、正确地认识自己,能自觉地用理智控制自己,使自己的精神和行为能在社会道德规范下得到良性发展,这是精神充沛、情志健康的最高标志。

(二) 健康的身体素质

(1) 神气充沛:"有神"是脏腑功能正常、气血阴阳和调、生命力旺盛的表现。除精神情志健康外,主要表现为精力充沛,包括从容不迫地负担日常生活和繁重工作而并不感到过分紧张和疲劳,且五官神气外现,包括眼睛明亮有神、口舌红润光泽、鼻息徐缓从容、耳目聪敏以及面色红活、皮肤润泽、知觉灵敏、脉象调匀等。

(2) 形体壮实:体型匀称,体重正常,肌肉结实,无发育不良,站立时头肩臀的位置协调等,这些都是脏腑气血充盛的健康表现。

(3) 不易生病:代表人体正气充足、抗邪能力和适应能力强,"正气存内,邪不可干"。

即包括能抵御一般性感冒和传染病，也不容易产生脏腑功能的失调，偶有微疾恢复也很快，常可不药而愈。

(4) 睡眠良好：反映阴阳二气协调运行良好，人之阴阳能随自然之阴阳出入而作息有度。一般睡眠时间可保持6~8小时，入睡快，睡眠深，无失眠也无过眠，醒后感觉清爽。

(5) 食欲旺盛：民以食为天，而正常饮食有赖于脾胃之气的健运，故"有胃气则生，无胃气则死"。健康之人饮食香，一般不偏食、不过饱，饭后无胃肠不适等症状。

(6) 二便通畅：肾司二便，在胃、肠、三焦、膀胱以及肺、脾、肝诸脏腑的配合下才能完成二便的气化和排泄。因此，二便排泄通畅，包括按时大便、无不适感、无出血、小便澄清、排尿无困难、尿色不深、夜尿不多、无异味等，这些都是人体健康的重要标志。

(7) 齿牙完整：除齿牙完整无缺之外，还包括牙齿无糜烂或出血，口腔黏膜呈微红色，舌质红活有薄白清洁之苔，口腔无异味等。人以胃气为本，齿牙完整，能够保证咀嚼，这也是人体健康的保障。

(8) 须发润泽：发的生长与血有着密切关系，故有"发为血之余"之谓。同时，发又依赖肾所藏精气的充养，如《素问·六节藏象论》说："肾者，主蛰，封藏之本，精之处也，其华在发。"因此，须发的脱落、早白都是早衰之象，则反映了肝血不足、肾精亏损之证。只有须发润泽才是精气充、气血足的健康表现。

第二节　疾病概念与要素

一、疾病的概念

现代医学对人体各种生物参数(包括智能)进行了测量，其数值服从统计学中的常态分布规律，即可计算出一个均值和95%健康个体的所在范围，习惯上称这个范围为"正常"，超出这个范围的过高或过低便是"不正常"，而疾病便属于"不正常"范围。然而，在精神方面，如果智商大大超过同龄人，他却不是病人，而是天才。那什么是疾病呢，疾病是在一定病因作用下自稳调节紊乱而发生的异常生命活动过程，并引发一系列代谢、功能、结构的变化，表现为症状、体征和行为的不正常。可见，凡身体上、精神上和社会适应上的完好状态被各种因素破坏皆属于疾病范畴，包括躯体、心理与精神等方面的疾病。

总之，人体自身及其与自然、社会的平衡状态遭到致病因素破坏时就是疾病，这与中医认为疾病是正邪斗争导致的"阴阳失衡"的疾病观实质上同义。中医认为，疾病形成后应具备以下基本特征：

(1) 疾病时体内必然发生一系列物质、形态和功能方面的病机变化，包括脏腑气机受损和功能失调、气血津液受损和紊乱、精气匮乏和神气受损，而人体阴阳处于或盛或虚或互损甚至格拒亡失的病机状态之中。这些病机变化往往是相互联系和相互影响的，并由这一系列病变而产生各种症状和体征，所谓"有诸内必形诸外"即是中医认识疾病的基础。

(2) 疾病是一个有规律的发展变化过程。在其发展的不同阶段，由于邪正斗争的盛衰反映而有不同的变化，可表现出不同的证，使中医有同病异治和异病同治之说，而这些变化之间往往有一定因果联系。掌握了疾病发展变化的这些规律，不仅可以了解当时所发生的变化，而且还可预计它可能的发展和转归，及早采取有效预防和治疗措施。中医的脏腑辨证、六经辨证及卫气营血辨证都是在把握病机规律上的辨证处理方法。

(3) 疾病是完整机体的反应,而不同的疾病又在一定部位如脏腑经络等处有它特殊的变化。这种局部与整体的变化构成了病机的整体性和变动性,所以中医认识疾病和治疗疾病往往是从整体观念出发的,辩证地处理好疾病过程中局部与全身的相互关系,把握和处理好动态中的病机关系。

(4) 在疾病过程中,机体内各脏腑系统之间的平衡关系以及机体与外界环境之间的平衡关系遭到破坏,机体的功能紊乱必然使之对外界环境适应能力降低,劳动力减弱或丧失,思维和意识虚弱和失常,这些则成为疾病的又一个重要特征,严重者甚至可导致阴阳离决,故调理治疗着眼点要放在重新建立机体内外环境的平衡关系上,恢复体力和脑力,从这一角度而言,辨证处理疾病的过程其实也是符合养生的有力手段。

二、疾病的要素

引起阴阳失调而导致疾病发生通常是原因、素因、诱因的三结合,缺一不可。所谓原因,即一切疾病的原始动因(包括细菌、病毒等等),中医总称为“邪气”;所谓素因,指人体素质,包括遗传、代谢、免疫和人体各部的功能状态、反应状态以及自我调节能力等等,中医总称为“正气”;所谓诱因,是指诱使致病动因发挥致病作用的因素,包括情绪、劳逸、饮食、起居、气候、烟酒、房事、不良行为和习惯等。在通常情况下,人体正气通过自我调节进行自卫,是能够使自己免遭疾病的;已病之后,人体正气也能积极发挥自我调节作用,促使病情向恢复的方向转化。邪气之所以得逞,或疾病缠绵不愈,主要是各种诱因损伤了正气,使自我调节能力减弱的缘故。所以古人强调“正气存内,邪不可干”。不过,有些诱因和原因很难截然分开,如不良情绪影响,既是发病诱因,也是许多疾病的直接原因。如果把上面的讲述综合起来,就得出如下发病公式:原因 + 诱因 + 素因 = 疾病。

用任何一种方法或手段截断公式中的任何一个环节,都可阻止或减轻疾病的发生和发展。中医养生学的方法实际上是消除原因、避免诱因、增强素因,环环阻截,综合实施,从而达到养生保健之目的。例如,强调合理的生活方式,其目的就是消除某些原因和避免诱因;运动锻炼、药物补养等则有增强素因的作用;而合理的饮食对三因都可产生有利于人体的影响。总之,要预防疾病的发生,培补正气是关键。

第三章　养生理论探源

中医养生学的基本理论,是分析、认识和处理人体养生保健的根本出发点,明确这些基本理论,对于掌握和运用中医养生保健理论、方法和经验,以及进一步研究其实质,都是非常必要的。

第一节　养生整体观

中医养生学的整体观念,包括人与自然一体观、人与社会一体观、人的形神一体观等三部分内容。这些内容都是通过"气"的学说加以说明的。而预防疾病、疾病调养,皆主张从整体出发进行养生保健。

人与自然一体观的古代术语叫做"天人相应"。天,就是人类周围客观存在的自然界。人与天的相应关系,中医是用"气"学说来加以阐明的。"气",就是构成天地万物的"大气",这个"大气"在天称为"天气",在地称为"地气",在人则称为"人气"。而"人气"是天地之气所化生,并聚而成形。所以《素问·六节藏象论》说:"天食人以五气,地食人以五味。气和而生,津液相成,神乃自生。"《素问·宝命全形论》说:"人生于地,悬命于天,天地合气,命之曰人……天地为之父母。"不仅如此,《素问·天元纪大论》进一步指出,"在天为气,在地成形,形气相感而化生万物矣。"人是天地之气所生,自然万物也都是天地之气所成,万物之多样性只不过是"同气异形"而已。由于天气下降与地气上升的有序性、永恒性运动,使得一年有春夏秋冬、一日有子丑寅卯的时序更迭,从而导致万物生长壮老,变化不已。这些论述说明,天地自然是人类生命的源泉,自然万物是人类赖以生存的条件,而人类作为自然界的产物及其组成部分,也必定受到自然法则的支配与制约。自然万物的运动变化直接或间接地影响人体,首先是人气的升降盛衰,而人体对其影响也必然反映出与之相应的生理活动或病理变化。这就是"天人相应",即人与自然一体的基本观点。

人与自然一体观,在中医养生学中主要体现在两个方面:一是顺应自然法则,二是利用自然万物。自然法则的显著特征,莫过于时令气候变迁的周期性、节律性,即一年之中的四时之序,一月之中的月廓空满,一日之中的子午更迭,这些变迁使得人体阴阳的升降、营卫的流行、脏腑的虚实、气血经脉的盛衰,便产生与之相应的周期性、节律性变化,甚至连人的精神情绪也毫不例外,而有春—怒、夏—喜、秋—忧、冬—恐、长夏—思的相应变化。然而,中医养生学不仅强调天地自然法则对人体的影响,以及人体对其相应的本能活动,更重要的是能动地顺应这种法则,运用这种法则来促进人体健康长寿。《素问·四气调神论》专门论述顺应一年四季调养精神和锻炼形体的要领,说:"春三月,此谓发陈……夜卧早起,广步于庭,被发缓形,以使志生,生而勿杀,赏而勿罚";"夏三月,此为蕃秀,天地气交,万物华实,夜卧早起,无厌于日,使志勿怒";"秋三月,此谓客平,天气以急,地气以明,早卧早起,与鸡俱兴,使志安宁,以缓秋形,收敛神气","冬三月,此为闭藏,水冰地坼,无扰乎阳,早卧晚起,必待日光,使志若伏若匿”。同时还提出“春夏养阳,秋冬养阴”的原则,对慢性阳虚多在秋冬发病或加重者,借春夏天时之阳气焕发而养之;对慢性阴虚多在春夏发病或加重者,借秋冬天时之阴气滋生而养之,预培阴阳,事半功倍,贯穿着预防性的养生保健思想。不仅如此,几乎各种养生保健方法,药治、针灸、按摩等,这些无不贯彻顺应自然法则的思想。举针灸为例,《灵枢・四时气》指出:“四时之气,各有所在,灸刺之道,得气穴为定”。因此,不同季节应采取不同穴位和灸刺方法。《素问・八正神明论》说:“月生无泻,月满无补,月廓空无治,是谓得时而调之”。是说一月之中,月始生时,如针刺用泻法,会使脏腑虚弱;月满时如用补法,则留滞气血,而月廓空即月黑无光之际,则根本不宜施行针刺。至于一日十二时辰,也要顺应天地阴阳之气的变动,子午针法和灵龟八法便是此种循时取穴的方法。再以药物养生保健法为例,一年四季用药有宜忌之则,一日有“早温肾阳,晚补脾气”,早晚异治之法等。所谓“因时制宜”就是能动地顺应自然的时序法则。

人作为自然万物之一类,与万物同样是天地之气所生,“故与万物浮沉于生长之门”(《素问・四气调神论》),但是“万物悉备,莫贵于人”(《素问・宝命全形论》)。人之所以贵于万物,就在于他是“知万物者”,能利用自然万物为“我”所用。所谓自然万物,包罗万象,阳光、空气、水、高山、河海、森林、花草、泥石、声音、颜色、冷热……这些都是人类赖以生存的条件,在每时每刻与人类进行物质、能量和信息交换过程中,对人的生命活动产生影响。这种交换在“天人相应”学说中,是以“气交”、“气合”这类术语阐述的。《内经》所谓“无厌于日”、“必待日光”、“呼吸精气,独立守神”,认识到了阳光和空气的养生保健作用。《灵枢・邪客》更系统地阐述了自然界的风雨、声音、雷电、高山、深谷、泉脉、草萱、山石、林木等,与人相应之关系。这些阐述引导后世发展成为许多自然养生法。而利用自然万物于人体之保健,就是基于人与自然一体的观点。

这里特别要强调自然灾害对人体的影响。近年来,久旱酷热、水涝雪灾、地震等自然灾害频繁发生,常常给人类的生存、生产和发展带来了极大破坏,有人因此而生病、因此而伤亡,并在人们心灵中留下难以抹去的阴影。其中,久旱酷热常易引起中暑、肠道疾病的发生;水涝雪灾常易引起冻伤、外感疾病的发生;地震则易引起外伤、精神类疾病的发生。众所周知,有些自然灾害的频繁发生,可能与整个人类过度开发自然资源、忽略生态环境保护有关。由于人类社会需要大发展,人类的短视和贪婪,在加速对大自然掠夺性开采之后,环境问题日益严重,目前已出现了全球性的生态危机,而这种危机可能还会迅速加剧,如臭氧层空洞的形成与扩大,大气温室效应引起的全球升温和海平面上升,正严重地威胁着人类社会的未来。如今,土地的沙漠化、热带雨林的消退,以及大批生物的灭绝,说明人类赖以生存和发展的生物圈日益恶化。当然,久旱酷热、水涝雪灾等自然灾害的发生也难以避免,而普及宣传中医养生保健工作,则有利于灾后群众的身心调养。

人不仅是自然万物之一种,更重要的还是社会之一员。因而人的性格、嗜好和一些特有疾病的发生都必然要受到社会地位、经济状况、职业、思想、文化和人与人之间关系的影响。由此可见,人与社会是统一的、不可分割的。这就是人与社会一体观的基本认识。中医养生学以人与社会一体观为指导,一方面利用社会环境因素,保健身心与消除疾病,另一方面努力提高病者适应社会生活的能力。社会环境的各种因素,主要是通过人的感官作用于人的情志而影响人体的。人的情志包括喜、怒、忧、思、悲、恐、惊,称为七情,是人体精神活动的表现。而情志的产生、失调、发病与调养,同样是通过“气”的学说来加以阐明的。《素问・阴阳应象大论》指出："人有五脏化五气，以生喜怒悲忧恐。故喜怒伤气……"所言"五气"即五脏之气；所言化生五志，即心生笑、肝生怒、脾生悲、肺生忧、肾生恐。换言之，情志实际上是五脏之气的活动与表现，故有"五神脏"之称。显然，情志失调，产生疾病，主要是挫伤五脏之气，引起气郁或气虚所致。故《灵枢・寿夭刚柔》篇有"忧恐忿怒伤气，气伤脏乃病脏"的论述，甚至有"百病生于气"之说。《素问・上古天真论》强调："恬淡虚无，真气从之，精神内守，病安从来"。认为保持精神和情志的稳定，关系到人体正气的盛衰逆从和养生防病的问题，此种认识无疑是非常正确的。

社会环境的各种因素，如地位、经济、思想、文化、职业、语言、行为，以及家庭、朋友、同事的关系等，都可以影响情志的稳定性，在一定条件下则可成为致病因素。由社会环境因素引起的精神伤害或疾病，单纯用药物治疗，其效果常常不佳。由于人体五脏之间存在相互制约的关系，所以，由五脏化生的五志之间也有相互制约的关系，如喜胜忧、怒胜思、悲胜怒、恐胜喜、思胜恐等。根据病人情志影响的情况，利用情志互相制约的关系，有针对性地运用社会环境因素来影响情志，以情制情调和情志，就能达到精神和疾病保健的目的，这在一定程度上具有病因治疗的意义。中医养生学有关这类疗法很多，如语言疗法、行为疗法、音乐疗法、文娱疗法、精神疗法、环境暗示疗法等，都是利用社会环境因素形成的信息作用于人的情志而发生养生保健效果的。

人既然是社会之一员，而社会环境的各种事物处在不断变化发展之中，人也必须不断地适应这些变化了的情况，否则就难以生活下去。病者适应社会生活变化的能力减退，特别是残疾者认为自已成为社会负担时，其精神伤害常常比形体伤残更为严重。古人已有许多精神锻炼经验，大体上儒家主张"自强不息"，培养积极进取精神为主，而道家主张"恬淡虚无"，"静神"以排除杂念，二者各有可取之处，但也有不足之处。因为人的理想和追求受社会制约，如盲目追求进取而达不到目的时，就易产生失望，丧失信心；人不能离开社会而生活，随时随地都要受到社会环境的影响，绝对的虚无、恬静实际上是不可能的。中医养生学把二者结合起来，既要培养积极进取的精神，以增进生活乐趣，又要虚无、恬静，以避免挫伤情志。

无论利用社会环境因素作用于人的情志，还是用种种方法以提高其适应社会的能力，都需从人与社会的关系出发，取材于社会，故这类养生方法又可称为社会疗法。再进一步言之，人的自身也是一个整体，人的形与神相资生、制约和影响，是一个统一的整体。"形与神俱"，则是形神一体观的精神实质。《荀子・天论》说："形具而神生"，《素问玄机原病式》说："精中生气，气中生神，神能御其形，由是，精为神气之本"，《梁书・范缜传》说："形者，形之质，神者，形之用"，《景岳全书・治形论》指出形乃"神明之宅"。这些论述说明，神生于形，寓于形，又能主宰其形，故张景岳在《类经》中指出："无神则形不可活，无形则神无以生"；《内经》亦云："得神者昌，失神者亡"。说明了形与神二者在疾病、养生保健中的辩证关系。

所谓形，是人体一切有形之质的概括；神，是人体一切精神活动的概括（包括情志、魂魄、思维等）。虽然五脏藏神，与神志的产生、活动都有关系，但心为"本神"，所以"惟心所统"，受心神主宰。因为"心者，君主之官，神明出焉……主明则下安……主不明则十二官危，使道闭塞不通，形乃大伤（《素问・灵兰秘典论》）"；张景岳《类经・疾病类》说得更明白："情志所伤，虽五藏各有所属，然求其所由，则无不从心而发"。所以，中医养生始终着眼于心神，以抓住关键。

由于气生神、气成形，所以形神的活动及统一协调是通过气的作用而实现的。故《寿世青编》说:“气衰则神散,神散则形坏”。中医养生学在形神一体现指导下,一般是“必先治神”、“无以形先”,因为神乃身形之主,而在某些情况下又以“复其形”为当务之急,因为“伤形则神为之消”(《景岳全书·治形论》)、“形全则神全”(《管子·内业篇》)。

例如,对许多神志异常的病人,应当把精神调养放在首位。这不仅因为神不守则体不康,还可由于神志异常导致形体损伤。《灵枢·本神》反复论述了此观点,说:“心怵惕思虑则伤神,神伤则恐惧自失……”、“脾忧愁不解则伤意,意伤则闷乱,四肢不举”、“恐惧不解则伤精,精伤则骨酸痿厥”。无数事实证明,许多病证皆因情绪波动导致病情加重、恶化,甚至陷于不治,故有所谓“十剂之功,败于一怒”之说。另一方面,有些所谓“不治之症”,常因情绪稳定、乐观而出现奇迹般的好转、痊愈,这也是屡见不鲜的。不过,在大多数情况下都当形神并重,调神以保形、治形以养神,这就是形神一体观的养生保健原则。

总之,中医养生学把人与自然、人与社会、人的自身皆视为一个整体。整体内部的联系性都是用“气”学说来加以阐明的,这是中医养生学中具有普遍意义的观点。

第二节 养生辨证观

辨证,是中医认识疾病的过程。辨,就是辨别;证,就是客观存在的证候。证候,是人体内在病机变化的外在表现,由一组有联系的异常脉症组成,是疾病过程中具有时相性特征的整体反应状态。因此,证与病不同,前者是疾病过程中横向的概括,后者是疾病全过程的纵向概括。证与症也不同,前者由多个异常脉症组成,是病机变化本质的反映,后者则是单个孤立的症状,如头痛、发烧,腹泻等。

所谓整体反应状态,意味着证候是一个综合性概念。换句话说,证候是人体在自然诸因素、社会诸因素和人体自身诸因素互相影响下的综合反应。由于个体受自然因素、社会因素的影响不同,以及体质不同等原因,这就发生了同病异证、异病同证、一病多证的差异性。中医养生学从辨证立论,一方面通过观察、分析病人的反应状态,探寻其引起疾病的原因,然后针对原因采取养生保健措施,称为“审证求因”和“审因论治”;另一方面,充分考虑个体差异性,因人因时因地制宜,采用不同的养生保健方法,使其更加切中病机。

例如,神志异常病证,多以情志之伤为因,而情志有喜怒忧思悲恐惊等不同性质,且因其体质不同而有不同的反应,故《素问·玉机真脏论》说:“其传化有不以次,不以次者,忧恐悲喜怒”。此即王冰所注“发无常分”之意。要细察病人的证候表现,以探究起病的原始动因和传变机理。不仅如此,情志为病常常夹痰、火、虚等为患,这类二级致病动因,经常是推动病机发展的主导环节,又当进一步探求。这就叫“审证求因”,因人而异。而且神志异常症状是“五神脏”病理活动的表现,必随时序之变迁而大有差异,如春阳升发,肝气亢急而易怒,秋季阴长,肺气易耗而善忧悲等。故神志亢奋者多在春夏病情加重,神志低抑者多在秋冬病情加重,而情志的不稳定性常受季节的影响已是客观存在的事实。所以应当注意,春日“赏而勿罚”,以免激动肝气;秋日“收敛神”使肺气清。诸如此类,就叫“审因论治”,因时而异。至于环境地域对情志之影响就更显著了,如繁华闹市之区使人易生烦恼,久居幽深之处易习成孤僻之性。因此,把久居闹市情绪烦恼不堪者,暂移山林幽静处所,可使其情绪趋于平静;而把孤僻、抑郁者移住闹市,可使其情绪活跃,性情逐渐开朗。这就叫做因地制宜。

总之,中医养生学从辨证出发,把“证”视为整体反应状态的综合概念,并把“证”放在与自然、社会的联系中去考察疾病的成因和机理，在充分注意个体差异的前提下，采取相应的养生保健方法。

第三节　养生哲学思维

中医养生学在其形成和发展过程中，始终受到中国古代哲学思想的渗透和影响。养生需要认识生命现象及其与自然社会的关系，而中医的历史背景使之只能更多地借助于古代哲学思想来解释一些生命和疾病现象，从而用于指导养生。对中医养生学影响较大的还是气一元论、阴阳和五行学说等哲学思想。

一、气一元论

气一元论又称元气论，代表着古代唯物论和辩证法思想所体现的中国传统文化占主导地位的自然观，包括对生命及疾病过程的基本认识。气一元论的基本观点认为，气是组成万物的本原性物质，这种物质始终处在升降出入、运动不息的变化过程中，无形之气与可见之形都是元气变化(气化)的不同形式，人体及生命也是如此。如《素问病机气宜保命集·原道》云："人受天地之气，以化生性命也。是以形者生之舍也，气者生之元也，神者生之制也。形以气充，气耗形病，神依气立，气纳神存"。不仅人体是由气的聚合而成的，而且各种生命活动包括感觉、思维、情志等精神心理现象，也是由气的运动所产生的。如《素问·阴阳应象大论》曰："人有五脏化五气，以生喜、怒、悲、忧、恐"。中医很早就认识到精神意识是物质运动的产物，这正是气一元论唯物思想的反映。中医养生学中的核心理论形神精气学说，实际就是气一元论思想的产物。《管子·内业》中说："精也者，气之精者也"，说明精是气的精华部分。《内经》中言"精"有"生之来谓之精，两精相搏谓之神"，《素问·上古天真论》说："肾者主水，受五脏六腑之精而藏之。故五脏盛，乃能泻"等，虽更强调精在这里是主形体生长、发育与生殖的有形精微物质，但其化源仍为精气互化。在精与气、有形与无形的相互转化中，显现出各种生命活动，产生了精神心理过程。因此，"神"是气和精所化生的。

由上可知，中医养生学中顺应自然、动静结合、炼形、保精、裕气、全神等观念，实际上是遵循气之物质变化的根本规律，符合中医气一元论的哲学思想。

二、阴阳论

阴阳是对天地中相互关联的万事万物、各种状态对立双方的属性概况。古人认定万物皆属阴阳范畴，阴阳两方面的内在联系、相互作用和不断运动，是自然界的普遍规律，是存在的共同法则，是万物生长壮老已的根本原因。当然，也是用阴阳概念来解释人体生命过程和疾病状态，并用以指导养生防病的基本思想。

阴阳是两个相对的、机动的代名词，阴中有阳，阳中有阴，阴阳中更有阴阳，二者互相依存、互相滋生、互相制约、又互相转化。例如，人体就是一个阴阳对立的统一体，人体脏腑、经络、血脉等形质部分属阴，而其功能活动则属阳。以脏腑言，则脏为阴，腑为阳；以经络言，有阴经，有阳经；以气血言，则血为阴，气为阳。再以气血为例说明阴阳二者的关系，因血为有形之质,故属阴,而气为无形之用,故属阳。血为气之母,气为血之帅,血以生气,气以行血,二者相互滋生、相互制约,此即阳生阴长、阴生阳长之义,对万事万物包括人体、疾病划分阴阳的一般标准如表3-1所示。

表3-1 划分阴阳的一般标准示意

阳	活动的、上升的、外在的、亢奋的、明亮的、积极的、温热的、功能的……
阴	静止的、下降的、内在的、抑制的、晦暗的、消极的、寒凉的、形质的……

在正常情况下,人体阴阳一静一动,一升一降,一聚一散,互相消长,互相制约,这两种力量保持总体上的动态平衡时,叫做"阴平阳秘"或"阴阳平衡",即是健康的表现。这种自我协调的本能活动,一旦因各种原因遭到破坏,阴阳两种力量出现超限度的差异时,则叫做"阴阳偏盛"或"阴阳失调",这就是疾病的表现,如阳大于阴则为阳证,阴大于阳则为阴证;如阴阳极度偏颇,以致失去互相依存和制约的关系,则叫做"阴阳离决",这便是死亡。

养生保健的目的就在于通过各种有效方法,充分发挥自我协调本能,从而保持阴阳的动态平衡;在已经出现阴阳偏盛时,则通过各种有效方法,促进自我协调能力,以期恢复动态平衡。

三、五　行　论

五行学说和阴阳学说一样,也是古代的一种哲学思想。五行,是指水、火、木、金、土五类物质及其运动变化。自从五行学说被应用到中医学领域,用来说明人体生理现象、精神现象和病理现象,以及人体形神与外界环境的相互关系时,即赋予其抽象含义之后,无形中其实际上已经不仅仅是一个物质概念了。

诚如上面所述,用阴阳的对立、互根、消长、转化、平衡、协调等概念,确实解释了人体许多生理、病理现象,但人体是由许多阴阳系统组成的,它们之间的复杂变化关系是通过怎样的途径来达到平衡、协调的呢?例如,五脏之间,心为阳中之阳,肺为阳中之阴,肾为阴中之阴,肝为阴中之阳,脾为阴中之至阴,此五大系统,其阴阳各有多少,各所主的形体、官窍、神志不同,与自然界的时序、方位、气候、音色等的相应关系不同,仅用阴阳本身的升降运动则不能对其平衡、系统关系作出具体回答,而五行生克学说则补充了阴阳学说之不足。阴阳言其然,五行生克则言其所以然,分则为五行,合则为阴阳,此即《类经》所谓"阴阳即五行之气,五行即阴阳之质,气非质不立,质非气不行,行也者,所以行阴阳之气也"。可见,五行学说具有浓厚的整体观念,是五脏系统之间以及人体内外诸多事物状态之间相互关系的学说。

五行间的相生关系,是指水生木、木生火、火生土、土生金、金生水。所谓"生",是言助其不足,起促进作用以维持常态。五行间的相克关系,即金克木、木克土、土克水、水克火、火克金。所谓"克",是言抑其太过以维持常态。其"生"与"克"相反相成,以维持人体内部的平衡,故五行相生相克实是生理概念。五行学说中的"乘"与"侮"则是病理概念,"乘"即相克太过,"侮"即反克之义。应当指出,无论是五行相生相克或相乘相侮,都是相对的、可变的,而不是从某一点出发绝对不变地、机械地回到原来的出发点上去。

中医养生学,以五行生、克、乘、侮理论为指导,常借用这种相生相克关系来促进和维护五脏功能以保精、裕气、全神,并累积了非常丰富的经验。早在《金匮要略·禽兽鱼虫禁忌并治》就说:"凡饮食滋味,以养于生,食之有妨,反能为害。"如"春不养肝……辨曰:春不食肝者,为肝气旺,脾气败,若食肝,则又补肝,脾气败尤甚。"金元四大家张子和善用以情制情养生法,就是依据了生、克、乘、侮的法则。例如,他在《儒门亲事》中说:"《内经》有治法,但以五行相胜之理治之。夫怒伤肝,肝属木,怒则气并与肝,而脾土受邪……故悲可以制怒",取金克木之意。

如运用音乐以达到"悲胜怒"的效果,则蔡文姬《小胡笳》曲词,"凄清悲凉",使人感伤欲泣,即可息怒。至于药食中利用五色入五脏的关系来养生则更多了,如用黄色补土以荣木,用青色补木以生火,用白色补金以制木……都是基于生、克、乘、侮法则的。在练功中若肾有不足者,可以午时面南而行气功,净神不乱,取补火生土制水之意。这些都是五行生克乘侮在养生中的具体应用。

总之,元气论、阴阳学说和五行学说都属于富含唯物论和辩证法的古代哲学思想,也是中医认识和分析事物的方法论。万物源于气,阴阳是气的不同运动形式,气之聚合形成具体形体而具有相应的阴阳、五行属性,故善养生者必然遵循中医的上述哲学原则。

四、精气神学说

精、气、神是人体生命活动的三大要素,有人身"三宝"之称。故《灵枢·本藏》说:"人之气血精神者,所以奉生而周于性命者也"。所以,精气神三者是生命存亡的关键,也是养生长寿能否实现的根本所在。《素问·上古天真论》把"呼吸精气,独立守神"、"积精全神"作为摄生延年、保证身心健康的指导思想,一直为后世医家和各养生学派所遵循。

"三宝"源于先天而养于后天。《灵枢·本神》说:"故生之来谓之精,两精相搏谓之神。"杨上善在《太素·脏形》中说:"雌雄两精相搏,共成一形,先我身生,故谓之精也。"《景岳全书》说:"先天之气,由神以化气化精",说明精气神最初禀受于父母之精,继而化神化气成形。宋代陈直《寿亲养老新书》说:"主身者神,养神者精,益精者气,资气者食"。明代喻昌《医门法律》亦说:"寿命之本,积精自刚,然精生于谷。"这说明人体出生后精气神靠后天保养,才能源源不断地滋生。

当然,精、气、神是一个广义的概念,如细分之,则精有先天之精与后天之精,气有元气、卫气、脏气种种,神也有广义狭义之别,这里不需详述。精、气、神三位一体通过互相转化以促进生成。故《素问·阴阳应象大论》说:"精化为气";《八正神明论》说:"积气以成精";李东垣《脾胃论》更强调气的作用,说:"气为神之祖,精为气之子,气者精神之根蒂也,大矣哉!积气以成精,积精以全神"。总之,裕气、保精、全神贯穿于养生的全过程。中医养生学中的手段繁多,包括顺应自然、呼吸精气、调摄情志、饮食起居、形体锻炼、节制房事以及运用气功导引、药物补养等特殊养生方法,无不从精气神立论。

中医养生常通过如下途径以达到裕气、保精、全神之目的:

1. 呼吸精气

气之清者为精,有精纯之义。《素问·上古天真论》说:"呼吸精气,独立守神",《素问·

生气通天论》说："苍天之气清净，则志意治……故圣人传精神，服天气，而通神明"，通过呼吸天地最精纯、清净的空气以益养精气神的方法，气功中的"调息"和森林疗法、空气疗法等，均属此类。

2. 五谷为养

五谷，泛指一切饮食物。人体精气全赖饮食以滋养，故需不断地从外界摄取饮食物。"故谷不入，半日则气衰，一日则气少"（《灵枢·五味》）。平日进食充饥，或针对某种体质、脏腑的精气虚弱等有选择地进食，都是食养的范围。正如杨上善《太素·调食》说："五谷、五畜、五果、五菜用之充饥则谓之食；以其疗病，则谓之药。是以脾病宜食粳米，即其药也；用充饥虚，即为谷也。故但是入口资生之物，例皆如是。此谷畜果菜，……脏腑血气之本也，充虚接气，其大于兹，奉性养生，不可斯须离也。"

3. 调摄情志

《灵枢·本神》谓："心怵惕思虑则伤神"、"恐惧不解则伤精"，可见情志不调乃是大伤精气神的原因。历代诸家都把调摄情志视为保养精气神的重要途径，《庄子·刻意》就提到："平易恬淡，则忧患不能入，邪气不能袭"，《素问·上古天真论》亦说："精神内守，病安从来"，明代绮石《理虚元鉴》继承前人之说，更明确指出："宜节嗜欲以养精，宜节烦恼以养神"。这说明情绪稳定，不受忧虑、惊恐、焦急、烦恼、紧张等不良情绪的影响，是保养精气神的最好办法。中医养生中的以情制情和气功中的"静养功"等，皆属此类。

4. 节制性欲

古人认为，性生活是直接耗散真精、损伤神气的行为。所以，《素问·上古天真论》说："以欲竭其精，以耗散其真，不知持满，不时御神，务快其心，逆于生乐，起居无节，故半百而衰也"。不仅过度的性行为耗散真精，甚至性的欲念过多也会伤精耗神，此正如《冷炉医话·保生篇》所论："夫见色必动心，况交合之际，火随欲散，虽不施泄，真精必因而耗"，《格致余论》亦说："心动则相火易动，动则精走，相火翕然而起，虽不交合亦暗流疏泄矣"，故李梴《医学入门》明确提出："戒色欲以养精"。虽然古医家把性行为的后果作了过分的夸张，但性行为毕竟是一个复杂的伴随着精气神耗损的过程，然而，性行为又是一个正常的生理过程和本能活动，如强行抑制，不仅是违反生理的，还会引起情志不遂的种种病变。中医养生学主张节制性欲不要放纵，而不提倡戒绝性欲、违背生理，此即徐灵胎《医学源流论·肾藏精论》指出的原则："故精之为物，欲动则生，不动则不生，能自然不动有益，强制有害，过用则衰竭，任其自然而无勉强，则自然之法也"。所谓"自然之法"，实际上是指性生活的合理化，就是保精养神之道。

5. 锻炼形体

人体气血极欲动。只有运动才能使气血流畅、生机活泼、精神自生。每见适当运动之后，精力充沛、朝气蓬勃、乐观自信，甚至阳痿病人性功能也能恢复就是证明。至于锻炼之法则多种多样，气功的动静结合，以外功引内静，养精益气静神，使"三宝"不散乱；太极拳、五禽戏、八段锦，刚柔相济，都有益于精气神的保养。

第四节　养生脏腑经络论

一、五　　脏

五脏,是指心、肝、脾、肺、肾,是组成人体五个系统的中心。五脏之间密切联系,又各与相应的腑、形体、官窍密切联系,并进而与自然界各种事物密切联系,这些联系是通过"天人相应"和"阴阳五行"学说来加以说明的。五脏与人体形、腑、官窍的表里、相合、开窍关系等,及其所主、所司、性能喜恶等,在中医基础各科已经说明,本书不予重复论述。这里要叙述的是作为养生理论基础的有关内容。现综合《内经》关于脏象之论列表如下(表3-2)。

表3-2　五行配属表

自然界									人体							
五行	五音	五时	五味	五色	五化	五气	五方	五季	五脏	五腑	五官	五体	五神	五志	五声	变动
木	角	平旦	酸	青	生	风	东	春	肝	胆	目	筋	魂	怒	呼	握
火	徵	日中	苦	赤	长	暑	南	夏	心	小肠	舌	脉	神	喜	笑	忧
土	宫	日西	甘	黄	化	湿	中	长夏	脾	胃	口	肉	意	思	歌	哕
金	商	日入	辛	白	收	燥	西	秋	肺	大肠	鼻	皮毛	魄	悲	哭	咳
水	羽	夜半	咸	黑	藏	寒	北	冬	肾	膀胱	耳	骨	志	恐	呻	栗

许多养生方法都是以上表为理论基础。例如,肝胆病偏虚者,食疗中应补之以酸,音乐疗法多用"角"音,色彩疗法中补之以"青"。春季当令,肝阳升发,神情病证最易在此时复发或加重,属实者注意敛肝、镇肝,属虚者注意补肝、养肝。肝气旺而易怒、声呼,除镇肝以外,可以悲胜怒,如此等等,诸脏皆然。

虽然酸可补肝,苦可补心,甘可补脾……但五味太过,又可引起"母邪乘子"之弊。正如《素问·生气通天论》所说:"是故五味过酸,肝气以津,肺气乃绝。味过于咸,大骨气劳,短肌,心气抑。味过于甘,心气喘满,色黑,肾气不衡。味过于苦,肺气不濡,胃气乃厚。味过于辛,筋脉沮弛,精神乃央"。这是说味过于酸,肝气偏盛,木盛土亏,故脾气受制,味过于苦,苦以生心,母邪乘子,火气烁土,脾气失于润泽,胃气强厚(脾约证)而为病。其他诸味太过皆然。许多慢性疾病都须注意五脏间的此种生克关系以达到养生目的。

作为养生治疗的病证,又多是病累五脏所致,故脏腑辨证在养生辨证中最为重要。而五脏之中,脾胃为后天之本、生化之源,肾为先天之本、性命之根。脾肾二脏在人体生理过程中是推动生命活动的关键,而在病理过程中脾肾的损伤又是推动病势发展的主要环节。所以,五脏之病,只要脾肾不伤,虽重不险,脾肾一败,则病转深重。病情好转,常常首先是脾肾好转,而病由轻转重,也首先表现在脾肾受损。因此,观察脾肾的盛衰程度,是判断五脏病势发展和预后转归的标志。另一方面,心为君主之官,神明之舍,主不明则十二官危,主明则下安。故心神乱,则五神乱,心神安则五神定。由此可见,有神情之伤者则首重治心,而诸病之养生自始至终都当调理脾肾。抓住心、脾、肾三脏,未病者则护心、护脾、护肾,已病者则宁心、益脾、补肾,是为养生保健的重要环节。

五脏病机，就其大纲而言，不外虚、郁二端。虚，言其不足，包括功能活动低下、阴阳气血精液亏损等。郁，言其有余，包括脏气郁滞、升降逆乱等，也可由痰瘀水湿等阻滞引起。所以，虚、郁二者，既是五脏的基本病理，又是养生辨证的纲领。抓住虚、郁二纲，或直接补虚、疏郁，或利用母子生克关系，隔二隔三间接调摄，或应用各种自然疗法、社会疗法、外治诸法疏导郁滞，以"通"为补，酌情以定。实践证明，需要进行养生保健的病证，多是虚郁夹杂，单虚纯郁者至为罕见。虚郁夹杂者，原则上首先疏郁，待气机条达，然后补虚，则事半功倍，若不疏其郁而一味补虚，往往愈补愈滞塞，反增病势，不可不知。各种外治法、自然疗法、社会疗法等，都是以疏导郁滞为主的；各种食疗、药疗、气功、灸法等，其中许多具体疗法则都是以补其不足为主的。所以，从养生大法来说，也不外疏郁、补虚二类。

二、经　　络

经络是联系人体表里内外、四肢百骸、五官孔窍、脏腑筋膜的通道。凡人体营卫之出入、气血之流通、津液之化行、气机之升降……无不通过经络之路径来实现。人体手足十二经脉，各经脉属一脏或腑，如手太阴经属肺、手少阴经属心、足太阴经属脾、足少阴经属肾等。故经络之病可累及脏腑，脏腑之病又可从经络反映出来。关于经络的循行、络属、气血多少、功能特点等，中医基础各科已详尽论述，不予重复。本书着重阐明与养生辨证、保健有关的经络理论。

经络的基本病理，一言以统之，虚、郁而已。虚，常指经络中及其络属的脏腑营卫气血或津液不足，不能濡润温养所联系的形体器官，以致功能低下，当升不升，当降不降，当化行不得化行而引起种种病证。郁，常指经脉为气、瘀、痰、水、寒、湿或其他邪气所阻滞，致使经脉的流通障碍、运行逆乱，或当行不行，或升降反常而为病。而且经脉的阻滞或损伤，又必然导致经脉所布之形体器官的气血津液虚乏，而失于温煦和濡养。故全身性经脉之虚，多由整体性气血津液不足所致，而某一二经脉之虚，实际上是由经脉之郁引起，所谓经脉之病实指后者而言。因此，注重一个"郁"字，紧抓一个"通"字，则经脉病之大要明矣。

为辨清某脏某经为病，提出更有针对性的养生方案，现将十二经病候依其循行、联属脏腑、开窍、相合的顺序加以排列，叙述于下：

（一）手太阴肺经病候

循经病候：胸痛、胸紧、胸满闷、胸胁引痛、缺盆中痛、肩背痛、背寒如手大、喉中痰鸣如水鸡声、咽干、咽痛、咽疮、咽灼热、咽红肿、声嘶、失音、声重、喉痒、臑臂内前廉痛。

肺的病候：咳嗽、吐痰、喘息、少气、短气、气促、气粗、哮吼、倚息不得卧、窒息感、善太息、痰鸣、咳血、咯血、气腥臭、吐涎沫、咳唾脓血、浊唾涎沫、吐米粥脓、声高、声低、懒言、呵欠、小便数而欠、溺色变、舌苔白、脉浮。

鼻（眼）病候：鼻煽、鼻干、鼻塞、鼻灼热、鼻出血、喷嚏、流清涕、脓涕、欲嚏不能、鼻鸣、鼻梁崩塌、鼻头色青、鼻头冷、落眉、玉粒侵睛。

相合病候：面色淡白、皮肤潮湿、皮肤干燥、肌肤甲错、皮肤不湿、脱皮、上半身浮肿、毛发易折、发热、恶寒、恶风、汗出、无汗、洒然毛耸、斑疹、出血疹、痒疹、脓疱。

（二）手阳明大肠经病候

循经病候：大指次指痛不用、肩前酸痛、喉痹、颈肿、齿痛、齿血、鼽衄。

大肠病候：便血、便脓、先便后血、先血后便、便燥、便秘结、便溏、先干后溏、滞下不爽、便黏涎、便色灰白、便色青、便恶臭、滑泻不禁、暴泻如注、完谷不化、五更泻、矢气、腹中雷鸣、腹中沥沥有声、肠痈、里急后重、虚坐努责、肛门灼痛、肛坠、肛门脱垂、痔核、腹皮急、腹皮按之濡。

（三）足阳明胃经病候

循经病候：鼻衄、齿肿痛、齿龈出血、断齿、口不仁、口臭、口歪、前额头痛、额汗出、喉痹、乳痛、乳癖、膝膑肿痛，循膺、乳、气冲、股、伏兔、骭外廉、足跗上皆痛，中趾不用。

胃的病候：胃脘痛、心痛彻背、心下痞满、心下悸、心下灼热、胃中冷凉、流涎、呃逆、消谷善饥、呕吐、恶心、干呕、噫气、泛酸、朝食暮吐、食入即吐、愠愠欲吐、吐蛔、水逆、反胃、噎膈、不欲食、口渴、烦渴、漱水不欲咽、呕血、吐血、呕吐脓血、卧不安、反恶热、壮热、潮热、大汗出、苔黄燥、脉洪。

（四）足太阴脾经病候

循经病候：足大趾不用、股膝内肿厥、强立、不能卧、肚起青筋、舌本痛、舌本强。

脾的病候：心下急、大腹痛、绕脐痛、腹胀满、胸脘痞闷、左胁痞块、腹中烦重、飧泄、饮食不化、黄疸、黄汗、嘈杂善饥、口淡少味、异食、知饥不食、喜甘、不喜甘、口中味甜、渴不思饮、流涎、口中黏浊、善噫、下坠脱肛、子宫下垂、小便不利、失血、嗜卧、形寒畏冷、面色萎黄、舌苔白厚腻、脉缓。

口唇眼症状：唇赤、唇如涂珠、唇肿、唇青、唇淡白、唇痿、唇焦、唇上生疮、眼胞浮肿、眼胞陷塌、眼睑下垂、目上如蚕卧伏。

相合病候：肉痿、肌肉消瘦、肌肉痿软、肌肉困倦、肌肉重痛、一身浮肿、四肢浮肿、四肢不用、四肢倦怠、四肢厥冷、四肢痿软、四肢烦疼、足不收、足下痛、撒手。

（五）手少阴心经病候

循经病候：心痛、胸闷、臑臂内廉痛厥、掌中热痛、血贯瞳神、白翳包睛、赤脉贯睛、目黄。

心的病候：心悸、心悬空、短气、怔忡、失眠、多寐、健忘、惊悸、梦交、多梦、梦魇、神志恍惚、烦躁、谵语、郑声、狂躁、癫疾、寻衣摸床、心中懊侬、心中烦冤、神昏、虚烦、哭笑不休、神疲、但欲寐、恶人、恶火、恶音声、潮热、手足心热、低热、自汗、盗汗、油汗、漏汗不止。

舌的病候：舌謇、舌卷缩、舌体肿硬、舌上生疮、口糜、重舌、舌颤动、舌偏斜、舌麻木、舌强不语、舌瘀斑、舌质淡、舌红绛。

相合病候：颧红、面色苍白无华、疮疡、衄血、颈脉搏动、脉数、脉结代、脉微细。

（六）手太阳小肠经病候

循经病候：咽痛、颔肿、颊肿、颈颔肩臑肘臂外后廉痛、目黄、耳聋。

小肠病候：肚脐隐痛、腹胀肠鸣、疝气、小便清长、小便灼热、小便黄赤、小便短少、小便频急淋漓涩痛。

（七）足太阳膀胱经病候

循经病候：目似脱、目黄、泪出、头痛、项强痛、落枕、脊痛、腰似折、髀不可曲、踹如裂、足皆痛、小趾不用。

膀胱病候：多尿、遗尿、夜尿、尿失禁、尿砂石、尿白、尿血、尿清长、尿短黄、尿细、尿频急、茎中灼痛、尿淋漓不尽、尿甜、尿闭、小腹急结。

（八）足少阴肾经病候

循经病候：足下热而痛、足底疮疡、腰痛、腰酸、腰胀、腰无力、腰中冷如坐水中、脊寒、咽喉干燥、咽肿、口热舌干、舌淡肿嫩、舌黑、烦心、心痛、黄疸、咳唾有血。

肾的病候：遗精、早泄、滑精、阳痿、阳强、性欲低下、性欲过亢、精冷、精痛、无精、少精、月经不调、经闭、不孕、小便不利、失禁、饮一溲一、腰以下浮肿、全身浮肿、气短不续、息短而喘、发育迟缓、未老先衰、发白、发落、善忘、智力迟钝、动作迟缓、神怯易恐、心惕惕如人将捕之、形寒畏冷、但欲寐、肢厥逆、蜷卧、阴头寒、戴阳、劳热、面如漆柴、面目黯黑、形容憔悴、喜咸、气上奔豚、脐下悸、当脐跳、隐睾、脉沉微。

耳(眼)病候：耳鸣、耳聋、听力减退、耳痒、耳痛、耳脓、目光少神、瞳孔正圆、青光眼、眼幻觉、眼黑花、眼倦视、近视、远视、视力减退、眼昏矇、眼翳膜。

相合病候：齿燥、齿槁、齿浮、齿痛、齿松、齿生迟缓、前囟不闭、前囟饱满、骨软、不能久立、骨僵直、骨易折、死骨脱出、骨蒸、脑轰鸣、脑转眩。

（九）手厥阴心包经病候

循经病候：胸胁支满、腋肿、臂肘挛急、掌中热。

心包病候：心神不安、心下空虚、心中寒冷、心中热、心痛、神昏、谵语。

（十）手少阳三焦经病候

循经病候：小指次指不用、肘臂臑痛、耳前后及耳中痛、耳聋、颊痛、目锐眦痛、喉痹。

三焦病候：浮肿、小便不利、胸脘痞满、呕吐清水、水泻。

（十一）足少阳胆经病候

循经病候：目锐眦痛、目黄、头痛、缺盆中肿痛、耳肿痛、腋下肿、马刀挟瘿、颔痛、胁肋痛、膝外至胫以及绝骨外踝骨诸节皆痛、足外反热，小趾、次趾不用。

胆的病候：右胁痛引肩背、口苦、呕吐苦水、黄疸、往来寒热、善太息、善疑、多虑、少谋、懦弱。

（十二）足厥阴肝经病候

循经病候：少腹胀痛、少腹冷、狐疝、阴中湿、囊缩、宗筋萎、睾丸肿痛、阴囊引痛、缩阴、阴吹、阴痒、阴部瘙痒、两胁痛、胸胁苦满、腰痛不可俯仰、心烦喜呕、口苦、咽干、梅核气、瘰疬结核、吐血、咳血、衄血、颊肿、巅顶痛。

肝的病候：眩晕、郁冒、唇舌麻木、四肢麻木、卒然昏仆、口眼㖞斜、半身不遂、肢体废用、震颤、抽搐、颈项拘急、角弓反张、牙关紧闭、两手握固、撮手、头摇、步态蹒跚、气上奔豚、急躁、易恐、惊惕、抑郁不乐、月经过多、月经过少或经期不调、胁下痞块、往来寒热、高热惊厥、面色青、泛酸、喜酸、恶酸、脉弦。

目的病候：目涩、目赤、目痒、目干、羞明、目欲脱、怒目、迎风多泪、目黑欲倒、视力减退、失明、直视摇头、反目、复视、内障、蟹睛、青盲、目中不了了、目常闭不开、露睛、目喜开不闭、眼花、眉棱骨痛。

相合病候：爪甲青紫、瘈疭、手足转筋、筋痿。

第五节　养生体质学说

体质，是指人体的形态与功能在其生长、发育过程中形成的特殊性。这种特殊性反映出个体阴阳的差异性，往往决定其对某些疾病的易感性及其病机演变的倾向。根据不同体质，采取相应的养生方法则是中医养生学的重要原则。

《灵枢·阴阳二十五人》中关于"五形"人的分类，是最早的体质分类。其特点是把体质和气质结合在一起进行分类的。体质与气质不同，后者是指人的相对稳定的个性特点，通过人与人的交往表现出来，其中包括人的性格、精神、勇怯等内容，二者既有区别又有联系。二者结合在一起进行分类，说明中医养生学在采取具体养生措施时，不仅要考虑人的体质特点，也十分注意其气质特点。《灵枢·阴阳二十五人》中的五形人是以整体观念和阴阳五行学说为理论指导，通过长期生活观察和医疗实践而总结出来的。此五种人无论在先天禀赋和后天形体、肤色、思想意识以及对时令气候变化的适应能力，都有显著的不同。该篇还根据手足三阳经的左右上下、气血多少等，把每一形人又区分为五型，故称五五二十五种人。但在实际应用中，不必分那么仔细，分五形人就可以了(表3-3)。

表3-3　五形人比较表

	体质特征	气质特征	适应特点	主要经脉	参考分型
木形之人	小头，长面，大肩背，自身，小手足，肤色苍	好有才，劳形少力，多忧劳于事，佗佗然	能春夏不能秋冬	足厥阴	抑郁型
火形之人	广朋，锐面，小头，好肩臂髀腹，小手足，行安地，行摇肩，肉背满，肤色赤	疾心，有气，轻财，少信，多虑，见事明，好颜，急心，核核然，不寿暴死	能春夏不能秋冬	手少阴	兴奋型
土形之人	圆面，大头，美肩臂，大腹，美股胫，小手足，多肉，上下相称，行安地，举足浮，肤色黄	安心，好利人，不喜权势，善附人也，敦敦然	能秋冬不能春夏	足太阴	灵活型
金形之人	方面，小头，小肩背，小腹，小手足，如骨发踵外，骨轻，肤色白	身清廉，急心，静悍，善为吏，敦敦然	能秋冬不能春夏	手太阴	安定型
水形之人	面不平，大头，廉颐，小肩，大腹，动手足，发行摇身，下尻长，背延延然，肤色黑	不敬畏，善欺绐人，汗汗然	能秋冬不能春夏	足少阴	不定型

表中五形人的各项特征，是指典型者而言，带有模式性，在实际中各形间多有交叉，故具体分辨时不必悉备，把各项指标综合起来，以主要属于何型为准。辨别五形人的目的，主要是为了考虑各型人的特点，提出更有针对性的养生方案。例如，木形人，能

适应春夏升发温热的气候，而对适应秋冬闭藏寒冷的变化就较差，在春夏季就必然采取措施预壮阳气。而且木形之人，多忧劳抑郁，当注意疏导情志，调理足厥阴肝气，保持其疏泄有权。再如，火形之人，性情急迫，当注意缓和情绪，宁心静神，用针用药，多从少阴论治等等。

古人对于体质的分类方式很多，在《灵枢·卫气失常》只以体质胖瘦分别体质类型，亦有一定实践意义。后世张景岳《类经·脏象论》、张璐《诊宗三昧·脉象》等书则对其加以发挥和补充，使其更加完整。综合上述诸家以体质胖瘦为根据的体质分类如下(表 3-4)。

表 3-4 体质肥瘦分型比较表

		皮肉	外型	气血
肥人型	脂人	䐃肉坚，皮满(其肉坚)	其身收小	血清气少
	膏人	䐃肉不坚，皮缓(其肉淖)	纵腹垂腴	多气
	肉人	皮肉不相离	体大	多血
瘦人型		肉少而坚实，肌肉浅薄	形瘦	多气
众人型		皮肉脂膏不能相加	形体大小皆相称	血与气不能相多

《灵枢·卫气失常》说："必先别其三型……而后调之"。《灵枢·顺逆肥瘦》篇指出针刺肥人宜"深而留之"，针刺瘦人宜"浅而疾之"。虽然表中肥瘦各型比较而言，气血各有多少，但总的来说，体盛之人气必弱。要"形与气相任而寿，不相任则夭"(《灵枢·寿夭刚柔》)。因而，中医养生之目的就是要使养生者形气相任。

近年来，中医理论界总结前人经验，进一步从病机辨证角度提出了体质分型。这种分型以身形脉证为主要指标，不包括人的气质情况，对辨证养生，更准确地采用相应的养生方法具有很大参考价值。此综合几种方法，取其概括性强、辨证意义较大者，列表如下(表 3-5)。

表 3-5 体质辨证分型表

		脉　证
正常质	身体壮实，面色华泽	平素胃纳好，睡眠好，二便调，耐寒暑，精力充沛，脉缓和有力，舌正
阳虚质	形体白胖，或面色淡白无华	平素形寒喜暖，四肢清冷，唇淡口和，精神不振，常自汗或便溏，夜尿清长，脉沉乏力，舌淡胖
阴虚质	形体消瘦，面色苍白或潮红	平素口燥咽干，心中时烦，手足心热，少眠，怔忡，便秘，尿黄，脉细数，舌红少苔
瘀血质	面色晦滞，肌肤甲错，眼眶暗黑	平素红缕赤痕，瘀斑，易出血，舌紫暗，瘀点，脉细涩或结代
气郁质	形体消瘦或偏胖，面色苍暗或萎黄	平素性情急躁易怒，易于激动或忧郁寡欢，胸胁满闷，时欲太息
痰湿质	形体肥胖或皮下结节	平素嗜食肥甘，神倦，嗜睡，身重如裹，胸脘痞闷，口中黏腻或便溏，脉濡或滑，舌体胖，苔滑腻
阳盛质	形壮体热，面色红光	平素喜凉怕热，声高气粗，口渴喜饮，大便熏臭，喜饮食，小便赤热，脉洪数有力，舌红苔薄黄

上表七型体质，其中还包含许多亚型，如阳虚质包括气虚质、阴寒质等；阴虚质细分还有肺阴虚质、心阴虚质、肝阴虚质、肾阴虚质等五脏虚质以及血虚质、津亏质等。表中描述的形态脉证，只不过就其共性特征而言。并且任何分型都是模式性的，难以截然分开，往往交错

与夹杂,或同具两型特征。当然,体质虽可分出诸种不同类型,但这些类型仍属生理范围内的阴阳之偏,属于常人。

上述体质分型对辨证养生极有意义。如属阳虚质者,在饮食养生方法中,可配补阳性食谱;药物养生方法中可用补阳方药,少予苦寒之品;根据“动则生阳”的道理,配以适当体育锻炼;用色彩养生方法时,当多用热色;或根据具体情况,可多采用气功、阳光、空气、温泉、热疗等,以助阳气、祛寒气。总之,由于体质不同而养生方法当有一定区别,不能一概而论。

此外,人的体质尚有男女之别,男子多刚悍,女子多柔弱;男性多外向,女子多内向;男子以气为重,女子以血为先。故《儒门亲事》说:“男女有阴阳之质不同,则天癸精血之形亦异。阴静而海满血溢,阳动而应合精泄”。在养生方法中也应把男女异质考虑进去。

人的体质特性,以先天禀赋为基础,在后天生活中形成;人的气质特性,则纯属后天形成,都是可以改变的。例如,随着年龄的增长,人体在生、长、壮、老的过程中,体质也不断地发生变化,阳盛质可以变成阴虚质,再变成阴阳俱虚质;肥人型可变为瘦人型,瘦人型又可变成肥人型。人的精神状态、饮食营养、疾病损伤、生活方式、社会环境,都可以改变体质或气质状态。中医养生学除根据体质采取相应养生措施外,还应充分注意体质与气质的可变性,从而促进人体生命健康达到最佳状态。

第六节　治未病与养生

“治未病”思想源自《内经》,有两层含义,一是未病先防,二是早治防变。未病先防,是指没有任何疾病的健康状态,可采取一定养生保健措施防止疾病的发生。如《素问·四气调神大论》中指出:“夫四时阴阳者,万物之根本也,所以圣人春夏养阳,秋冬养阴,以从其根,……是故圣人不治已病治未病,不治已乱治未乱,此之谓也。夫病已成而后药之,乱已成而后治之,譬若渴而穿井,斗而铸锥,不亦晚乎?”《灵枢·逆顺》曰:“上工刺其未生者也;其次,刺其未胜者也;其次,刺其已衰者也。……故曰上工治未病不治已病”。就是说在疾病未发生之前,根据天人相应以摄生固本或以针刺预防疾病发生,体现了《内经》摄生防病的思想,即主张未病先防、既病防变,防患于未然,救弊于萌芽。在生活中,可采取一些养生保健措施来预防疾病的发生,如主动适应自然规律,防止外邪侵袭;重视调养精神,避免自然社会环境、家庭因素、疾病等方面造成的不良情绪刺激,同时还要提高自我心理调摄能力;重视适当性生活,但更要注意节制房事,以防早衰;注意形体锻炼,要求运动量适度,因人而异,循序渐进,持之以恒;谨和五味,平衡膳食;可事先采用一些药物或疫苗来预防某些疾病的发生等等。

而早治防变,包括有病早治与既病防变两种保健治疗思想。如《素问·刺热》中说:“肝热病者左颊先赤,心热病者颜先赤,脾热病者鼻先赤,肺热病者右颊先赤,肾热病者颐先赤。病虽未发,见赤色治之,名曰治未病”。这里的“治未病”,就不是指上述所言的未病先防,而是指在疾病的萌芽阶段,即机体在进入明显疾病过程之前出现了某些特定的预示性症状和特殊体征,但主症尚不明显时,就应积极进行养生保健和治疗,即调养和治疗未发之病,也就是有病要早期保健与治疗;又如《素问·玉机真脏论》说:“五脏受气于其所生,传之于其所胜,气舍于其所生,死于其所不胜。病之且死,必先传行……五脏相通,移皆有次。五脏有病,则各传其所胜……”。这说明《内经》注意到疾病有一定的传变规律,提示在保健和治疗过程中还应重视疾病的动态变化，防止其深入传变，这种既病防变的治疗思想对后世影响较大，《难经》的“治未病”、《金匮要略》的“肝病实脾”，以及叶天士治疗温热病的“先安未受邪之地”理论皆来源于这一思想。

可见，“治未病”内涵十分丰富，一是无病，在无病之前采取一定养生保健措施来预防疾病的发生，这就是前面说的未病先防；二是“相对未病”，当邪气轻微或病在初期，病人自觉症状不明显，医生也未能察觉时，或虽然病情较重，但由于症状比较隐匿，病人无明显感觉时，也就是“潜病未病状态”，即体内已有病理信息，但尚未显化，处于潜伏状态。有人称此阶段为“潜病期”、“病前状态”、“亚临床阶段”、“亚健康”，因这种状态的症状、体征及实验室检测指标等都较难识别，易误作健康无病，但随着科学技术和检测手段的进一步发展提高，此种状态将会得到明确的早期识别和诊断。在此时，中医可大显身手，发挥自身优势，采取一定养生保健措施或药物来进行干预，从而防止疾病发生发展；当某一局部或器官已经发生疾病了，而其他部位、器官尚未出现病变，对于未出现病变的其他部位和器官就属于“未病”，此时，可称为“传变未病状态”，我们便可根据疾病传变规律，采取一定养生保健措施或药物来防止疾病传变。

总之，“治未病”思想是中医养生保健目标的精髓所在，即是基于防患于未然的考虑，采取防微杜渐，提早干预、提早治疗、截断扭转、防止“未病”向疾病发展。无论是未病先防，还是早治防变，即采取一定养生保健措施来防止疾病的发生发展，对于改善身体健康状况、延年益寿，都是大有裨益的。《素问·上古天真论》云：“虚邪贼风，避之有时，恬淡虚无，真气从之，精神内守，病安从来？”则从内因角度，告诫人们注意养生之道，随时呵护人体的正气，做到“正气存内，邪不可干”'。总之，科学合理的生活方式、安定祥和的精神状态、顺应自然界四时气候的变化、科学平衡的膳食结构、适度的体育锻炼等，都是治未病与养生的重要内容。

第四章　衰老与寿夭新识

既然生长壮老已是生命发育中一系列不可逆的必然规律,因而人人都脱离不了衰老,即使一个从不患任何一种致死性疾病的人,最终也不能脱离尽终天年、因衰老而死的结局。而中医养生目的就是在于尽量延缓衰老,使个体生命达到最高寿限,因此,对寿夭衰老进行深入探讨显得十分重要和必要。

第一节　衰老与寿夭概念

一、衰老的概念

虽然人们对衰老的概念至今尚存在不同认识,但归纳起来,衰老就是随着年龄的增长等因素,身体各脏腑系统功能全面地逐渐降低的过程。表现在形态结构、生理功能和心理功能等方面出现一系列缓慢性、进行性、退化性的变化,这些变化给生命体带来了不利影响,导致其适应能力、抗病能力及储备能力日趋下降。

衰老常伴随年龄增长而逐渐显现,老年人和青年人相比最大的不同就是各脏腑器官组织的功能都全面低于青年人,各脏腑系统功能衰减是衰老的内在条件,也是人体精气神逐渐耗损的反应。

疾病也可导致衰老,但衰老不等于疾病。衰老的表现是全面的,涉及形态结构、生理功能和心理功能等各个方面,这些表现都是判断衰老的依据。如果疾病过程最终导致的脏腑和功能损害是较为全面的,则可形成病理性衰老。由此看来,衰老实质是生命力的下降,仅仅把衰老与老年或老年病相联系则是不够的,老年和老年病往往是衰老以后的生理或病理表现,而养生和抗衰老绝不仅是针对老年人,在人生各阶段都应有养生的良好意识。

衰老是一个综合性概念,从总体上讲有生理性衰老、病理性衰老和心理性衰老之分。其中,生理性衰老是养生学研究的主要内容。

(一) 生理性衰老

生理性衰老的主要表现是躯体器官及功能的协调、稳定和缓慢地老化,如视觉、嗅觉、味觉的敏感度随着年龄增长而逐渐下降。生理性衰老的另一方面表现则是导致疾病的逐渐发生,如血管硬化、记忆力减退、视力下降、高血压、骨质疏松等慢性疾病的出现。

(二) 病理性衰老

病理性衰老是由于较为严重的疾病使躯体器官及功能的不稳定、不协调,从而出现较为快速的老化。病理性衰老往往在疾病后逐渐显现出来,是由于内在的或外在的原因使人体发生病理性变化,使衰老显现提前发生。这种衰老常由单一脏腑开始而波及多个脏腑器官。

衰老可导致疾病,疾病也可引起衰老,二者有着密切的关系。

(三) 心理性衰老

心理性衰老有两方面的表现:一是与生理性衰老相联系的认知能力衰老,如感觉知觉能力衰退、记忆能力衰退等。记忆力衰退主要表现为近事遗忘,而对远事和知识技能往往记忆犹新。在认知方面,以思维能力下降最为缓慢。心理衰老的另一种表现是社会性衰老,即主要指与社会角色改变相联系的意志衰退,容易产生人生价值终结的失落感,甚至失去生活信念。

(四) 从何时开始衰老的讨论

对人类衰老从何时开始的问题则有不同看法。从字义上讲,衰与盛相对。因此,有人认为衰老不应该包括青年和幼年,但青年人的上限是多大年龄,其实没有一个明确界限,习惯上认为这个上限是25岁左右。

有些学者从生物学观点认为,衰老是从出生后就已开始了。有学者根据对人类衰老速度测定的资料,认为衰老过程似乎是从童年时代开始。例如,测定视调节范围(眼的屈光能力)的资料显示,儿童时期屈光调节范围最高,以后逐渐衰退。也有人把机体器官生长发育完全成熟后作为衰老的开始,这个年龄大概为25岁左右。

那么,从中医养生学角度认为,人类衰老应该从何时开始呢,其实,对这个问题早在《黄帝内经》已作了经典性叙述,在《灵枢·天年》中还指出人生十岁,五脏始定;二十岁,气血始盛;三十岁,五脏大定;四十岁,平盛不摇;五十岁,肝气始衰;六十岁,心气始衰;七十岁,脾气始虚;九十岁,肾气焦;百岁,五脏皆虚,神气乃去,形骸独居而终矣。正说明"平盛不摇"的四十岁前后是衰老的开始,平是阴阳之气平秘,盛是阴阳之气不衰。这之前是发育成熟期,之后则是阴阳之气渐衰而逐渐失去相对平衡的衰老期。由于中医认识衰老也是本"有诸内必形于诸外"的整体认知方法,故当人过四十,渐有衰老之征时方可认定。需说明的是,由于人的体质状况和平均寿命不同,单凭年龄来划分衰老是不够准确的,还必须结合衰老的特征来划分衰老期才比较客观。

中医养生学的重要任务就是要与衰老相抗争,否则就会早衰而夭。但是,养生并不是从人体衰老后才开始,养生包括已衰者的抗衰,更当重视未衰先防,因此,中医认为养生当是终生之举,无论何时何地,每个人都面临着养生的问题,并用积极的态度对待养生,才能达到健康长寿之目的。

二、寿夭的概念

寿夭是指生命周期的长与短,生命周期长者称寿,反之为夭。人能达到的最长寿命在中医称之为"天年",这种寿命可及的自然寿数因禀赋不同而有长短之别,故在《左传》中指出:"上寿百二十岁,中寿百岁,下寿八十"。《内经》也有"尽终天年,度百岁乃去"的说法。虽然从长寿调查资料中有不少达100岁的接近生命极限的例子,但实际上能尽享"天年",达到最长自然寿限的人是非常少的,如1982年中国第三次人口普查发现,人类平均寿命因婴幼死亡率和年轻人的病死率降低而普遍提高,但人类最高寿命几千年来却没有突破。人类寿命不仅100岁不容易达到，就连90岁也不易达到。这说明关于人类的养生长寿研究还有很大发掘空间。

在一定程度上，可把凡不能达到“天年”、早衰而亡者均可称为“夭”。既然绝大多数的人们都不能“度百岁乃去”，都是“未老先衰”而死，因而养生的目的首先是避免“夭亡”，然后才是进一步达到并突破目前的“天年”寿数，使人类的极限寿命达到更高的境界。

第二节　寿夭原因与机理

正如前面所述，能尽终“天年”者称为寿，不及“天年”早衰而死者则称为夭。实际上能尽享“天年”的人是非常少的。所以，唐朝诗人杜甫感叹“人生七十古来稀！”这虽说是描述古代的情况，现代随着物质文明、科学技术和生活水平的提高，人类平均年龄有很大的增长，八十、九十岁的老人已不少见了，但绝大多数的人们还是属于未老先衰而死之列，且年龄的个体差异也很大，是什么原因引起的？这个问题一直是生命科学研究的重要课题。

关于衰老问题，国外有遗传学说、内分泌学说、细胞衰老学说、免疫学说、自由基学说等等。世界卫生组织认为：人的寿命15%取决于遗传因素，10%取决于社会因素，8%取决于医疗条件，7%取决于气候环境影响，60%取决于自己。这里所指的自己，主要是指自己的生活方式。中医传统养生学说中关于寿夭问题的大量探讨，归纳起来有两种认识：

一、先天禀赋是决定寿夭的基本因素

所谓禀赋，是指禀受于父母赋予的素质，即先天遗传素质之义。这之中包括两种学说：

（一）体质学说

先天禀赋所形成的体质特点决定了人的寿夭衰老，其衰老速度也不一样。这在《灵枢》“寿夭刚柔篇”、“天年篇”以及王充《论衡》“命气篇”中阐述甚详。即人体寿命之长短，依存于形体之强弱，只有五脏坚固，形气协调，血脉和畅，各部器官配合匀称，体质壮实坚健者，才能长寿，反之则多夭亡。而形体之强弱坚脆与否，又决定于禀赋如何。据有关调查证明，长寿老人的体质大多是壮实坚劲的，一般没有生理、解剖学上的缺陷，通常父母长寿的子女也多长寿，长寿与其禀赋优越的体质条件关系密切。

事实上，如有生理解剖学上的缺陷，往往直接影响到寿命的长短。例如，有先天性心房间隔缺损或动脉导管未闭的人，过去的平均年龄很少超过40岁，而有法洛氏征的人，多数在20岁以前死亡（由于现代心脏手术的发展，其寿命可能长一些）。又如某些特殊体质易患溃疡病、肺结核等，而这些慢性疾病往往是早衰、夭亡的重要原因。

（二）命门学说

命门学说在《内经》中早有论述，但以明代赵中梓发展得最为充分。他断言命门为人体“立命之门”，是生命的原力，主宰着人的生死寿夭，所以如此，在于内藏元精、元气和元神。精气神是生命活动的三大物质要素，最初禀受于父母，由于三者不断地、有序地生生化化，便构成人体各部形质器官，同时供给生命活动所需要的能量，从而产生生命过程的各种功能，

这叫做“先天生后天”;在生命过程中,精气神可以互相转化,又得到五脏剩余真精的不断补充和滋养,是谓“后天养先天”,其量虽小,但是取之不尽、用之不竭的。一旦因为任何原因造成精气神的形成障碍或超量亏损,生命也就衰退甚至夭亡。所以,赵氏断言“命门为十二官之主”。

清代名医徐灵胎深化了赵氏的命门学说,他同意赵氏关于命门中精气神的重要作用等见解,但认为对人体寿夭来说,三者中以元气最为重要,指出主宰人体寿夭的元气之量,是“当其受生之时,已有定分……故终生无病者,待其元气自尽而死,此所谓终其天年者也”。换句话说,人体生死寿夭取决于元气之多少,元气之多少是先天遗传的,人们只能在后天调摄保养,避免额外的元气消耗,争取达到极限,而不能超过极限。由于先天所赋予每个人的元气之量不同,便形成了寿夭的个体差异现象。由此可见,命门是生命之根蒂,精气神是生命的源泉,其强弱盛衰禀受于先天遗传,而形体之强弱、脏腑之坚脆等无不由命门的功能状态所决定。命门之说实际上代替了体质之说,而为后世养生家所崇拜,在传统中医养生学中居于主要地位。

二、后天因素对寿夭具有重要影响

先天因素对寿夭的影响至关重要,但后天因素对寿夭的影响也不容忽视。在影响寿夭的后天因素中,主要包括生活方式、社会因素、地理环境、疾病损伤等。

(一)生活方式

生活方式包括饮食、起居、劳逸、寒温、嗜好、思想、行为等,内容甚多,合理则寿,不合理则夭。这在《素问·上古天真论》中就作了原则性阐述。不合理的生活方式,直接或间接地耗散精气,损伤元神,往往造成“半百而衰”。以饮食为例,多食、少食、偏食所致营养不足或过剩,会引起种种疾病,已是公认的事实。尤其是现代饮食的内容非常丰富,而进食意义已经变得不是简单的人体生理需要了,而是一种享受,一种接待宾客的礼仪,一种体现等级、富有的规格方式,因此,营养过剩所致之代谢紊乱、心脑血管等疾病已成为普遍存在的问题。

至于饮食污染以致品质改变引起的问题就更为复杂了。又如不良的嗜好与恶习,如吸烟、酗酒、吸毒、赌博以及无节制的、紊乱的性行为等,都是许多疾病的原因。所以,现代兴起了一门“行为医学”,专门研究人类不同职业、年龄、地域的合理生活方式,饮食是其中的重要内容。医学家甚至呼吁:当前医学与其说是面临一大批慢性疾病的挑战,毋宁说面临不良的生活方式和行为的挑战。而这些慢性疾病作为损寿的重要原因,多是由不良生活方式引起的。

(二)社会因素

社会因素包括社会伦理、道德、风尚、秩序、治安、家庭、人际关系等,以及由此产生的欲望追求和心态环境等,对人体疾病寿夭的影响是明显的事实。早在《素问·移精变气篇》就有“往古人”和“当今之世”的记载,对寿夭不同社会环境影响作了对比分析。明代李梴《医学入门》申扬其义,指出:“何今之夭者多,而寿者少?曰饮食起居动作之间,安能一一由心所主,而无挂误哉!香醪美味呈于前,虽病所忌而弗顾;情况意兴动于中,虽病且危而难遏;

贪名竞利之心急,过于劳伤而不觉。此古今寿夭相远者,非气禀之异也”。尤其是现代社会,节奏快,竞争激烈,紧张、忧患、狂热、空虚、失落……使神经系统负荷过重,严重损伤自身调节能力,以致百病丛生。有人统计,临床上约70%的病人追根究源都是由于精神情志所致。当然,社会生活水平、文化素质、科学技术水平不同,寿夭的差别很大也是一个事实。

有人了解到,在原始社会里,人们过着茹毛饮血的生活,只有少数人活到30岁。氏族公社时期,人类开始以熟食为主,同时也有了一些原始的医疗活动,于是开始出现50岁左右的人。在奴隶社会和封建社会中,由于生活水平的改善和医疗技术的提高,50岁以上的老年逐渐增多,但平均寿命不是很长,主要是婴幼儿死亡率高,把平均寿命拉下去了。到了近现代,世界上出现了许多“老人国”、“老人城市”,平均寿命70岁以上,这些都是由于生活水平的提高和科学技术的进步,有效地增进了人类健康,而防治许多疾病也降低了死亡率。不过,现代文明既给人类带来了福祉,增长了人类寿命,但也带来了严重的问题,如污染、意外损害、营养过剩、精神伤害、新的不良生活方式等,都严重威胁着人类的健康与寿命。

由于对社会因素影响的深刻认识,目前已形成一门“社会医学”,它以人群为研究对象,专门研究社会因素与健康、疾病之间的相互作用及其规律,并制定了各种社会措施(政治、经济、法律、文化、卫生等),保护人群身心健康和社会活动能力,从而实现了提高生活质量之目的。这门新兴学科所研究的内容无疑与人类寿夭直接相关。

(三) 地理环境

地理环境特点(气候、水土等)长期作用于人体,必然形成不同的体质差异,也是影响寿夭的因素。古人认为,西北高原地区,气候寒冷,元气内敛,不易耗散,所以多寿;东南地带,气候炎热,元气容易发泄,所以多夭。甚至一省之内,也因地势之高下不同也有寿夭的差别。这些论述早在《素问·五常政大论》等篇中已有记载。不过,这是古人的观察,但前些年也有调查证明,西北地区如新疆等省的长寿人所占比例确实要多一些。

环境可以影响人,人也可以改造环境。现代人改造环境的能力是惊人的,比如在一些西方国家里,已能把靠近森林、海洋的疗养院中的全部环境特征,包括空气中的成分、气候变化、温度、湿度等,全部在城市的疗养院中复制出来。事实上,现在我国东南地区也不乏高寿者。不过,现在面临的问题是自然环境的破坏所引起的变化,以及环境的污染等,对人体疾病、寿夭必然带来严重的影响,已引起人类关注。目前形成的一门“地理医学”,则专门研究地理环境与人类疾病和健康的关系。

(四) 疾病损伤

疾病损伤与寿夭的关系更为密切。疾病促进衰老,衰老诱发疾病,二者难分难解。事实上,享尽“天年”、“无疾而终”的人几乎没有。有人对近百例65岁以上死亡老人调查统计,发现全都是因致病而死。更不用说那些意外损伤、工伤事故等所致夭折了。不过,疾病影响寿夭,在过去是以急性传染病为主,而现代则以慢性疾病为主,如动脉硬化、高血压、冠心病、糖尿病、肿瘤、慢性胃肠疾病、慢性阻塞性肺疾病等,这是因为第二次世界大战后随着抗生素等特效药的相继发明、预防接种的广泛应用、各种卫生措施的推行,绝大多数急性传染病已被攻克的缘故。可是,要攻克目前面临的一大批慢性疾病,其难度要大得多。因为急性传染病是以外因(细菌、病毒等)为主,病因比较单一,如痢疾是痢疾杆菌、伤寒是伤寒杆菌、结核是结核杆菌引起,只要我们找出针对相关细菌、病毒的特效药,就可以有效治疗,并且可制成疫苗有效地预防。这些慢性疾病则不然,它们多是以内因(体质、代谢、免疫等)为主的、多因素所致,难以找出特效药,有的仅靠医学干预甚至无效。养生为了"祛病延年",也主要是针对这类慢性疾病,大有可为。

除此之外,医源性损伤也与寿夭关系密切。古籍中记载有服金石峻猛药(丹药),往往损伤精气神,造成断寿;现代药物的毒副作用引起的深远影响,也是值得大家重视的。

综上所述,中医养生学对寿夭原因的探讨,与一切神秘的"命定论"者格格不入。其对寿夭的认识,是把机体和与机体密切相关的客观环境(自然、社会)联系在一起进行思考,具有显著的整体观念。同时还强调了人体内因精气神的盛衰和自我调节本能的决定作用,即强调以正气为主的养生原则,且一切养生方法皆当以此立论。

三、衰老机理现代研究简介

探索衰老发生机理既是一个古老课题,又是一个崭新的科研领域,是目前全世界生命科学领域中非常前卫而热门的学科。在漫长医学史中,各国研究者总共提出了数百个解释衰老的假说。

中医养生学在抗衰老方面积累了丰富经验,提出了精气亏损、脏腑虚衰、阴阳失调等学说来解释衰老的机理,一直具有重要实用价值,值得深入发掘。随着现代科学技术的发展,尤其是基因学说、免疫学、分子生物学、蛋白质组学等的迅速发展及其检测手段的现代化,使探讨衰老有关学说进入了一个崭新领域。但是,目前这些学说中还没有一个能完全解开衰老之谜,而要使人类寿命大幅度上升又必须在衰老理论及衰老对策研究上取得突破性进展,本节介绍西方部分流行的衰老理论。

(一) 体细胞突变学说

这种学说认为,在生物体的一生中,诱发(物理因素如电离辐射、X射线、化学因素及生物学因素等)和自发的突变破坏了细胞基因和染色体,而这种突变累积到一定程度就会导致细胞功能下降,达到临界值后细胞即发生死亡。支援该学说的证据有:X线照射能够加速小鼠老化,短命小鼠的染色体畸变率较长命小鼠高,老年人染色体畸变率较高;有人研究转基因动物在衰老过程中出现自发突变的频率和类型,也为该学说提供了一定依据。然而,该学说也有解释不了的事实,如衰老究竟是损伤增加还是染色体修复能力降低,该学说无法解释;另外,现代生物学证明基因的突变率为10.6~10.9/细胞·基因位点·代,如此低的突变率不会造成细胞全部死亡,而按该学说要求,细胞应有异常高的突变率;衰老是突变造成的,转化细胞能在体外持续生长,就此而言,转化细胞应不发生突变,事实却并非如此。

(二) 自由基学说

该学说由哈曼在1956年提出,并认为,衰老过程中的退行性变化是由细胞正常代谢过程中产生自由基的有害作用造成的。生命活动过程必然产生一些自由基,生物体的衰老过程是机体的组织细胞不断产生自由基累积的结果,自由基可以引起DNA损伤从而导致突变,诱发肿瘤形成。自由基是正常代谢的中间产物,其反应能力很强,可使细胞中的多种物质发生氧化,损害生物膜;还能够使蛋白质、核酸等大分子交联,影响其正常功能。支援该学说的证据主要来自一些体内和体外实验。包括种间比较、饮食限制、与年龄相关的氧化压力现象测定、给予动物抗氧化饮食和药物处理;体外实验主要包括对体外二倍体成纤维细胞氧压力与代谢作用的观察、氧压力与倍增能力及抗氧化剂对细胞寿命的影响等。

该学说的观点可以对一些实验现象加以解释,如:自由基抑制剂及抗氧化剂可以延长细胞和动物的寿命;体内自由基防御能力随年龄的增长而减弱;脊椎动物寿命长的,体内的氧自由基产生率低。但是,自由基学说尚未提出自由基氧化反应及其产物是引发衰老直接原因的实验依据,也没有说明什么因素导致老年人自由基清除能力下降,为什么转化细胞可以不衰老,生殖细胞何以能世代相传维持种系存在等问题。而且,自由基是新陈代谢的次级产物,不大可能是衰老的原发性原因。

(三) 免疫学说

免疫学说从两方面解释衰老:一是认为免疫功能衰老是造成机体衰老的原因;二是认为与自身抗体有关的自身免疫在导致衰老过程中起决定性作用。衰老并非是细胞死亡和脱落的被动过程,而是最为积极地自身破坏的过程。

免疫学说从细胞间、脏器和个体水平解释了衰老原因:

(1) 个体水平。伴随衰老免疫功能改变的特点是对外源性抗原的免疫应答降低,而对自身抗原免疫应答增强。

(2) 组织水平。人类胸腺出生后随年龄增长逐渐变大,13~14 岁时达到顶峰之后开始萎缩,功能退化,25 岁以后明显缩小。新生动物切除胸腺后即丧失免疫功能,年轻动物切除胸腺后免疫功能逐渐衰退,抗体形成及移植物抗宿主反应下降。

(3) 分子水平。老年人的 T 细胞功能下降,数量也减少。随年龄增长,机体对有丝分裂原刀豆蛋白 A、植物血凝素及抗 CD3 抗体的增殖反应能力下降。这是衰老的免疫学特征之一。伴随老化,细胞因子的分泌也有明显改变。

自身免疫观点认为,自身免疫系统任何水平上的失控都可导致自身免疫反应的过高表达,从而表现出许多衰老加速的证据。在正常情况下,机体免疫系统不会与自身组织成分发生免疫反应,但机体在许多有害因素如病毒感染、药物、辐射等影响下,免疫系统把某些自身组织当做抗原而发生免疫反应。这种现象对正常机体内的细胞、组织和器官产生许多有害影响,使机体产生自身免疫性疾病,从而加速机体衰老。也有学者认为免疫系统的增龄改变是衰老导致多种效应的表现,应该视为整体衰老的一部分,而不是衰老的始动原因。

(四) 基因调节学说

基因调节学说解释衰老的两个重要特征是:生物体对环境适应能力逐渐减退;寿命还有种的特征。该学说认为,衰老是由于在生物体分化生长过程中某些基因发生了有序的启动和阻遏:负责分化生长期的基因产物刺激负责生殖期的基因,而生殖期的某些基因产物转而阻遏分化生长所需的某些基因。

连续生殖又可使某些因子耗尽引起某些基因关闭,最终导致功能减退;物种的发育期、生殖期及衰老期的长短取决于被顺序地启动和阻遏的若干套特殊的基因,这些时期的持续时间在一定限度内可以改变,并可受内在因素及一些外在因素如营养等影响,于是形成同一物种不同个体间寿命的不尽相同。然而分化、发育及生殖、衰老原本是整个生命事件不可分割的阶段,所以有学者认为将基因孤立划分为分化生长期和生殖期基因,未必恰当。这些基因各自负责一定时期的功能,两者的基因产物又互相影响,并影响寿命的长短,这一点解释不了许多新生期表达的基因在老年时仍然在表达。生殖细胞的不老性也难用该学说来解释。

(五) 生物钟学说

生物钟学说又称为遗传程式学说,该学说认为人体下丘脑中存在着“生物钟样调节机构”,衰老是生命周期中已经安排好的程式,它只不过是整个生长与分化过程中的一个方面,每一物种都有一份遗传上的“时间计划”,即靠生物钟或类似的机制按照在大自然进化中生存的利害得失发生。特定的遗传信息按时启动退变过程,退变过程逐渐展开,最终导致衰老和死亡。

一些学者认为,遗传程式导致衰老是物种进化的需要。当个体生存到一定期限而又没有进化上的益处时,就会开始失去进化力的控制而走向衰老。已有一些细胞学和分子生物学的证据,在生物寿命统计方面也得到了初步验证。有人设想,如果衰老发生仅是由于失去进化力的控制,那必然要出现遗传的多形性,即不衰老的变种,事实上尚未发现有这样的变种。另外,生物钟学说在分子基础方面的解释也不够。

(六) 自身中毒学说

这个学说认为,衰老是由于各种代谢产物在体内不断积聚,导致细胞中毒死亡造成的。人体肠道中寄居着大量细菌,尤其是以大肠菌类为多,这些细菌在肠道中通过分解发酵作用,可以产生大量毒素。这些毒素对于分化明显、结构较复杂的细胞和器官危害最大,最后因自身中毒而死亡。从老年人肠中腐败细菌来看确实比青年人多,因此有人主张多饮用乳酸杆菌的饮料抑制大肠杆菌以达到抗衰老之目的,有人甚至建议切除大肠以抗衰老。但大肠菌类产生哪些有毒物质导致衰老,尚缺乏实验依据。

(七) 内分泌减退学说

该学说认为内分泌系统通过激素来调节人体的生长发育与衰老过程。老化过程中,内分泌功能主要产生如下改变:靶细胞受体减少且反应性减退;激素降解率减低,使得血液中该激素浓度相应增高,通过反馈机制导致该激素分泌减少;酶合成的神经内分泌调节功能减退。

还有人指出,丘脑垂体轴的功能衰退可以影响其他内分泌腺的功能,垂体可定期放出“衰老激素”,该激素使细胞利用甲状腺素的能力降低,从而降低细胞的代谢能力,是衰老死亡的原因。内分泌功能减退尤以性激素分泌水平降低最为明显。上述变化都可能加速衰老过程。

(八) 交联说

该学说主要论点是:机体中蛋白质、核酸等大分子可以通过共价交叉结合,形成巨大分子。这些巨大分子难以酶解,堆积在细胞内干扰细胞的正常功能。这种交联反应可发生于细胞核 DNA 上,也可以发生在细胞外的蛋白胶原纤维中。在体内的生物化学反应过程中,只要发生了极小量的交联干扰,就可以对机体产生严重的损伤作用。目前有实验证明,在年老时胶原的多肽链发生了交联,并日益增多。该学说与自由基学说有类似之处,还不能说明衰老发生的根本机制。

(九) 差误灾变说

差误灾变学说认为在 DNA 复制、转录和翻译中发生误差,这种误差可以不断扩大,造成细胞衰老、死亡。如 DNA 转录 mRNA 的过程发生微小差异,带有该微小差异的mRNA会翻译出进一步偏离的蛋白质,该蛋白质如果属于 DNA 聚合酶则会合成差异程度更大的 DNA,这样的差错经过每一次资讯传递都扩大一些,形成恶性循环,使细胞内积累许多差错分子造成灾难,细胞正常功能不能发挥,致使细胞衰老、死亡。对这种假设已有大量研究和报道,但褒贬不一。如有人实验中发现诱变剂连续处理几个周期,并不会缩短体外培养的成纤维细胞的寿命;另外,肿瘤细胞系可以无限地传代而保存下来,似乎也与差误假说不符。

(十) 网络学说

该学说综合了线粒体缺陷、畸变蛋白和自由基对衰老的影响,包括抗氧化酶和蛋白溶解清除剂的保护作用。其中的诸多数学模型概括了该学说的四个特征:缺陷线粒体的积累;蛋白质合成过程产生畸变蛋白对机体的影响;氧自由基的损伤;蛋白水解酶对蛋白质的“清道”作用减弱。

这四个组分间存在彼此作用,互为因果。如自由基能破坏酶活性、增加异常蛋白的量及损伤线粒体,降低其功能;反过来,受损线粒体更有可能产生出更多自由基。现代网络学说综合了衰老的多个假说,与以前的衰老学说相比更能对众多老龄变化予以较为合理的解释,并且将多种可能互相作用的机制一体化,弥补了以往单一学说的片面和不足。网络学说认为,是上述组分的交互作用及错误放大导致了衰老,那么又是什么原因导致了这些组分量和质的改变呢?网络学说似乎亦难于解释清楚。

第三节　衰老过程与表现

一、人体的衰老过程

除了暴病恶疾和突发性伤害等,即由于人体精气神的化行突然闭阻或大量丢失所致猝死外,一般死亡都要经过一个衰老过程。

衰老可分为“自然衰老”和“早衰”两种类型,前者为生理性衰老,表现为脏腑器官呈协调、有序而缓慢的衰退,能尽享天年;后者为病理性衰老,多因某种疾病引起一些脏腑器官提前衰退,呈现不协调的迅速衰退,形成夭亡。

一个自然衰老过程,在《素问·上古天真论》里作了经典性叙述:“女子七岁,肾气盛,齿更发长;二七而天癸至,任脉通,太冲脉盛,月事以时下,故有子;三七,肾气平均,故真牙生而长极;四七,筋骨坚,发长极,身体盛壮;五七,阳明脉衰,面始焦,发始堕;六七,三阳脉衰于上,面皆焦,发始白;七七,任脉虚,太冲脉衰少,天癸竭,地道不通。故形坏而无子也。丈夫八岁，肾气实，发长齿更；二八，肾气盛，天癸至，精气溢泻，阴阳和，故能有子；三八，肾气平均，筋骨劲强，故真牙生而长极；四八，筋骨隆盛，肌肉满壮；五八，肾气衰，发堕齿槁；六八，阳气衰竭于上，面焦，发鬓斑白；七八，肝气衰，筋不能动，天癸竭，精少，肾脏衰，形体皆极；八八，则齿发去。”

男女生长发育至衰老的整个过程都是以“肾气”为主导的。所谓“肾气”，实际上是精气神的概括，因肾与命门一气相通，肾即命门，二而一也。《灵枢·天年》进一步说：“人生十岁，五脏始定，二十岁，血气始盛……三十岁，五脏大定……四十岁，平盛不摇……五十岁，肝气始衰……六十岁，心气始衰……七十岁，脾气虚……九十岁，肾气焦……百岁，五脏皆虚，神气乃去，形骸独居而终矣。”说明“平盛不摇”的40岁是前半生和后半生的分界线，这之前是发育成熟期，之后是逐渐衰老期。这与近代学者关于生命过程的年龄划分：初生至二十岁为发育期，20~40岁为成熟期，40~60岁为渐衰期，60岁以上为衰老期，不谋而合。现又将老年分为三个阶段：60~79岁为老年期，80~90岁为高龄期，90岁以上为长寿期；有的国家规定65岁以上为老年。在整个过程中，机体内部的变化随肾气的旺盛而成长，随其虚衰而老化，至其耗竭而死亡，整个机体呈缓慢的、协调的、有序的衰退。此过程中有量的渐变，也有质的突变，其中每10岁有一个脏腑单位的功能活动衰退较为突出的现象，是总的量变中的部分质变，是总的质变中的小规模飞跃。这就是“自然衰老”过程，生命由生而壮、而老、而死的一系列不可逆的发展规律。

二、衰老的表现

“有诸内必形诸外”，随着内部脏腑器官的逐渐衰退，外部形体也出现相应的老化现象。临床观察主要表现为如下方面：

（一）形态方面改变

衰老常见形态改变有：

（1）皮肤松弛起皱。由于衰老导致皮肤水分减少，皮下脂肪逐渐消失而致皮肤弹性降低，同时皮肤胶原纤维的交联键增加，使皮肤结缔组织收缩而出现发皱，多在前额和外眼角两旁出现皱纹以及在两眼下睑出现皮肤松弛、形成眼袋等，使面部容易反映出衰老之态。

（2）毛发逐渐灰白和稀少。此由衰老导致发根毛囊组织萎缩，头发得不到足够营养所致。有统计表明，用脑过度之人头发易白和脱落，可能与过度用脑而毛囊萎缩较快、头发色素减少有关。

（3）出现老年斑。老年斑是体内脂褐素沉积皮下而致。由于体内抗过氧化作用的过氧化物歧化酶活力降低、自由基增加，从而使不饱和脂肪酸被自由基氧化成脂褐素的反应增加，以致产生越来越多的脂褐素积存在皮下形成黑褐色的老年斑。

（4）齿、骨质变。衰老可导致牙根和牙龈组织萎缩，牙齿就会开始动摇脱落；衰老也可导致骨质疏松、软骨变硬、脊柱弯曲，容易发生骨折，或关节灵活性降低，以致70岁前后老年人的身高可能比青壮年时期减少6~10厘米。

（5）肌肉、内分泌腺等萎缩。衰老逐渐使肌纤维萎缩、肌肉僵硬、肌力下降，易产生疲劳和发生腰腿痛等病症；衰老也可使内分泌逐渐退化，使人发生“更年期”的各种症状，胸腺也随年龄增长而退化,使其免疫力降低。

(6) 血管硬化。由于构成血管组织的胶原蛋白变性随着年龄老化而逐渐变硬,使血管弹性降低、管腔变窄,故生理的衰老现象首先表现在心脏和脑血管的硬化上。

(7) 肺和支气管的弹力组织萎缩。衰老后的肺泡容易萎缩或消失,形成肺气肿;支气管组织的萎缩和弹力减弱,易遭细菌侵袭,发生支气管炎。

(8) 细胞结构的改变。衰老细胞的蛋白质发生改变,胞质的均一性下降,胞核的线粒体减少,细胞膜的酶活力下降等。

(二) 功能状态改变

衰老常见的功能状态改变有:

(1) 视力、听力下降。眼和耳的功能随全身衰老而下降,下降速度随年龄及个体而异。人类视调节范围在儿童时最高,从那以后随着年龄的增加而逐渐减小,而晶状体也随年龄增加而发生改变。一般到50岁左右开始就会感到"眼花",需佩戴老花眼镜,有的人在70~80岁后眼球晶状体变浑浊,发生白内障,听力开始减退。

(2) 记忆力、思维力逐渐降低。衰老后记忆力会大大下降,表现为对新近事物容易忘记。有人认为这主要与大脑细胞大量死亡有关系。但一个成年人估计有150亿个左右的脑细胞数,是足够一生使用的。同时也有研究指出,常用脑的人,其记忆力和思维力的衰退都比不常用脑的人慢。

(3) 反应迟钝、行动缓慢、适应力低。衰老导致肌肉萎缩和神经衰弱,可致行动迟缓、反应不灵,对环境适应力也降低。

(4) 心肺功能下降。衰老而致的血管硬化、心理衰弱,故心功能逐渐降低;而肺泡的萎缩或肺气肿又使肺功能逐渐下降。

(5) 代谢功能失调。由于衰老后酶和激素的活力下降,使代谢功能下降并趋于紊乱,也不能很好地完成机体自身的修补和更新过程,在某些条件下则易引起多种代谢病。

(6) 免疫力下降。免疫力随年龄而下降和衰退,使机体易受病原微生物侵害,有的还产生自身免疫现象。

上述衰老特征在一个人身上可能或多或少、或先或后地出现,常随个体不同情况而异。正确的养生则可有效地延缓以上衰老特征。

(三) 心理状态衰退

在形态和功能状态出现全面衰退的同时,有的人甚至在形体尚未表现出明显衰老之前,便出现了心理衰退。心理衰老一般呈三部曲(级):第一部(级)表现为进取心理衰退,主要对事业淡漠,参与意识和竞争意识减退,把一切社会事物都看成虚幻,没有意思,从各个活动空间退缩,自感孤寂,与社会的距离越来越远;第二部(级)表现为本能心理衰退,追求衣食住行的美好是人生的本能活动,随着心理衰退,出现对服饰美食无所求,往往衣着不整,不求时尚,不修边幅,不好美味,安于旧居,简于布置,对娱乐交友缺乏兴趣,懒于锻炼,深居简出,聊以度日;第三部(级)表现为生存心理衰退,感到什么都经过了、享受了、看透了,人生不过如此,自己也无用了,甚至自感继续活着成为社会、家庭的拖累、负担,还有什么意思呢?因而对一切都淡漠,逐渐产生对生的厌恶、对死的不畏。

(四) 关于人体衰老的检测

要了解一个人的衰老程度,首先需要判断其生理学年龄。生理学年龄又叫生物学年龄,也有人干脆称之为衰老年龄或医学年龄。生理学年龄代表的是器官及细胞功能状态的生理年龄,目前测定人体生理状况的主要途径就是测定一些器官的功能。实际年龄代表一个人活了多久,我国学者常把实际年龄称为日历年龄。测出生理学年龄与其实际年龄相比较,可判断其是否衰老以及衰老到何种程度。

如何评估人体的生理学年龄呢?有人认为最好的方法是测定染色体端粒的长短来评估老化的程度,但这种方法目前无法广泛应用,而且也无法对特定器官进行控制。目前测定生理学年龄较常用的方法有两种,一是生理功能性测定:包括肺活量、心脏及肾功能;二是测定体内细胞及其细微物质的变化:包括骨质密度、指甲的生长、肌肉之比率变化、各种激素的变化、感觉与神经功能变化及免疫功能的降低与否等。

(1) 肺活量。衰老过程中的肺活量下降,主要由于肺中弹性纤维的弹性降低而致;此外,因为肌肉失去力量或胸壁、横膈膜缺乏弹性也可进一步使之降低。

(2) 心脏功能。心脏排除率在伴随年龄增加的衰老过程中,其心肌细胞数逐渐减少以及心肌中弹性纤维弹性降低而减少,这可以用心脏超声波来测定。

(3) 肾脏功能。肾脏功能也会因衰老过程中肾小球数目逐渐减少、髓质中胶原纤维增生而逐渐降低,可以用肌酐清除率来测定。

(4) 神经功能。在衰老过程中由于神经元数目逐渐减少及神经元变性等使神经功能减弱,包括听觉及视觉功能、记忆力,皆可加以测量。以神经传导速度而言,70 岁约比 30 岁减慢 10%。

(5) 骨质密度。可利用放射性及超声波来检测骨质疏失情况来评估。

(6) 肌肉及脂肪质量及功能检测。衰老与肌肉功能降低及肌肉质量减少有关系,用手掌握力检查可以检查肌肉耐力。以体脂肪积来测量体脂肪率,老化时脂肪率会增加。

(7) 观察指甲生长。当年龄增加时,指甲的生长会减慢,观察指甲生长速率的改变,可以评估老化速率,但时间要用 1 年以上。

(8) 皮肤变化测定。皮肤会因衰老而退化,可以利用皮肤饱满测试来评估皮肤老化程度。

(9) 测定血中激素。老化时可以发现雄激素、褪黑激素、生长激素、睾酮、动情素、黄体素或甲状腺素之浓度有减少现象。有人认为用此法来预测生理年龄是较为准确的。

(10) 免疫系统。天然杀手细胞、T 细胞淋巴球、G 型免疫球蛋白(IgG)辅助及毒杀细胞,都会随衰老增加而数目明显减少。

一个人衰老到何种程度,在单位时间内衰老了多少,单凭肉眼观察(如皮肤皱纹和白发等)很难说出一个准确的数字,可见,养生必然要重视对反应生理学年龄的测定。一般而言,衰老速度越慢,寿命越长;衰老速度越快,寿命越短。还可以利用这些测定来判断各种养生方法和抗衰老药物的效果。有的学者还认为,测定人类的衰老及速度对寿命有预报作用。不过,就目前而言,关于人体衰老测定的理论和学说相当多,更方便准确的方法还在进一步探索之中。

下面附上一种生理学年龄自测方法以供参考。

附　生理学年龄自测表

判断生理学年龄是养生延寿的一项重要基础工作。下表根据个人的身体状况结合与衰老相关因素来制订测定内容。一般来说,生理学年龄小于实际日历年龄者,其寿命较长,反之,则寿命较短。通过测算生理学年龄也可使你了解哪些因素对健康长寿有利,哪些生活方式是不合理的,对健康长寿有害。因此,当生理学年龄高于实际年龄时,应该设法改善生活方式和改善自己的客观条件。本表的制订参考了李铁君教授的观点。

生理学年龄计算方法为:生理学年龄等于实际年龄加上表中各项累计总分的 1/12。例如一个人 60 岁,按表中计算总分为+48,则其生理年龄为 60+(48/12)= 64 岁。

项目	内容	得分
性情	随和,平稳、冷静	-3
	一般	+0
	固执、易激动、太活跃、太内向	+6
胆量	有胆识、能镇定对待突发事件	-3
	一般	+0
	太胆大妄为或太胆小	+6
锻炼情况	实现合理有计划的体育锻炼	-12
	坐着工作,但尚有适度锻炼	+0
	坐着工作,不参加体育锻炼	+12
经济状况	满足衣食住行,略有富余	-6
	节衣缩食,勉强维持	+0
	贫穷不得温饱,太富又不仁	+9
工作情况	得心应手、满意	-3
	一般	+0
	不顺心	+6
环境污染	无防护地大量受到污染	+9
饮酒	不敢饮酒或极少饮酒	-6
	适度饮酒每日少于 2 杯啤酒或 50 克白酒	+6
	每日饮酒量大于适度饮酒量	+24
吸烟	不吸烟	-6
	偶然吸烟	+0
	每天吸 20 支	+12
	每天吸 40 支以上	+40
	戒烟 5 年以上	+0
	戒烟 3 年	+3
	戒烟 2 年以上	+4
饮食	饮低脂或脱脂牛奶	-3
	粮食为主食	-3
	肉类吃得多,粮食、菜蔬、水果吃得少	+6
	每日吃 50 克以上动物油	+6
	每日饮咖啡或可乐超过 4 杯	+6
	吃菜时口味比别人咸	+6
	不定时定量,偏食和经常暴饮暴食	+12
	注意饮食卫生,用分餐进食	-3
外出	遵守交通规则,爱护公共卫生	-3
	从不遵守交通规则,也不注意公共卫生	+12

续表

项目	内容	得分
做事态度	认真负责,助人为乐	-3
	一般	+0
	曲运神机,整人害人	+12
服药习惯	喜欢擅自服药	+36
体重	标准体重[(身高 cm-100)×0.9]kg 或略偏瘦	-3
	超过标准体重 5kg	+3
	再超过上述体质 5kg(以此类推)	+6
血压	舒张压持续超过 12.6kPa(95mmHg)以上	+12
胆固醇	超过 6.0mmol/L(230mg/dl)	+6
脏腑器官	器质性心脏病	+24
	阻塞性肺疾病	+24
	严重精神抑郁症	+12
	糖尿病	+18
	慢性肝炎	+12
	患过肺炎或患过哮喘	+6
	其他较严重性疾病	+12
体格检查	定期做全身检查	-10
	定期做部分检查	-6
	每两年检查一次牙齿	-3
父亲	寿命超过 68 岁	-3
	每超过 5 岁	-3
	在 68 岁前死亡	+3
母亲	寿命超过 73 岁	-3
	每超过 5 岁	-3
	在 73 岁前死亡	+3
婚姻	美满、和谐	-3
	已婚	+0
	超过 40 岁未结婚	+6
	丧偶、离婚	+3
家庭生活	家庭和谐	-3
	子女孝顺	-6
	一般	+0
	子女不孝	+6
	家庭关系紧张,成员不争气或闹矛盾	+6

第四节　郭氏心理衰老评级标准

郭子光教授长期从事养生研究,特拟定三级心理衰老评级标准,以供养生保健时参考。

Ⅰ级衰老——进取心理衰退

正常心理:①在生活、工作和事业上有强烈追求意识(理想)、竞争意识和参与意识,不断扩大活动空间;②对环境(社会、自然)充满浓厚兴趣;③思维活跃,反应敏捷,记忆正常。

1 度衰退:①安于现况,但仍保持已有活动空间;②项轻微减弱;③项轻微减弱,自觉或不自觉。

2 度衰退:①项明显减弱,对工作和事业淡漠,从各个空间退缩;②项明显淡化,对过去最有兴趣的社会、自然事物也不想介入,与环境的距离越来越远;③项明显衰退,思想僵化,反应迟钝,记忆减退(尤其是近事记忆)。

Ⅱ级衰老——本能心理衰退

正常本能心理:①衣、食、住、行是人的本能活动,强烈地追求“美”、“新”和舒适是生命活力的象征;②不断地追求身体健康与快乐;③性欲望正常。

1 度衰退:①项轻微减弱,得过且过,不求时尚,长叹人生短促,何必计较太多;②项轻微减弱;③项明显衰退(尤其是性排泄)。

2 度衰退:①项明显减弱,衣着不整,不求时尚,不好美色,不修边幅,不食美味,安于旧居,简于布置,聊以度日;②不重视保养身体,也懒于锻炼,对娱乐、作客、旅游、与亲友聚会等人生乐事都无兴趣,尽量推诿,深居简出,几乎与世隔绝;③性枯竭或偶有性接触欲望。

Ⅲ级衰老——生存心理衰退

正常生存心理:①人无不贪生而畏死,具有强烈的求生欲望;②注意保养身体,追求健康长寿;③有病积极医治,谨遵医嘱,充满信心,盼望早日康复。

1 度衰退:①项减弱,把生与死看得平淡,不刻意求生也不畏死;②项减弱,不注意保养或锻炼身体,活一天算一天,感到活长了没有意思;③项减弱,有病懒治(尤其对暂无痛苦的病症),或不遵医嘱,或丧失信心。

2 度衰退:①项严重减弱,自感活着是个痛苦、拖累、负担,只有死了才是解脱;②项严重减弱,对各项事物淡漠、厌恶,包括保重身体;③项严重减弱,拒绝就医,坐以待毙。

本评级标准为郭子光教授长期研究的结论。人是由形体和精神两部分组成的整体。人的精神、意志、思维等活动及其反映的记忆、聪明、智慧等,同属精神范畴。中医认为,心主神明,即人的精神活动由心所主,所以至今仍把研究人的精神活动的科学称为心理学。许多观察表明,通常人的形体功能衰老之前,就已出现心理衰退。心理衰老的过程与程度可分为 3 级,每级分 2 度。虽然心主神明,衰老过程的各个阶段都与心神的逐渐衰老有关,但中医认为,五脏皆藏神,故有五神脏之称,不过皆由心神统领而已。因此,各级衰老在心神衰老的同时,必伴有相关脏腑特别突出的衰老现象。观察表明,Ⅰ级衰老以心肝肺为突出,Ⅱ级衰老以心脾肾为突出,Ⅲ级衰老以五脏皆虚、神气皆去为终局。此与《灵枢·天年》篇中提到人体衰老,从“五十岁,肝气始弱”开始,到“九十岁,肾气焦”,“百岁五脏皆虚,神气皆去,形骸独居而终矣”的衰老过程的论述基本一致。人到五十,肝气始弱,表现为Ⅰ级衰老,即进取心理衰退。因为肝为刚脏,为将军之官,主谋虑,与胆互为表里而一气相通;胆为中正之官,主决断,肝气虚则胆气亦虚,阳刚之气升发减弱,故自然退缩不前、不思进取,其余亦然。形衰必致神衰,神衰促进形衰,可见,形神一体观是中医养生抗衰的精髓。

第五章 养生抗衰原则

引起寿夭的原因有先天因素和后天因素，而先天因素是有“定分”的。优越的先天条件如在后天数十年漫长生活中不注重保养，也难免早衰和夭亡。相反，先天禀赋条件虽差，只要后天善于保养，依然可以乐享高寿、尽终天年。由此可见，长寿问题实际上就是后天如何保养的问题。中医的保养，也即养生，这与西医不同，西医着眼在医，中医则重在养。而养，不是以医学的方式来干预的，而是通过生活方式合理化即可达到养生。

那么，怎样的生活方式才是合理的，为此，郭老提出了寿命三角形的概念，即人的寿命是由一个三角形决定的，底边为父母遗传基因(元气)，两条边分别为社会环境因素和个人生活方式，顶角就是人的自然寿数，即“天年”。在中医上讲叫做“先天有定分”，底边的基数就是你的定分。如果家族里有遗传病史，给你的基因只能让你活到 50 岁，那你无论怎样去养生也活不到 60 岁，这没有办法，只能在有限的生命里做更多的事。如果一个人从父母身上秉承了能活到 150 岁的健康基因，那他最多能活 150 岁。但大多数人都活不到 150 岁，就是因为社会环境和生活方式的影响，比如抽了一根烟，可能你就减少了两分钟的寿命。而如果一个人的生活习惯很好，但社会环境恶劣，战争、饥荒……使人成天惶惶不安，寿命也就短了很多。从这方面来讲，我们大多数人都属于夭折了，你本来是可以活 150 岁的，而目前我国人均寿命是 73 岁左右，这样说来，大多数人都是不能尽享其“天年”的(图 5-1)。

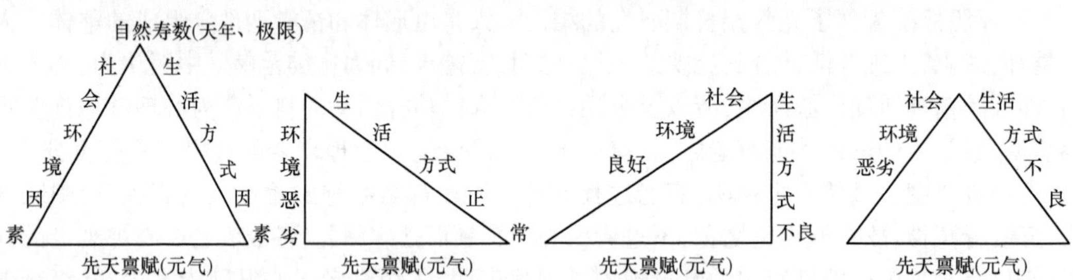

图 5-1 寿命三角形图示

中医在对人体后天的保养方法兼取了古今各家各派之长，内容十分丰富，可归结于保精、裕气、养神、炼形八个字，一切都以此为出发和归宿，但在具体实施上又需遵循下述养生原则。

一、未衰先养，未病先防

预防为主的养生思想早在《内经》中已明确提出。《素问 · 四气调神大论》指出：“是故圣人不治已病治未病，不治已乱治未乱，此之谓也。夫病已成而后药之，乱已成而后治之，譬犹渴而穿井，斗而铸锥，不亦晚乎。”中医养生首先强调通过预防而达到保健延寿之目的，最为精辟。有研究表明，中国已同欧洲国家一样，过去称为老年病的一些病种已袭向年轻人，尤其是肥胖、糖尿病、冠心病发病率增高,其中20%是40岁以下年轻人,发胖是向衰老转化的第一症状;成年人的糖尿病发病率明显增高,发病年龄也提前到35岁左右。现在脂肪肝和骨质增生的年轻患者也越来越常见,这些病发病年龄均提前了10年左右,意味着整体上有衰老提前的趋势。对这样一些具有老年衰老性疾病的预防,现已形成要从青少年开始预防的共识,实际上人出生后即已面临养生问题,甚至有人认为养生当从出生前开始。故未衰先养、未病先防是中医养生的重要原则。

二、着眼整体,顺应自然

人类作为大自然的组成部分,意味着人与自然是一个有机整体,人与社会是一个有机整体,人体自身也是一个有机整体,所以养生也应着眼于整体,注重"天人相应"。自然、社会与人体都有自身规律,故中医养生必须从整体观出发,强调顺应自然。顺乃顺从之义,应乃适应之义,顺应自然即顺从自然变化的法则,同时也要适应自然变化的法则。只有生命活动符合自然规律,养生才可能达到天年,逆之则"折寿而不彰"。

顺应自然包括顺应自然环境、气候,顺应社会环境、习俗,顺应人体生长壮老法则等。自然界处于不断变化之中,气候在一年之中有寒暑更迭,一日之中有日出日落,人体顺应自然的变化,一年之中亦有春生、夏长、秋收、冬藏的相应变化,宜顺之以"春夏养阳、秋冬养阴"。一日之中亦有阴阳的出入升降变化,亦宜顺之以"日出而作,日落而息"。《灵枢・本神》记载:"智者之养生也,必顺四时而适寒暑,和喜怒而安居处,节阴阳而调刚柔,如是则辟邪不至,长生久视"。说明顺应自然之养生同时也提高了自己适应自然的能力。

生活环境、地理区域不同,则人的体质和寿夭状况也有差异,中医认为这是"地势使然"。我国人口普查统计表明,长寿人口比例最大的地区在我国的地域分布上具有显著的地域特征,各种不同的地域环境往往生病不同,如寒湿之地,多使人患风湿、痹病之类;寒冷地区,其人皮肤肌肉常固密等。所以,有条件者应选择适宜的环境生活,适时到空气清新、环境优美的地方疗养,将有益于人生。

人类社会也是自然形成的现象,社会对人的影响常表现在人的情绪上,若不能正确调整,就会出现情绪太过或不及,进而影响人体脏腑气血阴阳,神气涣散,精气受损,百病丛生,从而引起早衰。人作为社会中的一员,时刻都要受到社会诸因素的影响而产生情绪上的变化,故《素问・上古天真论》指出:"美其食,任其服,乐其俗,高下不相慕"、"德全不危"等,说明中医养生往往以调神为养生的第一要义。

三、精气神形,杂合以养

许多需进行养生保健的病证,常由多因素所致、多层次受累,因而具有多属性的特点。这样的病证不是单一疗法或一方一药能毕其功,一般都应当"杂合以养"。《素问・异法方宜论》说:"圣人杂合以治,各得其所宜……得病之情,知治之大体也。"张景岳《类经・论治论》注解此条谓"杂合五方之治而随机应变,则各得其宜矣",就是针对多因素、多层次和多属性的特点,综合来自各个方面的不同方法,进行适宜的调养。所谓"杂合以治"、"随机应变",还意味着从整体上把握病机变化,把各种具体方法有机地联系起来,进行全面调养。

这就是“得病之情,知治之大体”的实际意义。

“杂合以养”的养生保健方案,在选择具体方法时有几个基本出发点:一是标本结合。即有的方法治其标,解除病人突出痛苦为目的,有的方法治其本,以消除病因,疏导郁滞,补其不足,以缓图治本为目的;二是动静结合,或神欲静而体欲动,或“静神”、“安神”的同时,又配以活跃情绪、转移情绪等治法,总之静中有动,动中有静,以达到养生调节目的;三是内治与外治结合,用食疗、药疗从内治,用自然疗法、社会疗法从外治,内外结合,相得益彰;四是医疗与自疗相结合,自疗即医疗自助,如指导病人练气功、运动疗法、合理的生活方式等。医疗,这里指医生施行针灸、按摩、药物、以情制情法等。有的方法还可由开始的医疗方法逐渐转为自疗方法。只有把医疗与自疗结合起来,才能把养生保健方法按计划持久地进行下去,以收全功。为何要提倡“杂合以养”呢?因人的自身就是一个整体,表现在形神相关、形气相关、精气同源、精血同源、五脏相关等生命活动现象之中。故养生之道,当保精、裕气、养神、炼形,杂合以养,才能收到事半功倍之效。在治疗疾病上,“杂合”即综合之义,“杂合以养”才能让精气形神相互滋生、互相转化,达到保精、裕气、养神、炼形的目的,可见,综合运用可起到齐头并进的效果,就不是简单的一加一等于二,而是一加一大于二。保精、裕气、养神、炼形一直是中医养生的四大法门,其目的实质上在于不断增强人体的抗病能力、适应能力和自我协调能力,以抗拒衰老、益寿延年。任何养生方法,即便是因为养生而使用祛邪手段也都是为保精、裕气、养神、炼形,从而达到养生防衰之目的,可以说养生当以正为主,而人体之正,其核心正是精气神形。

例如,一个神志异常的病人,首先要采取情志养生疗法,包括语言、音乐、暗示、歌舞、行为等,针对致病之因,以畅其情怀,配以针灸、按摩、导引等,疏通郁滞,以除其所苦(各种症状);用食疗、药疗等以补其所虚,再加适宜的运动疗法以壮其体而益其志。其中有治标有治本,有动有静,有内治有外治,有自疗有医疗,此即“杂合以养”的全面养生保健方案。

四、调养神情,动静结合

“炼形”与“养神”都适宜于动静结合,形体与神情既需要积极的活动,也需要适当的恬静。虽谓动以养形,静以养神,但有弛有张,缓急相宜,才能使脏腑协调、阴阳有衡,生机巩固。在重视形体锻炼的同时,又强调神情的调养,使精神与形体在养生中相辅相成,在共同调摄中相得益彰,从而达到理想的养生效果,使形与神俱而尽终其天年。

炼形一般偏重于动。动的本质是使气血津液等生命物质通畅流动。若静而乏动则易导致精气郁滞,气血凝结,久即损寿。所以《吕氏春秋·达郁》说:“形不勤则精不流,精不流则气郁”。现代人更加推崇“生命在于运动”。因为运动锻炼可增强体质,提高心肺功能,促进血液循环,加速机体的新陈代谢,利于体内各种废物尽快排出体外。运动锻炼还可使人肌肉发达,筋骨坚强,关节灵活,体形健美;还能有效地调节神经、内分泌系统的功能,使生命节律保持和谐正常,提高机体的抗病能力和对外界环境的适应能力,对防治因衰老导致的疾病如高血压、高脂血症、肥胖症、糖尿病、冠心病、脑血管病、癌症等大有裨益。但是,炼形之动也不是绝对的,而应该是动而有度、动静结合。如《内经》中就有“久行伤筋”、“久立伤骨”、“劳倦伤脾”之说,过于运动则为过劳,与《内经》“不妄作劳”的养生思想相背。孙思邈说“养性之道,常欲小劳”,都强调了动静适度、动静结合的重要性。

养神一般偏重于静。因神有任万物、理万机的作用,常受各种因素影响而处于易动难静之状态,故清静养神就显得特别重要。《道德经》认为“静为躁君”,主张“清静无为”。儒家也认为“静能生慧”。《内经》中总结的“恬淡虚无”的养生思想从医学角度对清静养神加以肯定,对后世有着重要影响。养神方法很多,如清静恬淡、调养情操、顺应四时阴阳变化以调节情绪、气功锻炼、品德修养以及培养自己书画音乐等各种有益的情趣都是有效的养神方法,从整体上看这些方法较之运动炼形的方法都偏于静。需要说明的是,绝对静止的神是不存在的,恬淡虚无其实是指在积极追求真理过程中要淡泊名利、保持愉悦平静的心态。养生气功之静也往往是在形神清静的状态下使气血运行更合乎自然规律,是静中有动,动静结合的。养生本身就是一种追求,动静结合则是贯穿其中的符合养生规律的原则。

《类经附翼·医易》说:“天下之万理,出于一动一静”,其理与《周易》:“一阴一阳之谓道”、“刚柔者,立本者也”一致。中医养生学在长期养生实践中总结出了大量具有动静适度、动静结合特色的炼形方法,如五禽戏、八段锦、太极拳、气功等,对调养形神、养生长寿作出了很大贡献。实践中也证明了动静有度、动静结合最有利于形神共养,并有效地促进了健康长寿。

五、辨证施养,以平为期

辨证施养主要是辨别不同体质气质,而选择有针对性的养生方法,以达到阴阳平衡为准。养生应在辨证基础上采取相应措施,才能有效地提高养生质量,这也是中医因人制宜思想的反映,一些特殊养生抗衰方法,包括气功、药物等,更当因人施宜,因而不能使用千篇一律的方法。

一般而言,平衡质者养生,按一般方法不偏不倚,坚持合理生活方式,以保持阴阳平衡协调即可;阳虚质者养生,重在促使阳气增长,食药皆宜偏温补;阴虚质者养生,以补阴为首务;气虚质者养生,食药当以补气为主,提高适应能力和抗病能力;血虚质者养生,食药均以调补气血、健运脾胃为主;瘀血质者养生,食药均宜活血养血之品;阳盛质者养生,食药均以泄热抑阳为宜。

对气质而言,木形气质相当于现代所称之抑郁型或抑郁质,养生宜加强自我意识锻炼,培养豁达、开朗的性格,避免忧愁悲哀之事;火形气质相当于现代所称之兴奋型或急躁质,养生宜加强自我涵养,养成沉着冷静习惯,忌烟酒辛辣助热之品;土形气质相当于现代所称之灵活型,养生宜重在“静神”,把精力主要投入具体工作和实干之事;金形气质相当于现代所称之安定型,养生宜谨遵一般养生之道,长寿概率较大;水形气质可称为“不定型”人,养生宜多读自我修养之类的书籍,远恶亲善,关键在于坚持。

人的体质与气质有相当联系,往往一定体质形成一定气质,当然也不尽然者。人的气质和体质分形也不是绝对的,既可交叉出现,又可通过调摄而互相转变。总之,调神者当以气质为主,养精、裕气、炼形则视体质而别,根据辨证而选择适当方法。

附 中西方养生观点比较

研究衰老的原因、过程与机理,探求益寿延年方法的学问,在中国称为养生学,西方则包括在老年学、老年病学及其他生物学科范围之中。虽然二者研究对象和目的相同,有的认识不谋而合,但因各自文化传统与思维方式不同,在认识与方法上又存在显著差别。这里试图通过养生学的中西观念比较,揭示其不同之处,通过二者互补也许能够相得益彰。

一、哲学原则与方法论差别

中国传统文化的特色辐射到了古代各门学科领域,而对养生学的影响最深。中医养生始终贯穿着古代哲学原则与方法论,实际上是一个古代多学科群的综合并早已形成一门以形神精气为基本理论的独立学科。养生学涉及古代预防、保健、心理、行为、伦理、社会医学等多学科领域。

中国传统文化以儒道二家为主线,他们所阐述的哲理及其对事物的认识与处理方法,是古代社会、自然各个领域的经典准则。儒道二家在养生学上所坚持的多维观察与整体观念是一致的,都认为人体生命是由生理的机体与精神的活动两部分结合而成,人是自然界的组成部分,又是社会的一员,“天地与我并生,万物与我为一”,修身养命的各种问题都当从多维层次中探索。寿夭的原因不仅存在于生理的机体之内,更重要的因素是在精神活动之中。所以二者在延年益寿具体做法上,都十分强调精神生活的优化与物质生活的超越,追求道德“至善”的理想境界,以保持人体内在的和谐、人与自然的和谐和人与社会的和谐,达到尽终天年之目的。杂家与医家兼取儒道二家之意,主张动静结合,炼形、保精、裕气、养神,从而达到“益寿而有极时”的目的,这就是刚柔相济、不偏不倚、进退有道、顺应自然、无过与不及的养生原则。

西方学者关于衰老和抗衰老的研究,主要还是以机械论、还原论为指导思想,仅仅注视着人体内部细胞、器官、系统的生理变化,力图从中找出衰老原因,从而采取抗衰措施。目前研究多以细胞生物学和分子生物学以及基因学说为重点,研究者提出的衰老学说不下数十或达百种,在阐明衰老物质基础和具体机理方面,也积累了宝贵经验。

总的来说,中西方养生的观点,存在系统论与还原论、整体相关与局部定位、多维视野的综合观察与单一器官、系统的个别分析,重精神、气化与重物质、形态等的不同。

二、寿夭原因不同认识

中医养生学关于人体寿夭衰老的原因认识,历代著述比较一致,大约包括先天因素和后天因素两个方面。

先天禀赋是寿夭衰老的决定性因素,其中有体质学说和命门学说。体质学说认为,由先天禀赋所形成的体质强弱决定着人体的寿夭衰老,形体壮实坚健才长寿,反之则夭。而命门学说为历代养生家所认同,认为命门为“立命之门”,所以主宰人的寿夭生死在于其中所藏之元精、元气和元神。精气神为生命活动的三大物质要素,禀受于父母,由于三者不断地、有规律地生生化化,便构成人体各部形质器官,同时供给所需能量,从而产生生命过程的各种功能活动,这叫做“先天生后天”;及至出生后,命门的精气神复得五脏剩余真精不断补充和滋养,叫做“后天养先天”。由此可见,精气神是促进形体化生和推动各种功能活动的原力,一旦任何原因造成精气神的形成障碍或严重耗损,生命也就衰退甚至夭亡。可见,人体寿夭生死取决于先天之精气多少,其量是不能在后天增加的,这意味着寿命极限是由先天遗传定了的,人们只能在后天调摄保养,尽量避免元气额外消耗,争取达到极限,而不能超过极限。命门学说实际上更为养生家所崇奉,而居于主导地位。

后天因素对寿夭衰老的重要影响包括生活方式、自然环境、社会因素、疾病损伤等。以古代养生家十分强调的生活方式而言,其内容很多,包括诸如饮食、起居、工作、劳逸、寒温、嗜好、思想、行为等,合理则寿,不合理则夭,但都是通过对精气神的损耗而施加影响的。

西方学者对先后天致衰因素也有所关注,但更重视个别器官、系统并深入到细胞、分子、基因水平的探索,力图找出形态结构与物质的衰老原因。提出的学说很多,这些学说从不同角度为阐明衰老本质无疑累积了可贵的资料,而其所指的是原因还是结果,实际上还不清楚。就以最时兴的遗传误差论来说,认为遗传信息存储在细胞核内的去氧核糖核酸(DNA)分子内,而DNA具有复制下一代细胞中核糖核酸及合成蛋白质的作用。因此,母代DNA的变化可能引起子代细胞功能的变化,如果每次复制时发生小的误差,反复积累就会导致大的改变,甚至发生细胞死亡,于是便使人进入衰老状态,据此,提出了通过修复DNA分子破坏可能延缓甚至逆转衰老的见解。这里的问题是:为什么在复制时会发生误差?已发生误差的蛋白质为什么不能全部转化掉?显然,其复制误差是结果,并非原始动因。所谓主宰生物形态与功能的DNA之谜,皆尚待进一步探索。

总之,迄今中西方关于衰老原因与机理的研究,大都在各自模式中进行,尚未见两者结合研究的报告。比如把命门学说与遗传学说结合起来探索,也许有互补作用。

三、养生方法异同

中西方在探索延年益寿方法上,有许多相近相似的主张,比如都强调合理的生活方式、适当的运动锻炼、良好的饮食习惯、稳定的思想情绪、卫生的居住环境以及和谐的社会生活,也都积极寻求抗衰老的药物等。但因各自文化背景和指导思想不同,在具体方法上各有特点,而存在显著差别。

(一)养生之道,修德为先

这是中医养生最具特色之处。养生当从修德入手,养德养生无二术,是历代养生家遵循的准则。儒道二家,殊途同归,都主张超越物质情欲层次,建设高尚人生,追求内心解脱,达到与社会和谐相处,此是养生之上举。德性高尚的人,胸怀仁爱之心,常存恬淡之志,才能将身外之物,虚荣浮华,看得淡泊,多些雅量,少些计较,与人为善,助人为乐,无忧无患,豁达开朗,勤于事业,充满希望,而又高下不相慕,知足常乐,如此在内心和谐基础上达到家庭、社会和谐,于是精神宁静、乐观、愉快,即所谓"有德则乐,乐则能久"的道理。若不修德性,追名逐利,曲运神机,患得患失,神气暗耗,精魂动摇,则脏腑功能紊乱,生机不固,安能长久?

西方学者也很重视恶劣情绪,如忧患、沮丧、恐惧、怯弱、紧张、急躁、激动、贪求、不满、厌恶、屈辱、嫉妒、烦恼、羞愧等对健康长寿的影响,甚至视之为"促癌剂"、"催命剂",呼吁抵制与化解,但没有从修养德性的高度来解决。在这个物质化、功利化的世界上,一切以"钱"为人生价值取向,不从提倡修养德性着手,而言抵制与化解等于空谈。事实上,目前临床上70%以上的病人追根到底皆因恶劣情绪所致。故现代社会更需建立追求道德完美的价值观,然后方可言养生。

(二)顺应自然,人与天调

中医认为,人是自然万物的组成部分,生于天地,长于天地,与万物同源。故顺应天地万物变化的规律以养生,便成为养生学的基本法则,具体包括顺应四时、因地制宜、顺应人体生理等内容。

大自然的显著变化,莫过于阴阳离合引起的春夏秋冬、四时交替、太阳升落、月廓盈亏、暮来朝去、寒暑变迁……呈有序性、节律性的演变,这种变化是人的力量改造不了的,而只有顺应这种变化规律而养生,此即顺应四时养生。顺应四时养生的主旨,就是根据这种同步变化规律安排起居劳逸、炼形调神、进食进补、因地制宜。西方学者也创立了时间生物学,但还没有具体运用到延缓衰老上来。

(三)抗衰方药,因人而异

中国古代著名的抗衰防老方药,如八仙长寿丸、还少丹等,都是作为复方使用的。近年来也对延缓衰老的单味中药进行了许多研究,发现制首乌、鹿茸等多种中药能减轻神经递质的损伤,延缓下丘脑"生物钟"的衰老;三七、人参、枸杞子等不少药物对肾上腺皮质功能、甲状腺轴功能、性腺功能有良好影响;黄芪、刺五加、灵芝等多种药物能调节人体免疫功能;至于能促使蛋白质、核酸合成,有清除自由基作用以及延长细胞寿命作用的中药更是不在少数。而这些单味抗衰中药,实际上都是古代抗衰复方中的组成成分,只是针对西方学者提出的致衰原因进行研究而已,且尚未见实际用于人体抗衰效果的报告。不过,中医养生学者比较一致的看法是:由于衰老是一个多因素所致、多层次受累的结果,抗衰方药只能作为养生延年的一种辅助方法,而其还当"辨证施养"。这是因为人的禀赋不同,体质各异,还有年龄、季节、地域等差别,只有"辨证施养"、审证遣方、因人而异,才能更具有针对性。因此,几乎不存在具有普遍意义的抗衰老特效药。

西方学者从上世纪使用睾丸提取物,到目前倡用的维生素 E 等,都是企图找出单一的抗衰老特效药,结果其疗效皆不肯定。

（四）特殊的养生方法

如气功、导引、针灸、推拿等,则是中国特有,西方所无。

中篇
郭子光养生方法研究

第六章　修德养性法

高尚的道德修养、积极的进取精神等与健康长寿关系十分密切,我国历史上许多思想家和养生家都把养性和修德放在养生的重要位置,甚至看成是“养生之根”。其中,高尚的德性修养不仅使人健康长寿,而且更赋予了人生美好的意义。

一、修德以仁,厚德载福

养生必须从修德入手,而把神情调摄提高到修德的高度来解决,这是最具东方特色的养生方法。我国历代养生家都认为,人的寿命长短与品德高低密切相关。如孔子在《中庸》中说:“大德必得其寿”、“修身以道,修德以仁”,故“仁者寿”。《老子》亦主张:“少私念,寡贪欲”。一个在享受上贪心不足的人,必然会得陇望蜀,想入非非,甚至损人利己,损公肥私,自己也会终日神不守舍,因心理负担过重而损害精气神。汉代董仲舒指出“养心靠义”,高尚的道德情操可使人保持心情愉快,心理健康长存。“夫人有意者,虽贫能自乐;而大无义者,虽富莫能自存”、“故夫人之多寿者,外无贪而内清净,心平和而不失中正,取天在之美以养其身”。孙思邈《备急千金要方》指出:“夫养性者,欲所习已成性,性自为善。……性既自善,内外百病皆悉不生,祸乱灾害亦无由作,此养生之大径也”。明代龚廷贤在《寿世保元》中称:“积善有功,常存阴德,可以延年”,张景岳在《先后天论》中写道:“乐可以养生,欲乐者莫如为善”,简明地道出了为善、快乐与养生之间的联系。后世还有养生家更明白地指出:“养生养德无二术”、“有德则乐,乐则能久”。

国外科学家通过大量调查也证明了“厚德载福”、“仁者寿”的道理。密西根大学的研究人员对 2700 位居民的健康状况进行几十年追踪调查研究后表示,与他人融合相处者预期寿命显著增加,在男性中尤为明显。巴西医学家马丁思曾调查过 580 余名被指控犯有贪污受贿、以权谋私等罪的贪官与同样人数的清廉者并进行了 10 年的健康状况对照,结果发现:失廉官员中有 60%的人患病和死亡;而 580 余名廉洁官员中仅有 16%的人患病,无死亡。对失廉的 580 人还做了心理测验,其中 70%的人心理状况极差,经常服用镇静剂。他又对因严重渎职而被免职的 16 名官员做了调查,平均年龄只有 41 岁,其中 15 人在 3 年后患病,6 人死亡,仅有 1 人无病。

马丁思研究后认为,腐败官员之所以生病损寿,主要是由于长期精神紧张,心理失衡,生活失律,造成神经功能、新陈代谢、内分泌、消化与排泄功能紊乱,免疫功能下降,健康受损。一般说来,贪污受贿的人一旦得到不义之财,多数是大肆挥霍、豪饮暴食、犬马声色、纸醉金迷。为了得到更多不义之财,这些人常在复杂人际关系中奔波,或是为了防止罪行暴露及阻止调查,处心积虑地思索,密谋于阴暗角落,生活上时刻得不到安宁,这样的生活使形神不宁、精气耗散,故不利于养生。

反之,现代研究也证实了融洽的社会关系、良好的心理活动可以使体内分泌出有益的激素、酶类和乙酰胆碱等,这些物质能把血液的流量及神经细胞的兴奋调节到最佳状态。同时,大脑中分泌的一种天然镇静剂可使人获得内心的温暖感,从而缓缓地戒除心中常有的烦恼。科学家们还发现,助人为乐、与人为善的行为有助于增强人体免疫系统功能,使神经系统及时沟通骨髓与脾脏,产生抵抗感染的细胞,从而免受多种疾病的侵袭,说明加强道德修养在养生中是具有积极作用的。

所谓"修德",简言之就是加强道德修养,其中最重要是修养仁爱之心,以达到厚德载福,这是养生的根本。道德修养的内容非常丰富,主要有社会公德和个人私德。

社会公德是指在社会公共生活中应遵循的基本道德,是维护公共生活、调节人们之间和谐关系而形成的道德行为准则,是与群体、阶层、民族和国家以及整个人类社会有关的道德。现代人应该具有高尚的社会公德,而职业道德也属社会公德之范畴,教师、医生、学生以及各行各业都有自己的职业道德,其中都贯穿着仁爱精神。

个人私德则指个人私生活中处理爱情、婚姻、家庭问题的道德以及个人的品德、作风、习惯等,是个人养生中尤须加以修养的内容。私德修养的出发点当从仁爱之心开始,而尊老爱幼、奉养父母长辈和抚养儿童、夫妻互爱互敬是基本的家庭道德。此外,更当以一颗仁爱之心去培养自己善良、正当、正义、诚实、勤劳的品德。

一个德行高尚的人,心地坦诚,与人为善,助人为乐,无思无虑,豁达开朗,勤于事业,充满希望,而又高下不相慕,知足常乐,利人利物,于是其精神宁静、平和、乐观、愉快、心地安泰,正是养生之上举。此即修德以仁、厚德载福以养神的道理。若不修德性,终日曲运神机,追逐名利,嫉贤妒能,酒色财气齐备,贪婪之心不已,以致七情汹涌,惶惶不安,精气暗耗,神魂动摇,脏腑功能紊乱,生机不固,安能长久?尤其老年人更应德高望重,宽厚待人,慈善为怀,知足安闲,自无不良情绪产生。

总之,加强道德修养,做一个诚信、仁慈、善良、正直的人,故情操高尚、安然处事、心理宁静才是保证身心健康的基础,如是则灾病难生、福寿长存。

二、积极进取,无息则久

积极进取、无息则久的养生思想与修德以仁、厚德载福是修养德性的两个方面。自老子《道德经》中提出"至虚极,守静笃"、"淡然无为,神气自满,以此将为不死药"的主张以来,对当时的养生有着极大的影响,但部分养生者容易片面理解"虚"、"静",故儒家又补充了养生当主动,要精神振作、积极进取的思想,在"仁者静,仁者寿"的基础上进一步强调"君子以自强不息"、"至诚无息,无息则久"。这也是儒家首先提出的积极调神养生的主张。这种积极调神的思想也是儒家"仁"、"义"思想的体现,如孟子就提出"爱生而不苟生",仁义观高于简单的生命观,认为必要时应该"舍生取义"。他的"富贵不能淫,贫贱不能移,威武不能屈",千百年来成为仁人志士的养德名言;他还倡导"老吾老,以及人之老;幼吾幼,以及人之幼"的尊老爱幼社会风尚;还认为良好的德性有益于人体健康,每一个人都应"善养浩然之气",坚持这种积极进取思想则谓"诚","养心莫贵于诚",正气浩然,神气坦荡,此是养神之上法。

积极进取、无息则久,提示生命需要刺激才有活力。故要求养生者在精神上和事业上积极追求,源源不断地获得刺激力量,才能使生命持久不衰。何况一个人无论在何种环境中,都不能忘记自己的社会责任。虽然我国历代养生家都十分强调清心寡欲、恬淡虚无,但这并不是那种超尘出世、清静无为的逃避现实的思想。精神的安分与泰然,并不是不要进取,而要有所作为,有所贡献,不仅与社会与他人有益,且能从中更获得愉快与舒畅,故利于保持全身气血和调,益寿延年。

有所追求才有所得的例子很多,古有三国的曹操写下著名的"老骥伏枥,志在千里,烈士暮年,壮心不已",已有学者认识到健康长寿最为有益的就是永不放弃对生活和事业的追求。近有董必武75岁时学俄语、读楚辞,认为生命的意义不仅是活着,更应该在理想和事业上不息的追求。有所追求不仅可以使你的生活充实,还能使心理上得到满足。如果一个人没有理想也没有信仰,无所追求,无所爱好,成天无所事事,浑浑噩噩度日,他的精神世界必定是十分空虚、无聊的,当然谈不上精神饱满、心情愉快;若对生活失去信心,悲观失望,则更有害于健康。因此,人是要有点精神的。即使是老年人,在身体条件许可的情况下,坚持读书看报,关心天下大事,培养广泛的爱好兴趣,面向社会,根据自己所长,做些有益于人类的工作,不断地活跃大脑细胞,促进神经细胞的代谢,延迟大脑的衰退,才能使自己心安理得、身心健康、延年益寿。这就是老有所得、老有所为。

积极进取、无息则久的养生方法与"恬淡虚无"并不矛盾。恬淡虚无不是无所作为,它提示人们对情志容易激越之事要冷静处之,尽量使心神稳定清净,心静则神不躁,神安则气不乱,精神自可内守,精气自然旺盛,邪气不能犯,疾病不易生。孟子曾指出,"不以一得为喜","不以一失为忧",保持内心的清净,最后才能达到"养吾浩然之气"。当然,积极进取亦需在物质上知足常乐。人类的进取促进了历史的发展,社会的进步也在逐步满足人们的各种需求,一个人若只想到个人的需求、甚而贪求无度地追求享乐,不仅不利于社会,同时也是个人养生之大患。当然,七情六欲乃人之常情,生存、学习、创新以及追求真善美都是以欲为内在动力,只是应当保持知足常乐的心态。积极进取与知足常乐、恬淡虚无是相辅形成的两个方面,也是积极养生、动静结合调神的体现。唐代名医孙思邈不受名利之诱,告诫人们"世人欲识卫生道,喜乐有常嗔怒少,心诚意下思虑除,顺理修身去烦恼"的修身养性至理,又全身心地献身医道仁术,为大众解除疾苦不畏艰辛、不舍昼夜、不计贵贱,一心赴救,并在古稀之年写下了《备急千金要方》,直至百岁高龄,仍然思维敏捷,老而不衰,完成了《千金翼方》,寿逾百余岁,正是德性高尚的长生典型。

总之,人们既要恬淡虚无、节欲守神,又要有对人类日益发展需要的新追求,保持积极进取的精神,把养德与养生相结合,这是辨证的统一。

第七章 顺应自然法

凡能提高人体适应自然环境与社会环境能力的方法都属于顺应自然的养生方法。由于人是自然中的一员，其生理规律也属于自然规律，因而顺应人体的生理规律也即是顺应自然养生的内容。适应自然以养生，亦即《荀子》所谓“制天命而用之”，实际包括因时、因地、因人制宜养生的具体内容。

第一节 因时制宜养生

大自然的变化最显著者，莫过于阴阳离合引起的春夏秋冬、四时交替、太阳升落、月廓盈亏、暮来朝去、寒暑变迁……呈有序性、节律性的演变。各种生物包括人体的生理活动也随着季节、昼夜循环交替显示出有序性、节律性的变化，且与自然同步。人与自然的这种节律性同步变化古称“天人相应”，现代则叫“生物钟”。

中医养生认为，只能顺应和利用四时变化规律以养生，此即因时制宜养生。若违背四时规律就会引起严重后果，诚如《素问·四气调神大论》指出：“故阴阳四时者，万物之始终也，死生之本也，逆之则灾害生，从之则苛疾不起，是谓得道”。所谓四时变化的规律表现为两个方面：一是气候变化，即大自然的寒热燥湿等季节变化，呈现出春温夏热秋燥冬寒的规律；二是物候变化，即万物随气候变化而表现出来的春生夏长秋收冬藏的四时生长发育变化规律。

一年四季春生夏长属阳，秋收冬藏属阴；一日四时，则朝为春，日中为夏，日入为秋，夜半为冬，生物都将按生长收藏呈节律性变化。可见，因时制宜养生的主旨，就是根据不同季节变化规律来炼形调神、进食进补。

一、气候对人体的影响

一年有春夏秋冬、二十四节气，一日有子丑寅卯、昼夜晨昏，时序的更迭，导致万物生长壮老、变化不已。人作为自然万物之一类，生长壮老已必然受气候的影响而“与万物沉浮于生长之门”。气候在一年中的变化总是春来秋去，寒来暑往。一年之中气候变化的正常规律为春温、夏热、秋凉、冬寒。春季是从立春到立夏前，包括立春、雨水、惊蛰、春分、清明、谷雨六个节气。《素问·四气调神大论》指出“春三月，此谓发陈，天地俱生，万物以荣”，说明这一时段的气候以阳生为特点。

春天阳气萌生，阳气主动，因为春天温而多风，万物呈现出一派生机景象，人体顺应自然气候也表现出肝气疏泄、气血和畅、气化渐强、生长明显的征象。若春季气候反常，太过不及，忽寒忽热，或人体养生不能适应春季的气候特征，就可导致气血运行紊乱、疏泄失职、生机受伐。

夏季是从立夏到立秋前，包括立夏、小满、芒种、夏至、小暑、大暑六个节气。《素问·四气调神大论》指出“夏三月，此谓蕃秀，天地气交，万物华实”，说明这一时段的气候以阳长为特点。夏季阳气盛、天气炎热、气化强劲、万物生长变化明显，人体顺应气候则气血涌盛、肌腠开泄、情志易亢；若夏季气候反常或人体养生不能适应夏季的气候特征，相对太过则气阴易伤，不及则万物气化不足，人亦易病。长夏之季阳气盛、湿气亦盛、湿热蕴蒸，人居其中常被湿热所困，脾运失常。这一时段的气候以阳化为特点。

秋季是从立秋至立冬前，包括立秋、处暑、白露、秋分、寒露、霜降六个节气。《素问·四气调神大论》指出“秋三月，此谓容平，天气以急，地气以明”。说明这一时段的气候以阳收为特点。秋季阳气渐消、阴气渐长、天气清肃、化气成形，人体顺应气候亦见阳气逐渐收敛、阴气渐长、气血平稳、呼吸平和；若秋季气候反常或人体养生不能适应秋季的气候特征，秋季燥气相对太过则肺气易伤，不及则阳热难消而致肺之气阴易耗。

冬季是从立冬至立春前，包括立冬、小雪、大雪、冬至、小寒、大寒六个节气。《素问·四气调神大论》指出“冬三月，此谓闭藏”，说明这一时段的气候以阳藏为特点。冬季阳气深潜、阴气大盛、草木凋零、万物收藏、生机郁伏，人体顺应气候而气化减慢、腠理致密、阳气潜藏不泄；若冬季气候反常或人体养生不能适应冬季的气候特征，使冬季阴寒相对太盛则人体阳气的生机易伤、气血运行凝滞，不及则化气不息、藏精易耗、肾脏易亏。一切生命当以顺应自然界的变化，才会产生正常的春生、夏长、秋收、冬藏的相应变化。

自然界的气候除了整体上四季的变化之外，还有丰腴霜雪、阴晴雾露等气候变化。这些变化过极或人体养生不慎、不能适应，即可产生出六气的偏颇而化为致病之六淫。因而，人体养生应该顺应正常情况下的六气，主动防避异常情况下的六淫。

此外，一日之中因日出日落，阳气也有昼夜晨昏的变化。《素问·四气调神大论》说：“阳气者，一日而主外，平旦人气生，日中而阳气隆，日西而阳气已虚，气门乃闭。是故暮而收拒，无扰筋骨，无见雾露，反此三时，形乃困薄”。“人气生”、“阳气隆”、“阳气已虚”等，此为一日之中人体顺应天时之阳于自身阳气的反映，故养生之时亦必然顺势而为。

二、因时制宜养生的原则

（一）顺应四时，因势利导

随着天时阳气的升降出入、生长收藏，因而出现四季的变化。适应四季的变化，实际上就是把握并顺应阳气的变化，故因势利导，使阳气畅旺是其基本原则。

春季来临，阳气升发，万物复苏，此时人体之阳气也顺应自然，向上向外疏发。《素问·四气调神大论》指出春季养生当顺之而“夜卧早起，广步于庭，被发缓形，以使志生，生而勿杀，予而勿夺，赏而勿罚，此春气之应，养生之道也；逆之则伤肝。”因此，春季养生必须顺应春令之气升发舒畅的特点，使心情保持舒畅，并注意调畅体内阳气，使之充沛并不断旺盛起来，才能健康、防病。

夏季来临，阳气旺盛，天气炎热，万物生长茂盛，此时人体亦顺之而气化盛、阳气旺。《素问·四气调神大论》指出夏季养生当顺之而“夜卧早起，无厌于日，使志勿怒，使华英成秀，使气得泄，若所爱在外，此夏气之应，养长之道也；逆之则伤心。”因此，夏季养生必须顺应夏令之阳气旺盛的特点,使心情像万物茂盛一样畅旺而不怒,早睡早起以保持充沛精力,使肌腠通畅、阳气旺而不亢。

秋季来临,阳气渐消、阴气渐长、天气清肃,人体阳气因之而渐趋内收。《素问·四气调神大论》指出,秋季养生当顺之而"早卧早起,与鸡俱兴,使志安宁,以缓秋刑,收敛神气,使秋气平,无外其志,使肺气清,此秋气之应,养收之道也;逆之则伤肺"。因此,秋季养生必须顺应秋令之阳气渐消渐敛的特点,早睡早起,逐渐减少运动量和劳动强度,保持心情平静内敛不受外来因素影响而与秋至气候协调,这样神形安静,才不致感受秋之邪气而刑于肺。

冬季来临,阳气内藏,阴气旺盛,万物蛰伏,人体一切应之而潜藏。《素问·四气调神大论》指出,冬季养生当顺之而"勿扰乎阳,早卧晚起,必待日光,使志若伏若匿,若有私意,若已有得,去寒就温,无泄皮肤,使气极夺。此冬气之应,养藏之道也;逆之则伤肾"。因此,冬季养生必须顺应冬令之阳气内藏特点,早睡晚起,避冒风寒,注意修生养息,不可过于劳动身形,以免扰动阳气、耗散阴精,心情要像私藏贵重之物如有所得,与冬令之气候协调相应。这样才不至于阳耗阴泄,肾气无伤,生命之根本才会固实。

(二) 主动适应,综合养生

因时制宜以顺应自然气候养生,是在积极进取养生思想指导下的一个主动养生过程,要求养生者对自然气候及其变化应主动适应和防避有害因素。

顺应之目的是使人体能适应自然气候的各种变化,其实也是利用自然规律为人体健康服务,故顺应不是被动的,而是主动的。主动适应自然气候有两方面的内容:

(1) 综合使用各种因素手段,积极提高人体对自然气候的适应能力,包括起居有常和调节神情,以使人体阳气与自然阳气的运动趋势相符,而饮食有节以保障人体对自然气候相适应所需的各种营养,运动锻炼增强体质以提高人体对自然气候变化的适应力等,因此,主动适应必然是一个综合养生过程。

(2) 在主动适应气候过程中要把握自然规律,防避自然界六气太过不及而产生的六淫等邪气伤害人体健康。

传统养生著作中有大量相关内容和经验,如"避风如避箭"、"盛暑不可露卧"、"卑湿之地不可居"、"春捂秋冻"、"虚邪贼风,避之有时"等,防避这些影响疾病发生的因素对于养生具有积极意义,已被越来越多的人所接受。对于在二十四节气到来前后也要注意保健,尤其是一些慢性病人、老年人和体质虚弱的人更应提高警惕。如慢性支气管炎病人一般在"白露"节气后病情逐渐加重,而寒冷的冬季往往是肺心病患者死亡的高峰。此外,顺应自然气候并不意味着完全放弃对自然的改造,人类自身的聪明才智去更合理地改造自然、利用自然,创造出更有利于养生的自然气候条件,这也是综合性主动适应自然的表现。

(三) 春夏养阳,秋冬养阴

春夏养阳、秋冬养阴是顺应、利用人之阳气生长收藏的规律,综合利用各种养生方法,以期达到具有阶段性的以益阴壮阳为养生目的的保健方式。自《素问·四气调神大论》提出"春夏养阳,秋冬养阴"以后,一直为历代养生学者所遵从,作为四时调摄的宗旨。

春夏为阳,秋冬为阴。春夏之季,阳气渐生渐长,天气由寒转暖,由暖至暑,人体阳气亦随之宣达畅旺,此时顺天时特点以养阳则事半功倍,也更容易收到较好效果。秋冬之季,阳气渐消渐敛,气候逐渐变凉,人体阳气亦随之逐渐收敛、阴气渐盛,潜藏于内,此时顺天时特点以养阴液则更容易收到较好效果。

春夏养阳、秋冬养阴的内容包括调节神情、起居、运动以及食药等以养阳益阴。其目的也不是单纯的"补阳"、"补阴",还包括春夏调养当使人体阳气宣展畅达又不过分耗散,属阳虚体质或慢性阳虚的病人,抓紧此时以食药助长阳气生长;秋冬的调养当使人体阳气内趋内敛以固摄阴精、藏而不泄,阴虚体质或慢性阴虚的病人,抓紧此时以食药补阴,助长阴精收藏,从而在养生过程中始终保持阴阳精气的充沛和协调平衡。正如张景岳在《类经》里解释说:"阳根于阴,阴根于阳,阴以阳生,阳以阴长"。所以,古人春夏养阳,以为秋冬之地;秋冬则养阴,以为春夏之地,皆所以从其根也。

今人有春夏不能养阳者,每因风凉生冷伤及阳气,以致秋冬多患洞泻,此阴脱之为病也。有秋冬不能养阴者,每因纵欲过度,伤此阴气,以致春夏多患火症,此阳盛之为病也。目前临床上普遍证明了春夏养阳,可使秋冬季节性疾病(如哮喘等)得到有效预防或达到"冬病夏治"的目的;秋冬养阴,可使春夏季节的一些疾病(如传染病等)得到有效预防或达到"夏病冬治"的目的。可见,春夏养阳、秋冬养阴能使养生更好地"顺四时而适寒暑"。总之,各种养生方法的使用都应遵循这个规律。

三、因时制宜养生的方法

(一) 春季养生

从立春到立夏前一天为春三月。养生之要,在于掌握春气升发疏泄的特点,从精神、起居、饮食、炼形等方面加以调摄。当然,这里指一般的调摄而言,各种体质和气质又需按其特点加以相应取舍并实施。(以下各季养生均同)

1. 调神

因人体五脏与四时的相应关系,春应于肝,相对而言,在春季人体的肝气最旺盛。而肝主疏泄,有调达全身气机的作用,如肝疏泄升发太过,表现为稍受刺激容易发怒;如情绪郁闷不舒则为肝气郁滞,肝郁则全身气机失于调达。所以,在万物蓬勃的春天,尤其要注意肝气的条畅。故春天摄神,《内经》要求做到"生而勿杀,予而勿夺,赏而勿罚",保持心胸开阔和情绪乐观,向别人施以善良爱心,戒暴躁,绝私念,踏青赏花,舒展情志,调畅气血,以与春阳萌生相适应。

2. 起居

大地回春,气候趋暖,皮毛腠理开张,血液外趋,中枢神经呈抑制优势,使人感到困乏,人们称为"春困"。《内经》主张"夜卧早起,广步于庭,被发缓形,以使志生",以适应此种变化,即通过晚睡早起,宽松衣着,放松形体和思想意识,信步慢行,以调节"春困"状态。同时还须"春防风,又防寒",注意保暖。

3. 饮食

春日阳气升发,忌过食酸涩、油腻生冷之物,以免挫伤阳气,常服辛甘、清淡之品,以助春阳升发,如葱、荽、枣、花生以及黄绿色蔬菜,如胡萝卜、菜花、白菜、韭菜等。春季进补,宜用补肝疏肝之品,如何首乌、鸡血藤、枸杞子、冬虫夏草、黄芪、当归之类,煮粥。古人认为"春不食肝",当遵循。

4. 体育

春光明媚,空气清新,柳丝吐绿,百花娇艳,是一年中最适宜人体炼形纳气、吐故纳新以增强抗病能力的最佳季节。而一日之中又以清晨阳气始生之时为最好,可选择户外园林、山上水边,以轻柔舒缓的方式进行锻炼,如慢跑、太极拳、太极剑、保健功等,取微汗出,同时注意呼吸吐纳,以腹式呼吸为主,做到深、慢、细、长,鼻吸口呼,缓缓进行,以吸取大自然的活力来裕气、养精、调神。忌剧烈运动和大出汗,以免阳气耗散。

5. 防病

春风尤寒,往往外感或引动宿疾。除注意饮食起居、调神炼形以增强抗病能力之外,凡春季易感冒者,可于入春之际服玉屏风散(黄芪 40 克,防风 15 克,白术 20 克)1~2 疗程(1 日 1 剂,10 日为 1 疗程,疗程间休息 3 日)。

(二) 夏季养生

从立夏到立秋前一天为夏三月。养生之要,旨在增强自我调节能力,既不使阳气内郁不得宣泄,又勿宣泄太过、损伤阳气,以适应夏季养生之道。

1. 调神

夏主火热,内应于心,相对而言,在夏季人体的心气最旺盛。而心主神明,为人体精神意识的主宰,心神充足则各部协调,心神涣散则气机紊乱。故夏季调神要求做到神清气和、愉快欢畅,使心神得养。此即《内经》所谓:"使志勿怒,使华英成秀,使气得泄,若所爱在外,此夏气之应,养长之道也"。就是说,在叶茂花繁、万物华实的夏天,要有美好的热爱和浓厚的兴趣,勿因天热而烦怒,情绪外向,胸怀开阔,以使气机宣畅,通泄自如。

2. 起居

夏季炎热,阳气充盛,但也最易外泄,同时阴气也不足,外泄太过也易伤阴。《内经》主张"夜卧早起,无厌于日",夜卧,以顺应阴气不足更能入睡;早起,以顺应阳气升发更能长养。当旭日东升、凉露未收之际,在万物蕃秀之间,早起锻炼,吐故纳新,最有裨益。注意不宜过分贪凉饮冷,以免挫伤阳气。

3. 饮食

由于阳气外趋,阴气内伏,故夏日消化能力差,饮食宜清淡爽口、少油腻富营养的食物,选取有酸味、辛香等清暑解热之品,如绿豆、赤小豆、苦瓜、茄子以及各种绿叶蔬菜等,不宜过用太热之食,已不可暴食冷食,应以温良为佳。

4. 体育

“冬炼三九,夏炼三伏”,经验证明,坚持夏日锻炼,对增强体质大有好处,因动则生阳,夏日养阳更为有效之故。一般宜清晨起来,迎着初升旭日,到绿色成荫之庭院、湖边、河岸等处,选运动量不是很大的活动,如慢跑、太极拳、气功、体操等,加强呼吸吐纳,以微热微汗为度,不可大汗出。傍晚迎着夕阳余晖,形神放松散步,直到肚腹宽舒、全身轻快为度。切忌在烈日下锻炼,以免中暑或消耗太过。

5. 防病

夏日主要防两类病,一是肠胃病,二是中暑、伤暑,防止损伤气阴。因夏日肠胃呆滞,消化能力与抵抗力均差,稍不慎则消化不良、腹痛腹泻,且更损肠胃,所以应注意饮食卫生,食七八分为度,勿太饱,常吃绿豆粥、荷叶粥、扁豆粥、银花代茶饮等。如不胜炎热,终日汗出较多,体弱乏力,可常服黄芪六一散(黄芪 20 克,滑石 20 克,甘草 5 克)。

(三) 秋季养生

从立秋到立冬前一天为秋三月。值此阳消阴长的过渡阶段,在白露节前,由于盛夏余炎未消,又多阴雨绵绵,气候以湿热并重为特点;而白露节后,寒风渐起,阳气潜藏,风能胜湿,气候以干燥为特点。人体阳气也由“长”到“收”。养生之道强调内守,以增强自我调节能力为主,从而适应湿热与干燥两种变替。

1. 调神

秋日主燥,内应于肺,相对而言,在秋季人体的肺气最旺盛,肺在志为忧。由于秋分肃杀,草枯叶落,万物凋零,一派凄凉、垂暮景象,常常诱起人之忧郁、伤感之情,故此季节人的神情多不稳定,此季调神当遵循《内经》所云:“使志安宁,以缓秋刑,收敛神气,使秋气平,无外其志,使肺气清,此秋气之应,养收之道也”。就是说,此时要尽量忘其秋思,不为外界肃凄景象而伤感或躁动,以保持内心宁静,而使神气内敛,这是适应秋收养生之道。

2. 起居

秋日阳气渐趋收敛、内藏,《内经》主张“早卧早起,与鸡俱兴”。早卧,以顺应阴精的收藏;早起,以顺应阳气的生长,使肺气舒展,纳清气以养。但须避居湿热蕴蒸之地和寒风干燥场所,以防外邪侵袭。

3. 饮食

为适应秋燥之气,饮食当防燥护阴,少吃辛燥之物,如葱、姜、蒜、椒,多食甘酸滋润之品,如常吃芝麻、核桃、糯米、蜂蜜、乳品、甘蔗等,以大枣、百合、莲子、银耳、沙参等煮粥常吃,亦有裨益。但在秋初时,属长夏之令,湿热交蒸,则宜常食淡渗和芳香化湿之品,如薏苡仁、扁豆、茯苓、荷叶等煮粥常食,而甘酸滋润碍湿之品又不太适宜。

4. 体育

秋高气爽,是体育锻炼的好季节。针对"收"的特点,可多做"静功",如内气功、意守功等。随着天气渐寒,也要进行耐寒锻炼,如慢跑、散步、太极拳、各种体操、冷水擦浴等,量力而行,以增强体质。

5. 防病

夏末初秋,湿热蕴蒸,脾胃困顿,人多倦怠,脘痞纳差,饥不欲食,渴不欲饮,烦闷不适。可常用藿香、佩兰、香薷、滑石各10~20克,泡茶代饮;秋季燥盛之时以玄麦甘桔汤(玄参、麦冬、桔梗各10~15克,甘草3克)泡茶代饮。

(四) 冬季养生

从立冬到立春前一天为冬三月。养生之要,在于避寒就温,敛阳固精,以适应冬藏之道。

1. 调神

冬主闭藏,内应于肾,相对而言,在冬季肾气最旺,以行使其封藏之功。《素问·六节藏象论》说:"肾者主蛰,封藏之本,精之处也"。在志为惊恐,故惊恐最能伤肾,而心主神旺,自然也伤心神。此季调神之要,勿使情志过极或低落,当固密心志,保养精神。诚如《素问·四气调神大论》所谓:"使志若伏若匿,若有私意,若有所得。"

2. 起居

《内经》主张顺应天地闭藏,当"早卧晚起,必待日光",固守元阳,以养真气之意;同时还要注意防寒保暖,以减少阳气的耗损,但如是暴暖大汗,则阳气被扰,殊为不宜。古人还强调冬月禁房事以固阴精的重要性。

3. 饮食

冬三月宜减咸增苦以养心气而固肾气,宜热食,但燥热之物不宜,以免扰动内伏之阳气而化热,但也忌生冷,以免挫伤内藏之阳。鳖、龟、鱼、蟹、木耳、胡麻、核桃等补阴潜阳之品,可以常食;黄绿色蔬菜如胡萝卜、菠菜、油菜、白菜等也宜常摄取。

4. 体育

冬季运动,动则生阳,可以增强耐寒能力,以身热感微汗出为度。若大汗出则扰动阳气,反而伤阳。运动在室外进行,保健按摩、气功、导引、太极拳、慢跑等,均可以其爱好随取。但大风、大雾、大寒、大雪天气,应当避免室外锻炼。室内切忌终日紧闭门窗,要适当开启,以不当风吹为宜。

5. 防病

冬季食补最有意义。"冬至一阳生",阴气始退,阳气渐生,是气候转变的分界线。此时进补,萌育元气,温补阳气,使闭藏之中酝酿活泼生机,更能增强抗病能力和自我调节能力,为下一年的健康打下基础。所以，时至冬至，羊肉、狗肉炖吃，已成习俗是有道理的，如阳虚体质还可以鹿茸、虫草等份，研末，每晨用3~5克蒸鸡蛋吃；气虚者，以人参粉1.5~3克每晨吞服，连服20天，服药期间不吃青菜、萝卜、茶水，颇有效益。此外，中成药金匮肾气丸等亦可服用。

第二节　因地制宜养生

因地制宜，是指顺应环境而养生。环境包括自然环境与人工环境，而传统养生主要重视自然环境，但随着人类对自然环境的影响力越来越大，人为因素所导致的人工环境在养生中也有越来越大的作用。

自然环境包括气候环境和地理环境，诸如空气、水质、土壤、岩石、动物、植物、阳光、温度、湿度、风雨、声音等的综合；自然环境一旦被人工所影响或改造而失去自然特性，掺杂了社会、人文等因素便成为了人工环境，包括城市、住宅等。

因地制宜养生的主旨，就是根据不同环境条件，回避有害环境，利用有利条件以炼形调神、裕气保精。

一、环境对人体的影响

环境对人类生命寿夭有着重要影响，人类在进化中适应了东西南北中不同的自然环境，而自然环境也塑造了人类不同的体质与气质。如西北高原地区，人的体质多粗壮、强悍，性格豪爽，而东南湿热地区，相对而言，人的体质偏柔弱而性格灵活。《内经》早就对“一州之气生化寿夭不同”的现象作了说明，认为“高下之理，地势使然也”，“高者其气寿，下者其气夭”。这种说法同我国现代长寿调查的结果是一致的，其中根本条件在于环境的优劣。

人对环境十分依赖，正常时与环境相处于相对适应的良性生态平衡之中。对人体而言，养生的最佳环境应当是一个空气清新、阳光充足、土地肥沃、水源清洁、植被良好、物种丰富、山川秀丽、环境幽静、温度适宜的场所。当生态系统遭到破坏，自然环境污染到一定程度时，必定会导致人类的灾难。流行病学研究证明，人类70%~90%的流行疾病与环境相关。欲通过养生达到健康长寿目的，首先必须重视环境。

对人体不利的环境因素表现在地理环境恶劣、空气污染、水质污染三个方面。过度的工业、交通、城市建设等常使生态环境遭到破坏，耕地面积锐减，森林覆盖率减少，草原退化，水土流失，气候恶化；或者排放过度，污染空气、水源；或者居室装修不当以及地理环境中某些元素的缺乏或者过多，都会造成环境恶劣，对健康不利或引起相应的环境性疾病。因此，维护生态平衡、防止环境污染，对于养生具有非常重要的意义。

二、顺应自然环境养生

（一）选择环境，避开有害因素

地域或环境不同，往往对人体有不同的影响，因而选择适宜的生活环境具有防病保健意义。某些人对某一地域环境完全不能适应,则更应选择良好的居住环境,以避开有害因素。对生活环境的选择要尽量避开如下一些有害因素:

(1) 水源污染区,包括化学性污染和生物性污染。

(2) 空气污染,包括各种有害气体和烟尘的污染。

(3) 声音污染,主要指各类噪声。

(4) 不良物理环境,主要指有放射线、强磁场、超声波和带高电压电流的区域。

此外,环境中缺乏某些微量元素,如碘元素;或某些微量元素超标,如某些重金属元素等,都宜尽量避开。

努力改善生活环境也是积极因地制宜养生之方法。根据环境中的污染情况,改善环境以利于养生的措施主要包括如下方面:

(1) 爱护环境,搞好卫生。

(2) 绿化环境,减轻污染。

(3) 治理环境,消除污染。

此外,还当做好个人对污染的防护措施,从调神、饮食、体育等多方面提高自身适应环境的能力,当不失为积极的养生之道。

(二) 寒热燥湿,因地制宜养生

在《内经》中曾提到"东方生风"、"南方生热"、"中央生湿"、"西方生燥"、"北方生寒",表明不同地域,六气特点有所侧重。若除去不易把握的流动的风来看,温度、湿度所表现出的寒热湿燥等地域特点则相对容易把握。

在寒湿较重地区,养生以温阳除湿为要。居处宜选在地势较高、温暖朝阳的地方,注意居处和衣着的保暖防湿,饮食上可多食牛羊肉等动物蛋白以及一些辛香燥热食物,体育运动注意达到身热微汗出的程度,保持阳气和精神的振奋。

在寒燥较重地区,养生以避寒就温、敛阳固精为要。居处宜选在地势低平避风而温暖朝阳的地方,注意居处和衣着的保暖,皮肤上可适当抹一些油脂以保暖防冻裂,饮食可进食动物蛋白以增强热量,宜温补忌寒凉,同时要保持情绪的饱满平静,提倡体育活动以增强耐寒能力,以身热微汗为度。

在湿热较重地区,养生以健脾化湿、增强自我调节能力、使阳气既不内敛又不过分宣泄为要。居处宜选地势高、通风好的地方,饮食宜清淡而富于营养,少食油腻滞气之品,可适当多吃一些芳香化湿、生津利尿之品,养生运动量不须太大,调神要做到神清气和,愉快欢畅,使阳气振奋、宣畅,增强调节能力。

在燥热较重的地区,养生以调养气阴、保持阴阳的协调平衡为要。居处宜选在依山傍水、阴凉通风之处,饮食宜富于营养、多汁养阴之品,体育活动宜选在一天中的早晚阴凉之时进行,避免大汗耗气伤阴,保持神情的平和愉快,从而增强体质。

三、改造人工环境养生

具有最佳养生环境条件的地方多为依山傍水之地,城市人每年若能外出旅居、疗养一段时间,这对养生具有一定好处,但是一般不可能长期久住。在社会城市化的趋势下,最实际的还是致力于目前的居室环境,使之最大限度地符合养生要求。首先,我国居室一般以坐北向南为好,这样可以冬暖夏凉,又有利于采光、通风和温度、湿度的调节。同时,周围环境要保持整洁、卫生、安静;利用空地、阳台种树植花,养鱼养鸟,美化净化环境。而居室内适宜温度为16~24℃,相对湿度为40%~60%,冬季最好不要低于35%,夏季则不宜高于70%。

居室颜色对人的精神情绪很有影响,应随人的性格和不同居室用途来选择。红色使人兴奋、热烈、鼓舞;黄色柔和、高贵,使人兴高采烈、喜悦;绿色使人安定、镇静;蓝色使人心胸开阔,消除烦恼;白色使人有纯洁、冷静之感,亦有空虚、恐怖效应;黑色则使人肃穆、丧气。

一般来说,卧室墙面、家具以湖绿、嫩绿、浅蓝等为宜,使人性格恬静、安闲、幽雅;客厅宜浅黄或粉红,以增加乐观气氛;书房宜用浅绿色以增加宁静和舒适感;厨房、卫生间可用灰色。所有房顶用白色以增加光亮度。室内常置鲜花或瓶插,以美化环境、净化空气,气味飘香。郁金花、茉莉花、丁香、薄荷能疏肝解郁使人轻松愉快,无忧无虑,烦闷尽解;紫罗兰、桂花、玫瑰、迎春花给人喜悦、轻快之感,使人产生进取意识;菊花、梅花、荷花宁神解闷,使人信心倍增,产生坚强意志;牡丹花、茶花、满山红使人喜悦兴奋,产生美好希望的意识;兰花、百合兴奋醒脑,又使人有宁静之感,倍增工作效率;铁松、劲松、柏树使人产生苍劲不老之欲望。如此等等,随人之性格抑扬和气质类型予以选取陈设。《老老恒言》有一段话:“院中植花木数十本,不求名种异卉,四时不绝便佳”、“阶前大缸贮水,养金鱼数尾”,并“事事不妨身亲之”,若如此,既美化了环境,又锻炼了身体,陶冶了情操,调节了精神,诚可取法。

四、利用自然因素养生

一些有利于人体身心健康的因素,如阳光、空气、泉水、香花、热砂、高山、岩洞、森林、方向等疗法常可加以利用,有益于养生。由于人与自然一体,自然因素必定对人体产生影响,而不同的自然因素又必定产生不同的影响。有选择性和针对性地利用有益于人体身心健康的自然因素以达到养生目的,已被无数事实证明是行之有效的。利用自然因素、应用自然手段,促进和恢复人体身心健康,被认为是未来医学的显著特点与发展方向。如此,则传统古老的中医养生方法恰好顺应了时代的需要,显出古老而又新颖的特色。

(一)空气养生法

充分利用自然界中的新鲜空气促进人体身心健康的方法,称为空气养生法。早在《素问·上古天真论》中就把“呼吸精气”作为最上等的摄生方法。

空气中除氧气外,还存在有益于人体健康的其他气体。空气养生方法的作用机理主要是呼出“浊气”以调和五脏,吸入“清气”以补养五脏。《内经》所谓“圣人服天气而通神明”,《寿世保元》所谓“吸清气以补心”等,都是讲述的这个道理。另一方面,敷布于肤表、抗御外邪的卫气也需要通过经常接受外界空气对肌肤的刺激以得到锻炼。一个不与大自然空气接触的人,必定是羸弱不堪的。环境与时间的选择对于空气养生方法十分重要,以去林园、田间、河畔、草地等车辆行人较少之处为佳;以旭日初升、凉露未收、万籁俱寂、千家未炊之时为优。此时的空气,才能称为新鲜空气。凡空气污染、烟尘密布之处以及深夜之时,均不宜空气养生法。具体方法如下:

深呼吸：吸气时，两手背向上，手心向下，同时平伸，徐徐向前向上，尽量抬高，高过头时则缓缓外展，随着胸廓的逐渐扩大，吸气由浅而逐渐加深，并尽力吸气，使之达到最大限度；呼气时，双手臂徐徐向下放并内收，此时随着胸廓的逐渐缩小，呼气由浅而深，并尽力呼出。此一呼一吸，为一息深呼吸，连续七息深呼吸，且可根据体力情况每晨做数次不等。做深呼吸之前也可先慢跑或作一套五禽戏、八段锦或其他扩胸运动后，再做深呼吸，则效果更好。不能去户外深呼吸者，也宜尽量敞开窗户，让新鲜空气吹入。同时，可以呼吸功代替。

空气浴：是外练卫气的最好方法。主要目的是让大自然的清气尽量与皮肤接触。体虚者可逐渐减衣，直至单衣、背心、短裤，到只穿短裤，裸露上身，尽力而行，以不觉受凉为度；体强者，尽量裸露各部皮肤，只穿短裤进行。进行空气浴时，先做浴前准备，一般以两人合作为佳，在脱下上衣之后，用毛巾帮助对方擦热肌肤，然后再做一套五禽戏、八段锦或太极拳，接受大自然的空气沐浴，时间 30 分钟至 1 小时，以微发热不汗出为度。也可以在慢跑、散步及深呼吸之时或之后进行。对正在或近期咳血、吐血者，暂不宜深呼吸；有外感发热或体力太虚者，则不宜脱衣行空气浴。

（二）阳光养生法

利用阳光照射人体促进身心健康的方法，即为阳光养生法，现代多称为日光浴。与一般在阳光照晒的环境中从事劳动、工作有所不同，阳光养生法是有目的地照射人体一定部位，并尽量让阳光接触肌肤，且时间、环境均有所选择。《素问 · 四气调神大论》早就把“无厌于日”、“必待日光”作为养生长寿的重要方法。究其作用机理，主要是以天时之阳气补人体之阳气，故对于阳虚体质者养生尤良。经验证明，全身接受阳光照射已成为日常生存所必需。阳光养生的方式主要是日光浴，在实施中应注意如下事项：

（1）地点。以江湖海滨、旷野林间为佳，总宜空气清新、环境安静清洁、日照充分之处，避免闷热、烟尘和不卫生的场所。城市居住之人，也可在庭园，阳台上进行。

（2）时间。一般夏季以 7～9 点和 16～18 点为宜；冬季天以暖和、无风的 11～17 时且在庭园进行为佳。春秋雨季可在 8～11 时和 15～17 时进行；每次日光浴 1 小时左右，可因人而异，中间也可间或在阴凉处休息一下。除冬季外，一般以早晨接受日光浴最有效。

（3）备用品。准备睡椅、座椅、毛巾、草帽、墨镜、录放影机、饮料及防晒霜之类。因头部不可暴晒、久晒，以免发生头晕头痛，可戴草帽或毛巾遮盖；眼睛也不宜阳光久射，可戴墨镜避光，或闭上双眼亦可。日晒久了，为防紫外线过度的伤害可适当擦一点防晒霜，而口干舌燥者可适当喝些饮料。

在进行日光浴过程中，还可播放优美欢快的音乐以减少烦闷感。在江边、湖边、海港边或温泉附近进行日光浴，可根据体力配合游泳、泉浴等，但要避免过度疲劳以免伤害身体。最好不要在进行日光浴时看书或睡觉。兹将常用方法具体叙述如下：

（1）背部日光浴。背日坐定或俯卧位，以阳光照晒背部为主，也可适当转身，让阳光充分照晒背部，历时 1 小时左右。以自觉背脊温暖、遍体和畅为度。夏日阳光强烈，当背部觉热时即当转身，以免久晒损伤皮肤，尤其是不常晒太阳者更不宜勉强。

（2）面部日光浴。病人仰面对阳光坐定，让日光充分照晒面部，戴上墨镜或闭眼，当面部自觉热时适当转身。

(3) 全身日光浴。不断变换体位进行日光浴,让身体各部都能接受阳光照射,如是坐势,可先背面、后正面、再右侧、左侧,依次进行。如是卧式,则应循序按仰卧、左侧卧、俯卧、右侧卧姿势依次进行。每次侧面日照的时间仍以自觉有热感时即变换体位。

每次日光浴毕,可稍事休息,饮以清茶,再进行其他活动。

(三) 泉水养生法

饮用或外浴泉水以促进身心健康的方法,即称为泉水养生法。泉的种类很多,按其冷热程度可分为冰泉、冷泉、温泉。按泉水所含矿物质的不同可分为硫磺泉、朱砂泉、磐石泉、雄黄泉、砒石泉等,砒石泉有毒,不可用于养生。《本草纲目》称"水为万化之源"、"其体纯阴,其用纯阳"、"水去则营竭",可见人体脏腑气机的升降出入赖水以濡润,气血津液赖水以滋荣。人可以数日不进谷,但不可以不饮水。而供饮用的泉水,大多性味甘平,具补养之功。温泉性味辛热有微毒,不宜饮用,而外浴有温通经络、活畅气血、化瘀舒筋以及除疥癣疮毒,有使精神愉快、情志舒展、增强体质等功用。常用的泉水养生方法有:

1. 泉浴法

泉浴法的方法古今大致相似,所使用的泉水以温泉为主。根据病情需要亦可应用冷泉。唯"有砒石处亦有汤泉,浴之有毒",不可用。泉浴之时或之后,亦可配合按摩法(又称浴摩法)则效果更佳。

凉水浴:以手浸水有冷感,一般水温在 33~36℃。每次浸浴治疗 8~10 分钟,宜于夏季炎热气候时进行,具有解热和强壮作用。如身体强健而适应者,冬季也可使用。

温水浴:以手浸水略有温热感,比人的体温略高,37~38℃,浸浴时间宜稍长,15~20 分钟,具有活畅血脉、镇静安神等作用。

热水浴:以手浸水有显著热感,39~42℃,浸浴时间宜短,一般 5~10 分钟,老年、体弱者不宜久浴或慎用。热水浴具有发汗、解毒、活血、温通等作用。

2. 泉饮法

泉饮法皆用冷泉。《本草纲目》认为,饮泉治病、健身,以井泉水、醴泉、玉井泉、乳穴泉水为上品,此即后世所称清泉、甘泉。这些泉水以性味甘平、清澄明澈,饮之甘美爽口,无特殊气味为特点。而温泉不可饮用,有毒之冷泉亦不可饮用。因此,除了人们一直饮用无害的泉水外,发现的新泉都当借助现代水质检查,以确定可否饮用。

冷饮法:用新汲冷泉水适量(以饮用者自觉舒适为度,不勉强多饮,约 100~300 毫升不等),空腹或饭后片刻饮用为宜。1 日 3~4 次,每次数分钟内饮完,有强壮、滋阴、解毒功效。

热饮法:将冷泉水煮沸,待温饮用,以适量为度。对脾胃虚寒者较适宜。

煮熟法:用冷泉水作日常煮茶、食用,可增进营养;而用冷泉水煮补阴药有增强养阴的作用。

(四) 高山养生法

利用高山气候、环境对人体的影响,以达到身心健康的方法,即称为高山养生法。养生的高山环境以海拔在 1500~3000 米的高地为适宜,在高山住上十天或半月以上,即有高山养生的意义。

早在《内经》中对高山养生已认识到:“高者其气寿”。隋唐以后,寺院大多位居高山,素有“天下名山僧占多”之语,而僧侣享高寿者也颇多。姜亮夫《历代名人碑传总表》载,唐代慧昭和尚享年 290 岁,就是一个突出的例子。高山之上,视野开阔、林木繁茂、鸟语婉转、花草丛生、环境幽静、空气清新,一派生气勃勃景象,给人身心以良好的影响,为养生长寿提供了理想的环境。我国人口普查也发现长寿老人较多集居于山区。近代,由于现代疗养医学与气象医学的兴起,高山环境的养生作用也越来越被重视。

有意居住高山 10 天以上者,始具养生意义。在居住期间,一日之内还应配合其他养生方法,才能收到更为理想的养生效果,如制定每日的起居作息时间表,按时起床、休息、活动等,室外活动可配合散步、慢跑、做操、太极拳、五禽戏、八段锦以炼形,或弈棋、看书、观景、聊天、弹琴、唱歌等以调神。高山养生方法有两种形式:

留居高山法:住在高山半年以上进行养生,称为留居高山法。其中又分为定居和暂居两种,2 年以上为定居,半年至 2 年为暂居。此法适用于老年退休或者患有慢性疾病养生者,可视个人情况选择。

旅居高山法:10 天至半年时间居住高山环境进行养生活动,称为旅居高山法。此法适用于假期不长、身体状况相对较好或者患有容易恢复的一般性疾病者养生。

(五) 森林养生法

利用森林环境的影响,促进人体身心健康的方法,称为森林养生法。这里的森林多指海拔在 1500 米以下的森林地带,1500 米至 3000 米属于高山养生环境,超过 3000 米则不利于养生。

唐代孙思邈《千金翼方·退居》有“山林深处,固是佳境”之言。森林植物的绿色,给人以优美和宁静之感,使人疲劳消除、精神焕发。而树林又有减少噪音对人的干扰作用。在这样的环境中,人的心绪平静,神情安宁,自然有益于身心的康复。绿色植物所具有的吸附尘埃、净化空气的功能,为人体生命活动提供了至关重要的新鲜空气,因而可以增强人的体质和正气。森林地带云多、雾多、雨多,有“内陆的海洋”之美称;森林中的鸟语、松涛、雨声、流水可谓“自然音乐”,使人静而不寂;森林中的气温冬暖夏凉,有“绿色空调”之誉。此外,森林中四季生气勃勃,变幻离奇的景象,使人倍增生趣,乐而忘忧。这些对人体形神的调理都会产生良好影响。若再结合适当炼形方法可使森林养生效果更佳。

森林养生法要求对森林有所选择,要以常绿植物组成的混合林(两种以上的树种组成)、风景秀丽、气象稳定、气候适宜、无瘴气毒虫的地方为优。其具体方法有:

留居森林法:是指住在森林中半年以上进行养生活动,称为留居森林法。其中又分定居法和暂居法两种:2 年以上为定居,半年至 2 年为暂居。在留居期间,一日之中也应有程式地进行多种养生活动,才能更好地达到森林养生目的,其适用范围同“留居高山法”。

旅居森林法:10 天至半年时间居住森林区进行养生活动称,称为旅居森林法。旅居期间,也当根据季节适当结合多种养生方法,其适用范围同“旅居高山法”。

(六) 岩洞养生法

岩洞疗法,自古有之。岩洞养生法是指利用自然环境中的天然洞穴,或掘地为窟为屋进行摄生防病的方法。史前人类习居洞穴意图生存。随着人类社会的进步,天然洞穴的特色环境,对人类养生长寿、摄生防病、促进身心健康的意义却一直被人忘却。传说,先秦名医扁鹊曾"隐居岩岳",以修医术。唐宋年代推崇居住"石室"养生延年。《少林内功》菩提达摩则曾于岩洞中"面墙十年",亦其例也。天然岩洞、人工石窟或土屋,其环境特别安静,能使人精神宁静、情绪稳定、心志怡悦,对调神十分有利。洞中多为恒温,冬暖夏凉,即便正气虚弱者亦能适应。李时珍《本草纲目》说:"诸土皆能胜湿补脾",脾为后天之本,对于养生自然有利。在进行岩洞养生时,可根据个人情况配合气功、文娱、香气等疗法,则效果更好。

天然岩洞养生法:根据天然岩洞的条件,可在洞口或洞内设置床位和必要设施,昼夜在里面进行各种养生活动叫做住养。也可白天去岩洞,晚间回洞外的住房安睡,又称游洞式养生法。一个岩洞中的床位安排,应以保持洞中环境安静为原则。同时必须每日有一二次洞外活动。养生者可在洞中配合做气功、导引、按摩等方法。

人工石窟(土屋)养生法:人工石窟养生是将岩石挖掘成窟,或利用石穴打造。由于洞小,因此配合香气疗法最妙,先清洁环境,下铺中草药,用行军床亦可,养生者卧其上。1日1~2次,每次1~3小时不等。具有香味的中草药如桑叶、夏枯草、菊花、桃叶、松柏叶、金银花、野菊花、蒲公英等,养生者可视情况选用,以柔软舒适为原则。如石窟较浅者,只适于夏季使用,多采取游洞式进行。人工土屋养生是在靠山或山林中用石筑或土砖或泥土造屋。北方至今还保留着的"窑洞"式住房,也是很好的养生场所。

(七) 香花养生法

香花养生法是利用鲜花绚丽的颜色、形态或扑鼻的馨香,及其对环境美化、净化的作用以促进人体身心健康的方法。本法主要是用正在生长、开放的鲜花,或种植于庭园,或盆栽于室内,与养生者密切接触而发挥作用。

香花的养生作用,首先是通过它的色、气、形作用于人的神情。如牡丹、芍药之娇丽艳色,引人热烈、动情、欢心之感;兰花、山栀、水仙、茉莉花之素雅洁白,使人以沉静、朴实、高洁为乐,此皆色之为用也。现代科学认为,水仙与莲花的香气使人感情温顺脉脉,紫罗兰和玫瑰的香气给人以爽朗、愉快的感觉,橘子和柠檬的香气使人兴奋、进取,茉莉花和丁香的气味使人沉着、冷静,如此等,皆气之为用也。莲花出污泥,其形纯洁不染;牡丹婀娜多姿,其形雍容华贵,"俯者如愁,仰者如悦"(《广群芳谱》);凤仙亭亭玉立,翘然如凤,其形高雅俊杰,如此等等,皆形之为用也。斗寒吐艳、送走严冬的红梅,独立寒秋、凌霜不凋的菊花,激发人的坚毅、勇敢、无畏的精神。香花的这些品格和特征,对人有潜移默化的作用,尤其是能结合历代诗文、绘画的咏味加以鉴赏,对人的神情倍增感染力。其次,香花可"除陈气"、"解秽",即所谓净化空气作用。现代研究认为,菊花、山栀等均具吸收有毒气体的能力,梅花对环境污染特别敏感,其他许多香花都是净化环境理想之物,使环境美化、净化,显然有促进身心健康的作用。

香花养生的具体方法一是通过观赏以悦目调情,二是闻其清香以怡心调神,三是利用美化环境和净化空气的有益作用。根据不同喜好,可在室内摆设多种不同香花,唯对花粉有过敏史者应慎。

(八) 热砂养生法

热砂养生法是以天然热砂外用以促进人体身心健康的方法。本法采用的砂多为河砂和沙漠地带的砂。

热砂养生作用机理是综合的,可由砂的来源不同而略有差别。天然热砂,必在烈日下实施,若是河砂,可具有日光浴法、空气浴法、热疗与局部按摩法等多种作用;使用西北砂地的砂石,可能还多一个磁疗的作用。人工热砂,大概只有温热和局部按摩作用了。这些作用和影响,归根到底是以促进气血运行、通经活络、扶助正气而起作用的。其常用方法有:

西北漠地热砂养生方法:6~8 月是实施本法的最佳季节。如气温平均 40℃,则 10 厘米深度的砂层为 41~58℃,20 厘米的砂层约为 36~44℃,一般以 10 厘米较为适宜。分局部砂埋和全身砂埋两种,前者适于下半身有病证者。施术部位除去衣物,裸露身体,埋入砂中,头部用伞遮着,时而揭伞接受阳光,每次半小时至 2 小时不等,视体力强弱而吃瓜、水果或饮料,以抗酷暑,完毕温水洁身,每天进行 1 次,一般 10~15 日为 1 疗程,有青年人或体力佳者,可作 3~4 疗程。

四季热泉热砂养生法:在特设的温泉砂疗坑进行。砂子宜细,身着短裤,或坐、卧(露头),埋入砂中,温度以 40~50℃为宜,每次 20~40 分钟,每日进行 1 次,以 15~20 日为 1 疗程。

夏季河砂养生方法:在夏季烈日暴晒之河滩进行,掘砂坑或铺砂床,裸肌肤或坐或卧于其中,冷即换坑,埋砂半小时至 2 小时不等,以取微汗出为度,然后温水洗浴,身洁着衣。15~20日为 1 疗程。

炒砂养生方法:将砂炒热铺于局部(不要过热,免伤皮肉),或在砂坑中将砂烧热,坐卧其中,以砂埋之(露头)。适于无砂场的地区。

由于本法主要是温通血脉以强身,故肝阳上亢、阴虚火旺、心悸怔忡诸证皆当忌用。

(九) 方向养生法

方向养生法是指有目的考虑久坐、久卧方向,以促进人体身心健康的一种方法,本法常与导引术结合使用。东南西北中五方,与人体五脏相应,并发生影响,在《内经》中记载甚多。如《素问 · 金匮真言论》所说:“东方青色,入通于肝”,“南方赤色,入通于心”,“中央黄色,入通于脾”,“西方白色,入通于肺”,“北方黑色,入通于肾”。后世医家根据五方通于五脏的理论,逐渐形成了方向养生法。

在四季之中,《东医宝鉴》记载“春东坐西向,夏南坐北向,秋西坐东向,冬北坐南向”。这是通常的久坐、久卧方向。《诸病源候论》还记载,“人卧春夏向东,秋冬向西,此是常法”。在一天之中也要分阳时阴时而采取不同坐向,如《寿世保元》在“呼吸静功妙诀”中说:“凡天地之气,自子至巳为六阳时,自午至亥为六阴时。如阳时则对东方……解带正坐”。这是方向与气功的结合养生。

此外,如根据体质和病情需要,有的需要向旺气方向,有的则要避其五行生克禁忌。但总的来说,本法在古代很盛行,而现代人似已少用。不过,现代有人正在探索顺磁场疗法,与中医的方向疗法主旨有些类似。方向养生仅仅是一种辅助性方法,必须结合其他方法才能达到良好养生效果。

第八章　调神养生法

神有广义和狭义之分。狭义的神，即心主之神明；广义之神，包括神（心神）、魂、魄、意、志、思、虑、智等，实际包括人的意识、思维、理智、记忆、知觉、行为、语言等一切精神活动。情，即情绪，就是喜、怒、忧、思、悲、恐、惊等七种情绪，七情中除悲和惊之外，称五志（因悲与忧近，惊与恐近），与人体五脏相应。调神养生法就是通过调神志和调情志，使形神协调而达到养生之目的。

第一节　神情失和原因和影响

神情是伴随五脏生理活动而产生的一种对外界刺激的反应，如《素问》说："人有五脏化五气，以生喜、怒、悲、忧、恐。"故将神情分属于五脏，即心藏神，在志为喜，其声为笑；肝藏魂，在志为怒，在声为呼；肺藏魄，在志为忧，其声为哭；脾藏意，在志为思，其声为歌；肾藏志，在志为恐，其声为呻。神情是五脏活动之表现，故五脏又称五神脏。

情志既是五脏活动的表现，又通常作为病因而伤五脏之神，神伤之后又多表现出神情异常。如《灵枢·本神》说："心怵惕思虑则伤神，神伤则恐惧自失"、"脾愁忧而不解则伤意，意伤则悗乱"、"肝悲哀动中则伤魂，魂伤则狂忘不精"、"肺喜乐无极则伤魄，魄伤则狂，狂者意不存人"、"肾盛怒而不止则伤志，志伤则喜忘其前言"。由此可见，神志与情志相互影响，二者在形成原因和对人体健康的影响等方面实难截然分开。

一、神情失和的原因

引起神情失和的原因很多，大致有：

（1）自身因素。由于身体素质和疾病等原因，人的神情往往会发生改变，如妇女更年期，由于衰老改变而使病情变得急躁易怒；老年人由于脏腑衰退，而心情多忧伤思虑，以及病变对五脏功能的影响或由于病理性残障等均可影响精神情志。

（2）环境因素。人生活在自然界，必然要受自然环境因素的影响，例如天气清和，使人神清气爽、思维清晰；闷热天气使人烦躁、沮丧、郁闷不乐；晴天令人精神振奋，雨天令人神倦思睡，雷声闪电令人惊恐；久居闹市令人多烦，山涧林木之处使人恬静等。

（3）社会因素。人是社会的人，社会的进步往往有利于身体健康，但社会进步所带来的污染则有害健康；而社会变故包括战争、暴政、饥荒和社会秩序等，使人惊恐、紧张、焦虑不安。当然，社会伦理道德和人际关系，以及生活境遇、个人得失、富贵贫贱等，都是情志波动之由。

总的来说，导致神情失和的原因很多，情况非常复杂，因此，调养神情也必须找出情志偏差原因，才能在养生过程中有针对性地予以有效调节。

而分析神情异常的原因也注意下述诸项：

(1) 注意体质与气质的差异。以分辨出五形人，掌握养生者的气质特征。

(2) 注意文化程度及兴趣爱好，以确定养生者的性格特征。

(3) 注意社会地位及变化，包括政治经济地位，职业、个人得失等，这些情况可为进一步分析神情失调原因提供线索。

(4) 注意家庭、习俗、人际关系和精神创伤。如鳏寡孤独、残障、离婚、失恋、丧情、结怨仇、受迫害、受侮辱、被遗弃以及小儿受打骂等情况，可以逐步缩小原因范围，为设法摆脱困境、调节身心提供依据。

(5) 注意年龄、性别与职业。年轻人血气方刚，急于求成；老人气血不足，神情低落，善愁忧，性固执；男性外向好争，女性内向多郁；不同职业者也有不同的性格和追求。这些情况可帮助了解养生者的性格特征。

(6) 注意过去与现在的神情变化、性格变化与境况遭遇等之间的联系性，从中找出缘由，从而有利于调节神情。

综合以上情况，可确定养生者的性格、气质以及神情失和原因，从而拟定出适宜的养生方案与调养神情的措施。

二、恶劣情绪对人体的不良影响

正常神情活动是对外界刺激和体内刺激的保护性反应，但神情过激超出了可承受的生理范围，则可成为致病因素而引起疾病。

不同的情志其过激性质、强度和持续时间不同，致病情况很不一样。一般来说，喜较少致病，如狂喜、暴喜，刺激性强度太大亦可致病；惊恐、愤怒致病最速而重；忧悲、久思致病缓慢，积久成疾。人的性别、年龄、气质不同，对各种情志刺激的反应也不尽相同。大致上男性感情刚强、豪放，较易因狂喜、大怒致病，女性感情细腻而脆弱，易为忧郁、悲哀致病；老年人常有孤独感，易为忧郁、悲伤、思虑致病；儿童脏腑柔弱，易为惊恐致病；气质外向者，心情波动大，易激动、兴奋，常因狂喜、大怒致病；气质内向者，性沉默，常以忧思、悲愁致病为好发。

情志致病，伤气动神，总以引起气机升降逆乱或郁滞为先导，进一步也可损伤形质。由于五脏神情由心主宰，"无不由心而发"，即心统领和协调全身脏腑功能及其神情活动，使其能对外界事物作出正确判断和反应，故一切情志所伤首先通过伤心神而波及相关脏腑，而一切神情表现也是通过心神而发出。神情活动也主要是通过气而实现，此即《素问·八正神明论》所言："血气者，人之神"，《素问·阴阳应象大论》所谓："人有五脏化五气，以生喜怒悲忧恐"，《脾胃论》所谓："气为神之祖，精为气之子，气者精神之根蒂也"。可见，气是产生神情的物质基础，而恶劣情志之伤人亦以气为先。

当今之世，节奏快，社会竞争十分激烈，使得精神负荷过重，容易严重损伤自我调节能力。神情损伤致病目前已引起大家高度重视。有人研究指出，成年人所患疾病追根究源，50%~80%起于精神创伤，除引起各系统疾病外，甚至还是一种"促癌剂"。所以，国外学者胡夫兰德在《人生延寿法》中指出："一切对人不利的影响中，最能使人短命夭亡的就要算不好的情绪和恶劣的心境，如忧虑、颓丧、惧怕、贪求、怯懦、嫉妒和憎恨等。"

恶劣情绪常引起一些不治之症，但不像细菌、病毒致病那样，细菌、病毒引起的是某种特定疾病。任何恶劣情绪的长期影响，都可以引起神经、内分泌失调，导致各系统功能障碍和代谢改变而出现各种疾病。心脑血管疾病，如高血压、冠心病、脑血管意外、心律失常等；消化系统疾病，如慢性胃炎、溃疡病、结肠过敏等；泌尿生殖系统疾病，如神经性尿频、尿失禁、性欲减退、阳痿、早泄、月经不调等；神经内分泌疾病，如神经衰弱、神经官能症、甲亢、糖尿病等；当然，恶劣情绪还可引起皮肤毛发方面的改变，如皮疹、白发、脱发、斑秃、多汗、神经性皮炎、皮肤瘙痒症等。有人曾调查，丧偶的男性冠心病患病率比没丧偶的男性高40%；新近丧亲属者（如寡妇、鳏夫）要比同龄的其他人死亡率高7倍之多，皆因恶劣情绪故也。美国一心理学家作了实验：将一支玻璃管置于冷杯中，使人向玻璃管的一端呼气，呼出之气遇冷凝集在玻璃管内，如此人当时的心理平衡、正常、善良、愉快，则凝结物透明无色；如果有怨恨、大怒、惊恐、嫉妒、害人的念头等恶劣情绪时，玻璃管中的凝结物则显出不同的颜色，经化学分析，其内含致命毒剂，一个嫉妒气团的凝结物注射在一只豚鼠体内，可于数分钟使其死亡。于是，他得出结论说，恶念可使身体内某种液体转化为毒素，渗入到脏腑器官中可以伤害某些功能。

第二节　神情调养当以恬愉为务

《素问·上古天真论》云："……内无思想之患，以恬愉为务，以自得为功，形体不敝，精神不散，亦可以百数。"可见，中医养生主张动静结合，而"以恬愉为务"是其调节神情的核心思想。恬者，恬淡虚无、情志稳定之意；愉者，愉悦自得、情志活泼之意。"以恬愉为务"，一动一静，一积极一消极，相互为用，以保持心理平衡，这是动静结合调节情志以对抗恶劣情绪的重要方面。

一、恬的内容

（一）少私寡欲之道

孙思邈具体指出："善摄生者，常少思、少念、少欲、少事、少语、少笑、少愁、少乐、少喜、少怒、少好、少恶。"清心寡欲有利于裕气、保精，反之则于养生不利，故孙思邈又提出了"戒十二多"，并说明了"十二多"摄神的危害。"多思则神怠"、"多念则志散"、"多喜则妄错昏乱"、"多笑则脏伤"、"多事则形劳"、"多语则气乏"、"多欲则志昏"、"多好则专迷不理"、"多愁则心摄"、"多怒则百脉不定"、"多乐则意溢"、"多恶则憔悴无欢"。当然，"多"与"少"是相对的，少思和勤动脑并不矛盾，少事与勤劳也不矛盾，故孙思邈说："无多无少者，得几于道矣"，凡事当以适度为好。"是以嗜欲不能劳其目，淫邪不能惑其心"，故《医述·养生》说："人身之精气如油，神如火，火太旺则油易干，神太用则精气易竭。"

（二）抱神以静之道

为了保持心态平和、思绪宁静，庄子提出"无视无听，抱神以静"的养神方法，这种主动"静神"的思想后来又发展成为静功。用恬来对抗恶劣情绪，如忧虑、沮丧、恐惧、怯弱、急躁、紧张、激动、贪求、不满、厌恶、嫉妒等所引起的恶劣心境是必要的,有一定效果,但还不全面。这是因为人既是自然的组成部分,又是社会的一员,任何人都不能逃避自然、社会的现实而生存。自然与社会事物,每时每刻都通过人的感官对人施加影响,使人不停地作出反应,表现为情志、行为活动。绝对的恬静是不可能的。还必须知道,生命需要刺激,自然与社会的这种不断影响刺激,以及人的情志、行为不断地作出反应的状态,实际上是生命活动的推动力。假如一个人处于毫无自然、社会影响的环境中,那他是难以生存下去的。

有人做了这样一个实验:将一只单细胞动物放在一个具有适当光度、湿度、温度、酸碱度及其所需要的一切食物环境中,总之一切都"适当",而且绝对没有声音、震动、污染等刺激,这个单细胞动物立即就死亡了;而将另一只单细胞动物放在具有多种变化的环境中,而其变化较大,这只动物也没活多久就死了;把第三只单细胞动物放在具有偶然的、轻微变化的环境里,却活到了它的正常寿命。这个实验说明,极端平静和极端的刺激一样,具有损寿致命的危害。所以,一个人长期的、绝对的恬静,不仅是不可能的,而且其与恶劣情绪一样,是疾病寿夭的大害。现实中有些退休的人,在岗时生机蓬勃,很有活力,退休后不善安排,成天无所事事,很快出现萎靡不振,甚至在短时间内就老化、死亡。所以,儒家主张积极进取的养生之道是有道理的。

二、愉的内容

古人认为,愉是调摄神情的一种积极的良性刺激,用以对抗恶劣情绪的影响,并使生命获得刺激力量,而与恬相互为用,具有重要意义。

(一)正思虑以养神

人不可无思,神焉能不用,但人们应把脑筋用于正常的思考,以求获得愉快来调养神情。如医生为病人解除了痛苦;作家写成一部畅销小说,给人以精神食粮;音乐家谱成一首乐曲,画家作好了一幅画,书法家写了一个条幅,给人以美的享受;企业家做成某一事业,科学家做出了某一成果,为社会产生了效益等等,都是正当的思考,此中获得的愉快是可想而知的。退休人员要退而不休,可根据自己特长与爱好,继续进取和钻研,积极进行力所能及的事,以抵制失落、沮丧、忧烦等恶劣情绪的滋生,大有益于养生。若心术不正,心存害人之心、发不义之财,其多思则神殆,多念则志散,多欲则志昏,此非养老之要也。

(二)"乐其俗","安性自娱"

俗,即风俗或习俗,涉及风土人情、家庭邻居等,内容十分丰富。例如,眼下民风追求时尚,衣着不断翻新,不要看不惯年轻人打扮得花枝招展,也要乐意追求,以顺民俗。可根据自己的经济、年龄不断弃旧换新,自然也可达到精神爽朗、愉快自得、虎虎生气、富有活力。若不如此,深怀思古幽情,留恋过去,埋怨当今,仍是一副遗老做派、老态龙钟、腐朽沉暮,神气已是未老先衰之态。

总之,要善于从习俗中寻取满意、喜悦和欢乐,即乐其俗的意义。至于"安性自娱",是指各种悦耳动听的音乐、歌曲以及各种有趣的文艺活动,都要根据自己的性格、气质选择参与,以使心境娱乐、安定。"乐其俗"与"安性自娱"可形成一种积极愉快的心情,能使人情志舒展、气血流畅、生机活泼、精神振作，自然能抗拒各种恶劣情绪的影响。

长寿医家孙思邈品德高尚，一方面提倡“少怒”、“少恶”等十二“少”，使心境恬静，另一方面又精勤不懈地为人治病，孜孜不倦地写《备急千金要方》巨著，不仅成为历史上伟大的医学家，还是一位把德、恬、愉结合得很好的养生家，所以乐享高寿。

第三节　疏导不良情绪方法

人生旅途一帆风顺者很少，绝大多数人都会经受挫折和意外打击，或发生纠纷等不愉快之事，此时很容易产生愤怒、郁闷、失望等各种不良情绪，既无济于事，又不利于身心健康，应及时疏导、化不利身心的消极情绪为有益的积极情绪。

一、疏导不良情绪常用方法

（一）疏泄情绪法

将内心中的不良情绪通过适当方式宣泄，即为疏泄情绪法。其具体方式可采用：

倾诉法：当遇到不顺心、不愉快或受挫折之时，情绪过激是没有用的，理智做法是找自己亲人或知心朋友倾诉烦恼，从朋友和亲人的劝慰中得到帮助、找到方法，从而有效地平息不良情绪。

发泄法：用直接的方法在适当场所把心中的不良情结发泄出去，如大哭一场发泄不幸和悲痛，大声喊叫发泄压抑等。不过这种方式的发泄需注意克服不理智的冲动，以防伤及他人或给自己造成更大的伤害。

（二）转移情绪法

积极转移产生不良情绪的环境和心态往往可收到较好效果，也是一种主动调节情绪的方法，特别应将不良情绪转化为积极的情绪。如在情绪纷乱之时，不要忙于做出决定，可换一个清悠的环境整理思路；在生气的时候要加以克制，离开生气的环境，到自然界中去呼吸清新空气，想想生活中美好事物，也可以听音乐、唱歌、跳舞、打球等，放松自己的神经，排解心中的烦扰。

（三）化解情绪法

化解不良情绪要求养生者有开阔的胸怀，知足常乐，不断加强修养，遇事时姿态高一些，理解别人并理解自己，宽以待人并宽以待己，这样才能易于化解不良情绪，与人愉快相处。此外，还可熟记一些制怒的名言警句，时常勉励自己，坚持下去就能改善和克制情绪。需要注意的是，克制情绪并不是压抑自己，遇到难以控制情绪之时，就当配合使用疏泄和转移情绪法。

二、老年情志失和的克服

老年人由于脏腑生理功能逐步衰退，对环境变异难以适应，容易引起情绪波动，导致心理失调。当前最常见的导致老年情志失调的原因有:一是退休后,闲居在家,百无聊赖,感到自己被社会遗忘,失去了发挥作用的机会,失落感、孤独感、自卑感油然而生,引起心情沉闷、心灰意冷,甚至出现烦躁失眠、头昏头痛、胃纳不佳,久之则可能出现器质性病变;二是家庭变故,如家人意外伤亡、至亲好友噩耗,尤其是配偶重病或死亡等,使心理留下严重创伤,致使心情抑郁、悲伤不已;三是家庭不和、住房紧张、经济拮据等,家庭矛盾重重,使老年人处于家庭纠葛的漩涡之中,心情苦闷,难以自解;四是两代人的思想行为存在较大差异。

目前正处于社会大变革时期,人的思想行为也在变,而很多老人仍然热衷于旧的道德、礼尚和行为准则,对年轻人的所作所为看不顺眼,多加非议,形成鸿沟,郁郁不乐。因此,老年人迫切需要寻求克服情志失调的办法。

(一) 顺应时代,更新观念

首先要对老龄这个概念重新认识,年龄有自然的、生理的、心理的和社会的四类。自然年龄是无法改变的,但随着我国平均寿命的增长,一些大城市如上海、北京、成都等已逾70岁,就60岁的人而言,最多不过走完人生的2/3或3/5的历程,来日方长,大有可为。

而人的生理和心理机能则具有相当大的潜力和可塑性,保持生理和心理年龄是完全可能的。摆脱"无所作为"的意识也是完全可能的。因此,树立自信、自强、自立的观点,发挥昔日生气蓬勃的精神,保持"永远年轻"的心态,则有利于推迟衰老的到来。在"永远年轻"心态的指导下,迅速适应社会、适应生活、适应家庭、适应个人的年龄变化,不要沉醉于往昔的回忆,要认识到不在工作岗位同样也可以发挥为社会谋福利作贡献,要在新的环境条件下不断拓展新的活动空间,做到天天有事做,年年有成绩。要如以往一样勤用脑筋,展开思维,须知脑子越用越灵,可以做到与年轻人一样,思维清晰、反应敏捷,加上老年人丰富的阅历,在判断与解决问题方面,不会比年轻人逊色,只不过要注意劳逸结合罢了。同时,心胸要豁达开朗、厚道,对朋友、邻里的一言一语,不要过分推敲,即有欠妥也一笑了之,对家里的小事也不要斤斤计较、攀比、自寻烦恼。总之,永远都要保持心理平静舒畅的状态。

(二) 创造良好的家庭环境

人的生长老病已都是发生在家庭之中,退休后绝大多数时间老年人生活在家庭中,因此,创造良好的家庭环境,使家庭和谐,对保持老年人的心理平衡至关重要。我国现在趋向于小家庭,即老人夫妻单独居住生活,这种形式很好,经济上分开了,回避了婆媳两代人生活方式差异的矛盾,又无孤独感,平日老年人可以发挥自己的专长、爱好,或参加老年保健大学及其他社会活动,假日子女儿孙团聚,乐享天伦,条件许可时外出旅游,无牵无挂,如乐意又可带个孙子在旁,以增加活力。事实证明,这种家庭形式比较适合于老年人生活。老人若随子女一起生活,可避免时时刻刻的孤独感,从子或从女,要有所选择,以感情最融洽、最孝顺、最体贴者为佳,而经济上都应分开,老年人手中有钱才不拘束,也才少一些矛盾。

最后,老年人的心理失常不能调节时,应及时请心理科或精神科的医生诊治,将缘由讲清楚,一般通过心理咨询、心理疏导、行为矫正等方法,可以消除心理障碍,恢复正常。千万不要把自己的心理障碍与精神病等同起来而讳疾忌医。此外,老年人还要保持夫妻恩爱、经常交流,以舒畅情志,这也是养生所必需的。

第四节 以情制情法

以情制情法，是指医者以言行、事物为手段，激起病者某种情志变化，以达到控制其病态情绪，促进身心康复的一类方法。凡可作用于人的神情而具有以情制情效果的方法，如某些自然疗法、色彩疗法、文娱疗法、音乐疗法等均属本法范畴。所以，广义的以情制情法内容颇多，只不过为了叙述方便，而以使用的方式、手段分别论述罢了。因疾病，或体貌损伤，或长相不如己意，或不得志等引起的自卑感，以及特别的胆小、羞愧、嫉妒等情绪反应，其实这些隐于内的情志受伤与显于外的喜怒忧思悲恐惊等，性质是相同的，只不过一隐一显而已。如自卑感显于外，则为悲为忧；特别胆小显于外，则为恐为惧；特别羞愧显于外，则为恐为怒；特别嫉妒显于外，则忧恐交加等。中医养生学的心疗和意疗，主要是针对这类隐性神情变化，采取以情制情的方法以促进其心身康复。《灵枢·本神》说："所以任物者谓之心，心有所忆谓之意"，心意难分，故以意疗赅之，在以情制情法中进行介绍是合适的。

历代医家一致认识，情志之病必以情治，针药难效。《内经》提出的"悲胜怒"、"恐胜喜"、"怒胜思"、"喜胜忧"、"思胜恐"，并认为"情志互通"，主张"以恬愉为务"来调节人的神情，这些原则前面已讲，则为以情制情法奠定了理论基础。

明代虞抟《医学正传·癫狂痫证》引用丹溪的一段话："五志之火，因七情而起，郁而成痰，故为癫痫狂之证，宜以人事制之，非药石所能疗也。须诊察其由以平之：怒伤于肝者，为狂为痫，以忧胜之，以恐解之；喜伤于心者，为癫为痫，以恐胜之，以怒解之；忧伤于肺者，为痫为癫，以喜胜之，以思解之；思伤于脾者，为癫为痫为狂，以怒胜之，以喜解之；恐伤于肾者，为癫为痫，以思胜之，以忧解之；惊伤于胆者为癫，以忧胜之，以恐解之；悲伤于心包者为癫，以恐胜之，以怒解之。此法唯贤者能之耳。"这段话虽然只讲癫、狂、痫证，但却总结了前人的丰富经验，为具体应用以情制情法树立了典范。它说明如下几点：情志之病当以人事制之，一种病证可由多种情志伤及不同脏腑引起；对同一病证要分析其不同的情况，使用不同的情志影响去治疗；对同一病证的不同阶段也要施以不同的情志影响，才能达到养生保健目的。例如，因怒致狂痫，第一步以忧制怒，但忧亦致病，故第二步当以恐解之，而使其"平之"为度。当然，无论用忧或用恐，都要掌握适量，不可太过。现实中应用以情制情法，还当注意下列事项：

（1）医者要有高度的同情、诚挚、严肃、热情和耐心，以取得病人信任。此即孙思邈所谓，医生"不得问其贵贱贫富、长幼妍媸，怨亲善友，华夷愚智，普通一等，皆如至亲之想"。这样，才能了解病人的真实情况，赢得病人的信任，取得较好的疗效。

（2）要因人制宜。掌握病人的气质、性格特征，及其对情志刺激的敏感程度，以便选择适当方法，避免太过或不及。《奇症汇》所载：孙东宿"治白仰云内眷，每触怒则晕厥，必闭门合目，静坐不留一人在房中，是皆冷汗出如雨，气息几危，越一时许，醒如常"，就是刺激过度。此种病人应避免采用怒疗，一般说抑郁型和兴奋型病人较敏感，灵活型和安定型较稳定。

（3）掌握病人的文化程度、专业知识、社会地位、生活经历、人际境遇、家庭关系、婚姻恋爱、经济状况、理想追求、习惯喜恶等，以便选择与之相当的语言和最能理解、接受的事例与方式进行调养。比如，一个追求未来成为艺术家、文学家的病人，你用农家事例；一个文化程度较低的病人,你用“之乎者也”的笑料,显然不能激起他的情志波动,当然也达不到养生保健之目的。《续名医类案》载,万密斋治疗“一儿半岁,忽日惨然不乐,昏睡不乳,万曰:形色无病……此儿莫有所思,思则伤脾,乃昏睡不乳也。其父母悟云:有一小厮相伴者,吾使他往,今三日矣。乳母亦云:自小厮去后,便不欣喜,不吃乳。父急命呼之归,儿见其嬉笑。父曰:非翁妙术,不能知也”。这就是通过病人的喜恶而影响情志的,其余亦然。

(4) 掌握施行情志调养的时间,并于适当之时澄清误会。根据病人的情况而定,有时要有意地先作一些准备工作,让病人有所预感之时才进行正式的情志调养;有的又要采取在病人毫无思想准备之时突然进行,才能收到较好效果。同时,要掌握影响病人情志波动的时间久暂,适可而止,澄清误会,尤其是用惊疗、恐疗、怒疗等,不可延续太久。《奇症汇》载:“令激之大怒而哭至三时许,令慰解之”就体现了适可而止的法则。而情志调养中的适应法、感化法、顺情法等,往往又需较长时间的重复才能收效。总之,以情制情疗法最好在第一次施行中取得成功并加以巩固,否则再而三的难度就大得多了。

(5) 取得其他医者或病人家属配合。情志调养许多时候单独一人施行,难以收效,必须要求其他医生和家属进行配合。例如,清代陆定圃在《冷庐医话》中叙述了这样一例验案:江南一书生,考中状元,大喜太过,而大笑不休。于是,以恐胜喜法治之,对书生说:你的病治不好了,不逾十天就会死的,赶快回家去吧,延迟就来不及了。又告诉书生:回家路过镇江时,一定找何某医生再诊治一下,看有救否?因书生大喜太过,犹虑第一次恐吓之言未能达惧怖之力,乃与镇江何某医生介绍书生,“因喜极而狂;喜则心窍开张,不可复合,非药石之所能治。故以危言惧之以死,令其惊恐忧郁,则心窍闭,至镇江当已愈矣。”何某医生,垂鉴前法,书生得以康复。这是医生互相配合的例子。再如,《续名医类案》载:邱汝成“治女子,恒笑不止,求诊。问生平所爱何衣?令着之,使母对饮,故滴酒沾其裙,女大怒,病遂瘥。”此例妙在使其母故意沾污其裙而激怒,因在慈母之前患者多无顾虑,可使尽量发怒而病解。若是医者施行之,则病人往往碍于情面,在“没关系,没关系”的话下,达不到促怒之目的,或怒而不甚。这是医者与病人家属互相配合的事例。

(6) 用以情制情法缓解病情之后,一般要以恬愉为务收功,巩固疗效。让病人重新建立生活乐趣和积极进取精神,尤其是抑郁型病人更应如此。此过程中要充分应用转移法,避免旧事复出,而引起旧病复发。

(7) 要积极配合其他养生法。诸如文娱、音乐、香花、色彩、高山、森林疗法,足以陶冶性情,恬愉心志者,都当选择配合。若情志之伤导致气机紊乱之甚,甚至形质损害、痰瘀阻滞等,也需配合药物进行调养。

(8) 凡神情异常病证,以及以情志所伤而引起的其他病证,均是以情制情法的适应证。

一、喜　疗

喜疗,即喜笑疗法,也称笑疗,是应用言行、事物使病者心中喜乐、笑逐颜开,而达到养生保健目的的一种疗法。北齐《刘子·辩乐》说:“人心喜则笑,笑则乐,乐则口欲歌之,手欲鼓之,足欲舞之”。把喜、笑、乐三者密切联系的关系及其表现解释得非常清楚。即悦于目则喜,形于色则笑,见于行则乐。《内经》指出:“心在志为喜”,而心神为人体一切神志之主宰,各种情志所伤,无不先通过心神再及有关脏腑而引起各种病证。所以,虽说喜胜忧,实际上喜对忧、思、悲、恐、怒等情绪均有制约作用,且喜出于心,心主血脉,故喜笑还能使气血活畅、生机活泼。由此可见,喜疗的应用范围很广,诸如常人保健、老年养生,神情之伤表现为抑郁、低沉等病证,都可使用。

《内经》还指出:"喜伤心",是指过度喜笑导致心气缓散,气缓则不能推动血脉畅行,又会引起一系列其他病证,故又有喜则气缓之说。而且大笑之时,牵动胸腹血脉,对已存在的某些形质损伤病证也不适合。总之,神情之伤表现为亢奋、狂躁的种种病证,如狂证、笑不休证等当禁用喜疗。此外,心痛、疝气、出血证、阴挺、脱肛、妊娠等,皆不宜用喜疗引起大笑。现将喜疗的具体方法叙述如下:

(一) 语言法

语言法,是指通过语言交流使病人心中喜乐、甚至发笑的一种喜疗方法。张子和善施语言疗法,他在《儒门事亲》中说:"喜可以治悲,以谑浪亵狎之言娱之。"谑者戏也,有开玩笑而又不使人难堪之意;浪即浪漫;亵狎有轻浮而不庄重之意。总体要求是,要以妙趣横生的语言,结合滑稽可笑的表情、动作,引起病人心中喜乐,甚至哈哈大笑。可以通过语言达到喜疗目的之具体内容很多,如讲故事、说笑话、听相声、看滑稽戏、观喜剧等。最好能结合病人的文化程度、专业知识进行,则更有回味。例如,《医苑典故趣拾》有一则笑话:清代有位巡抚大人,抑郁寡欢,成天愁眉苦脸,家人特邀名医诊治。其医问其病由,按脉良久,竟诊为"月经不调"。巡抚大人听罢,嗤之以鼻,大笑不已。说:堂堂男子,焉能"月经不调",荒唐至极!从此,每忆及此事,不禁喜笑一番,心境快然。这是名医故意以常识性的错误引起发笑,这例笑话既可作故事传讲,又可以仿照其行。

日常生活中也有许多笑话可用。总之,内容愈有回味愈妙。这是因为新病一、二次可缓解,如情志郁久就必须经较长时间才行,而且笑料不宜重复使用,要不断更新,一次比一次更有趣味,而又是病人所未闻者,则效果更好。

(二) 顺情法

顺情法,是指顺病人的心情而成全、满足之,以促进病人喜乐的方法。有些病人郁郁不乐,忧思成疾,是因为某种得失问题引起。这种病人只用语言引笑,只能起暂时效果,不能从根本上使之喜乐。在病人要求正当、合理的前提下,医生或其家属要尽力设法满足其要求,以从根本上解决问题。例如,三国时赤壁之战前夕,周瑜突然忧虑成疾,病倒不起,诸葛亮前往就诊,开出一个绝妙的处方:"欲破曹公,须用火功,万事俱备,只欠东风"。周瑜深知孔明善天文,道出此语必定东风将至,大功告成,其病竟霍然而愈。这是孔明知周瑜之为"心病",以顺情法治之,而力起沉疴的事例。

明代医家汪石山,诊治一位因失财而忧郁成疾者。某县差缉拿犯人,犯人于途中投河身亡,犯人家属反告县差敲诈勒索逼迫致死。县差欲脱罪,费巨财,忧悲交加,积郁成疾,如醉如痴,语言错乱而不自知。石山诊为:因费财悲忧所致,须以喜疗之。汪嘱家人熔锡作银(钱)若干,置病人前,病者见之大喜,病逐愈(《续名医类案》),这也是"满足"了病人之所得的顺情法的应用。

不过,孔明顺周瑜之情是真满足,汪石山顺县差之情是假满足,前者能根本解决问题,最为理想;后者只起暂时之效,进一步的劝慰措施应当跟进,否则会引起反复。

(三) 行为法

行为法,是指用一种行动引起病者心中喜悦或发笑的喜疗方法。实施此种疗法,有时要医者亲自执行,有的则可由他人代替,要求医者构思巧妙,不厌其烦,还须具备一心为病人的精神。这方面,古代医家确有先例:张子和治项关令之妻,饥不欲食,好呼叫怒骂,言行错乱,医治半载不愈。子和认为此病难以药治,乃令二媪各涂丹粉作伶人状,其妇大笑。次日又令做角触,又大笑。其旁叫另外二仆吃饭,大夸其味美,于是病妇便索食而愈。张子和设计的这一治疗方案就像演戏一样,这些"演员"的行为引诱病者发笑、索食,而愈半年沉疴。其构思巧妙,又不怕麻烦,是值得借鉴的。《儒门事亲·内伤形》也记载:"张子和治息城司侯,其闻父死于贼,大悲后而心痛成块,状如覆杯,痛不已,诸药无效。子和至,适有巫者在旁,乃学巫者行动,杂以谑言,病人大笑,面壁一二日,心下结块皆散而愈"。这是子和自己以其当时名医身份而装巫,演出的一场滑稽戏而治愈了病人。

(四) 谈心法

谈心法,是指通过与病人较长时间的交谈,用关心、体贴或大量事例开导病人,转忧为喜、乐从内生的一种喜疗方法。要求医者有高度的同情心和耐心,并有较为广博的知识,按其不同情况用不同事例开导、说服。例如,对落榜者、失恋者、失位者、失财者,罹患所谓"绝症"者等等,要帮助分析,用大量事实展现美好前景,让病人看到希望之光而生喜乐,忘掉忧愁。古人应用谈心法有时做得很到位。例如,清代吴尚先《外治医说》载:"华子中年病忘,鲁儒自谓能治,其妻倾产而请其方。儒生曰:此非药石所能功,吾试化其心。乃屏左右独与居室七日,莫知其所施为也,而积年之疾尽除"。这里所谓"独与居室七日"就是与病人慢慢淡心,不惜同食宿以体贴之,换得病者的信任,讲出难言之苦衷,从而婉言开导,使之从苦闷中解脱出来。此即《素问·移精变气论》所谓"闭户塞牖(窗),系之病人,数问其情,以从其意"的谈心作法。

《杏林暇笔》载:明代著名医家龚子才,曾治一妇人,身颤振,口妄言,诸药不效。龚氏开初一直误为"郁怒所致",但通过深入了解,"询其故,盖为素嫌其夫"之故。于是龚氏进行开导,讲清男子"容貌以壮为主,衣冠以正为主"的审美道理,其妇渐与夫和睦相处,变忧郁而为快乐。只有这样做耐心细致的工作,才能找准病人的隐衷,达到《妇人良方》所谓"改易心志"的目的。

(五) 诈诱法

诈诱法,是以假诈的方式引诱病人变抑郁而为喜乐的一种喜疗方法。这种方法只有当事实不能满足病人之所需,又无别的办法解脱病人之所苦的时候,才予使用。而且事后最好不留痕迹,如果无法避免,也得用其他方法转移、安慰,以免病人察觉后复发。前面顺心法中的假满足与本法有类似之处,但本法的范围更广。例如,有病人本已罹患"不治之症",医生故意开出假诊断以慰之,于是病人由疑虑而变为喜悦,缓解了病情。又如,有病人直疑腹中有虫而病倒不起,怎么解释也不行,于是医者给予驱虫药,并另以虫示之,谓虫已全部清除云云,病者喜之,霍然而愈。这些都属诈诱法的范围。此即张子和所谓"诡诈谲怪,无所不至"的方法。

《奇症汇》记载：一女嫁后，其夫经商两年不归，思虑万千，忧郁不解，因而不食，困卧如痴，面多朝里，别无它病。朱某诊之，肝脉弦出寸口。曰："此思想气结也，药难独治，得喜可解"。朱某先以怒疗，因怒则肝气升发而脾气开，病情有所缓解，未能根治。朱某曰："思气难解，必得喜则庶不再结，乃诈以夫有书，旦夕且归，后三月夫果归而愈"。这是用诈书缓解病情，"夫果归" 而根治的案例。

诈诱法，对有的病人可达根治效果，如前述自疑腹中有虫例；有的则只能暂时取效，如此例女思夫案。但有时能暂取疗效缓解病情，以免过伤元气也是必要的。

（六）奖励法

奖励法，是指用适当表扬或奖励方式，使病人获得某种荣誉，而激起喜悦之情的一种喜疗方法。受到表扬和奖励，无不心中喜悦而感到鼓舞，这是人之常情。给病人以适度表扬或奖励，尤其是因受歧视、压抑而忧愤成疾者，效果则更为显著。具体做法是，要求适度，过高则失真，反使病人生疑，过低又达不到喜悦目的。不仅如此，表扬或奖励的场合也要精心考虑，有的需在大庭广众之中进行，并报以雷鸣般的掌声，有的则贴出一张表扬信就可以了，要以病人神情抑郁程度和敏感程度而定。表扬和奖励的内容，包括病人的各个方面，直到与病人合作的态度等。一般来说，不断地表扬和奖励，是强化喜疗效果的最好方式，在情志调养中应予提倡。

（七）暗示法

暗示法，是指通过某种安排或措施，让病人自己能感到的一种喜乐的疗法，为喜疗之常用方法。施行暗示法，常与药物、针刺等疗法结合起来，预作安排，务使病人深信不疑，乃可行之而取效。例如，某杂志曾载：某医师治一"强迫性精神症"，患者因行为失常住精神病院四次，服多年抗精神病药无效。患者自觉腹内有蛇盘踞，询其因三年前一日下田收麦，午后困卧麦堆边。朦胧中腰背奇痒，搔之觉有物蠕动，猛醒探视，见一蛇循股越腹，当即恐叫而昏。之后夜梦惊喊，呕恶嘈杂，空旷怵惕，患者不堪痛苦折磨，有自杀行为。查见呼吸急促，情感易激惹，腹平软，心肺听诊正常，营养良好，苔薄腻，脉弦数。此乃惊恐伤志，心神不宁。即告患者"病根在蛇，治有把握，惜无良药，待秋凉有暇，专为你采药炼丹"。患者再三求治，乃慰之"尽量提前赶制"。患者深信不疑，感激万分。三月后告之"丹已炼就，能驱灾外出，泻下毒蛇即可痊愈"。遂予自制礞石滚痰丸一盒，又给一杯大承气汤，令其饱进晚餐，夜半顿服，旦日复诊。

将已捕之蛇，暗藏粪罐。是晨，天刚蒙亮，闻叩门急，患者述药后腹内作响，现欲解便。余诊其脉曰："有蛇下之兆"，拎其手，协其解腰，急奔粪罐。只听矢气频频，先下干后转溏，痛泻之。令其提罐于诊室，当众淘粪。忽听"就是它！"，只见患者手提一条二尺来长的乌梢蛇在责詈欢叫。奇疾三载，竟一举得平。此案经过精心安排，使病人深信不疑，欢叫而愈，在于巧妙地安排了一个暗示过程，值得借鉴。

（八）冲喜法

冲喜法，是指举办一场喜事，给病人带来喜悦的心情，而促进疾病、身心康复的喜疗方法。此法在民间颇为流行。就是家中有久治不愈的病人，如系未婚青年，给办婚事冲喜，老年人则办寿喜,亲朋好友,欢欢乐乐,庆贺一场。病人从中获得喜慰,有的病证可因此而转机,逐渐趋向缓解。

喜疗,是以情制情法中应用极多的一种,具体实施方法也很多。但是,作为一个医生能办到的,只能结合病人具体情况而实施。要使一个病人喜乐,与其夫妻、家庭、邻居、经济、工作、事业、社会伦理等都有密切关系。影响因素如此之多,以致有的病人进行喜疗单靠医生则无能为力,必须多方配合,才能达到养生保健之目的。

二、怒　疗

怒疗,是指设法让病人大发雷霆之怒,以控制另一种病态情绪的发展,从而达到养生保健目的的一类疗法。《素问·阴阳应象大论》说,肝"在志为怒"、"怒伤肝"、"怒胜思",《灵枢·本神》说:"肝气虚则恐,实则怒",说明怒是肝气实而升发的表现,过怒则肝气升发太过,故伤肝。所以,怒在一定范围内是人体情志的正常反应,过多过猛则是一种不良情绪,既是致病因素,也是疾病的表现,对人体身心是有害的。但中医养生保健利用发怒对肝气升发的作用,可解除体内气机之郁滞,则又是一种疗法。当人们在遇到不顺心或受到某种压抑的时候,发一阵"脾气",动一下"肝火",觉得心情畅快,如压抑在心发不出来,则感到郁闷不乐,从中就能体会到怒疗的作用。

不过,发怒毕竟要动肝阳、升肝火、发泄肝气,即使用于养生保健也是权宜之计,只可暂用,而不可久用。平日摄生更宜多些涵养,少发怒,如有压抑郁闷之事,只宜以喜乐解之,不宜以怒发之,此即《寿世保元·摄养》所谓"常含乐意莫生嗔"的道理。

根据"怒胜思"的法则,怒疗只宜暂用于长期忧思不解、气结成疾或情绪异常低沉,用喜疗无效的病证,而且必须掌握"以怒胜之,以喜解之"的原则,即一怒解之,当以喜善后。至于平素肝阳上亢、肝火易升以及心实火盛之病证,都禁用怒疗。前述邱汝成治一女子恒笑不止证,故意沾污其最喜爱的裙子,使之大怒而愈,则是根据"怒则气上,喜则气缓"的法则应用的。因为恒笑不止是为过喜,则心气缓弱,使之怒则气上,以充填心气使然。现将怒疗常用方法叙述如下:

(一) 语言法

语言法,是指通过细心设计,将其方法和目的事先告诉病者家属并征得同意后,"以污辱欺罔之言触之"的方法。含有不讲事实、不讲道理的"污蔑",不尊重、不礼貌的"侮辱",用虚假、蒙混的"欺骗"等意义,用这些语言来触怒病人,使病人大发脾气,就是怒疗中的语言法。人之最易发怒者,莫过于听到不符事实、不讲道理的话。因此,必须找出病者最易被触怒之点,在恰当时间和场合进行。触怒病人的具体语言内容要求不要有"回味"作用,只有暂时之作用为最妙。难以避免"回味"作用的,要善后处理,一方面免得病人因怒的"回味"引起新的不快,另一方面对参与治疗的医生也有保护意义。

用语言法触怒病人,有两种方式:一是口头语言,一是书面语言。口头语言是指通过与病人交谈而触怒之,有些事例可由医者直接进行,有些事例则需由病人家属、朋友执行为好,总以既能收效又能"收场"为上。至于书面语言,多用于不便开口的情况,一般触怒程度较重,对医者或执行者在一定条件下有保护作用,不管用何种方式都需事先告知病人家属,以免误会。例如,《三国志·魏书·方技略》载名医华佗为一郡守治病曾建奇效的案例,"佗以为其人盛怒则差(愈),乃多受其货(财物)而不加治。无何(不久)弃去,留书骂之。郡守果大怒,令人追捉杀佗。郡守子知之,嘱使勿逐。守嗔恚(愤怒),既甚,吐黑血而愈。"华佗既收财物,又不开处方,反而"留书骂之"(书面语言),天下人没有不被触怒者。华佗要求"吐黑血而愈",必定与其子预先商定,故其子叫不必追捕,"守嗔恚"以延长发怒的时间与程度,而达到治疗效果。而且在当时的环境条件下,如不采取书面语言而用口头语言当面触怒郡守,即使事先与其左右有所商定,也难免遭杀身之祸。

(二) 行为法

行为法,是指有意以某种行为触怒病人的一种怒疗方法。在实施此法时,应注意不给病人(尤其女性)的自尊心带来伤害,以免留下"回味"而难于善后。医生在实施之前,应将方法和目的事先告诉病人家属,征得同意后,还应在有除医生和病人外的第三者(如护士或病人家属)在场的情况下进行。

《续名医类案》载,张子和治二年不寐之女病人,察其两手脉俱缓,此脾受之,脾主思故也。乃与其夫约定,以怒激之。多取其钱财,饮酒数日,不处一方而去。其妇大怒出汗,是夜困眠,数日不寤,逐渐而愈。此案诊治周详,首先据脉认定思虑伤脾,脾气郁结,故以"怒胜思"之法畅发郁结;其次是与夫约定,两相配合,不留疑点,故能成功;再其次是不伤病人自尊,又容易善后。此法可取,故再引而析之。此案之后,有王世雄按语:"此法人皆能之,然须问其是否愈人之病也"。王世雄也是一代名医,但于以情制情之道,似乎一窍不通。如果任何忧思郁结之病人都以多取钱财、不处一方而去的方式,按图索骥治之,当然难以愈疾。此唯食古不化者为之。

触怒的途径很多,只要逆其心意和喜好,任何方式方法都可激怒。

三、恐　　疗

恐疗即惊恐疗法,是指采取惊恐手段以制止病者的病态情绪,而促进身心健康的一类疗法。恐,恐惧、惧怕之状,与惊密切相关,多先有惊而继则生恐,故常惊恐并提。恐在一定范围内是人的正常情志反应,太过则是致病因素,此即"在志为恐,恐伤志"的道理。不仅如此,恐又是疾病的表现,故《内经》有"神伤则恐惧自失"之语。《灵枢·本神》说:"恐惧而不解则伤精"、"恐惧者,神荡惮而不收",《素问·举痛论》说:"惊则气乱"、"恐则气下"。所以,一般地说,惊恐对人体身心多是有害的。人在受惊受恐之后,常感神思恍惚、疲乏不堪,就是其伤精伤神的明证。故善摄生者总是极力避免惊恐。中医养生学把惊恐作为疗法,不过是权宜之计,暂用而不能久用,不可不知。

根据恐胜喜的原则,恐疗只适于神情亢奋、狂躁的病证。借其恐则气下之力,以压抑其太过之不良情绪而起调养作用。恐疗之后要适时作慰解处理,以免又因恐致病。这就是丹溪所谓"以恐胜之,以怒解之"的法则,即以"怒则气上"去调节"恐则气下"的方法。当然,不一定必用怒疗去慰解善后,如用喜疗使之喜则气缓,亦可缓解之。至于神情低抑一类病证,一般禁用恐疗。现将恐疗常用具体方法介绍如下:

（一）语言法

语言法，是指通过与病者语言交流使其发生惊骇、恐怖之情，以控制另一种病态情绪的恐疗方法。此即张子和所说“以恐惧死亡之言怖之”的治法。人莫不恶死而乐生，所谓“视死如归”者、“置生死于度外”者，是在大气凛然、义愤填膺、怒不可遏的条件下才会出现。当国受凌辱之时，听到岳飞《满江红》中“怒发冲冠……”的语言时，就会前赴后继，宁愿“马革裹尸还”。人只有在这样极端愤怒之时才不惧死，故有以怒解之的法则。除此之外，若无病态神情，好生怕死实人之常情和本能。所以，用死亡的语言多能引起惊骇和恐怖，不过在养生保健过程中，用死亡去吓唬病人本身要因人而施，有的人听到自己的病医不好就会死亡，于是悲观失望、情绪低落，甚至拒医待死，加重病情；有的人则从死亡的惊恐中振作起来，正确对待，照医嘱行事，甚至主动探索调养方法。所以在实施恐疗中，用什么样的语言内容，要以人的气质为准并进行慎重选择。语言致恐的内容很多，不一定都要用死亡这样强烈的方式，用病人惧怕的其他事物以语之，也可达到目的。如《奇症汇》载，某州监军（官名）患悲思，医者告其子曰：“法当得惊而愈”，当时监军的上级通守李御史（官名），为人甚严，“监军内所惮也”，平日就很惧怕之。因此就请李御史调养，李至便“问责其过失，监军惧怖汗出，疾乃已（愈）”。本案还说明不仅恐胜喜，且制悲思，乃情志互通之理。

《续名医类案》载，张景岳治诈病，一妓“忽得急症，势在垂危……见其口吐白沫，僵仆于地，口鼻四肢俱冷，气息如绝，状殊骇人。及诊之，则气口和平，与症不应”。于是景岳“遂大声曰：此病危矣，使非火攻，必不可活，非用如枣如栗之艾，亦不可活，又非灸人中、眉心、小腹数处，亦不可活，吾寓有艾，可速取来……彼闻言已惊，惟恐大艾著体”而苏。此案可能是今之癔症，景岳所使属暗示性语言，使之惊恐而起。

（二）暗示法

暗示法，是用语言或行为让病者自己体会到可怕性，而产生恐惧之情的一种恐疗方法。比较敏感的病人很快就会惊恐。有的病人则慢慢推敲、分析之后产生惊恐，或者越来越惊恐。故暗示程度也需因人而异，不可千篇一律。例如：张子和《儒门事亲》载，有一位庄医师“治以喜乐之极而病者，庄切其脉，为之失声，佯曰：吾取药去，数日更不来”。于是病人逐渐由惑疑而产生恐惧，由恐惧而产生悲哀，认为医者不来是因自己患了不治之危证。“病者悲泣，辞其亲友曰：吾不久矣！庄知其将愈，慰之”。问其故：“庄引《素问》曰：惧胜喜也”。庄医师采取按脉失声与取药数日不至而取效，就是暗示法的应用。

（三）声响法

声响法，是指用突然的异样巨响使病人产生惊恐，从而达到养生保健目的的恐疗方法。此种方法的实施，必须出其不意，而且要以病人平日少有听到的，或听之即生惊恐的声响，才能达到预期效果。如《奇症汇》载，甄立言治一妇，因情绪紧张致使产后舌出，“数日不收，医药屡不应”。甄令病人“仍然作产子状，以两妇掖之（两旁挟持病人），乃使人潜于壁外，多奉罐器，向危处掷地作声，声闻而舌收矣”。此案医者令病人作产子姿势，是保持其罹病之时紧张舌出状态。古时产房要求安静，不得喧闹（如《产妇心法》说：“房子宜静，不可喧闹”）。因推倒盆盆罐罐的突如其来的异常巨响，使病人因突然惊恐，不知所措而舌收。用意之巧妙，在于保持其原来的环境状态下进行。

（四）责备法

责备法，是指采取责备、惩罚的手段使病人产生惊恐、惧怕之情，从而达到矫正某些亢奋、失控的病态情绪，为恐疗方法之一。不过，这种方法容易产生误解，从医学角度来说并不提倡。但用适当的批评、责备甚至惩罚来压抑和制止某些病人的狂躁、失智行为，也是可以的。此法古代亦早有之，如《续名医类案》载，“龚子才治一女子，年二十岁，未婚。患每见男子，咬住不放，后昏倒，阴户流出冷精，顷间即醒，其厥阴肝脉弦出寸口，乃阴盛思男子不可得也。令其父母用棍痛责，使之思痛而失欲也”。所谓“思痛”即惧痛之义。

（五）适应法

适应法，又称以惊制惊或以恐制恐法，即是用病人受惊恐的原因让其慢慢适应，而从惊恐状态中解脱出来的一种恐疗方法。此法的要点，在于让病人对导致惊恐的因素逐步习以为常，乃是张子和的发明。如《续名医类案》载：“张子和治卫德新之妻，旅中宿于楼上，夜值盗窃人烧舍，惊坠床下，自后每闻有响，则惊倒不知人，家人辈蹑足而行，莫敢冒触有声，岁余不瘥。诸医作心病治之，人参珍珠及定志丸皆无效。张见而断之，曰：‘惊者为阳从外入也，恐者为阴从内生也。惊者为自不知故也，恐者为自知也。足少阳胆经属肝木，胆者敢也，惊怕则胆伤矣’。乃命二待女持其两手，按高椅之上，当面前臂一小几。张曰：‘娘子当视此。’一木猛击之，其妇大惊。张曰：‘我以木击几，何以惊乎？’伺少定击之，惊又缓。又斯须连击三五次，又以杖击门，又遣人画背之窗，徐徐惊定而笑。曰：是何治法？张曰：‘《内经》云：惊者平之，平者常也，平常见之，必无惊，是夜使人击门窗，自夕达曙……一二门虽闻雷亦不惊。德新素不喜张，至是终压服，如有人言张不知医者，执戈以逐之”。

此案方法巧妙，以《内经》为指导而又有所发挥，不仅使素来不喜欢张子和的病人家属终生诚服，连经常持贬斥观点的王世雄在按语中也不得不拍案称奇，五体投地，道出：“尝谓亘古以来善治病者，莫如戴人（子和），不仅以汗吐下三法见长也”。本案方法妙在用小木几放在病人眼前，当面击人，让病人理解：声响是平常之事，没有什么了不起。然后又从各个方面，白天黑夜均给以响声，让其逐渐习惯之，一直达到闻雷也不惊。这是张子和对惊者平之的发挥和具体运用。而以惊制惊，逐步适应，确是他的发明，诚可法取。

（六）释疑法

释疑法，是指用引起惊恐的原因和现场，通过向病人解释，使其从莫须有的惊恐中解脱出来，以达到调理身心之目的，也含有以惊制惊、以恐制恐的意义，只是方式不同的一种恐疗方法。这种方法最适于病人因一些莫须有的因素“自己吓自己”的病证。古代医家早已习用此法，如《医学正传·邪祟》指出：“人见五色非常之鬼，皆自己精神不守，神光不完故耳，实非外邪所侮，乃元气虚损之候也。因患者亲目所视，故实信真为邪鬼所迷，但当推其同行同坐者不见有物，足可以决此疑耳”。用在现场同时同坐者不见之以释其疑，自然是有说服力的。有些情况让病人自己理解释疑则更有效果。

如《晋书·乐广传》载：“尝有余客，久阔不复来，广问其故，答曰：‘前在坐，蒙赐酒，方欲饮，见杯中有蛇，既饮而疾。’于时河南听事壁上有角弓，漆画作蛇，广意杯中蛇即角影也。

复置杯于前处，谓客曰：'酒中复有所见乎？'答曰：'所见如初'。广乃告其所以，客豁然意解，沉疴顿愈"。这就是"杯弓蛇影"的典故。客人在现场重见被误解了的状况，虽惊恐再起，却事已了然，恐疑顿消，沉疴不药而愈。

恐疗方法还有一些，如行为法，用某种行为、动作、物体给病者以突然刺激等等，都可酌情施用。

四、悲　　疗

悲疗，是指促使病人发生悲哀，借以制止另一种病态神情达到调养身心为目的的一类疗法。悲哀，在一定范围内是人的正常情志反应。《灵枢·本神》说："肝悲哀动中则伤魂，魂伤则狂妄不精"。所以悲哀通常是一种不良情绪，而为致病之因，如无故悲哀又是疾病的表现，即"心气虚则悲"。古之哭不休证、脏躁证等，就常有悲泣症状。又肺亦主悲，故肝心肺三脏皆可病悲。但是，利用"悲胜喜"和"悲则气消"的作用，它又有治疗功能。

中医养生学应用悲疗，多是施之于消散内郁的结气和抑制亢奋的情绪，如情志本已低沉的病证则当慎用。现将悲疗常用方法介绍如下：

（一）顺势法

顺势法，是指病人本已悲哀哭泣，医者顺势利导，鼓励其痛哭一场，以宣散内郁之结气，促使身心健康的一种悲疗方法。这种方法最适于病人自觉以痛哭为快的病证，如强忍之反觉郁闷不舒。如《儒门事亲·火形》载，张子和治一妇人病，问病人曰："心欲常痛哭为快否？"妇曰："欲如此，余亦不知所谓。"载人曰："少阳相火，凌灼肺金，金受屈制，无所投告。肺主悲，但欲痛哭而为快也。"于是，子和鼓励病人尽量痛哭，其病得以康复。病家"诸亲无不敬服。"此木火刑肺金，肝肺气郁，故以哭为快，让其痛哭以宣泄之，使其调达而收效。

（二）逆情法

逆情法，是指采取与病人心情相反的做法，引起悲哀之情以控制另一种病态情绪的悲疗方法。人们遇到违反自己心愿的事，尤其是受到打击而又无可奈何的时候，就会发生悲哀之情。气质开朗的人，一般的逆其心情又无能为力之事，不易激起悲哀，非重大事件不可。气质狭窄的人，小事情也可以引起哭泣不止。所以，悲疗的程度要以人的气质为准，而激起悲哀的具体内容又须选择病人最喜爱之事，则收效较好。

如陈尚古《簪云杂说》载：一个姓李农民的儿子，"乡试"中了举人，其父喜不自禁，大笑失声。后来又在京城举进士做了大官，其父更日夜笑个不停，遂成痼疾。为此，儿子向太医院求治得方。令家人告诉其父说："你儿子已经死了。"其父悲哀十几天，几次痛绝昏倒。此时，其子又托人捎信回家说："你儿子被赵大夫起死回生，医好了。"其父闻之，悲哀顿消，多年恒笑不休之症从此未曾发作。此案正确地抓住病机与致悲原因，因"心气虚则悲，实则笑不休"。病人恒笑不休当属心气之实，以虚其心之悲疗治之，自然切中病机。而选择引起病人喜笑不止的原因，即儿子做高官，并以突然死去的刺激，其程度已很重了，故十几天的悲哀、痛绝、昏倒，足以虚其心气矣，所以康复彻底，从未复发。

能够致悲的方法很多，如语言法、行为法等都可作致悲之用，临证可酌情选择。

五、思　疗

思疗，是一种引导病人对有关事物进行思考，以解脱和对抗另一种病态情绪，从而促进身心健康的疗法。思，原本是一种正常的神志活动。故《灵枢・本神》说："心有所忆谓之意，意之所有谓之志，因志而存变谓之思，因思而远慕谓之虑，因虑而处物谓之智。"《素问・举痛论》说："思则心有所存，神有所归。"可见，思是人在生活、生产和社会活动中必不可少的因素。"思动于心则脾应之"，故"脾主思"。当思之太过成为致病因素时，就会引起"思则气结"、"思伤脾"和"怵惕思虑则伤神"等病变。中医养生学的思疗，主要是通过"思则气结"以收敛涣散的神气；通过思生理智使病人主动地排解某些不良情绪，即所谓"思胜恐"之义，以达到保健目的。所以，思疗的应用很广，凡悲忧恐怒等所致病证均可施之。现将思疗常用方法叙述如下。

（一）语言法

语言法，是指通过与病人交谈，启发对问题的思考和认识，从而理智地产生自控和克制，以达到解除病态情绪的一种思疗方法。此即张子和所谓"思可以治恐，以虑彼志此之言夺之"之法。在具体实施语言法时，当遵循《内经》所谓"告之以其败，语之以其善，导之以其所便，开之以其所苦"的原则。病人常因某种事物困扰，或对所患疾病缺乏正确认识，从而产生忧虑、焦躁、恐惧等情绪，向病人解释清楚，讲明这样是不利于疾病保健的道理，也不利于所困扰事物的解决，叫做告之以其败。对情绪低落、缺乏信心、神情损伤、悲观失望者，好言关心、安慰与同情，尽力展现美好前景，使病人获得鼓舞力量，叫做语之以其善。告诉病人摄生调养之道，以及保健其病的具体措施，能办到的尽量让病人自己坚持办到，叫做导之以其便。把不必要的顾虑给以解除，讲明不遵医嘱、任性任情会给疾病带来不良影响，叫做开之以其所苦。实施语言法的要点即是如此。

（二）释疑法

释疑法，是指运用语言或行为的手段，或用事实或假物设喻，以排解病人不良情绪的困扰，为思疗方法之一。主要针对病者自认为存在而实际确无的情志异常病证。事实是最有说服力的，如病人惑疑自己某种实不存在的难治之病，用检查报告、高级医院的诊断证明等事实加以劝说，病人确是患了当前难治之症，则可用过去已经治好的同样疾病案例的病历、照片、幻灯、录像等事实开导病人，解脱精神枷锁。如无恰当事实，也可以用科学道理，或假物设喻，进行开导。总之，通过释疑，达到清心涤虑、怡情悦性、唤起内省、树立正确观念之目的。如某杂志载：病人王某在繁多症状陈述中，极言心脏病之苦，恳求有心静寐安之术。经体征检查除脉搏稍快外，一如正常。患者平素健康，四年前因母卒于冠心病而大悲哭之，渐觉心下痞闷，继则少寐心悸，多愁善感，肢软头昏而长休。延医多人，针药无功。此乃忧思太过而造成志凝神聚的精神状态，宜疏利枢机。遂让其先看心脏病诊断标准，并假物设喻、剖析病例给以安慰，鼓励其从中摆脱出来。患者渐开悦色，疑云顿消。为持久地转移病痛，乃又教其睡前床上练八段锦、晨起练太极拳，精神体力日臻转佳。于同年五月恢复工作。此案就是把事实、比喻和科学的分析结合起来进行剖析，解开了病人的疑团，从而促进了康复。

（三）坐禅法

坐禅法源于古代导引“静坐”的方法，旨在通过静坐“参禅”方式以转移思念，从而排解由不良情绪引起的纷纭杂念，达到调养身心为目的的一种思疗方法。主要用于神气涣散，以致思虑万千，妄想恍惚，注意力不集中，或恐惧不安，烦忧纷扰，疑云满布等病症。

坐禅法实是佛教的“禅修”，与气功中的静坐功法相似，不过坐禅法被宗教所用之后蒙上了神秘色彩，在具体作法上略有区别而已。除掉其神秘莫测的一面，坐禅法具有某种调养身心之作用。坐禅法的方法很多，难以尽举。据《禅秘要法经》载：“沙门法者，应当静处结跏趺坐，齐整衣服，正身端坐，左手著右手上，闭目以舌柱腭，定心令住，不使分散。”按保健思疗的需要，此中着重调心，调心主要是除去杂想，使注意力集中“守窍”（眉间、脐心等处），以制止纷纭杂念，让心神得以充分静养，时间以早晚为佳，每次 30 分钟至 1 小时，禅坐毕，稍事动摇头身肩臂四肢各部，待其自如，稍歇后才起身行走。古代医家应用坐禅法保健疾病，早已取得成效。如《名医类案》载：“郭子元患心疾，精神恍惚如梦，时时发谵语，闻僧空寺有寺僧，往而叩之。老僧曰：贵恙由烦悔引起，由妄想而成。妄想有过去、现在、未来三种，三者之妄想忽然而生，忽然而灭，禅疗谓之幻心，能照见其妄，断绝念头，谓之完心，不患念之起，唯患觉之迟，此心若同一太虚，则烦恼何处止脚。郭子元闻之，静坐月余，心疾如失。”这是禅坐法治愈神情损伤的案例。

《续名医类案》载：“卢不远治沈君鱼，终日畏死，龟卜巫术无不叩，名医之门无不造。一日就诊，卢为之立方用药，导谕千万言，略觉释然。次日清晨又就诊，以卜当十日死。卢留宿斋中，大壮其胆，指青山叩问谷禅师授参究法。参百日念头始定，而全安矣……言及先时恐惧状，盖君鱼善虑，虑出于肝，非思之比，思则志气凝定，而虑则运动展转，久之伤肝，肝血不足，则善恐矣。情志何物，非世间草木所能变易其性，惟参禅一着，内忘思虑，外见境缘，研究性命之原，不为生死所感，是君鱼对证之大药也。君鱼病良已，能了知此药物否？”案中说明：思使气凝滞，而虑则展转运动伤肝生恐惧。故终日畏死，以禅坐法治之，有思胜恐之义。

（四）分心法

分心法，是一种引导病人对有益或有趣的事物从事思考、探索、钻研，让积极的思想活动占领头脑，以分散其病态情绪的影响，从而达到保健目的的方法，它是思疗常用之法。前述坐禅法是从消极的方面转移情绪，而分心法则是从积极的方面分散情绪，方法不同，目的一样，都是以冲淡病态情绪而达到保健目的。引导病人从事积极的思想活动，即正思虑以养神的道理。在具体做法上，要根据病人志趣、爱好、专业、文化程度等情况而定。例如，文学爱好者可鼓励其阅读诗歌、小说，从事创作活动，无线电爱好者可提供方便，鼓励装配各种无线电器具；农民、专业户鼓励学习农业知识，从事编织等活动。同时，对他们的成果加以表扬、奖励等。不过，活动项目要尽量避免激起病人病态情绪的内容。

六、意　疗

意疗，是指应用言行或环境改变等方法，以矫正病人隐性神情损伤的一种保健疗法。所谓隐性神情损伤，是指人的内在情志变化包括自卑、羞愧、迷信、绝望、胆小怯弱、妄自尊大、多疑、悔恨、嫉妒、小气、消沉、孤僻、厌世等。引起的原因与先天气质有关,更与后天的某种难以弥补的缺陷、差异、境遇、受伤害以及环境影响等有密切关系。例如,一个面部疤痕或生殖器官功能缺陷的人,常有隐性的自卑感;受到严重挫折或打击者,有的会产生隐性的消沉、绝望甚至自杀念头;有的见到血或听到呻吟之声,就心慌、紧张、难受,是内在神情怯弱所致;有的专选择某一医生治疗,捎个信其病也缓解大半,或专听信某一个人的语言,甚至达到"神化"的地步,此是神情迷信的表现;一见别人有所成功,或获得某种机会,就异常地嫉妒、怀恨,也属隐性神情损伤。还有某种明知不对又不可克制的不良习惯、行为,如酗酒、嗜烟、手淫等,也存在内在的神情之伤。如此等等,皆属意疗之适应范围。

关于意疗之记载,《辽史·方技传》有"当以意疗"之说。清代吴尚先《外治医说》原注有"应首意疗"之语。《续名医类案》有"当治意而不治病"之论。应用意疗的要领在于掌握病人引起内在神情损伤的原因,根据病人气质状态酌情选用直接或间接的意疗方法。一般来说,矫正隐性神情损伤并不比矫正显性神情异常容易。有的是医者做得到的,有的则需要社会的影响。例如,由贫富之差、地位之差、男女之别、美丑之异等引起的自卑感,社会上的"嫌贫爱富"、"等级差别"、"男尊女卑"、"以衣貌取人"等不良陋习,确是最根本的原因。医者对此等神情损伤固然可起一定作用,但毕竟很局限,而改变社会风尚才是最根本的方法。这就是社会保健的问题。现将意疗具体方法介绍如下:

(一) 语言法

语言法,主要是通过摆事实、讲道理的语言交流,以了解和消除病人的神情损伤,为意疗初始和常用的方法。要了解和掌握其神情损伤的原因,除向其家属了解外,与病人的直接交谈是最重要的途径,一边交谈了解,一边也在做调养工作。一般来说,病人对医生非常信任,容易将隐衷告知,同时也十分敏感并不断地观察医者的言行、态度。医者要抓住这一时机,通过交谈时的严肃、庄重、真诚与同情的言行举止,以及充分的事实、道理,使病人放心、安慰并得到鼓舞。如果一个因身体某些残缺而自卑、消沉的病人,通过一席语言交谈,感到自己怕别人"看不起"的自卑完全是多余的,笑逐颜开地离开医者,那么这次交谈就算成功了,达到了意疗中语言法的要求。若医生流露出半点讨厌、不耐烦、不严肃、应付甚至歧视的言语与行动,轻则无成效,重则适得其反,增加病情,这些需要特别注意。此即医其心的道理。

(二) 顺情法

顺情法,是一种顺病人的心意而调之,以消除其内心的神情损伤,达到保健目的的意疗方法。例如,病人因受到某种欺负、侮辱、不平、不礼貌、嘲笑而伤了自尊,郁郁不乐,苦闷不解。此种情况在老人中最易发生,有时用语言法可以慰解,有时则不行,必须顺其心意,甚至在同样条件下才能使之恢复。古人常使用顺情法来解除病人内心的苦闷神情来达到保健目的。

《续名医类案·郁证》载:"一宦素谨言,一日会堂属宫廷筵中,有萝卜颇大,客慕之,主曰:'尚有大如人者'。客皆笑以为无。主则悔恨自咎曰:'人不见尚有如是者,而吾以是语之,宜以吾言为妄且笑也。'因而致病,药不应。其子读书达事,知其父素不轻言,因愧赧病,必须实所言,庶可解释。遂遣人至家取萝卜如人大者至官所,复会堂属,强父扶病而陪,陪至数巡,以车载萝卜至席前,客皆惊讶。其父大喜,厥旦疾愈。"这是在同样条件下顺其心意,以消除后悔、羞愧的病态神情所获得的疗效。

明代《戒庵老人漫笔》就常以“顺气为药,顺情为机,顺时为剂”,促进病人康复。如说:“昔吴中一人,为顽皮所负,郁而成疾,百药不愈,垂死。顽友心动,慨然归其逋,自叙其罪,病者即愈”。此亦在同样条件下迅速解除苦闷,挽救了行将垂死的病人。隐性的神情损伤,严重者是可以致命的,不能轻视。如《戒庵老人漫笔》载;“一士人取科第不以正,然与正人相往来,外貌虽轩昂,而心中实馁(空虚),竟不一载而死。”此人以不正常的途径当上官,又常与正派人往来,环境不断使他感到羞愧、内疚、空虚、苦闷,又无法排解,以至于死。如用顺情法治疗,这个病,一是“将错就错”,公开宣布此人已达及第水平,只因考官误差所致(当然,实际上是不允许的,也是不可能的);二是由病人的上级婉言宽慰,调离环境。医者对此等病人往往无能为力。

(三) 感化法

感化法,是指用行为或事物去感动病人的心灵,以消除其内在神情异常,为意疗常用方法之一。主要用于感情破裂引起内心的郁闷、仇恨和对抗等异常神情。此时,用语言法慰解往往难以收效,甚至适得其反,好话也被当做“坏话”理解。唯有以实际行动进行感化一法,赛过千言万语。古代医家常用此法。如清代医家傅青主,曾治一对恩爱夫妻,因发生争吵,其妻心甚不乐,卧床不起。丈夫求治于傅,傅听毕随手拾起一块小石头,嘱其回家后用文火加水将石头煮软以为引,特嘱煮时不断加水,并要求守候不离。其夫盼妻病愈心切,几日通宵达旦地熬“药”,眼熬红了,人困瘦了,但毫无倦容。其妻见此情景,不觉化恨为爱,主动下床代夫煎药,并叫夫去问傅青主:“石头为何煮不软?”傅笑而对曰:“您回去吧,她的病已经好了!石头虽煮不软,但您对她的一片至诚,却把她的心软化了。”本案说明亲人的感化最起作用,有时感化法可以收到奇迹般的效果。

(四) 信仰法

信仰法,是指引导病人获得某种至诚的信念为精神支柱,借以抵消内心的神情损伤,属于意疗方法之一。《素问·移精变气论》说:“余闻上古之治病,惟其移精变气,可祝由而已。”除去“祝由”的古代迷信外衣,实际上是一个信仰疗法,通过“祝由”形式,转移和抵消了另一种内心的神情损伤,以达到移精变气之目的。后世医家常在药物或气功掩盖下实施信仰疗法。张子和《儒门事亲》提到;“可用《道藏经》祝法治之。”据《夷坚志》记载:贾人治烫伤,谓:“吾有药可治,但捣大黄,调以美醋,傅疮上,非为愈痛,亦且灭瘢……贾人以神言疗之,两日而愈。”大黄调醋,本可治烫伤,加上“神言疗之”的信仰,消除病人内心的顾虑,其效益彰。宋代《圣济总录》载:“若四肢有患,亦可想以气攻之,其病随散。”也属信仰法。可见信仰法不仅能解除内心的神情损伤,甚至对形体伤害也起一定作用。气功实际上包含了信仰疗法的成分,信之则有效,或效果更好;不信之则无效,或效果不佳。信仰的内容是多种多样的,不必有神秘色彩。例如,当一个人的名誉、人格受到污蔑、毁谤之时,内心的焦虑不安和郁闷忧伤,都可因为坚信“社会自有公论”、“群众的眼睛雪亮”而得以解除。又如,鳏寡孤独者,常有被遗弃、孤寂、绝望的病态神情,如果坚信社会的温暖和爱的存在,就会得以抵消。不过其内容选择当依据病人的气质、环境特点以及文化知识程度来确定,同时还要运用大量事实、道理来引导,才能形成信仰而生效。这就是所谓“身病还将心自医”的道理。

（五）回避法

回避法，是指改变导致病人内心神情伤害的环境，一方面减少伤害因素，另一方面新的环境因素又会冲淡已经存在的伤害，是意疗中经常用到的方法。明代孙元胤《丹台玉案》治“噎膈”病，为避免病人“身处逆境”所增加的焦虑和失望，就主张改变环境。改变环境有暂时的和永久的两种方式，如将病人调离单位，或搬迁居处，是永久性方式。而旅游、出差等则是暂时性方式。何者为佳，酌情而定。此法之应用，颇有效果，古人早有案例报告。

《醉花窗医案·气郁脾馁》载，一患者“辛酉夏因而成疾，其兄迎余诊之，六脉平和，惟左关滑，右关弱，乃气不伸而脾馁候也。因投以逍遥散。其兄以为颇效，而病者不任也。乃入城投荣医者治之。荣素迂滞，问其形症，且恐货药无钱，遂与病不可为辞焉。张归则涕零如雨，其母素溺爱，亦以为不复生矣，举家惊啼。日诟谇，景翁不得已，又请余治，情辞急迫，乃曰：荣某以舍弟病为不起，请决之，如真不可为，身后一切好预备也。见其景象，本不欲诊，以景翁诚恳相求，又诊之，则脉象如故。乃告其家人曰：此病此脉，万无不好之理，如别生他证，余不敢保，若单有此病勿药可愈……余曰：此虽弱冠，其心反不如聪明童子，但日给钱数十，令其游行自在，无拘无束，三两月必无虑矣。景翁如言听之，病者日日入城，颓然自放，不两月病痊而更胖矣。”这个病人年已二十，其心反不如童子聪明，显然是过于溺爱，长期关在家里，形成不乐、呆顿的病态神情，由于不乐故脾馁不食。初投逍遥散似也认清神情郁滞所致。但神情之伤，药石难效，此古人早有定论。医者采取旅游方式，尽量回避过去单调、寂寞之家庭环境，而渐生效验。

有些病人存在一种习惯性病态神情。如见到血迹就心慌、昏倒；听到隔壁病人呻吟就紧张不宁，闻知同辈死讯，就联想到自己而惧怕不安等等，都宜采用回避法。

（六）厌恶法

厌恶法，是指通过激起病人内心的厌恶之情，以戒除某些不良嗜好、习惯和行为的一种意疗方法。许多不良习惯、嗜好和行为都是一种内心的异常神情引起的。以嗜烟、酗酒为例，并不全是“身体需要”、“习惯成自然”或成瘾性所致，常与内心神情异常之后而产生的一种病态的强烈欲望有关。例如，一个嗜烟者在某一严厉禁烟环境中，那种“罚款”、遭责备的气氛在其内心激起一种惧怕、羞愧之情，抵消了吸烟欲望，可以完全正常的、甚至忘掉吸烟一事，而度过那段时间。由此可知，嗜烟实际上是一种内心的异常，甚至病态神情所致。其他不良嗜好或行为，如酗酒、异食、手淫等，也都同理。厌恶法，是通过激起厌恶之情，以达到戒除某种不良习惯或欲望为目的，古人早已用之。如《万病回春》载：“一男子，自幼喜饮酒，成丁（年）后，日饮一二升不醉，片时无酒，呼叫不绝。全不进饮食，日就衰弱。其父用毛巾缚住其手足，不令动摇，但扶小立，却取辣酒一坛，就其口边打开，其酒气冲入口中。”使得病人难受至极，从此后闻酒厌恶，见酒拒饮，“饮食复旧，虽滴酒不饮矣。”使之厌恶的方法很多，如在酒中加涌吐药，让其翻肠倒肚，恶心呕吐难受，也是一法。

《医说》记载：“昔慎恭道，肌疲如劳，唯好食米，阙之（若不食）则口出清水，食之顿便如常，众医莫辨，有蜀生道广，以鸡矢（屎）同白米合炒为末，以水一钟调服。”不一会病人恶心难受，“吐出米形，即瘥（愈）”。从此之后，慎恭道再也不食生米了。异食不全都是虫症，如本案嗜食米经厌恶疗法治愈，就属内在病态神情所致。著者每见有嗜食阿司匹林、止痛片者,谓不食则无精神,心中难受;有嗜食中药或上清丸者,谓不食不好过。察其病与药毫不相应,甚至相反。有的手淫病人自知有害,不能克制等等,都存在某种病态。

(七) 失望法

失望法,是指激起病人内心的失望之情,以抵消其对某种事物异常强烈的欲望,促进身心健康的意疗方法。某种大大超过客观条件允许范围,而病人明知不可得又难以自制的欲望,甚至不惜犯罪去追求,是一种内心神情损伤的表现。曾闻知有这样一件事:有个文化知识很高者酷爱手表,异常强烈地希望得到各式各样的手表,由于经济有限,不惜长期违法偷表,已积数百只各样手表,经常观看为满足。这实际上就是内心异常神情产生的病态欲望。而对某种物质异常强烈的欲望,《万病回春》谓"物望病",多采取失望疗法。也有案例报告,如《奇症汇》载,有一病人卧床不起,四肢不能动,一味地想食,进行失望治疗。如"说食猪肉"时,医者就对病人说:给你"吃猪肉一顿,病者闻之即喜,遂置肉病人见,临要却不与食,此乃说物失望也。当自睡中涎出便愈。"夏子益认为,"此症为阳盛则气壅,气壅则脉络不利,故四肢不能举动"(按:似为现代之癔症),治法让病人尽量提出要求,"说所食之物,而即许食之,使病人心喜,即经所谓喜则气散,然置物所见却不与食者,所谓食入于阴,长气于阳,但使其望见,被见所喜之物,而不得食,故便能使口中涎出,盖涎即痰也。痰即火,火即气,同物而异名,涎出而气自衰,而病自愈也。"实际是病的强烈渴望而又得不到满足,产生失望之情,以抵消渴望之情的结果。

当然,此案与前述酷爱手表直至犯罪一类事件的神情异常不同,后者同样可以采取失望法以纠正之,只不过方式应改变。例如有位女孩渴望穿一种时新衣服而不得,以致成天生气、烦躁、掷东西、无故打骂,是一种内心异常神情产生的病态欲望。家人有意带其满城商店购买无货,又以其来自北京、上海、广州等大城市的信件与之看阅,亦无货。于是女孩的渴望逐渐平息而安。这实际也是失望法的应用,其他如戒烟、戒酒都可用此法。在意疗中,暗示法、行为法、奖励法、惩罚法以及其他许多以情制情法,都可以酌情采用,也可综合运用,以取得满意保健效果。

七、其他疗法

其他疗法,是指一类不是通过以情制情方式达到抑制病态神情为目的的疗法。

(一) 睡眠疗法

中国古代的睡眠疗法,是通过药酒或药物催眠方法,让病人处于昏睡状态,达到制止或消除神情损伤,促进身心健康的一种疗法。《医碥·狂癫痫》载:治狂痫用一醉膏"令昏其神,使得睡,则卫气得入于阴,阳不偏盛,阴不偏虚,阴阳均平矣。"通过昏睡使人的一切神情都处于完全休息的状态,同时也使病态神情停止活动,从而促使"阴阳均平",达到保健目的,为古医家常用之法。而在具体实施中有时纯以酒醉,有时配以催眠药物,有时通过剧烈催吐促其昏睡,手段不一,目的在于促睡,以睡疗病,则是相同的。

《续名医类案·颠狂》载:"孙兆治相国寺僧充患颠半年,遍服名医药不效,僧俗兄潘氏家富,召孙疗之。孙曰:'今日睡着,明后日便愈也。'潘曰:'且告投药,报恩不忘。'孙曰:'有咸物，但令师吃，得渴却来道。'至夜僧果渴。孙至遂求温酒一角，调药一服与云。有倾，再索酒，与之半角。其僧遂睡两昼夜乃觉，人事如故。潘谢孙，问治法。曰：'众人能安神矣，而不能使神昏到睡。此乃灵苑方中朱砂枣仁乳香散也，人不能用耳。朱砂一两，光明有壁者，枣仁半两微炒，乳香半两光莹者。量所患人饮酒几何？先令恣饮沉醉，但勿令吐，至静室中以前药都作一服，温酒调下作一盏调之令顿饮。如饮酒素少人，但随量饮酒服药吃。便安置床枕令卧，病浅者半日至一日，病深者两三日。令家人僭伺之，鼻息匀调，但勿唤觉，待其自醒，即神魂定。万一惊寝，不可复治。正肃吴公少时心病（按：神情病），服此一剂，五日方寤遂瘥。"这是典型的睡眠疗法，以饮酒服药作助眠剂，其实施之方法讲得一清二楚。

《续名医类案·颠狂》载："浙江一妇人，颠狂不止，医以瓜蒂散半两为末，每一钱重，井花水调满一盏投之，随得大吐，吐后熟睡，勿令惊动，自此无恙。"这是通过涌吐使其疲惫而昏睡愈病的案例。

上述说明，用睡眠疗法治神情异常之病，不失为一法，中医早有经验，但应在医生指导下运用。

（二）揭穿疗法

揭穿疗法，是一种针对假病而施行的方法。因为种种原因，有境遇之故、有嫉妒之由、有争吵之因、有事不如意等，致使有的人装病。假病有时装得很像，宛如命在垂危，严重至极。有的想以此逃脱某种事物，有的想唤起同情，或吓唬对方等。其中有的人实际是一种内心的异常神情表现，也可弄假成真。张景岳把假病归为"诈病"之类，并认为有的假病如不予以揭穿，可变成真病。

如《续名医类案·诈病》选载张景岳病案："一邻妇以妒妾诟谇，与夫反目，因而病剧，咬牙瞪眼，僵厥不苏，若命在呼吸间者。其夫惊惶无措，其妾几遭不堪，求张救之。则脉非其病，遂用前法治之（按：下一病案揭穿治法）。愈后其夫感谢，而不知其所愚也。若此二人（按：包括下一病案）则又人事中之常态，使不有以鉴别，则此中变，而有以假病延成真病者，有以小忿延成大祸者，故并记之，以资闻见。"

又："一士子为宦家所怄，遂卧病旬日，吐血盈盆，因喧传人命，连及多人。延医数辈，见其危剧之状，皆束手远避，防为所累也。最后张见之，察其色，则绝无窘苦之况。诊其脉，则皆和缓如常。始而疑，继而悟。乃潜语之曰：'他可欺也，余不可欺也。此尔之血耶？家禽之血耶？'其人愕然，浼予勿言，遂与调和，衔感而罢。"

医者不仅医真病，而且要医假病。医假病只有揭穿其虚假性，故称为揭穿疗法。案中所谓"以假病延成真病"之语，实际是内心异常神情进一步变化的结果。至于无故装病，请假、旷工等，医者更应揭穿之后予以批评、教育。记于此，有防以假乱真之意。

第九章　饮食养生法

第一节　饮食养生原则

饮食保健是养生中的重要话题,无论防病治病、常人保健、增强体质,人们都在注意从饮食中探寻规律。而饮食养生实际上是利用人体生命活动过程中与外界环境进行物质、能量交换的正常因素而起作用,在养生中具有很大优越性,且效果显著。在《本草求真》中有"食之入口,等于药之治病同为一理,合则于人脏腑有益,而可却病卫生;不合则于人脏腑有损,而即增病促死"。指明了掌握一个"合"字,是实施饮食的大原则,其中又可分为如下几方面:

(一) 合理搭配,保证质量

关于饮食的合理搭配,《内经》早已提出"五谷为养,五果为助,五畜为益,五菜为充,气味合而服之,以补益精气"的指导原则,而人类生存所需的营养物质包括蛋白质、糖、脂肪、维生素、无机盐和水等,五谷、五果、五畜、五菜等所含营养物质不同,但都是人体不可缺少的。在日常生活中要注意合理搭配,以保证饮食营养的质量。

合理搭配方式对全人类来说基本是相同的。我国人民的饮食习惯,是粗细杂合,荤素混食,且喜吃蔬菜,五味调配,不偏不过,一日三餐,这是比较符合养生之道的。近年来美国卫生和营养专家研究出的最佳食物方案"食物指南金字塔图形",也指出合理的食物搭配犹如金字塔形,其底层为面包、麦片、米饭等碳水化合物,二层是蔬菜水果各占一半,三层是鱼肉蛋奶等蛋白质食物,顶端是脂肪、油类和甜食,表示这类食物只需少量就可保证营养的需要,多食反而有害。在日本经过对长寿人群的调查,认为其合理的饮食是荤素搭配、多食蔬菜、多食豆腐、多食水果、少进食盐。合理搭配告诉我们饮食不能偏食,偏食就容易失去各种营养物质之间的互补,反成有害。尤其是肥甘厚味、滋腻荤腥等高营养食品,既不可缺少,又不可多食。对享受太丰之人,要强调一个"少"字,以注意节制;对营养不足者,又须予以补充。

合理搭配还要因人的年龄、性别、职业、体质、气质以及因地域、季节的不同而异。不同体质、气质、地域和季节的饮食要点及宜忌于相关章节讨论,这里仅列举年龄因素,如老年人宜食清淡、温暖、细软的食物,以利消化吸收;青壮年体力旺盛,劳动强度大,在食物侧重上宜多吃蛋白质和高能量食品;青少年正是长身体和求知的时期,营养搭配更要全面,以利身体生长发育。

(二) 五味调和,相辅相成

中医认为,"五味入口,藏于胃,以养五脏气"(《素问·五脏别论》),因而饮食养生当如《素问·生气通天论》所说:"谨和五味,骨正筋柔,气血以流,腠理以密,如是骨气以精,谨道如法,长有天命”。五味调和之义有:一是营养要全面,在平时进食中就需注意用五味去滋补五脏,五味不全就可能不利于人体阴阳平衡,且尚有以脏补脏之法,皆属食之以调五脏的范围;二是指饮食中的五种味道,俗云“五味调和,百菜亦香”,使饮食之色味俱佳,增进食欲,对养生有利。此外,共同起到相辅相成的作用,切不要互相抵消效益或发生相反作用。例如在改善阳性体质的饮食中加入姜葱、大蒜、桂皮、胡椒等辛热食品就可能不协调。再如,食品之间的调配,若蜂蜜与葱配合,或柿子与蟹同用等,都会使人产生烦闷,颇不相宜。

(三) 进食方法,规律节制

人们的生活水平在不断提高的情况下,《养生镜》中所提出的“饮食六宜”仍颇为合理。一是食宜早些,定时而食,尤其是晚餐,太晚进食易致停食不化;二是食宜缓些,即细嚼慢咽,使之容易消化;三是食宜少些,不可贪多饱胀,要有节制;四是食宜清淡些,以清淡饮食为主,不宜过咸、过甘、过苦、过酸、过辛,不要过食肥甘厚味;五是食宜暖些,即为温暖适中,过烫、过冷皆伤胃;六是食宜软些,少吃生硬之物,免伤肠胃。这些都是应该遵循的原则,贵在坚持。

(四) 不良习惯,谨遵禁忌

丰富的现代饮食常使进食变得不仅是为了人体生理需要,且还经常沉溺于奢华的饮食排场,而忽视了对营养本质的追求,甚至掠杀珍稀动物,暴殄天物,把饮食作为享受,作为接待宾客的礼仪,作为等级、规格的体现,必然促成了不少不良饮食习惯,而大量有损健康的疾病也由此而生。当今社会不良饮食习惯相对集中体现在如下方面:

吃喝过度,尤其是每逢佳节和各类聚会,佳肴、醇酒格外丰盛,常使饮食过分油腻、荤多素少、过多过饱、劝酒豪饮等;偏食辛辣炙煿,如偏嗜油炸、熏烤食物,吃烤羊肉串成了习惯,喜欢吃火锅等辣烫刺激食物,有的还过分迷信方便面,不吃早餐。如此不良习惯,已成为导致代谢紊乱、心脑血管等疾病的重要因素,故应注意饮食禁忌并加以合理化。

此外,不仅忌过饱,也忌过饥,不仅忌过热,也忌过寒以及忌五味过偏,忌不卫生食品和污染食物,都是应该谨遵的原则。

第二节　常见饮食品种特点

目前饮食品种甚多,对饮食品种应根据饮食养生原则、食品性质并结合自己喜恶来选择。现将常用食品及其作用特点简介如下:

一、饮　料　类

(一) 乳

目前生活主要以牛乳为主,乃滋阴养胃润燥之佳品。可作日常饮料,尤适于体弱及老年滋补保养。羊乳性味与牛乳相似。

(二) 茶

茶是理想的饮料,可用于日常清心调神、解渴生津。肥胖者选饮乌龙茶,脾胃欠佳者可选饮红茶、绿茶,精神不振者多饮花茶;日常饮用以淡茶为佳,用于解酒以浓茶为良;而心悸、胃痛、狂症、多语、笑不休等证忌饮浓茶,失眠者入夜不宜喝茶。

其他代茶作饮之物甚多,不属于日常饮料。尤以药茶为多,如菊花茶清肝明目;胖大海泡服,生津利咽喉;花生叶代茶,能治眩晕、头痛、失眠;人参叶代茶饮,有清暑益气功效;槐芽茶(嫩槐芽,蒸后焙干,制成茶)治慢性肠风下血;减肥茶:荷叶 1 张(切细)、生山楂 10 克、橘皮 5 克,代茶饮有减肥之功。

(三) 酒

我国规定,在 20℃条件下,100 毫升饮用酒含 1 毫升酒精为 1 度。各种饮用酒中,可因所含酒精量与原料成分和制备不同而有不同功效。目前常见市售酒类有:

(1) 白酒。酒精含量一般都在 50%以上,少饮有活血舒筋、祛寒健胃、振奋神情等功效;多饮则使人醉倒,呕吐害胃,伤神损精。平常不会饮酒者,以不饮白酒为宜。

(2) 黄酒。酒精含量较白酒低 1/2~2/3,性较纯良,不如白酒燥烈,作日常饮用比白酒为佳。其功效、用途、用法与禁忌均与白酒同。本品常用于烹调增味解腥。

(3) 果酒。果酒种类繁多,包括葡萄酒、猕猴桃酒、苹果酒、山楂酒、橘红酒、杨梅酒、广柑酒等,酒精含量低于黄酒,营养丰富,作日常饮用最好。在就餐时少少饮之,亦不可多饮致醉。

(4) 啤酒。酒精含量 3%~5%,为日常饮用酒中的佳品,具有补脾胃、促运化、长肌肉之功,作日常饮用可以增进营养。但饮用量亦须适当,长期大量饮用易使人肥胖,对白酒禁忌之人也不可饮。

(四) 浆

(1) 果汁。果汁种类甚多,有广柑汁、柠檬汁、山楂汁、梨汁等,除具有滋阴生津、养液解渴之共同功效外,各种不同果汁还有其特殊功效,如广柑汁利气化痰、柠檬汁解暑、山楂汁消食活血、梨汁清热润肺,可根据各种果汁不同功效而选用。

(2) 蔗浆。主补气,性味甘寒,有益气生津之功。

(3) 蜂蜜。有滋润胃肠之功,可用沸水适量调服。

二、粥　　类

粥,富于营养,又易于消化吸收,既可养生,又可治病。所以,在我国各地都有喝粥的习惯,成为我国传统饮食的重要组成部分。粥的种类很多,但大致可分为两大类,即养生类和治病类。这里主要介绍养生粥。养生粥多是指以五谷杂粮为原料,一般谷类多含蛋白质、脂肪、糖类、多种维生素和矿物质等营养物质,经文火久熬之后,质地糜烂稀软,甘淡适口,很容易消化吸收。粥的品种繁多,常食用的有:

(1) 大米粥。选择好大米熬制而成,有健脾益气的作用,尤对脾胃虚弱者可常服用。

(2) 小米粥。具有健脾、益气、补血的功效,可保护胃气,对产后和体虚之人适宜。

(3) 玉米粥。新产玉米碾成的糁子熬制而成,香甜可口,养脾胃,利大小便,对心血管疾病有一定预防作用。

(4) 绿豆粥。用大米和绿豆熬制而成,可清热解毒、解暑止渴、健脾利尿,为夏季养生佳品。

(5) 莲子粥。用莲子、大米、江米熬制而成,具有益精气、强智力、聪耳目之功效;因可清热泻火,对降血压有一定作用。

(6) 红薯粥。用新鲜红薯、粳米熬制成粥,能补气健脾、养血益肝,可用于夜盲症、便秘者等作餐。

(7) 薯蓣粥。用生者需捣烂或用干薯蓣粉,加入面粉,冷水熬成,待熟时加入适量葱、姜、糖稍煮即可,有养心气、固肾气、健脾胃之功,心脾气弱者可常服。

(8) 花生粥。用落花生(不去红衣)、粳米、冰糖适量,或加少量山药、百合熬成,能健脾、润肺、养血,用于血虚、脾弱尤宜。

(9) 八宝粥。用白扁豆、芡实、薏苡仁、莲子肉、山药、红枣、桂圆肉、百合各 10 克,粳米或糯米 150 克,共煮成粥,可健脾滋肺、养心固肾、气血双补,养生常服无害,是一种很好的食疗佳品,但有外感者忌食。

三、蔬　菜　类

蔬菜无论如何烹调,总以保持其原有鲜色为宜,同时还要不断地更换菜种,花样翻新,不要偏食某几种菜。即使是同一种蔬菜也要不断更换烹调方法,让其色鲜味美,可增进食欲,久吃不厌。蔬菜中不仅富含多种水溶性维生素,还含有很多钙、钾、镁等,属于碱性食品,能使体内酸碱平衡而有益健康。常食蔬菜如豆芽、白萝卜、胡萝卜、白菜、紫菜、冬苋菜、黑木耳、海带、银耳、菠菜等,久吃多吃有益;而瓜豆类的蔬菜如冬瓜、南瓜、西瓜、赤豆、绿豆、扁豆、黑豆等,多具有解毒、利尿、清热、健脾等功效,常食使人清爽无病。

四、水　果　类

水果主要指能提供生食的植物果实,大多富含各种维生素和各种糖、有机酸、矿物质、纤维素和蛋白质,十分有益于健康。水果既可以单独食用,也可以与其他食物相互配伍食用。可供生食的水果常有猕猴桃、核桃、番茄、苹果、梨、桃、李、橘子、葡萄、桂圆等,但因其生食时其生冷之气有碍胃气,故不宜一次食之太多。

五、肉　食　类

肉食类包括肉类、禽蛋类、鱼虾类。简介如下:

(一) 肉类

猪肉:甘、微寒,可作为日常补益食品。

牛肉:甘温、无毒,具有补中、强筋骨、消水肿等作用。

羊肉:热性,具有壮阳、补虚、利五脏等功能。

狗肉:味咸、热性,具有壮阳补益之功效。

(二) 禽蛋类

鸡:甘咸平、无毒,具有补虚、温中、养脏之功效,以乌鸡为佳。

乳鸽:指孵出不久的幼鸽,其性味咸平,肉嫩味美,滋补性强,体虚者最宜。

鸭:甘咸、凉性,具有滋阴、除虚热、消水肿等作用。

鹅蛋:温性,具有补气治眩晕等功效。

鹌鹑蛋:温性,具有益气生津、大补精血之功效,有“动物人参”之称。

鸡蛋:甘平,具有滋阴润燥、补脾养血、安胎等功效。

(三) 鱼虾类

龟:又名甲鱼,其壳即中药龟甲,性味咸、微寒,入肝、脾二经,具有滋阴补虚功效。

鳝鱼:甘、大温、无毒,具有补中益气、治虚损等功效。

海虾:甘咸温,具有补肾壮阳、强筋健骨等功效。

蟹:咸、寒,入肝、胃经,具有补气养血、清热消肿等功效。

第三节 老年人饮食宜忌

根据不同体质和疾病需要,有针对性地选食,当更有利于老年人的养生保健。老年饮食养生应注意以下几个方面。

一、老年人进食注意事项

(一) 一日三餐,定时定量

老年人饮食绝不可暴饮暴食,不吃零食,也不少食,按时进餐,保持胃肠消化规律。故《千金要方》载:“食欲数而少,不欲顿而多。”人体具有自我调节能力,可根据需要作出反应,当人体需要时有“饥感”,进食到一定数量则有“饱感”。“不饥”表示不需要,有“饱感”表示已足够了。从“大饱”到“饱胀”,就逐渐走向与进食目的相反的方面了。一般来说,如活动量无多大变化,按时进食并无“饥感”出现,如延长进食间隔时间就有“饥感”了。按时进餐应在快出现“饥感”之前进食,此时胃肠刚空,各种消化液分泌充分,但又未对胃肠黏膜形成刺激,进餐恰到好处。不过,老年人的“饥感”与“饱感”反应都较迟钝,切不可对其劝酒劝食以表热情。

在三餐质量上,一般主张老年人的早饭宜好、宜精,干稀搭配;午饭宜饱,指有“饱感”不是大饱,因白天活动量大,消耗较多之故。晚饭宜少,已接近睡眠,活动量小,多食易伤胃、易肥胖。不久前,世界卫生组织营养专家小组提出了老年人饮食营养的标准:蛋白质应占饮食总热量的10%~15%。其余85%~70%的热量由碳水化合物、脂肪提供,其中复合碳水化合物应占50%~70%,它们主要存在于小米、玉米、绿豆等食物中,微量元素锌也不可缺少;脂肪应占饮食总热量15%,其中包括饱和脂肪酸0~10%、不饱和脂肪酸3%~7%,代表食物主要有米糠油、豆油、玉米油、芝麻油、花生油、菜籽油等，但脂肪摄入量不宜过多，否则对健康不利。

老年人应适量多吃一些含锌食物，这些食物有沙丁鱼、胡萝卜、牛肉、花生、核桃仁、杏仁、糙米等。而游离糖主要指从甜菜、甘蔗中提纯的游离糖，水果、蔬菜、牛乳中天然存在的糖不包括在内，游离糖食用总热量的上限为食物总热量的10%。食用纤维每日应摄食16~24克，芝麻、香椿、豆类、竹笋、萝卜、海藻等食物中的食用纤维含量丰富，可以适当多吃；而食盐每日摄入上限为6克，无下限量。食物胆固醇每日摄入上限为300毫克，无下限量。营养专家认为，老年人只要按照这一饮食营养新标准合理安排饮食，就能达到健康长寿之目的。

（二）食宜熟软温热，细嚼慢咽

老年人脾胃渐虚，生硬之品难以消化，过热过冷之品对咽部、胃肠刺激较大，殊不适宜；唯有熟食、软食易消化，温热饮食有助于胃肠蠕动运化，适于老年人。同时，要细细地嚼、慢慢地咽，以利于消化、吸收和保护肠胃。

（三）愉快进食，食宜专致

进食时保持席上高兴，因快乐气氛、情绪舒畅愉快可以增进食欲。同时，环境要宁静、整洁、恶喧嚣、嘈杂和脏乱，以稳定进食情绪；食具、桌椅也要整洁、配套；菜肴的色泽鲜美有生气，气味芬芳，也是引诱食欲不可缺少的方面。在进餐时放轻松愉快的音乐，则有利于消化、吸收，此即《寿世保元》所谓“脾好音声，闻声即动而磨食”的道理。

（四）食后漱口，缓步行走

进食后以温开水漱口，清除食物残渣，并缓缓散步一二百步，故孙思邈《摄养枕中方》说：“食止、行数百步，大益人。”消化较差的老年人还可以用搓热的手，在上腹部顺时针方向轻轻环转按摩二三十次，以促进消化。进食后不要立即睡卧或急步行走。

二、老年人的饮食选择

一般来说，老年人的饮食宜清淡，即品质清和、味淡薄，远离肥甘厚味。换成现代的话说，即低热量、低脂肪、低糖类，充足的蛋白质、维生素、纤维素饮食。如能根据不同体质或疾病有针对性地选择进食，则可起到食补与食疗的辅助性治疗作用。

（一）老年人常见病理体质的饮食

老年阳虚体质，表现为形寒怯冷，四肢不温，少气懒言，喜热饮，不爱活动，大便稀溏，夜尿频多，易感风寒，喜春夏不耐秋冬，受病多从寒化，舌质淡胖，脉多沉缓而弱。饮食宜温补壮阳，除一般果、菜外，宜常食血肉有情之品，如羊肉、牛肉、狗肉、麻雀，以及椒、姜、葱、蒜等。

老年阴虚体质，表现为形体瘦削，面色潮红或苍暗，唇红干燥，手足心热，心烦少眠，便秘溲黄，喜冷饮而不解渴，咽干口燥，耐冬不耐夏，畏热不畏冷，受病多从热化，舌质瘦小红而少苔，或常有薄黄苔，脉细数。饮食宜清平甘润滋阴生津之品，如藕、芹菜、青菜、梨、柑、柿、牛乳、鸡蛋、豆腐、鱼类、银耳、海参、淡菜、蜗牛、龟肉、鳖肉等。远离辛温燥热之物。

老年痰湿体质,表现为面色淡白,形体肥胖,肌肉疏松,肢体倦怠,口中黏腻,既畏热又畏冷,舌质淡胖,苔多白滑,脉濡。饮食宜清淡味薄之品,低脂、低盐、低糖,多食青菜、瓜果、粗粮、豆制品。远肥甘厚味。

上述几种老年常见病理体质,有单一者也有兼夹者,如阳虚兼痰湿、或阴虚兼痰湿,或阴阳两虚体质,都是临床常见的,在食疗食补上可兼而用之。

(二) 老年四时与五脏疾病的饮食

五脏与四时相应,四时阴阳寒暑交替,对以五脏为中心的各种疾病影响颇大,老年人除按照不同季节调神、炼形、慎起居、适寒温外,加以饮食调养,对改善体质、促进健康颇有帮助。肝属木与春季相应,春主生发,是万物生发的季节,也是百病萌生和易复发的季节,如冠心病心绞痛、胃病、血管性头痛等老年常见病,易在春节复发。饮食宜甘淡平和,可多食蔬菜、瓜果、豆类,少食生冷油腻,禁辛辣烟酒之类。

心属火与夏季相应,夏季炎热,阳气外散,津液外泄,老年人容易发生气阴不足,伤暑中暑,加重病情。饮食宜清淡生津,咸味宜轻,忌厚味烈酒,常吃梨、西瓜、绿豆、苦瓜、木耳、豆腐、冬瓜、鸭、兔、鸽之类。夏秋之交,为长夏季节,阳气下降,湿气最盛,与脾土相应,脾喜燥恶湿,脾胃病在此季节容易加重,饮食宜平淡实脾之品,如香菇、花菜、薏苡仁、莲子、豆腐、笋、冬瓜之类,忌生冷瓜果、肥腻食品。肺属金与秋季相应,秋燥之气易伤肺金,使肺失清肃的种种老年病易复发加重,如咳嗽、咽干、便秘等,饮食宜淡润之品,如梨、银耳、燕窝、百合、鸭肉、蜂蜜、猕猴桃等,可多选食之,远辛辣温燥食物。肾属水与冬相应,冬季寒冷,人体阳气潜藏于内,有暖脾胃、主纳运的作用,故老年人冬天食欲较好,是进补的最佳季节,因寒为阴邪,易伤肾中元阳,凡阳虚之病冬季最易复发、加重。饮食宜温补阳气,如羊肉、狗肉、鹿肉、鸡肉、韭菜、雀蛋等,可随意选食,适当辛辣可助阳气,亦可选食之。牛乳一味,性味平和,四季均宜,诸病不忌,可每日食之。

第四节　药膳原则与分类

药膳就是利用中药与食物为原料,经过合理烹调加工而制成的形式多样、品种繁多且具有食疗作用的特殊膳食。药膳是中医知识与烹调经验相结合的产物,实践证明,药膳“寓医于食”,药食同用,可提高菜肴的营养价值和治疗作用。药膳食品又不是一般营养食品,是现代所称的功能性食品。中药与食物相配,经合理烹调往往就能变“苦口良药”为“可口良药”。品质优异的药膳常色香味俱佳,非常适合于人们强身保健、防病治病和延年益寿。

一、药膳使用原则

药膳使用应遵循辨证论治原则,只有选用对证的食疗才可能取得预期效果。如同为咳嗽,风寒咳嗽者以食用葱白粥为宜;肺阴虚燥咳则宜用百合杏仁粥;风热咳嗽则应服贝母桑叶梨汁等。总之,应用药膳需仔细辨证,充分了解各种咳嗽的寒、热、虚、实。有了正确诊断,调养才不会出现差错。在运用“辨证论治”原则的时候还应注意四时气候、地理环境对人的生理、病理的影响,在不同季节选用不同的药膳,如春宜升补、夏宜清补、长夏宜淡补、秋宜平补、冬宜温补。而适应自然界变化用药膳以滋润人体气血阴阳之不足,更易保证脏腑的气血旺盛。同时,一年四季之中,无论何时都必须重视保养脾胃之气。而脾胃为后天之本、气血生化之源,只有脾胃消化吸收功能正常了,药膳才能被充分吸收、消化。

二、药膳分类

按照药膳的调养作用,药膳大致可分为三类:保健强身类、治疗疾病类和抗老益寿类,每一类中的药膳品种都十分丰富,仅举其中部分进行简介。

(一) 保健强身类

主要供无病和体质较虚弱者食用,常用药膳方如下:

(1) 虫草红枣炖甲鱼。以冬虫夏草、红枣、活甲鱼为主料。常食有强身健体、防病延年、消除疲劳之功效。

(2) 当归炖母鸡。以当归、人参、老母鸡为主料,适用于身体素弱或久病体虚者,可益气补血。

(3) 双参香菇肉。以人参、海参、香菇、猪瘦肉为主料,可大补气血、强壮身体、消除疲劳。

(4) 枸杞桃仁鸡丁。以枸杞子、核桃仁、公鸡等为主料,适用于精血不足、虚劳咳嗽之证,有补肾强腰、明目养颜之功。

(5) 银耳枸杞羹。以银耳、枸杞子等熬成,具有滋阴润肺而不腻滞,还有补肾健脑之功效,为延年益寿之佳品。

(二) 治疗疾病类

主要是针对不同病理体质患者,可选用适当药膳进行调养。按功效又可分为解表药膳、泻下药膳、清热药膳、祛寒药膳、消导化积药膳、活血药膳、理气药膳、安神药膳、补益药膳、止咳药膳等。其中的品种繁多、不胜枚举。

(三) 抗老益寿类

主要供年老体弱之人食用,由于老年人气血虚衰、免疫功能降低,食用补五脏、益肾气和提高免疫功能的药膳,可望达到抗衰老和延年益寿之目的。例如:

(1) 人参枸杞羊肾粥。以人参、枸杞子、羊肾(无羊肾时羊肉亦可)和粳米等为主料熬粥,具有补肾温阳、养血益气填精之功,最适于冬季常服养生,亦为宫廷延年益寿之要方。

(2) 雀儿粥。麻雀、覆盆子、菟丝子、五味子、枸杞子、粳米等为主料熬粥。本方温而不燥,补肝肾、生精血,老年常服可祛病延年。

条件许可时可经常食用药膳,以起到预防疾病、增强体质、抗老延年之功效。对体虚有病之人,也可以调养身心,使其恢复健康。但也要指出,药膳对身体健康虽有一定好处,但也不是万能的。俗语说“流水不腐,户枢不蠹”,“生命在于运动”。而合理的运动可以提高机体的新陈代谢能力,使各器官充满活力,所以一方面食用药膳,另一方面还需加强锻炼,这样才能收到相辅相成、相得益彰的养生作用。

第十章 起居养生法

“起居有常，不妄作劳”是《内经》中十分重要的养生思想。起居，主要指作息，也包括平常对各种生活细节的安排在内。常，不变也，就是根据四季气候订出规律而不变的作息时间，按时起床，按时工作、活动，有针对地娱乐、锻炼与休息，按时进餐睡觉等，使之制度化，便于长期实行，同时还要注意劳逸适度、戒除不良习惯等，这是养生的重要原则。正如《备急千金要方》指出说：“善摄生者，卧起四时之早晚，兴居有至和之常制”。《寿亲养老新书》也指出：“行住坐卧，宴除起居，皆须巧立制度”，使其活动规律化最符合生理要求。

第一节 作息有序

《内经》根据“天人相应”思想，顺应春生、夏长、秋收、冬藏的四时气候变化规律，指出人体养生必须随四时变化而调精神，使人体功能活动与外在环境变化得到协调统一，从而保持健康。如《素问·四气调神大论》提出，春三月人们应该晚睡早起，在庭院中缓缓散步；夏三月人们应该晚睡早起，不厌恶炎夏之日；秋三月人们应该早睡早起，一般的起居时间与鸡的出入相仿；冬三月人们应该早些睡觉，早晨要等到太阳升高之后才起身。

《素问·生气通天论》中又说：“阳气者，一日而主外，平旦人气生，日中而阳气隆，日西而阳气已虚，气门乃闭，是故暮而收拒，无扰筋骨，无见雾露，反此三时，形乃困薄”。这里，根据自然界的阳气变化规律把一天分成三个阶段，而人体的阳气亦随着自然界阳气的变化表现出生、长、收、藏等四种不同形式。即天亮时人体阳气开始活跃趋于体表；中午阳气最旺盛；太阳偏西时体表阳气开始向内收敛，汗孔固闭；日落之后阳气潜藏于体内。总之，养生当顺应自然而制定出符合生理要求的作息制度并养成合理化的生活习惯，方才对人的寿命延长具有积极意义。

一、按时作息

由于人与自然是一个整体，因而人的生活节奏、生长壮老都与自然节律相关，若违背了自然节律，就会使生命活动规律紊乱而疾病丛生，就难以达到养生目的而尽终其天年。现代科学也证实了人体的生理活动乃至生命寿限都受到了生物钟的控制，人体的体温、血压、呼吸、脉搏等生命特征皆随季节和时间而呈规律性变化。

人若遵循自然规律而按时生活作息，能使大脑皮层在机体内的调节活动形成符合自然规律的节律，这样，人体养生才能最大地顺应自然。因此，要健康长寿，就必须主动安排自己合理的生活作息时间，包括按时起床、按时锻炼、按时进餐、按时工作学习或社会活动、按时排便以及按时睡觉等。实际情况中往往每个人的具体情况不同，也可依自身情况而制定出适合个人的切实可行的生活制度，尤其是中老年人更应加以注意。

事实证明，起居有常、按时作息，把生活安排得生动活泼、合理而有规律者，大多能精神饱满、身体健康、工作效率更高，生活中充满活力，且不易衰老。日本科学家曾对一个偏僻山区农村祖孙三代都超过百岁的家庭进行长寿奥秘的探讨，认为他们一生中坚持做到了这样四点：

（1）坚持劳动。他们每天坚持适当的有规律的体力劳动，能达到舒筋活血、锻炼身体之目的。

（2）饮食规律。他们每天主要以五谷杂粮和蔬菜瓜果为主食，较少吃荤，而且从不偏食，也不暴饮暴食。

（3）起居有常。过着“日出而作，日落而息”的安静生活。他们坚持早起早睡，呼吸新鲜空气。特别是他们生活在山区农村，空气清新，爽身健体，很有利于身心健康。

（4）持之以恒。长寿者们从年轻时起一般都是顺应自然，生活规律、坚持活动、情绪乐观、营养适中、戒烟少酒、讲究卫生。其长寿秘诀就在于持之以恒，这个秘诀显得非常平凡，常常会被人们所忽视，而一旦它被忽视掉，就有可能走向反面。

可见，长寿因素很大程度在于长期坚持规律而合理的生活习惯。在生活中不少日常活动都有其最适当的时间，如下：

（1）起床时间。宜在早晨旭日萌生、万物初醒之时。此时人体体温逐渐升高，按时起床则精神抖擞。

（2）锻炼时间。晨练较宜，尤在夏秋季空气清新、气候凉爽之清晨，此为锻炼的良好时机。平时上午9时、下午4时以后，做健身操对健康有益。冬春夜长、气候寒凉，此时晨练可待朝阳已出勿着霜露。而四季中，大运动量的锻炼宜在傍晚进行，此时锻炼可使全身气血流畅、振奋精神，随后可得到充分的休息，充分发挥动静结合之意。

（3）用脑时间。宜于上午，大脑具有严谨周密的思考能力，精力相对充沛，初入夜时记忆力往往最强。

（4）午休时间。人的神志活动能力在中午之后1时左右常较低落，故此时可小睡，对恢复精力最宜。

（5）睡眠时间。人体生理活动功能往往在午夜之前就进入“低潮”。因此，睡眠时间应在此之前，大约为晚上9~10点左右。若长期超过夜间12点，不仅入睡较难，而且也容易伤阴。

（6）刷牙时间。宜在每餐后数分钟内进行，因为口腔内的细菌可分解食物残渣产生酸性物质，这些酸性物质会腐蚀和溶解人的牙釉，这个过程通常是在进餐后3分钟后左右开始。

（7）饮水时间。每天起床后可适量饮水，既可补充一夜消耗的水分，又可稀释血液，有洗涤胃肠、防止痰瘀内凝之功。白天工作流汗和排尿丧失部分水分，也可适当饮水以补充人体内的津液。

（8）消食减脂。饭后45分钟后，以每小时近5千米的速度（中速）散步20分钟，热量消耗最快，对于减肥十分有利。此外，吃水果、喝牛奶也应讲究时间：水果在饭前1小时或饭后2小时吃，便于吸收。尤其是中老年人，晚上睡觉之前可饮牛奶，因牛奶所富含的钙质饮用后可补偿夜间血钙的低落状态而保护骨骼，且牛奶还有催眠作用。

以上各项日常活动的时间特点可在安排作息时参考。

二、生 活 有 常

每天除按时作息以利养生外,每项日常生活的安排还需要注意合理化。其主要方面如下:

1. 起床

起床是每天必做之事,但要做到合理起床还需注意以下几点:一是早上刚要起床之时,阳气初升、阴气尚浓,起床不必太急,以保证阴阳之气的协调顺接。若时间充裕,在起床之前还可做几个简单的动作,如搓脸、挺腹、弹脑、猫身等,有助于强身和精力充沛。

2. 洗漱

民谚有冷水洗脸、温水刷牙之说。体质好者宜多以冷水洗脸,则可有效地改善面部血液循环,增强皮肤弹性和御寒能力,达到预防感冒等病症。用温水刷牙会使齿缝内的细菌和食物残渣易被清除,达到护牙洁齿、减少疾病之目的。洗脸时还需选用适合自己面部皮肤的香皂或洗面乳擦在手上,充分摩擦面部起沫,然后用水仔细洗净,同时抹上适合的护肤膏,以保持颜面润泽和光洁,使人精神焕发。

3. 衣着

衣着不仅是人类以表美丽的外在装饰,更重要的是它具有保暖调温作用。晋代葛洪主张"先寒而衣,先热而解",意思是要根据季节或一日之中的气温变化,经常添减衣服。民谚又谓"春捂秋冻",指春天转暖,但别急着减衣;秋天转凉,别忙着添衣,这是因为季节转化有个逐渐变化的过程,人体也需要逐渐适应这个变化。其次,衣服应注意卫生,宜经常换洗、晒干,且衣着对于老年养生尤为重要。

4. 沐浴

沐浴包括洗发、洗澡。中医认为,经常沐浴能使腠理肌肤毛窍疏通、气血调畅,所以古人主张人体宜常沐浴。但洗澡也有禁忌,诸如大病初愈、体弱之人,或饱食饭后、月经来潮以及大汗淋漓之时,均不得以冷水洗浴。

5. 睡眠

有动必有静,人在白天活动,入夜需要休息睡眠,以静神养神、不致伤阴耗神。人体昼寤夜寐的生物节律是长期适应自然环境的结果,也是调整人体精神气血不可缺少的一项生命活动。按我国传统作息习惯是日出而作、日入而息,并提倡睡前以温水洗足,保持思想安静、情绪平和;睡时不当风、不对灯、不张口、不掩面、以右侧卧为宜。但在日常生活中,有的人不大注意生活规律,每到夜晚不是清谈闲侃、下棋打牌,就是去消费场所周旋,几乎整夜沉溺于无情的消遣之中,而白天则萎靡不振、无精打采,就难以避免工作中的差错、事故以及对自身健康的影响。

由于老年人容易疲劳，且不容易恢复，加之晚上睡觉的深夜与时间均不及年轻人，所以老年人除午餐外，上午与下午要小睡片刻，以利于消除疲劳。需知，疲劳是保护健康的信号，过度疲劳会降低人体抵抗力，引发各种疾病。但也不宜过分多睡，多睡会使人精神怠惰、气血郁滞。一般说，一个人每天睡 8 小时左右就够了。老年人大约一个晚上能睡 5 小时左右就够了，加上白天午觉、小睡或休息就可补足。

要使睡眠好，首先保持室内无光，空气流通，温度适宜(20～24℃)，环境安静，被褥舒适。睡前不喝茶、咖啡等具有兴奋作用的饮料，少谈话、不争论、少喝水，平心静气散步 15～20 分钟，然后洗个热水澡即上床入睡。入睡姿势以略为弯曲的侧卧为好，因仰睡或俯睡肌肉不能完全放松，也就不能充分休息，而且两手容易不自觉地放在胸部，影响心肺功能，引起做噩梦。同时仰睡后舌根容易下坠引起打鼾。

其次，床以硬板床上加较柔软、厚实的床垫和褥子为好，可使全身肌肉放松，较为理想。钢丝弹簧床虽较时尚，其实并不符合养生要求，因为当您躺下后无论采取哪种姿势，身体的中段总要下陷，下陷于软垫部分的肌肉被动地呈拉紧状态，得不到充分放松和休息。至于枕头，要软硬适当，高度以肩到同侧头为宜，老年人可用芦花、菊花等装枕。最后，谈谈关于做梦的问题，做梦的前提是要睡觉后才发生，不是回忆、思考或幻想，所以做梦是睡着了，只是大脑皮层的某些细胞群在活动，是正常现象，梦多也不是病态，只是做噩梦可能提供了某种疾病资讯，如有心脏病、肺结核的病人等。

总之，日常生活中的细节关系到养生大事。比如明代的养生著作《类修要诀》和《颐生微旨》中都记载了的关于养生起居的"十六诀"就值得一提："发宜常梳，面宜多擦，目宜常运，耳宜常弹，舌宜舔颚，齿宜数叩，津宜数咽，背宜常暖，胸宜常护，腹宜常摩，谷道宜常提，肢节宜常摇，足心宜常擦，皮肤宜常干，心宜常静，神宜长存"。若在日常生活中能合理处理好这些细节，坚持不懈，就能收到健身防病的满意效果。

第二节　劳逸适度

中医认为，过劳包括体劳、心劳和房劳三个方面。劳主动，对人体调畅气血、强筋健骨、健脑益智、增进活力以及调节身心，都有积极意义，但不可太过或不及。逸主静，对人体可以消除疲劳、蓄积精力，但也不可太过或不及。二者之间是一种对立互根的辩证关系。孙思邈说："养性之道，常欲小劳"，《类经附翼·医易》也说："天下之万理，出于一动一静"，其理与《周易》"刚柔者，立本者也"一致，都指明了应以动静结合、劳逸适度的原则来处理二者的辩证关系，这对于养生有着重要意义。

《素问·上古天真论》说："起居有常，不妄劳作，故能神与形俱"，非常强调生活中不可过劳。劳倦太过易耗伤形神精气，是引起多种疾病的根源。具体包括三方面的内容：

一、不劳伤形体

主张"形劳而不倦"，"体欲常劳……劳勿过极"(葛洪《养生论》)。"过极"就是妄作劳，如《素问·宣明五气篇》所云："五劳所伤，久视伤血，久卧伤气，久坐伤肉，久立伤骨，久行伤筋"。尤其是老年、体虚、久病之人，劳作活动更当量力而行，不应不服气而妄作劳。

二、不劳伤心神

此即《素问·上古天真论》所主张的"嗜欲不能劳其目,淫邪不能惑其心",以保持"恬淡虚无"的心理,以免耗伤心神。明代李梴《医学入门》中扬其义,说"暴喜暴苦,始乐后苦,皆伤精气,精气竭绝,形体毁伤","贪名竞利之心急,过于劳伤而不觉。此古寿夭相远者,非气禀之异也"。可见,过分的精神负担会劳伤心神,初则引起气机紊乱,继则损伤形体,发生种种疾病是肯定的,但成天不动脑筋,无所作为,精神没有刺激也就没有活力而萎缩,神萎则形疲,也不利于养生。故李梴又指出"正思虑以养神"的原则,就是把脑筋用于正常的积极的思考而不要过劳,则具有养神的作用,如钻研某种学术,从事某种观察、写作等等。

三、不房劳伤精

清代徐灵胎《医学源流论·肾藏精论》所说:"故精之为物,欲动则生,不动则不生,能自然不动则有益,强制则有害,过用则衰竭。任其自然而无所勉强,保精之法也。"此话反映出了中医养生对房事的正确认识。肾藏精,然其禀赋有限,故需要节制房事,不恣意妄动,频繁和紊乱的性行为以及性自慰等,都是耗竭真精、损伤元气、动摇生命根基的直接原因,必须加以节制,故《古今谚》云:"服药千裹,不如一宵独卧;服药千朝,不如独卧一宵"。所谓"适当",就是有性欲冲动无需强制压抑,无性欲不要勉强,更不要过用,要顺其自然才符合养生之道。

当然,过度贪图安逸,气血呆滞,运行无力,同样可以导致疾病。《素问·宣明五气篇》中所说的"久卧伤气,久坐伤肉",是另一种形式的对人体引起的太过。因此,善养生者需劳逸结合。体力活动和劳动要量力而行,脑力工作和游戏要与适当的体力活动相结合;脑体活动要有适宜的安排和转换,使劳而不累,逸有所养。还有一些劳逸结合的休闲形式,如听音乐、聊天、下棋、散步、观景、钓鱼、作画、趣味运动等都是积极的养生形式,值得提倡。

第三节　戒除不良习好

戒除不良习好即指戒除不良习惯和爱好。对人体养生不利的因素众多,如情绪不能自调、生活没有规律或放纵、过分贪图享乐、四体不勤、不讲卫生等不良习惯,以及长期吸烟、酗酒、偏食肥甘辛香、药瘾、毒品等爱好,这些都是久而习染形成,并非身体所需,其对人体精气形神的损伤和危害,可加速衰老,已是人人皆知,都应加以戒除。

一、戒　烟

吸烟对人体百害而无一利,然而大多人以它作为应酬客人之必需品,而使之广泛流行于世,成为健康之大敌。考吸烟之流行,较饮酒至少要晚两千年,故中医古籍无记载。烟草性辛燥,吸烟引起咳嗽、吐痰,损伤肺气,已是显而易见之事。戒烟之法,首先要认识到烟的危害性及其戒除的不难性。经验证明,只要把戒烟看成件小事,让思想上轻轻松松地与烟绝缘,则更易戒除。如果多年嗜烟形成痼癖,因一时颇不习惯而难戒者,下述方法可因便选用:

(1) 逐步戒除法。先固定香烟支数,然后每天或隔天少吸一支,由多到少,逐步戒除。这种方法要紧的是,必须按计划减少,不断进展,不应以任何借口而放弃。

(2) 旅游戒除法。利用假日,一月或半月,与家人一道外出到陌生地旅游,目的主要是戒烟,受家人监督不带烟、不买烟、不接烟,从此后不再吸烟。

(3) 替代戒除法。凡想吸烟时,即用馨香之品闻之,以替代香烟。因馨香药物也有振奋警示、消除闷倦之功,对戒烟有良效。

(4) 针灸戒除法。据有关杂志记载,从肺经列缺穴与大肠经阳溪穴之间,有一凹陷点,压痛明显,毫针垂直刺入 3 毫米,留针 15 分钟。据说有 85% 的戒烟效果,可以采用。此外,耳针取心点或脑点埋针,想吸烟时,自动按压数次。

(5) 厌恶戒烟法。家人在香烟中暗加催吐药,使其吸后恶心欲呕而生厌恶,顺势戒除。催吐药以缓吐无毒者为佳,如人参芦之类。

二、戒　酒

酗酒,是指经常饮酒过量,继而发生狂言乱语、行为越轨的情况。酗酒之人,多由酒瘾、平日贪杯、稍微劝酒,即狂饮无制而发生。故酗酒与酒瘾是紧密联系的,皆为不良习染。酒之为物,少饮活血脉而有益,多饮伤元气而有大害。若酒瘾已成,犹如一日三餐不可少缺,有害形神,不可小视。善摄生者从不恋杯,有则略饮之,无则不思之。若酒已成瘾并常酗酒者,不戒不行,可因便采取下述方法:

(1) 家人监督法。由家人监督不饮,或只饮少量,从少量到可饮可不饮,逐步除瘾。

(2) 替代戒除法。用果酒、啤酒等替代烈性酒,并且逐步减量,最后用饮料代之而除瘾。

(3) 恐疗戒除法。由医者实施,诈其人有某种病必须戒酒,否则后果不堪设想,但戒酒则定能痊愈,使其恐病而除患。

(4) 酗酒解醒法。对酗酒不醒者,可用《寿世保元》神仙醒酒丹,细嚼清茶送下。神仙醒酒丹:野葛花 25 克,赤小豆花、绿豆花各 100 克,家葛花 400 克(捣碎水澄粉),真柿霜 200 克,白豆蔻 25 克。取细末,和匀,用生藕汁捣和作丸,如弹子大,每日 1 丸。

三、戒　赌

赌博,无论玩牌、麻将、游戏机等何种形式,也无论输赢,那种紧张、焦虑、忿怒、沮丧、懊恼、颓废、空虚的剧烈的复杂情绪波动,已足以大伤神气,至于或赢或输,通宵达旦地进行赌博,对形体的伤害就不言而喻了。赌博,不仅可使人丧失心志,损伤形体,还可导致犯罪、家庭破裂等不良社会现象发生。因此,戒赌不仅是养生的需要,同时还是社会和谐的保障。戒赌之法,当正思虑以养神,积极转移兴趣爱好,可以运动、音乐、娱乐等法代之,并专注于工作、学习之中,久而久之,赌性自消。

四、戒手淫

手淫,是指用手玩弄生殖器以满足性快感的一种不良恶习,又称假性交,多发生于未婚男女青年。此种假性交乃起源于性冲动,性冲动是由外界客观刺激引起。初犯手淫多在一次梦遗情窦初开之后,常因衣裤过紧、被窝过热、异性激惹等,无法满足而又不能自制的情况下发生。一次手淫排精成功,获得性满足之后,每当性冲动发生时常自然地借此慰解,久之习以成性,往往很难矫治。只有反复开导,晓之以利弊,使之懂得其危害性后才能自觉而坚定地戒除。在反复开导启发、坚定其意志的基础上,可配合下述措施,则收效更好。

回避性冲动源,性冲动多来自于外界客观环境的激惹,诸如有刺激性的书刊、影剧、低级娱乐,以及轻浮的异性等,都属于性冲动源,应予回避。与此同时,积极寻求正常的乐趣,如锐意钻研学问,一心致力工作、习琴棋书画、作文写诗、装备电器,听高昂的、鼓动的音乐,或凄惨的、悲伤的乐章,而回避优柔绵绵的乐声,以转移神情。

室内、衣被色彩,用冷色为宜。睡觉前不喝茶、不饮酒、不聊天,以免影响入睡。同时,临睡时排尽小便,被窝不要过热,内裤松解,侧卧式。

少吃牛肉、羊肉、狗肉、鱼肉、虾、海味等助阳食品,多吃蔬菜、水果,夏季丝瓜上市期间可每日晚餐食用。

气功有良效,躺上床即潜心专意做一套卧式松静功,任其自然入眠。

五、戒 偏 食

偏食,是指偏嗜某种食物,或嗜服某种药物的不良恶习。偏食某种食物,如嗜油、嗜辣椒等,超过一般人摄入量的数倍至数十倍,长期非如此则不能进餐者,即属此范围,而不包括因病引起的一时性嗜食,如虫证所致嗜泥土、生米之类,孕妇嗜酸等也不能认为是偏食。而嗜盐过咸伤心肾,嗜油过腻滞脾生痰湿,嗜辣过辛生燥热,此皆习惯形成,有伤形脏,不合摄生之道。

至于嗜食某种药物,如阿司匹林等,也由习惯形成,有的已成瘾,不吃则身心不宁。对偏食者,应让他懂得药物乃治病之物,其所以能治病,原由其气味之偏以纠正人体阴阳之偏,既能除邪气,也能伤正气。用以除邪气、调阴阳,则是有益之药物;如无病而嗜服之,反伤正气,则无异于毒物。嗜食药品,危害非浅,不可不戒。

调理上,除晓之以理外,还可应用以情制情法中的失望法、厌恶法、惩罚法、替代法等,不难戒除。张子和《儒门事亲》载:"蒸饼令软,凡作白丸……以为真药",就是成功应用替代法的先例。已成瘾者,除采取上述方法外,可嘱其瘾欲发作时练松静功,以转移意识。

总之,各种摄生方法,本质上是正确处理生活方式的问题,它要求人们在自尊、自重、自信、自助的条件下,达到增强体质、减少疾病、延年益寿之目的。

第十一章　体质气质养生法

一个人的特点包括体质和气质两个方面。体质，是指人的形态功能在其生长、发育过程中形成的具有个体阴阳差异的特殊性，而气质则属心理学范畴，是指人的行为和态度特征，包括人的性格和勇怯等，通过人与人的交往表现出来。虽人的体质与气质有一定的联系，但总的说来，因人制宜而调神当以气质为主，养精、裕气、炼形则视体质而别，从而选择适当的方法。中医养生学关于不同体质与气质的养生方法，内容十分丰富。

第一节　体质养生法

一、平　衡　质

平衡质即正常质，其体质特点表现为身体健壮，胖瘦适度，颜面明润，目光炯炯，听力聪敏，夜眠安稳，性格平和，反应敏捷，精力充沛，生机勃勃，对气候、环境的变化有较强适应力，食欲佳良，二便调畅，舌质红活，脉和有神，不易生病，即使生病亦偏轻易治或不药自愈。本型体质符合生长衰老的自然法则，其养生原则是保持自身体质的阴阳协调平衡，勿使其偏盛偏衰。选用养生的方法也当不偏不倚，坚持合理的生活方式，不必采取某些有针对性的或特殊的方法。

1. 起居

自觉适应自然界气候的变化，顺从四时阴阳升降沉浮的节律，使人体阴阳与自然环境始终保持协调平衡，从而提高人体对自然环境的适应能力。如春夏之季宜夜卧早起，使情志舒缓，励精奋志，肝气升发，心气宣泄，以顺应春夏阳气的生长趋势；秋日宜早卧早起，宁心敛神，使肺气肃降，以应秋日阳气收敛下降的趋势；冬日早卧晚起，潜伏志意，固密阳气，使阳气闭藏，以顺应冬日阳气沉潜的趋势。此外，还当顺四时气温变化，适寒温而增减衣被，避免过冷过热，以免灼伤阴液、耗散阳气。

2. 饮食

饮食有节，不暴饮暴食和偏食，还应注意饮食卫生。

3. 炼形

坚持适度体育活动，以活动量不太过、劳逸适度为准。体育锻炼的方案很多，选择能协调全身各部位的活动方案，贵在坚持。如五禽戏、八段锦、工间操、跑步、游泳、球类等，或自我习成的体操皆可选用。

4. 药养

对平衡质而言,一般无需药物调养。

5. 其他

避免不良嗜好,切勿自恃体壮,种种任性,以免损伤形体。

二、阳 虚 质

阳虚质一般表现为面白少华,形寒怯冷,四肢不温,少气懒言,喜热饮,不爱活动,大便溏薄,夜尿频多,适应能力差,易感风寒,往往喜春夏而不耐秋冬,受病多从寒化,舌质淡胖,脉多沉缓而弱。若兼痰湿,则形体肥胖,肌肤疏松,既畏寒又怕冷,口中黏腻,肢体倦怠。此种体质养生,重在促使阳气增长,食药宜偏温补。

1. 起居

当如常人顺应四时起居,由于这种体质适应寒暑变化的能力较差,气温稍凉,即有畏冷之感。因此在秋冬春之季,都要"避寒就温",在盛夏之时,则要注意因时培补阳气,当"无厌于日",振奋精神,尤须注意防止夏日过度贪凉,如把室内空调开得过低或吹风过度等。

2. 炼形

此种体质摄生炼形之道,首重体育锻炼,春夏秋冬,坚持不懈,每天进行1~2次,取动则生阳之义。具体项目可因体力强弱而定,如散步、慢跑、太极拳、五禽戏、八段锦、内养操、工间操、球类活动以及各种舞蹈活动等,总以多动壮阳为原则。气功方面,坚持做强壮功、动桩功、保健功、长寿功,着重裕气保精之法。

3. 饮食

饮食要注意多食壮阳之品,如羊肉、狗肉、鹿肉、鸡肉、牛肉等,也可常服雀儿粥:麻雀5只,菟丝子30~50克,覆盆子10~15克,枸杞子20~30克,粳米2两,熬粥,加细盐少许即可食用(《饮膳正要》);羊肉粥:新鲜瘦羊肉腿100~200克,与粳米250克同煮,以精盐少许调味即可,若厌恶羊肉腥味,可待羊肉煮熟后加陈皮适量或加适量葱、姜、盐亦可;饮鹿茸酒、虫草酒等,可令人血脉通畅、气血调和、阳气旺盛。本体质还应注意少食生冷瓜果,以避免损伤脾胃阳气。

4. 药养

根据春夏养阳的原则,夏日三伏,每伏可在医生指导下食附子粥或羊肉附子汤1次,配合天地阳旺之时,以壮人体之阳最为有效。同时,辅以壮阳药物,可用《寿世保元》加减神仙既济丸,终年常服,自见功效。加减神仙既济丸:人参、鹿茸、肉苁蓉、枸杞子、山茱萸、山药、五味子、石菖蒲、黄芪、巴戟天、黄柏、知母、柏子仁、熟地黄、生地黄、菟丝子、天门冬、当归、远志、茴香、茯神、杜仲、牛膝。为细末,炼蜜为丸。本方以温补肾阳、充填肾精之温药为主,又配以滋阴之品，是“善补阳者，当于阴中求阳”之义，久久服之，必有卓效。

5. 其他

常作日光浴、空气浴、温泉浴、热砂养生等，取自然之阳以养人体之阳；平时尽量避免接触阴寒水湿，以免伤人阳气，经常保持衣着温暖，以免阳气散失。

三、阴 虚 质

阴虚质一般形体瘦削，面色潮红或苍暗，唇红干燥，手足心热，心烦少眠，便秘溲黄，喜冷饮而不解渴，咽干口燥，耐冬不耐夏，畏热不畏冷，舌质瘦小而少苔，或常有薄黄苔，脉细数。受病多从热化，表现为虚热亢旺。此种体质养生以补阴为首务，食药均不宜辛温燥热之品。

1. 起居

顺应四时起居与常人同，由于阴虚体质者常畏热喜凉，故在炎热夏季应注意避暑，有条件者可到海边、高山之地旅居。“秋冬养阴”对阴虚体质尤为重要，秋季气候干燥，需注意养阴；在冬季注意保暖适度即可，不可过于厚衣重被或取暖过度，以免耗散阴液。

2. 炼形

此种体质之摄生炼形，首先应懂得阴易亏而难复和阴阳互根、阳生阴长的道理，当各种方法杂合应用，坚持不懈地进行。体育炼形不宜过激活动，首重调养肝肾动作，太极拳、八段锦、内养操等较为适合。气功宜固精功、保健功、长寿功等，注重咽津的方法。

3. 饮食

饮食方面宜清淡，多食甘润生津之品，远肥腻厚味、辛辣燥烈之品。蔬菜如莲藕、芹菜、青菜等，水果如梨、柑、柿等均可常食。同时，常食牛乳、鸡蛋、豆腐、鱼类以及银耳、海参、淡菜、蜗牛、龟肉、鳖肉等，有很好的补阴作用。此外，沙参粥、山茱萸肉粥、百合粥、黄精粥、枸杞粥等，可轮番食用。如条件许可，经常以冬虫夏草炖老雄鸭，喝汤吃肉。食用珍贵的补品，最好在秋冬季节，效果更好。食品中辣椒、胡椒、花椒、桂圆、羊肉、狗肉、牛肉等，辛温燥热，宜少食或不食。此外，饮用泉水可滋阴生津，大有裨益。饮食宜清淡，少食油腻厚味及辛辣燥热之品。

4. 药养

此种体质还需长期药饵补养，以促进阴质生长。这里介绍《寿世保元》的坎离丸、八仙长寿丸二方供参考选用。

(1) 坎离丸。龙骨、远志、茯神、石菖蒲、龟甲、酸枣仁、当归、人参、麦门冬、天门冬、生地黄、熟地黄、山茱萸、黄柏、五味子、柏子仁、山药、枸杞子、知母，炼蜜为丸，常服。本方适于思虑劳心者，房欲伤肾，肾水枯，心火炎，常有失眠、多梦、健忘等表现者。

(2) 八仙长寿丸。生地黄、山茱萸、茯苓、丹皮、五味子、麦门冬、山药、益智仁。本方适于一般阴虚体质之调摄。

5. 其他

还可选用一些自然养生法,如岩洞、高山、森林养生法等,利用自然因素,促进阴精化生,纠正阴虚体质。

四、气 虚 质

气虚质一般形体瘦弱,面色淡白,声音低微,动则气短,少气懒言,常自汗出,疲倦乏力,适应气候变化的能力差,即不耐寒又不耐热,常易感冒,舌质淡白,脉虚无力,常兼阳虚、阴虚、血虚和痰湿。此种体质养生,食药当以补气为主,提高适应能力和抗病能力,少用峻猛克伐之品。

1. 起居

顺应四时起居规律如常人,但此种体质者往往适应气候变化的能力差,即不耐寒又不耐热,常易感冒,故既要避寒,又要防热;既要在春夏之季注意应时振奋阳气,又不能使阳气过亢,反耗元气,又要在秋冬之季注意养阴,使气得阴而能化生。

2. 炼形

这类体质之摄生炼形当重视体育锻炼,初起运动量不可太大,以免劳累耗气,以后随体质的改善再逐渐增加活动量,可坚持散步、慢跑、球类、太极拳、五禽戏、八段锦及各种舞蹈活动等,以不觉太累和短期为度;气功以动桩功、保健功、长寿功为宜,宜加强运气功法。

3. 饮食

多食以甘温之品,如粳米、糯米、小米、黄米、大麦、豌豆、黄豆、山药、南瓜、大枣、香菇等。常食山药粥、莲子粥、大枣粥、薏苡仁粥、黄芪粥等偏重与健益脾肺之气的食物,配以黄芪人参补酒,使元气得充,生机旺盛。

4. 药养

气虚者以人参粉 1.5~3 克每晨吞服,连服 20 天,服药期间不食青菜、萝卜、茶水,颇有效益。补气常用方药有四君子汤、补中益气汤、香砂六君子汤、刺五加片等可供选用。

其他:可适当艾灸。偏肺气虚者灸大椎、肺俞,偏脾气虚者灸脾俞、足三里、中脘等。还当重视适时的衣着变化,以防虚邪贼风。

五、血 虚 质

血虚质一般形体偏瘦,面色萎黄或虚浮,唇甲淡白,头晕乏力,失眠健忘,心悸,妇女月经色淡量少,舌质淡白,脉细弱。此种体质养生,食药均以调补气血、健运脾胃为主。

1. 起居

除顺应四时之起居规律外,此种体质往往要谨防“久视伤血”,不可劳心过度,以免耗散心血。

2. 炼形

此种体质之摄生，以太极拳、八卦掌、内养操等为宜，活动量不宜太大，但贵在坚持。可配合气功的保健功、长寿功、内养功调理气血、健运脾胃。

3. 饮食

以直接补血生血为主，常食用红色蔬菜，如胡萝卜、菠菜、旱菜、番茄、甜椒、花生等，各种肉类、禽蛋、牛乳、鱼类均宜常食。经常煮食连皮花生粥、大枣粥、鸡血藤粥、糯米阿胶粥、桂圆枸杞粥、红枣百合粥等。

4. 药养

当归、熟地、制何首乌、阿胶、桂圆等都具有补血作用，亦可选用当归补血汤、四物汤或归脾汤；若气血两虚，则须补气益血、气血双补，方选八珍汤、十全大补汤或人参养荣汤等，长期服用，能收到较好效果。

5. 其他

一些自然养生方法，如森林、空气、泉水养生法及音乐等也有一定帮助作用。

六、痰　湿　质

痰湿质一般多表现为形体肥胖，身重易倦，善睡，不爱动，动作迟缓，或嗜辛辣，或嗜肥甘，食量较大，多汗，既畏热，又怕冷，适应能力差。此种体质养生，食药均以通阳化气、健脾消痰除湿为主。

1. 起居

坚持顺应四时起居规律，注意不宜居住在潮湿的环境中，在阴雨季节要注意防止湿邪的侵袭。

2. 炼形

此种体质因多有痰湿停滞，故其摄生炼形以体育、饮食、减肥等方法结合实施，持之以恒，才能收效和巩固。尤需坚持进行体育锻炼，如散步、慢跑、球类、游泳、武术、八段锦、五禽戏等，以及各种舞蹈，活动量逐渐增强。让疏松的皮肉逐渐转变成结实、紧密之肌肉。气功方面，以动桩功、保健功、长寿功为宜，加强运气功法。

3. 饮食

少食肥甘厚味，多进清淡味薄之品，宜低脂、低盐、低糖，多食青菜、瓜果等含纤维素多的食品，以粗粮为主食最好，且勿过饱。不宜饮酒，以防滋生湿痰。常进食薏苡仁粥、红豆粥、荷叶粥、扁豆粥等以健脾利湿减肥。

4. 药养

此型体质常需配以药饵服用调理，一般针对痰湿停滞之机而用健脾补肺益肾消痰之品，促进体质状态的改善。一般化痰之方选用二陈汤，若健脾补肺化痰可选六君子汤，补肾温阳消痰可用金匮肾气丸。

5. 其他

可行冷泉水浴，长期坚持能明显强身实体。

七、瘀 血 质

瘀血质一般形体或胖或瘦，面色晦滞，口唇色暗，肌肤甲错，常有出血倾向，或某部疼痛，固定不移，或有包块，舌质有瘀点瘀斑，脉多细涩。食药养生均宜活血养血之品。

1. 起居

顺应四时起居如常人。

2. 炼形

此种体质，摄生之道着重畅通气血，勿使滞塞，内外兼施，缓慢调理，故须首重形体活动，以免气机郁滞。各种舞蹈活动，如太极拳、八段锦、动桩功、长寿功、内养操、保健按摩术等，均可实施，总以全身各部能活动为原则。气功则加强运气功法，以助血行。

3. 饮食

除一般需要外，常食具有活血养血作用的食品，如黑大豆、蘑菇、山楂粥、花生粥等。少量饮酒也有一定帮助作用。

4. 药养

药物治疗可用丹参泡酒常服，若兼气虚者可加人参、三七；兼气滞者加莪术、香附。

5. 其他

常用凉泉、温泉交替洗浴、热砂养生等，与其他方法配合可起到活血强身作用。

八、阳 盛 质

阳盛质形壮体热，面色红光，声高气粗，亢奋多动，口渴口苦，便秘溲黄，畏热喜凉，常见舌红苔黄，脉洪实，且病后多热邪炽盛。此种体质养生，食药均以清热抑阳为宜，少吃温热辛燥之品。

1. 起居

顺四时而起居，由于阳盛体质者形壮而体热，常畏热喜凉，故需注意“秋冬养阴”以防春夏阳气偏亢，至春夏时应注意防热避暑。

2. 炼形

阳盛主动，一般体力充沛者，摄生炼形之道着重在于体育锻炼。活动量可略大，让阳气散发，游泳是首选方案，而跑步、武术、球类等也可根据爱好选择进行，可常练松静功、内养功。

3. 饮食

因其内热炽盛，故宜选清热养阴、清淡甘润之品，少食酒糟、椒、姜、葱、蒜，以及牛、狗、羊、鹿等辛辣燥热之品，切勿饮酒。多食蔬菜、水果以及绿豆粥、荷叶粥、藕粥、苦瓜粥、扁豆粥、冬苋菜粥、鱼腥草粥等。可常饮冰水、泉水、行冷泉擦浴。

4. 药养

可以菊花、苦丁茶沸水泡服，或玄麦甘桔汤代茶饮。

其他：有条件者应到气候清凉、山水秀丽的高山森林或去气候宜人的海滨旅居。

第二节　气质养生法

一、火形气质

火形气质相当于现代所称之兴奋型或急躁质。此种人性情急躁，容易发怒，好与人争，喜进取，做事快，胆量大，性直率，神情常处于紧张状态。《内经》称为“急心”，可能“不寿暴死”一类。养生之道，首先加强自我涵养，养成冷静、沉着的习惯，遇事少参与争论，以减少激怒，把精力用于自己喜好的专业研究，以回避与人争论，常听轻松、幽雅、恬静的音乐，并配以低沉、抑制的乐章，以收“以情胜情”之效。少参与争胜负的文娱活动，常种花消闲，赏花悦心，森林逸兴，书画静神；室内、衣着等以冷色为宜；睡合欢花枕、菊花枕等，每天凉泉、温泉水浴；做松静功，加强意识内守功法。常参与如风筝、钓鱼、太极拳等活动，以陶冶情性。少食烟酒辛辣厚味和肥甘助热之饮食。一年之中的春夏、一日之中的晨午，肝阳升发，心火亢旺，此形人最易动怒发火，尤须主动避免激怒事物。如此养生，逐步改变性情，使之日趋平和。

二、木形气质

木形气质相当于现代所称之抑郁型或抑郁质。此种人性格内向，神情低沉，心胸狭隘，触事忧虑，多愁善感，心常苦闷，做事认真，胆小自卑，怕与人争，神情常处于抑郁状态。《内经》称为“多忧劳于事”一类。养生之道，首先加强自我意识锻炼，多读积极的、鼓动的、富有乐趣的和充满美好生活前景的书籍，培养豁达、开朗的性格。在家庭中常摆趣闻乐事，笑声朗朗，在名利上知足常乐，多参与社会活动，集体文娱活动，常看喜剧、滑稽剧，听相声，以及富有鼓励、激励的电影、电视，少看悲剧、苦剧；多参加旅游活动以开阔心胸；常听轻快、开朗、高昂、激动之音乐以提高情趣。室内陈设、衣着以暖色为宜；常置茉莉花、郁金花、牡丹花等以解郁舒情；常锻炼呼吸吐纳、做强壮功、动桩功、五禽戏、八段锦、慢跑、球类活动等以开导郁滞。一日之晨午、一年之春夏，阳气升发，木形人的神气则较爽朗，而下午、晚间及秋冬阳气潜伏，气氛压抑，易生郁闷，当此之时尤需避免忧愁悲哀之事。

三、土形气质

土形气质相当于现代所称之灵活型。此型人性格开朗，神情豁达，多智少愁，对处境心安理得，夸夸其谈，常言过其实，尤善交往，活动面大，随机应变，顺从潮流，适应性强，多乐而少苦。此即《内经》所谓“安心”、“善附人也”。此种人由于多言谈，活动大，神情浮越，坐不安身，暗耗神气。养生之道重在“静神”，除阅读、音乐、文娱、香花、色彩、泉浴依其喜好随用外，要把精力主要投入具体工作和实干之事。书画宁神静志，钓鱼悠闲少思，可作常习之法。切忌饮酒作乐，无事聊天，高谈阔论，深夜不眠，此皆大伤元气之举也。须知一夜少眠，十日难度。气功锻炼为精神良方，坚持松静功、内养功，多炼内守功法。

四、金形气质

金形气质相当于现代所称之安定型。此型人性格平静，神情安稳，为人敦厚，做事认真，心地坦然，寡言语，淡名利，常缄默，不外露，求稳妥，少开拓，人多喜之。此即《内经》所谓“身清廉”、“静悍”、“善为吏”一类。此形人的神情状态最佳，不偏不倚，平静如水，一般刺激难以掀起心地起伏。若谨遵一般养生之道，大有可能成为长寿之人。

五、水形气质

水形气质可称为“不定型”，即《内经》所谓“不敬畏”、“善欺给人”一类。其人性格活跃，神情不稳定，为人刻薄，心地不善，胸襟狭窄，好搬弄是非，贪名利，常嫉妒，多言或寡言，好表现，性轻浮，做事马虎。由于经常曲运神机，暗耗神气，故生机不固。养生之道当遵循李梴《医学入门》“正思虑以养神”的原则，加强自我意识锻炼，做到孙思邈《养性》所言：“常念善勿念恶，常念生勿念杀，常念信勿念欺……”的要求，多读自我修养类的书籍，远恶友，亲善友，多做公益善事。常听积极、开朗、明快的音乐，看正派的、积极的电影、电视、文娱节目，种花赏花宁志，森林高山闲情，书画宁神正志心，以转移恶念。气功静养、坐禅，亦有扬善抑恶之妙用，关键在于能否坚持。

人的气质分型不是绝对的，既可交叉出现，也可通过调神而互相转变。上述各型气质特点是典型的表现，实际划分只要具备一些主要特点即可认定，顺应气质养生时当加以注意。

第十二章 运动养生法

运动养生法主要是指利用传统体育运动形式进行锻炼,以促进身心健康的方法。传统的体育运动锻炼形式有着十分悠久的历史和丰富内容,是人们乐于接受的养生形式,也是数千年来行之有效的强身健体、延年益寿的重要手段。

第一节 运动养生意义与原则

一、运动养生的意义

运动,是生命的特征,也是生命存在的条件,人体本身就是处于不停运动的、相对平衡协调的有机整体。其运动形式有气血营卫的循周不休、脏腑功能的升降出入以及物质的转化等,这些都是生命现象存在的基本前提。体育之动,可使气血流畅、生机活泼而稳固,这一点早在《吕氏春秋·尽数》中就有论述:“流水不腐,户枢不蠹,动也,形气亦然”。现代研究证明,适当运动可使心脏耐劳、血压稳定、血脂降低,从而有利于控制或预防动脉硬化、冠心病,还可增强肺功能、增强耐寒能力、增进消化功能、改进肝肾功能和整个体质。所以华佗曾说:“动摇则谷气得消,血脉流通,病不得生”。甚至可以这样说,对于养生和某些疾病来说,运动是其他方法和药物所不能完全代替的。

传统体育养生也重视静,从一定意义上讲,静也是一种运动形式。运动不足会导致气血瘀滞、功能衰退、活力不够,但运动过度、气化过亢也会给人体带来一些伤害。如运动太过可直接损伤筋骨、耗伤气血、内伤脏腑,使生命的运动形式失衡,导致疾病产生,因而致夭。尤其是过度运动对心神的扰动,使生命失于正常调节,对养生将会产生极大的不利影响。所以,运动养生十分强调动静结合、形神共调、不可太过或不及等,从而形成了自身的一系列原则和形式。

二、运动养生的原则

运动养生遵循的主要原则有:

1. 动静结合,形神共调

动静结合,一是使运动和休息要有机结合,不可过劳过逸;二是运动的形式要动功与静功相结合,使机体阴阳相协调。阴者主静,阳者主动,炼形宜动,养神宜静。形体的运动可促进气血流通、增强脏腑功能,但脏腑功能的协调必由心神调节,而心神的宁静调和又可使全身功能协调平衡。可见,动静结合才能顺应自然、协调阴阳、和畅气血、不生百病。

2. 循序渐进,不可过量

运动是为了强身健体,但太过则伤身,尤其是中老年人更需严格掌握运动量的大小。一般以不觉心悸气喘、身微热、微汗出、一身舒适不疲乏、脉率不超过 110~120 次/分钟为宜,这种程度比较适合老年人。当然,老年养生者还要根据自己有无疾病、健康情况适当掌握循序渐进的运动量。总之,不要操之过急,不要在短时间内增大运动量,以显示自己强健不衰,这是最为有害的。要记住长寿养生家孙思邈所言:“养性之道,常欲小劳,但莫大疲及强所不能堪耳”。

3. 持之以恒,久则见功

形体锻炼犹如水长流不腐,枢常转不被虫蚀一样,只有持之以恒,日久方能见功。要把每天的体育锻炼习以为常,犹如天天洗脸、吃饭、睡觉、工作一样,不可缺少。阴晴天在室外活动,风雨天在室内活动,雷打不动。如此,既锻炼了形体,也锻炼了意志和毅力。

4. 顺应时日,因人选项

运动时间宜符合天时的阴阳节律,一般说来,以早晨运动较好,有利于机体阳气的生发,在旭日东升、凉露未收之前,选择林木茂密、绿树成荫的草地、河畔,在空气清新之处,先喝温开水一杯,然后做一套准备活动,用短暂的时间舒展肢体、摇动关节,拍打腿、腰部肌肉,做几次深呼吸,以增强各部肌肉的协调性和适应性,然后再进入正式运动。

此外,下午和晚上也可进行适当运动,以使气血调畅、神情舒畅,可消除一天的紧张,有利于夜间休息,但运动不要太激烈,以免引起神经系统兴奋而影响睡眠。对于体育项目的选择也可因人制宜,对于老年人来说,由于肌肉力量减退,协调能力差,宜选择动作缓慢柔和、肌肉协调放松、全身能得到活动的运动,像步行、太极拳、慢跑等。而对于年轻力壮、身体好的人,可选择运动量大的锻炼项目。对脑力劳动者来说,适宜参加一些动静结合、神情放松的活动,而体力劳动者则应多运动那些在职业劳动中很少活动的部位。总之,体育项目的选择,既要符合自己的兴趣爱好,又要适合自己的身体条件。

传统的运动炼形形式,多为动静兼顾,其中散步、慢跑、五禽戏、太极拳、八段锦、武术、剑术等偏于动,各类气功项目总体上偏于静。这些养生炼形项目的特点是,讲求意识活动、呼吸运动和躯体运动的协调,即意守、调息、动形的统一。意守以养神,调息以练气,动形以畅血脉,以意领气、以气动形,内外和谐,气血周流,形神气一体,以达到“阴平阳秘”的目的。这些项目的调气,实际上是使呼吸运动慢、深、细、匀、长,主要是腹式呼吸,对许多慢性疾病尤其是慢性阻塞性肺疾病,如慢性支气管炎、肺气肿等,对改善其呼吸功能效果显著。而腹式呼吸又加强了腹肌与膈肌的锻炼,有助于改善消化、循环和排泄功能,同时还配合了动形锻炼全身肌肉、关节、血脉,因此对整个体质的改善较快。这些传统运动项目遵循了中医养生的基本精神,普遍适用于各类人群,尤其适宜于中老年、体弱以及病后康复者。

第二节　传统保健运动

传统保健运动作为养生方法,有着十分悠久的历史,可以说它与整个中医学同生共发展。这种运动形式通常认为是两种:一是日常劳动,二是体育运动。

历史上的长寿者大多十分勤劳,而日常适宜的劳动对于养生保健的作用是肯定的,但劳动不能完全代替体育运动。体育运动也有两种形式:一是被动运动,如推拿、按摩等;二是主动运动,如散步、慢跑、体操、太极拳、八段锦、游泳、武术、球类运动等。这些运动项目有着更明确的养生针对性,一般形体锻炼当以主动锻炼为主,可随其爱好、习惯而采用。

古代的养生体育运动总称为导引。导,指宣导气血;引,本义是开弓,引申为伸展,伸展肢体之义。所以,导引就是宣导气血、伸展肢体、防治疾病之义。古代导引不完全同于现代的"医疗体育",其最大的特点是:形、意、气三结合,即运动肢体身躯以炼形,锻炼呼吸以练气,并且以意导气行。此正如《庄子·刻意》所说:"吹呴呼吸,吐故纳新,熊经鸟伸,为寿而已矣。此导引之事,养形之人,彭祖寿考者之所为也"。《内经》发展了导引的内容,除了"导引谓摇筋骨,动肢节"以外,还把"按跻"包括进去。王冰对"按跻"的注解说:"按谓按摩,跻为跻捷者之举动手足,是谓导引"。由此可见,古代导引的炼形,既有主动的体育锻炼,又有被动的按摩。及至后来才从导引术中逐渐分化出着重意识与呼吸锻炼的气功,按摩也随之形成了独立专科。

也有许多人把导引解释为一般运动的含义,从广义说也是可以的,实际上导引应是一种医疗、养生性质的体育运动。后世在导引术的启发下发展成了形式多样的健身和竞技类体育运动,如体操、球类、器械运动、跑步等,武术也是健身和竞技类的运动项目。其中,许多项目还保持形、意、气三结合的特点,有的则着重炼形了。

东汉名医华佗编制的"五禽戏",以及宋元时代才形成完整体系的八段锦、太极拳等,就是具有导引特点的养生保健运动项目。近现代,经大量有关专家努力探索和创新,这种有形、意、气相结合的保健运动项目内容已越来越丰富,但其基本特点没有根本改变。故此仅选其具有代表性的传统项目作简要介绍。

一、五　禽　戏

五禽戏由东汉名医华佗创编。五禽戏以五行、藏象、气血、经络等理论为指导,取导引、气功、吐纳之所长,通过模仿熊、虎、猿、鹿、鸟五种禽兽的动作姿态,把炼形、练神、练气揉和在一起,动作简朴而协调。通过练习五禽戏,可以增强肌肉力量和身体的灵敏性、协调性,促进气血周流,改善脏腑功能。五戏皆为,可全面锻炼以健身。

五禽戏在后代的发展中,形成不少流派。近人李春阳氏对五禽戏有精深的研究,指出练五禽戏的要点是:神态要像,活动要全,每作一戏,务使汗出。做到心静体松,刚柔相济,以意领气,气贯全身,呼吸缓慢柔和,引伸肢体,但用劲蓄而不露,动作紧而不乱,松而不散。

(一) 虎寻食

要领:虎视眈眈,威严凶猛,目光炯炯,左顾右盼,扭腰提肩,寻食扑按。

方法:第一左动:自然站立,左足向右跨步,右手向左上方划弧横于前额,呈虎爪形,掌心向下,距头一拳,左手横于后腰,掌心向上,距腰一拳,身向左扭动,眼看右足跟,同时抬头,强视片刻,形似寻食(如图 12-1 所示)。第二右动:方向相反,动作相同。

功用:作用于华佗夹脊穴和督脉,用于坐骨神经痛、腰背痛、脊柱炎、肝炎、肝脾肿大和高血压等病。

(二) 鹿长跑

要领:鹿性纯阳,伸筋奔跑,善运尾闾,坠时沉肩,固肾斜探。

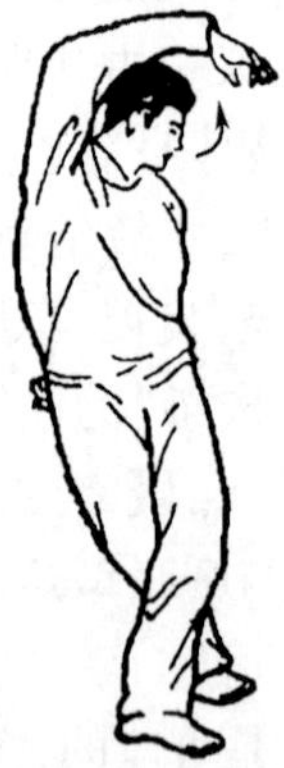

图 12-1　虎寻食

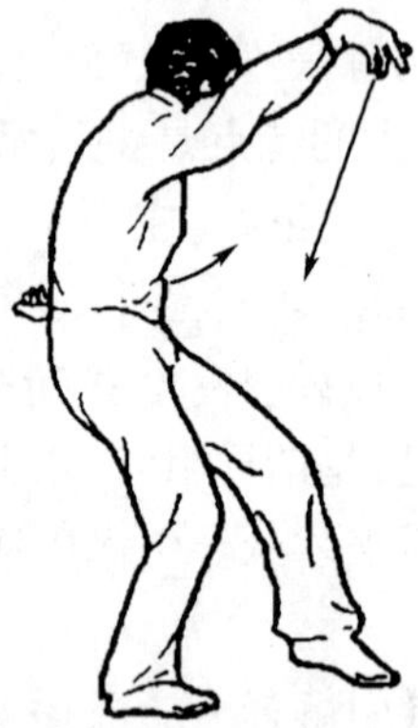

图 12-2　鹿长跑

方法:第一左动:自然站立,左腿起步踢出,上体前倾,足掌距地一拳,右腿微屈,成剪子步;右臂前伸,腕部弯曲,手呈鹿蹄形,指尖下垂与头平;左臂于后,距腰一拳,指尖向上,眼为斜视(如图 12-2 所示)。第二右动:方向相反,动作相同。

功用:作用于膀胱经,用于腰痛、腰肌劳损、肾炎、阳痿、月经不调等病。

(三) 猿摘果

要领:猿性好动,机智灵敏,善于纵跳,躲躲闪闪。

方法:第一左动:自然站立,左腿迈出,足跟抬起,足尖点地,右腿微屈提步;左臂紧贴乳下方,指尖下垂成猿爪形;右臂弯曲上抬,右手从右脑后绕于前额,拇指中指并拢,呈摘果式,眼为动视(如图 12-3 所示)。第二右动:方向相反,动作相同。

功用:作用于奇穴、八邪穴、心包经、膀胱经,用于上肢麻木、偏瘫、癔症及各种眼疾。

(四) 熊撼运

要领:体笨力大,性情刚直浑厚,攀援撼运,善于扛靠推按。

方法:第一左动:自然站立,左腿迈出,足尖里扣,起动收小腹甩胯,成斜马步,两大臂夹紧,小臂伸平,双手浮于右膝上,手心向上,呈熊掌式,眼平看(如图 12-4 所示)。第二右动:方向相反,动作相同。

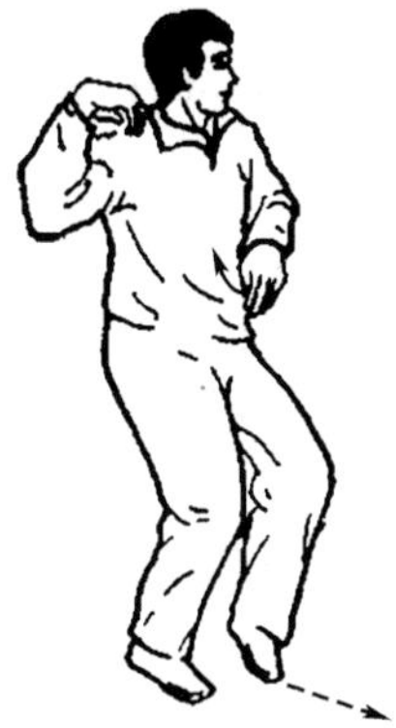

图 12-3　猿摘果

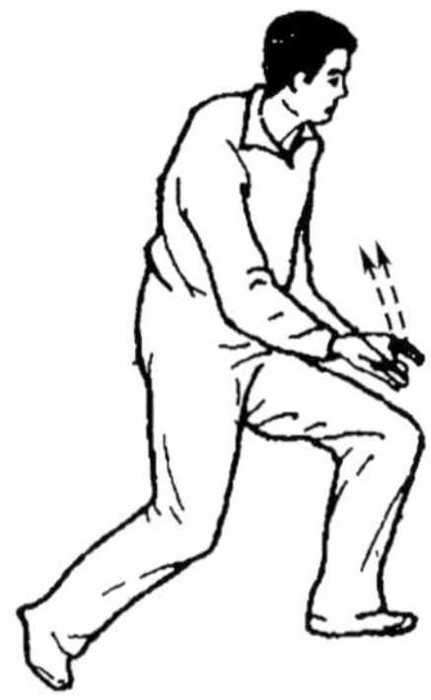

图 12-4　熊撼运

功用:作用于胆经、膀胱经,用于高血压、坐骨神经痛、腰腿痛、消化不良、便秘、尿闭等病。

(五) 鹤飞翔

要领:鹤性温柔,侧重运肢练臂,机灵提气,远征高翔,着力平均。

方法:第一左动:自然站立,左腿蜷曲,足轻轻迈出,平放余地,右腿弯曲成鸡步;两臂平伸,腕部弯曲,指尖下垂,如摄物上提(呈钩子手),两手伸开,外抠下按,头随腿向左摆动,眼为环视(如图 12-5 所示)。第二右动:方向相反,动作相同。

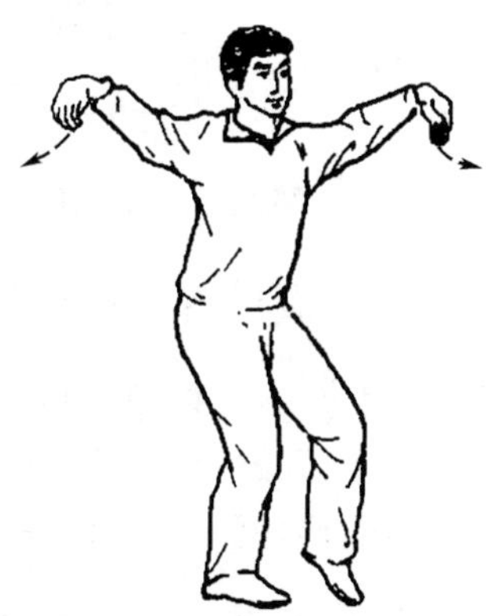

图 12-5　鹤飞翔

功用:作用于小肠、三焦、膀胱经,用于神经性头痛、前臂痛、肢体偏瘫等病。

同时,要做到手与足、肘与膝、肩与胯配合协调,兼守五意:虎势守命门、鹿势守尾闾、猿势守鸠尾、熊势守中脘、鹤势守气海。要轻轻发动,均匀平稳,缓缓停下。每作一势以 5~6 秒为宜。每势可从几步、几十步逐渐增加。可全练也可选择一二势,根据体力强弱和疾病需要而定。

二、八　段　锦

八段锦,是古人精心创编的八节不同动作组成的一套养生运动体操。锦字从金,形容贵重,而帛是古代艳色鲜美之物,以之比喻八段锦,除其健身康体之外,尚有健美之意。八段锦的流派也很多,大都柔和了呼吸、形体与意念活动。其功效和动作方法口诀如下:

两手托天理三焦,左右开弓似射雕;调理脾胃举单手,五劳七伤往后瞧;摇头摆尾去心火,抱项七颠百病消;攒拳怒目增气力,两手攀足固肾腰。整个过程,意随形移,配合呼吸吐纳。

(一) 两手托天理三焦(第一段)

方法:起势以站立静气、直视前方,双足分开与肩宽适度为宜。然后反复作 8 次动作:双臂向胸弯曲,双手指相对、掌心向上翻举;手指交叉翻掌、掌心向上尽力托举,随之抬头,目视手背,足跟稍稍离地,逐渐还原为预备姿势(如图 12-6 所示)。

作用:有调理三焦、宣肺和脾之功,对消除胸闷、腹胀、纳差等慢性疾病或病后调理尤效。

(二) 左右开弓似射雕(第二段)

方法:取骑马桩势,双腿分开似骑马姿势,握拳于胸。拳眼向上,先出左手,目随拳动;而右手半握拳如拉弓状,用力拉至右胸,然后换成左手拉弓,反复做 8 次。伸手呼气,拉弓则吸气,还原则呼气(如图 12-7 所示)。

作用:有扩张胸廓、强壮胸肌之功,对胸闷、肩痛有帮助,可作为肺病恢复期的功能锻炼。

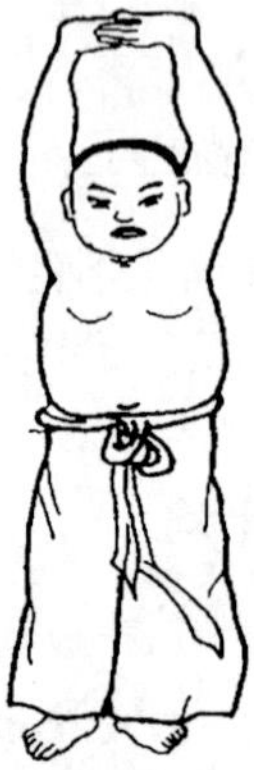

图 12-6　两手托天理三焦

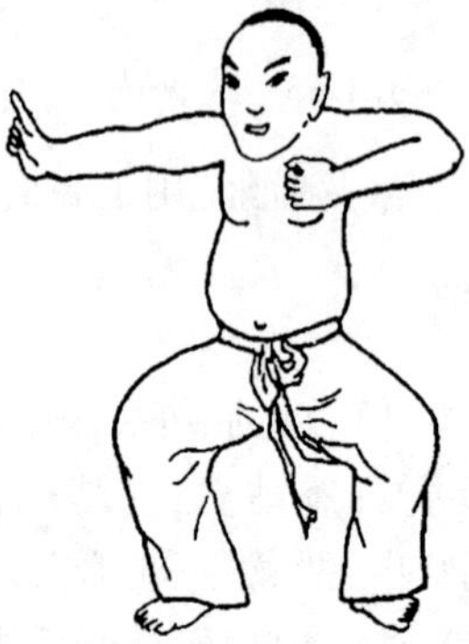

图 12-7　左右开弓似射雕

(三) 调理脾胃举单手(第三段)

方法:站直双臂屈于胸前,掌心向上,指尖相对。先举左手翻掌上托,而右手翻掌向下压,上托下压吸气而还原时则呼气。左右上下换做 8 次(如图 12-8 所示)。

作用:调理脾胃,帮助消化,可缓解肩背疼痛麻木。

(四) 五劳七伤往后瞧(第四段)

方法:站直静气,两手自然下垂或叉腰,头慢慢向左转、眼向后看,还原后换成右转后瞧动作。如此反复 8 次(如图 12-9 所示)。

作用:有宁神情、清肺气之功,可防治颈、腰诸损等疾病,对后天斜颈具有保健康复作用。

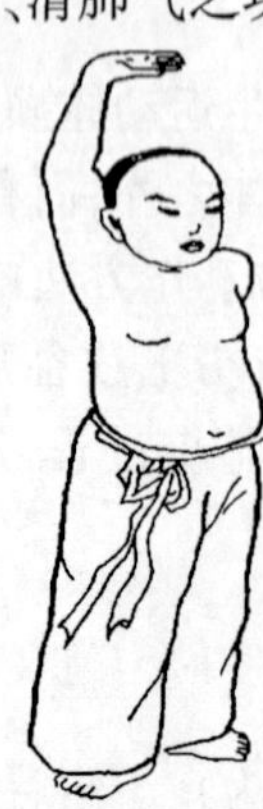

图 12-8　调理脾胃举单手

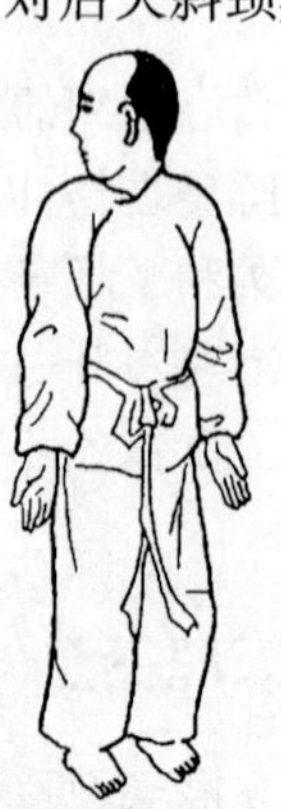

图 12-9　五劳七伤往后瞧

（五）摇头摆尾去心火（第五段）

方法：取骑马姿势，双手心置于两膝之上，屈左臂则上身向左弯转，右臂撑直。左右交换反复8次。屈肘弯腰呼气还原则吸气（如图12-10所示）。

作用：有舒筋活血之功，对肩、臂、腰具有止痛作用，也适合于常人保健。

（六）抱项七颠百病消（第六段）

方法：两手交叉抱项，而颈项用力向后抵，手向前抚。足跟离地，足趾尖着力，两膝挺直。足跟离地则吸气，落地时呼气。反复做8次（如图12-11所示）。

作用：有强壮颈项、腰、膝及足趾关节的功能，尤其对颈项作用显著。

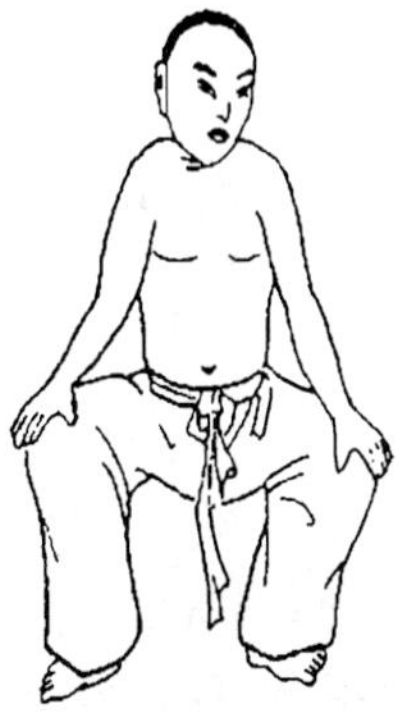

图12-10　摇头摆尾去心火

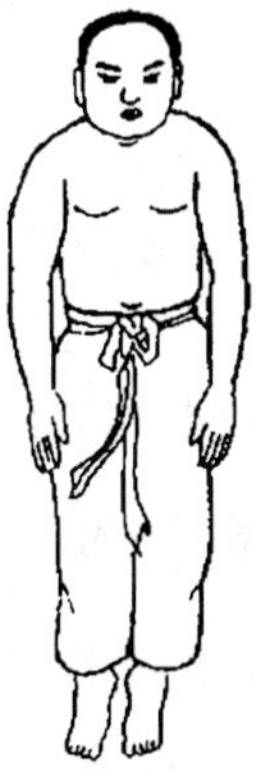

图12-11　抱项七颠百病消

（七）攒拳怒目增气力（第七段）

方法：身如骑马姿势，两手握拳放于腰侧，先用左手斜向左前方击拳、拳心向下、速收拳再出右手。交换反复8次（如图12-12所示）。

作用：有强壮上肢、手臂、胸、肩、腰背的功能，对上肢风湿麻木具有治疗意义。

（八）两手攀足固肾腰（第八段）

方法：两足平行并立与肩宽，两臂平屈于上腹部，掌心向上，然后向前弯腰（勿屈膝），翻掌下按，掌心向下，手指翘起，逐渐以掌触及足背。前俯呼气，还原吸气，反复8次（如图12-13所示）。

作用：有壮腰膝、养精固肾之功，对腰、背、胸、膝具有功能锻炼意义。

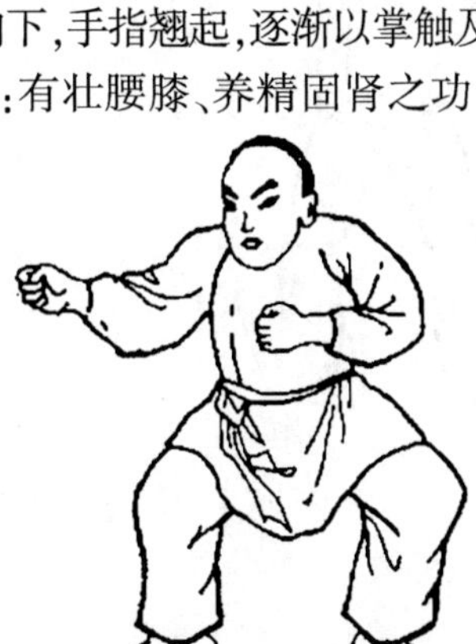

图12-12　攒拳怒目增气力

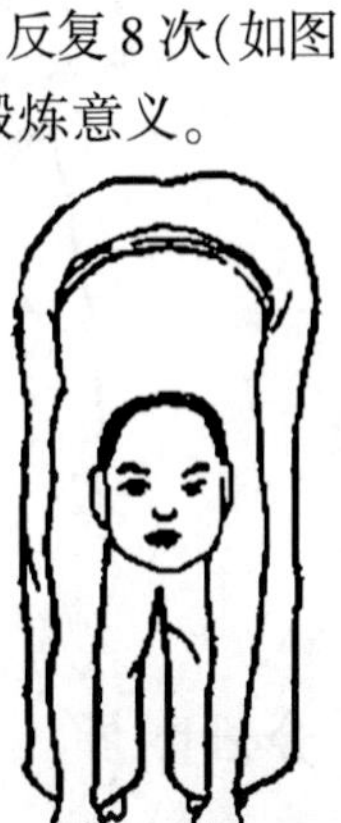

图12-13　两手攀足固肾腰

三、太 极 拳

太极拳,是气功与拳术相结合的术势,源于古代导引术,而完善于明末清初,现代作为一种保健养生术已广泛流行于民间。

太极拳的特点是:动作圆柔,动中有静,静中有动,刚柔相济,内外结合,阴阳相贯,如环无端。具有循经顺气、舒筋活血、强身壮体、平调阴阳之功效。现代研究也证明太极拳运动对人体神经、心血管、呼吸、消化、内分泌、骨骼等系统均有良好的促进和调整作用。凡平人健体,老年养生,病后调摄,以及筋骨、血脉、神情诸证,皆可配合太极拳进行。

练太极拳,以旭日东升、凉露未收之时,在室外山间、田野、河畔、园林、院坝等空气清新的场所最为适宜。下雨天也可在室内进行,以免中断锻炼。每日 1~2 次,以自觉发热微汗出为度,不宜活动过久。

太极拳的流派很多,术势的出入较大。兹节选锻炼较全面而协调的"太极十五式"动作要点予以介绍。此十五式既可全面锻炼,又可有针对性地重点多练某一术式,如腰痛病人,除做其他术式外,可多作双环套月、大象活腰等术式。

第一式:调息宁神

自然站立,左足向左横开半步,两足平行,约与肩同宽;两膝微曲,稍向内扣;两髋内合,臂呈坐劲,腰脊竖直,含胸收腹;松肩虚腋,肘臂微曲,两手平掌下按,意如水中抚球;正头平视,精神内守;口齿轻闭,舌体自然,鼻吸口呼,或鼻口兼用;宁神调息,气沉丹田。随后,两手向前外划弧,顺势翻转掌心向上,两手相接于小腹之前(图 12-14a)。稍作停顿后,随吸气,两手缓缓上起,至与乳平高时,翻转掌心向下(图 12-14b),再随呼吸缓缓下落,至与小腹平高时,再翻转掌心向上。如此,反复作 4 次呼吸(1 次呼吸读 2 个数,单数两手向上起为吸,双数两手向下降为呼,读 8 个数)。随后将两手停于小腹之前。

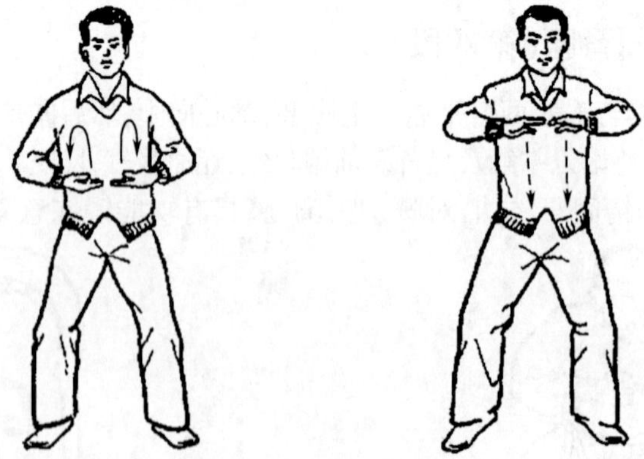

a　　　　b

图 12-14　调息宁神

第二式:分云捧月

此为双重式。(图 12-15a)接上式,将两手向外划弧,从身体两侧向两肩的前上方升起,至与头平高时,两手掌心斜向内上方,两手相距约在肩外一拳之处,头微向上仰,视线从两手中间视向远方(图 12-15b)。稍作停顿后,两手向中间收合,如作捧月状,顺势将两手自胸前缓缓下降于小腹之前。如此反复作 4 次,每次分为 2 个动作,手臂上起为一,下降为二,共 8 个动作。配合呼吸时,上起为吸,下降为呼,意守中丹田(以下各式均相同)。手臂上起时,体式亦稍作上起;手臂下降时,体式亦稍作下降,作整体式运动。

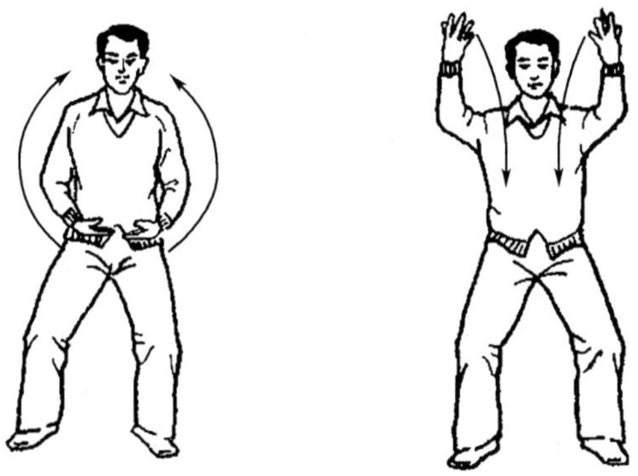

a　　　　b

图 12-15　分云捧月

第三式:左右托球

此为单重式,也可练双重式。接前式,将左足收于右足内侧,成虚丁步,重心在右足,左足向左前方上半步,左手掌心向上划弧托于左肩前外方,手与肩平,作托球式;右手翻转掌心向下,向后划弧,按于右髋稍外方,身体重心顺势前移,成小弓箭步(图 12-16a),稍作停顿后,两手掌心再同时翻转,右手前托于右手前外方,左手后按于左髋稍外方,身体重心顺势后移,呈小坐弓步(图 12-16b),反复作 4 个动作。到第 4 个动作时,顺势左足尖内扣,重心移至左足,右足收于左足内侧,再将右足向右前方上半步(右手往前、左手在后),两手掌心同时翻转,左手划弧前托于左肩前外方,右手后按于右髋稍外侧,身体重心顺势前移,成小弓箭步(此为动作五)。稍作停顿后,两手掌心再同时翻转,右手前托,左手后按,身体重心后移,成小坐弓步(此为动作六)。如此左右共作 8 个动作。

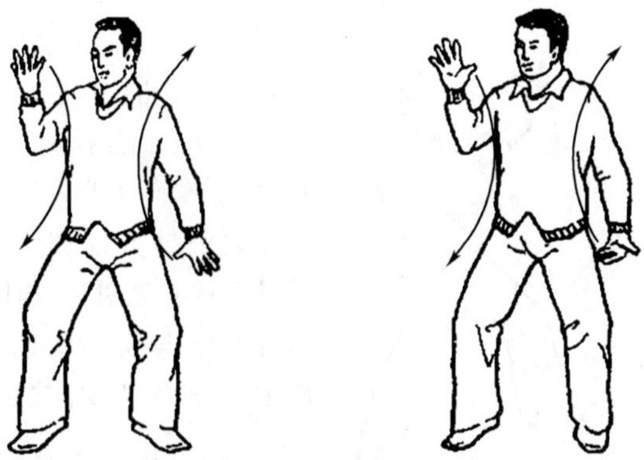

a　　　　b

图 12-16　左右托球

第四式：双手推山

此为单重式。接前式(右手在前，小坐弓步)，右足内扣，左足收于右足内侧，重心在右足。两手同时顺势收于小腹之前，掌心下按；顺势左足向左前方上一步，两手向前推出，与胸平高，成弓箭步。掌心向前，五指微分，掌心呈三角状用力撑开，作双手“推山”之势，上体正直，重心前移，左膝弯曲，膝尖与足尖成一垂线，上体顺势稍向前探，视线从两手中间视向远方，成左推山势(图 12-17a)。稍作停顿后，两手同时翻转掌心向后(手掌对胸部)，顺势收于胸前，两肘距侧胸部约一拳许，身体重心随整体运动后移，成右重大坐弓步，右臂约与右足跟呈一垂线(图 12-17b)。反复作上述四个两次，在作第四个动作两手回收时，顺势左足尖内扣，重心移至左足，右足收于左足内侧，再将右足向右前方上一步，顺势将两手向右前方推出，成右式弓箭步，此为右推山势(此为动作五)。两掌翻转向后，重心后移，成左重大坐弓步(此为动作六)。作 2 次，共 4 个动作。

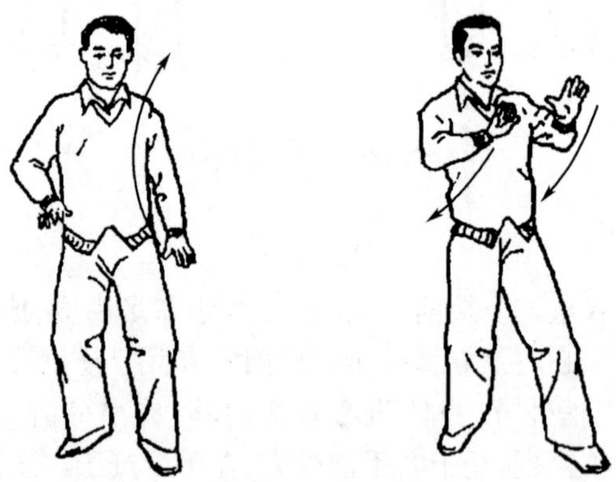

a　　　　b

图 12-17　双手推山

第五式：左右云手

此为双重势，熟练后也可作单势。接上式第 7 个动作结束时，左臂向左引，右手向下按，顺势右足内扣约 30°，左足外展约 30°，变为骑马术，两手同时错开，左手内旋，掌心向里，向左划弧，目视左手心，顺势转头向左，右手同时向左划弧跟于左肘之后，上体同时作整体性的转动(图 12-18a)；随后两手掌同时翻转，左手掌向下，右手掌向上自左肩前与肩平高向右划弧至右肩之前外方，曲肘约 120°，左手同时向右划弧跟于右肘之后，上体同时作整体性的转动，目视右手心，顺势转头向右(图 12-18b)。如此左右交替，各作 4 次，共 8 个动作。

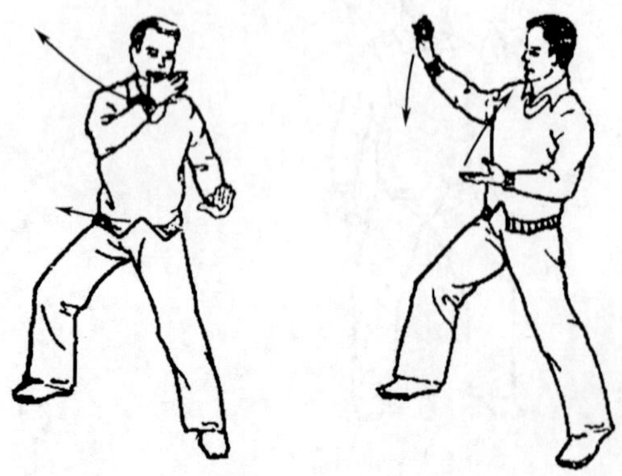

a　　　　b

图 12-18　左右云手

第六式：大鹏展翅

此为单重式。接上式，当做到第 8 个动作时，重心顺势移向右足，左足收于右足内侧，成虚丁步,左手自右前方向上划弧,至与右手平高时,两手同时自两侧划弧下落相交于小腹之前,左足向左前方顺势上半步,重心落于右足,成右重小坐弓步。然后两臂自两侧划弧缓缓上起,两手约与头平高,五指并拢平伸,掌指微向上翘,手腕、肘臂微曲,使两臂略呈波浪式的弧线形,两臂腕指作蛇行蛹动(两臂如蛇行,五指似蛹动,图 12-19a),体势也随之上起,上体竖直,正头平视。稍作停顿后,两臂再自两侧缓缓下落于小腹之前,两腕仍交叉于小腹之前,体式顺势稍向下降(图 12-19b)。如此反作 2 次,4 个动作。当第四个动作两手下落于小腹的同时,左足内扣,右足收于左足内侧,再将右足向右前方上半步,重心落于左足,成左重小坐弓步,再按上法练 2 次,4 个动作。

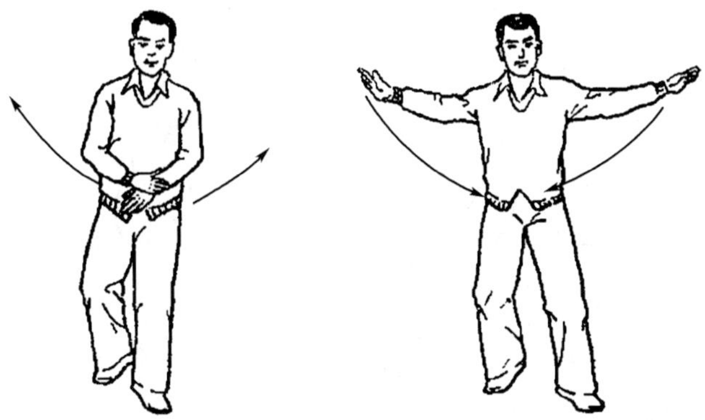

a　　b

图 12-19　大鹏展翅

第七式: 红龙探爪

此为单重式。接前式,当做到第八个动作时,右足内扣,左足收于右足内侧,重心移到右足,成右重虚丁步,左足向左前方上半步,成右重小坐弓步,顺势左手伸向左肩左前方,掌心向上,五指微分,肘臂微屈,手掌与肩平高;右手顺势自右髋外侧后展,五指微分,掌心向上,肘臂屈成锐角,右手停于右耳之后呈向前插出之势(图 12-20a),稍作停顿后,右手向左前方插出(劲在手掌基底部),掌心向下,手与胸口平高,身躯顺势稍向左转,左手自左髋之外划弧后展,五指微分,掌心向上,肘臂屈成锐角呈向右前方插出之势,停于左耳之后,右手顺势翻转掌心向上(图 12-20b),如此反复 4 个动作。然后,左足内扣,右足收于左足内侧。重心移到左足,右足向右前方上半步,右手前插,左手后展(此为动作五)。如此再作 8 个动作,左手在前,右手插于右耳之后,接作下式。

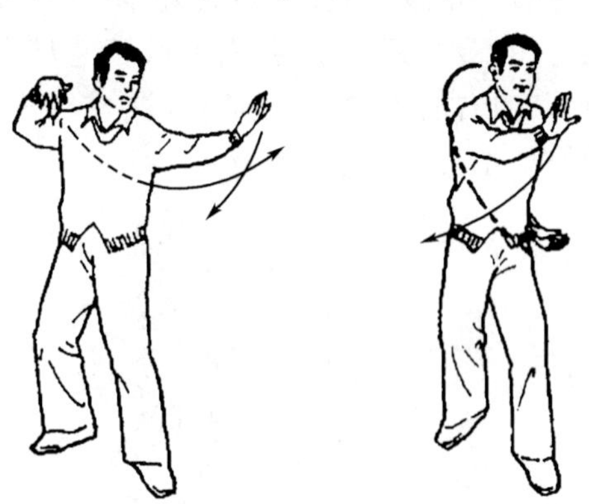

a　　b

图 12-20　红龙探爪

第八式: 水中抚球

此为双重式。接前式,当做到第八个动作时,右足尖内扣约 15°,左足尖外展约 15°,成平肩式,右手自右耳后经耳前向前下按于右肩之前,左手顺势收回翻转掌心向下,与右手平高,位于右手之内侧,两手同时自右肩前下按,如在水中抚球。两手自右胸前划弧下按时,顺势再向左胸划弧上起,两手平高,位于左胸之前(图 12-21a),随后,连续地两手再从左胸前下按,向右胸前划弧上起(图 12-21b)。两手在左右胸前下按时,上体顺势向左右稍作整体性的变动,两膝随两手的升降稍作屈伸,体势随两手的上起下按作相应的起伏。左右抚球运动连结的弧线,犹如∞字形,反复练 4 次,作 8 个动作。

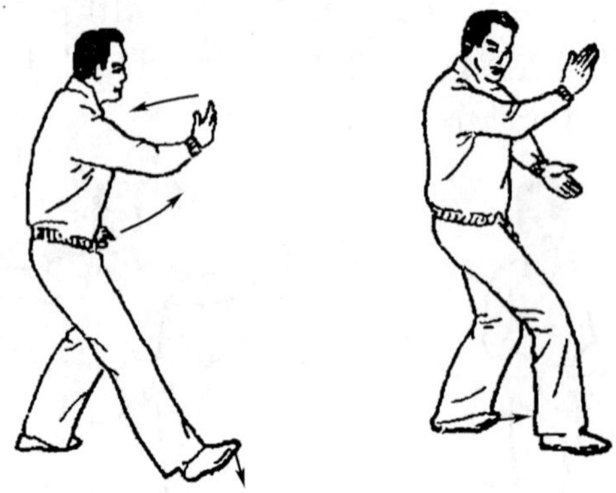

a　　　　b

图 12-21　水中抚球

第九式:左右揉球

此为单重式。接前式,当做到第 8 个动作,两手自左胸前下按时,划弧收按于右髋之前,顺势将重心移至右足,左足收于右足内侧,成右重虚丁步,左足向左前方上一步,收腹坐臀,两手掌心向下,向左前方揉出,若揉球状,手与髋平高,两手位于左足内侧,重心顺势前移,成弓箭步,左膝与左足尖呈一垂线(图 12-22a)。随后,连续将两手向外后划弧后引至右髋的稍前方,身体重心顺势后移,收腹坐臀,两髋内合,成大坐弓步,右臀与右足跟成一垂线,目视左前方(图 12-22b)。如此反复作 2 次,4 个动作。随后左足内扣,重心移至左足,右足收于左足之内侧,成虚丁步,右足向前方上一步,双手掌心向下,向右前方揉出,重心前移,成右式弓箭步(此为动作五)。按上法反复作 2 次,4 个动作。左右共 8 个动作。

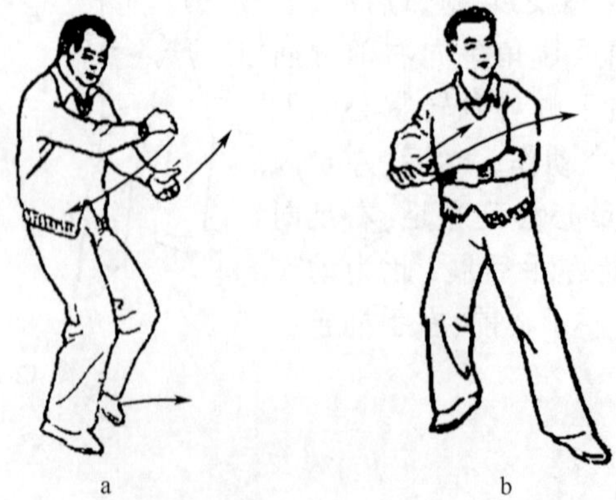

a　　　　b

图 12-22　左右揉球

第十式：孔雀开屏

此为单重式。接前式，当做到第 8 个动作时，两手相对，合掌收于小腹之前，右足尖内扣，左足收于右足内侧，重心移至右足，成虚丁步，左足向左前方上一步，两手合掌向胸前伸出，与乳平高，重心移至左足，成弓箭步，两手自中间向两侧划弧水平外展，肩、肘、腕、手呈一波浪之弧形，两肘与乳平高，两手与肩平高，两手连线位于胸前一拳左右，目视前方（图 12-23a）。随后，两手呈水平位向中间收合于小腹之前，顺势重心后移，成大坐弓步，右臀与右足跟成一垂线（图 12-23b）。如此反复作 2 次，4 个动作。随后，左足尖内扣，重心移至左足，右足收于左足内侧，成虚丁步，右足向右前方上一步，合掌向胸前伸出，再向两侧划弧外展，重心前移，成弓箭步（此为动作五）。如此反复作 2 次，4 个动作。左右共 8 个动作。

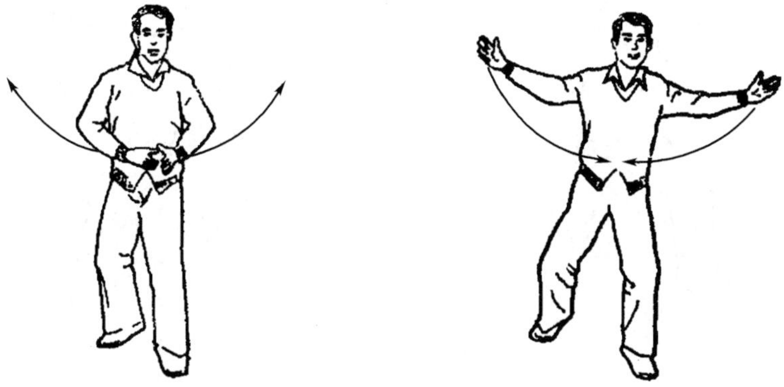

a　　b

图 12-23　孔雀开屏

第十一式：白鹤亮翅

此为单重式。接前式，当做到第 8 个动作时，两手合掌收于小腹之前，成大坐弓步，右足尖内扣，左足收于右足内侧，重心移至右足，成虚丁步，左足向左前方上半步，成右重小坐弓步（图 12-24a）。顺势左手自左胸前向左外侧划弧上起，肘部微曲，掌心向前内，五指屈曲微分，手掌作三角状用力撑开，肘臂呈弓背状，腕与头顶平高，腕掌向外稍作撑拧劲；右手同时划弧后展，止于右髋之后外，掌心向后，指尖向下，手与右髋相距约一拳许，腕臂作后撑劲，头身顺势稍向左偏，力求做到全身体势与力量协调完整（图 12-24b）。稍作停顿后，左手划弧下落于左髋外后方，右手划弧上起于右肩上外侧，腕部与头平高，头身顺势稍向右偏。当上手下降，下手上起，两手相交于小腹的一段时间，肢体的力量向中丹田收合。如此反复作 4 个动作。随后左足尖内扣，重心移至左足，右足收至左足内侧，成虚丁步。右足向右前方上半步，成左重小坐弓步，再按前法练 4 个动作。左右共 8 个动作。

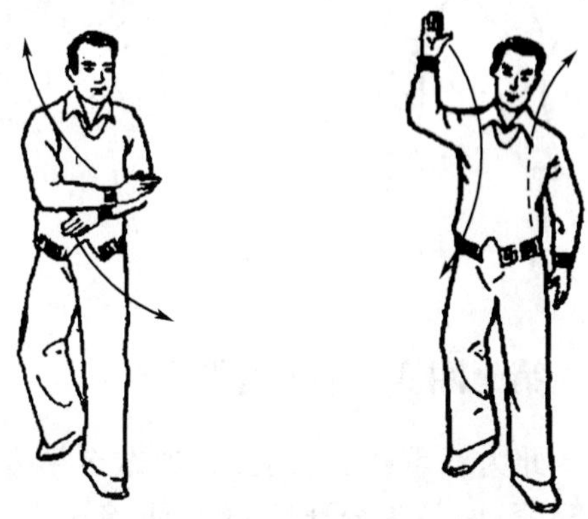

a　　b

图 12-24　白鹤亮翅

第十二式：野马分鬃

此为双重式。接前式，当做第 8 个动作时，右手在上，左手在下，右足尖内扣，重心移至右足，左足收于右足内侧，顺势左足向左横开一步，成骑马式。右手自胸前划弧下落撑按于右膝外上方，五指屈曲微分，手掌呈三角状用力撑开；左手自左髋外，经胸前向上外划弧外撑于左肩的外上方，肘臂外撑，掌心向内，顺势头身稍向右转，目视右膝的前下方，左右手作相应的“挣力”（图 12-25a）。两手在胸前相遇时，下降的手在外，上升的手在内。随后，左手自胸前划弧下落撑按于左膝外上方，右手自右髋外经胸前向上，外划弧外撑于右肩外上方，头身顺势稍向左转，目视左膝前下方（图 12-25b）。如此反复作 8 个动作。

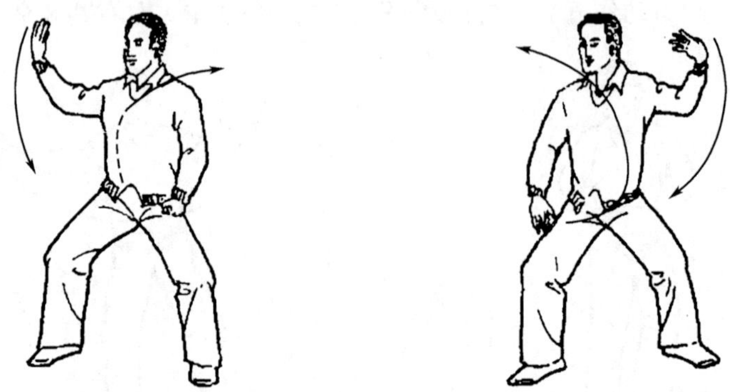

a　　　　b

图 12-25　野马分鬃

第十三式：双环套月

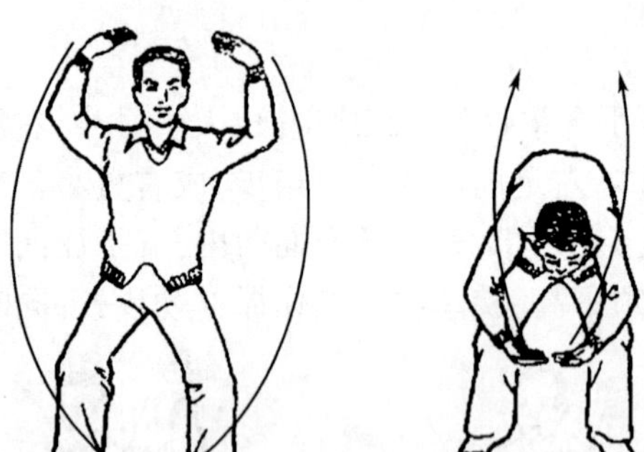

a　　　　b

图 12-26　双环套月

此为双重式。接前式，当做到第 8 个动作时，重心移至右足，左足收于右足内侧，成虚丁步。随后，左足横开半步，成平肩式，右手下落，左手上起，双手同时向小腹前收合，两腕交叉再自胸前上起于前额之上，稍作停顿后，两手向两侧分开，手臂向下，肘臂屈屈如弓，顺势弯腰，两手插向两足前，两手相接，两臂屈曲如环，两膝绷直，勿作屈曲（图 12-26a）。稍作停顿后，身躯上起，两腕交叉，腰脊竖直，含胸收腹，两腕交叉于头顶上，正头平视，如一环形（图 12-26b）。如此反复作 4 次，8 个动作。

第十四式：平臂起蹲

此为双重式。接上式，当做至第 8 个动作时，重心移至右足，左足收至右足内侧，足跟靠紧，两足尖分开约 60°，两腕相交于小腹之前。随后，两臂自两侧上起，与肩平高，手指略向上翘，力用在掌部（图 12-27a）。略作停顿后，上体保持原式，双膝靠紧，身形下蹲，足跟随之提起（图 12-27b）。随后，上体保持不变，身体直起，足跟着地（此为动作三),稍作停顿后,两臂下落,两腕相交于小腹之前(此为动作四,4 个动作为 1 次)。如此反复作 4 次,共 16 个动作。

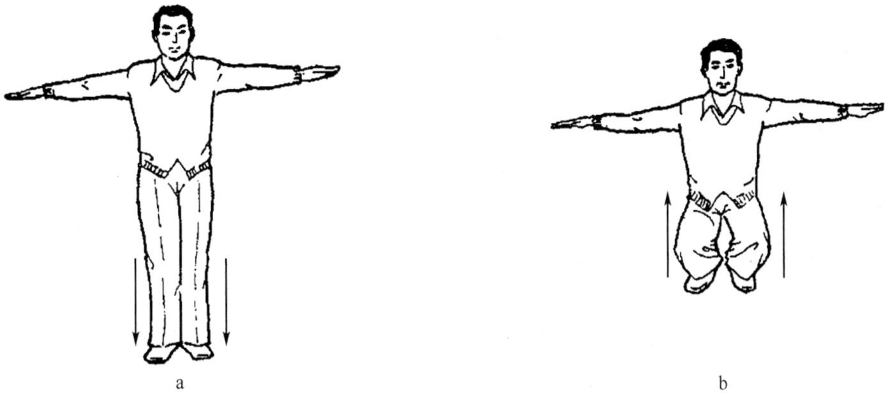

图 12-27 平臂起蹲

第十五式:大象活腰

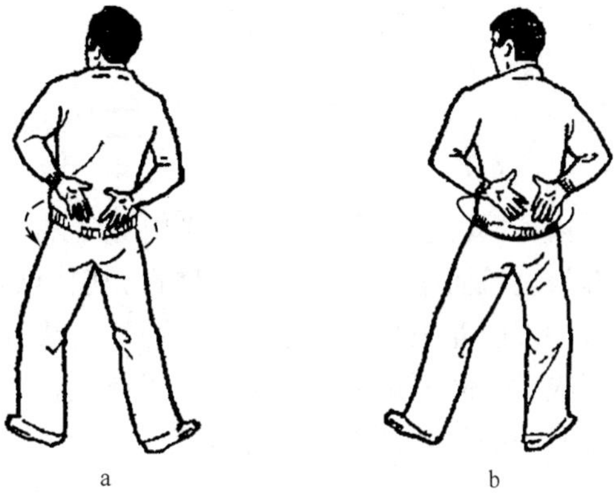

图 12-28 大象活腰

此为双重式。接前式,当做完前第 16 个动作时,重心移至右足,左足向左横开半步,成平肩式。腰脊竖直,含胸收腹,宁神降气,意守中丹田。随后将两手背后贴于腰部两侧(约当命门穴之两侧),两腿绷直,不可弯曲,两足如树生根,五趾抓地。以腰为轴,按椭圆形弧线,先作逆时针方向的缓缓转动,用腰髋力量带动全身大小关节的运动,身体重心随腰髋的晃动,在两足之间转移(由右髋向前左转到左髋时为动作一,图 12-28a,由左髋向右后转至右髋为动作二,图 12-28b,即一个弧圈为 2 个动作)。摇转 4 个弧圈,8 个动作,停稳后,再按顺时针方向用相同的动作摇转 4 个弧圈,8 个动作。最后,停稳,身体正直,气息归稳于中丹田,收功。

第三节 养生保健体操

体操的养生保健作用,主要是通过动作术势和以意领气、和畅气血、舒筋活络、矫正偏颇、强壮正气而达到养生保健目的。《诸病源候论》记载的许多导引术势,实际上其中有的已属体操性质。本节所选养生保健体操,多是经过今人实践和发展而来的项目。

一、益 精 操

益精操,原名阳痿早泄医疗体操,由严家生氏经验总结而成(选自《健康百事通》),实际上是由“固精功”发展而来。此操有益精补肾壮腰之功，主要用于阳痿早泄、腰肌无力等症。现将其方法步骤综合介绍如下。

第一步：起势。

坐于床上，两腿向前伸直，排除一切杂念，头颈各部放松。

第二步：伸腰前屈动作。

略低前颏，尽量伸展腰部，然后边呼吸边做上体前屈的动作，做数次。

第三步：盘坐前屈动作。

盘腿坐，两足心相对，两条大腿尽量分开，双手叉腰，做向前屈体动作，同时用力收缩肛门括约肌，反复做数次，呼吸频率要慢。

上述三步操，每日作1~2次。

平时小便时，有意识地突然中断排尿，约停5秒钟后再排，反复几次（不超过5次），如果在中断排尿之际，用足尖着地更为有效。

一般腰肌无力，很容易引起阳痿和早泄，因此，加强腰部锻炼十分重要，可作以下动作：两足开立，体前屈，双臂自然下垂，两腕上翘，使手掌与地面平行，以腰为轴，向左右转动划圈，配合缓慢呼吸，以意念想象腰部力量在增强。

二、内养操

内养操（选自《气功》），原名内养气功保健操，为赵理正氏吸收传统养生气功和武术内功健身之长而编创的一套保健体操，其特点是吐纳、意念、形体自然融为一体，神形兼备，内外合一。内养操吐纳充分，气感明显，功法舒适，易学易练。无病者强身，对慢性病患者能改善呼吸、循环、消化和神经系统的功能，有较好的保健作用，特别适应于老、弱、病、残者养生保健时习练。现将内养操的术式介绍如下：

（一）预备式

面向南方，两足分立同肩宽，足尖向前，全身松静自然，口微闭，齿微张，舌轻抵上腭，目守祖窍（两眼之间，又谓玄关）；鼻吸鼻呼，自然吐纳，静养2分钟将口中津液缓缓咽下。

（二）采气连三田

两手由体侧移至腹前脐下3寸（此处寸指同身寸，下同）处，掌指相对，掌心向上；徐徐抬臂，双掌置于眉前一拳处，随式用鼻轻、缓、匀、长吸气，腹部随之轻轻鼓起。双掌内旋180°，掌心向下，缓缓下降至脐下3寸处；随式轻、缓、匀、长呼气，腹部随之轻缓内收。反复习练，默数24息（以下各式均同）。

（三）推舟气通关

双手由体侧移至脐下3寸，掌心向内，掌距一拳，掌指向上，徐徐上举平肩，置于肩前两拳处，随式吸气；双掌外旋180°，掌心向外，掌指向上，轻缓向前平推掌，随式呼气；双掌内旋180°，掌心向内，掌指向上，轻缓屈臂平收，掌置于肩前两拳处，随式吸气，再向前平推掌，呼气。默念至第24息吸气，平收掌后，双掌向体侧自然下降置于体侧，随式呼气。

（四）托天理三焦

双手由体侧移至脐下3寸，掌心向内，掌指向上，徐徐上举过头后双掌外旋180°，掌心向上，头微后仰，目视双掌，随式吸气；双掌外旋90°后轻缓向体侧划弧，置于体侧，随式呼气。吸上呼下，反复练习。

（五）浮沉益脾胃

双掌外旋90°，掌心向前，小臂从体侧徐徐上浮（抬），随之屈肘，双掌向胸膻中穴前一拳处划弧，掌指相对，掌心向下，随式吸气；双掌轻缓下沉至脐下3寸处后，移归体侧，随式呼气。

（六）收功

双目轻闭，自然吐纳，静养2分钟后缓缓咽下津液，然后轻睁双目，缓行百步（室内原地轻踏步百次）。

（七）注意事项

内养操吐纳为鼻吸鼻呼顺腹式，吐纳要求轻、缓、匀、长，伴之收腹鼓腹也应轻、缓，勿故意用力；意念为默数24息，练每步功均默念“一吸气，一呼气；二吸气，二呼气……至二十四吸气，二十四呼气”止；形体疏导宜在意念引导下和吐纳同步进行，要求轻松自然。此功四时可练，可整体练，亦可选练其中之功法，每日练1～2次，练功量以自感舒适为度。

三、益　视　操

益视操，是以目珠运动与按摩相结合的一种体操术势，具有保护眼睛视力的功效。多用于视力减弱、目暗不明、视物昏花诸证，包括近视、远视、散光、弱视、色盲、青盲、雀目症等，都可用此操进行经常性锻炼。

古代益视操，有怒目、瞪目、虎视、张眸转睛等眼部运动，如马王堆《导引图》所示。也有通过躯体运动达到明目的，如《诸病源候论·目暗不明候》导引法：“蹲足，以两手举足五趾，低头自极，则五脏气偏至，主治耳不闻人语声，目不明，久为之，则会发白复黑”。现代益视操是综合了古代之所长，并加上穴位按摩，比较全面。现将具体方法介绍如下：

第一步：起势。身体蹲下，两手着地，瞪目虎视，左盼右顾15～30次，然后张目转睛起立。

第二步：按摩。其顺序如下：

（1）揉天应穴。以左右大拇指指腹轻轻揉按左右眉头下的上眶角处。

（2）挤按睛明穴。以右手大拇指与食指挤按鼻根，先向下按，然后向上挤。

（3）揉四白穴。先以左右食指与中指并拢，放在紧靠鼻翼两侧，大拇指支撑在下颚骨凹陷处，中指、无名指和小指屈起，由食指在面颊中央部（即眼眶下缘正中直下一横指处）揉按。

（4）按太阳穴并轮刮眼眶。屈起四指，用左右大拇指掌按太阳穴，以左右食指第二节内侧面轻刮眼眶1周，先上后下（按内上、外上、外下、内下的方向运转），使眼眶的一些穴位如攒竹、鱼腰、丝竹空、瞳子髎、承泣等穴都受到按摩。

眼保健功每日可做1~2遍,每种按摩手法做20~30次。

四、五官导引术

对人体官窍进行导引保健之术在《诸病源候论》中记载颇多,如《白发候》载:"……举左右手导引,手掩两耳,治头风",《齿痛候》载:"东向坐不息四通,上下琢齿三十六下,治齿痛",《头面风候》载:"端坐生腰,左右倾头闭目,以鼻内气,除头风"。其他如擦面、吞津、转眼、服气、吐纳导引术都有不少记载。现综合各家导引要领,叙述如下。

(一) 咽津

每日晨起端坐,凝神息虑,舌抵上腭,闭口调息,津液自生,渐至满口,分3次咽下,久行之则五脏之邪火不生,四肢之气血流畅,脾胃健运。

(二) 擦面

每晨起静坐闭目,凝神存养,神气合一,两手互相搓热拂面7次,行之数月,能使颜面皮肤润泽。

(三) 转眼

每日睡起时盘膝静坐,凝神息虑,二目微闭,将双眼左转20次,右转36次,紧闭少时,忽然大睁。治肝胃阴虚、眼昏不明诸证。

(四) 叩齿

每晨睡醒时,叩齿36遍,以舌搅牙龈之上,津液满口,方可咽下,每作3次乃止。此外,小便时闭口咬牙,解毕方开,防止齿病。

(五) 掩耳

静坐凝神调息,以双手掩耳,头前后运动10次,左右运动10次,意守印堂(两眼中间),逆上百会(头顶正中),直至玉枕(后头枕骨下方),下达会阴(两阴之间),意守会阴。治头昏目眩、偏正头痛、中风不语、半身不遂等证。

(六) 咽气

睡醒时,调息养神,以左手搓脐27次,右手亦然。复以两手搓胁,摆摇脊柱7次,咽气纳于丹田,握固良久乃止,屈足侧卧。可治遗精、滑精、神疲无力。

(七) 深呼吸

预备姿势:下肢健全者取自然站势,两足摆开平肩,挺胸垂手;下肢损伤者取自然坐势,或坐于专门的轮椅上。

动作要点:两手伸直,徐徐向前抬高,手心向下,当两手高过肩,与身体呈垂直时,手掌外旋,同时徐徐放下两手,尽力收缩腹肌。

呼吸要点:用鼻吸气、口呼气。随着两手徐徐抬高,吸气由浅变深,尽力取清气,随着两手徐徐放下和腹肌缩小,呼气由浅变深,并尽力呼气到最大限度,将浊气排尽。

一般于清晨在空气新鲜场所,作 7 次即可,可在其他锻炼之后进行。主治短气、久咳吐痰等证。

以上各种导引术,可根据需要选择其中有关项目练习。

五、赤 足 走

足心对人体具有全身性影响。古人捣药敷熨足心以治上部疾病,或搓揉足心以引火下行,或热火烫足以安眠等,已注意到足心的保健作用。赤足走的目的是增强人体适应能力和御寒能力,减少风寒感冒等的发生,主要适用于长期未赤足行走而体质较强的病人。

锻炼要点:双足先穿袜子,在地板上走一段时间后再脱掉袜子,赤着足在地板上走,早晚各 10~20 分钟,每周递增 5~10 分钟,直至增加到 40 分钟,可在室内进行,也可在室外干净平坦之地板上进行,体质强壮者冬天还可作赤足踏冰锻炼。

第十三章　气功养生法

气功，是一种通过练气和练意，达到自我身心锻炼和强身健体的活动。在我国，气功用于养生可谓源远流长，历历可寻。气功中的吐纳、运气、静坐、站桩四类主要功法，各有所本，互相渗透，不断发展，形成了许多功法。气功一般不需器材，对环境的要求不高，每人都可采用，所以具体有很高的养生价值，为我国人民的健康长寿作出了卓越贡献。

气功，实际上包括练神和炼形两个方面，是一种比较全面的养生方法，该方法强调在松静自然、神情安和的状态下，集中意念，利用呼吸的调整，主动导引气血运行，因而具有调养精神、促进气血流通、调节和增强脏腑功能、诱导和启发人体潜能、祛除病因等作用，因而有显著健身防病、养生延寿之功。其作用原理，主要通过锻炼精、气、神（精、气、神是人体生命活动的基本要素，互相转化，不可分割），增强生命活力和自然抗病能力，从而达到养生防病之目的。

《内经》曾指出：精中生气，气中生神。张景岳《类经·摄生》说："精全则气全，气全则神全"。古代气功家据此而逐步形成了气功的基本思想：练精化气，练气化神，练神还虚。近代气功家综合气功的特点，概况为外练筋骨皮，内练精气神，形神并重。气功调养的基本法则如下：

调心（意念）：指意识训练，就是说练功中要求自己的思想、情绪、意识等活动逐渐停止、安静下来，排除杂念，使神情进入一种入静、虚空、轻松愉快的境界。这样，就可使全身形体放松、气血调和、经络疏通、精神充沛，从而调动人体之潜在能力，发挥自我调节功能，以达到养生治疗之目的。其方法有放松法、默念法、数息法、意守法、贯气法、良性意念法等。

调息（呼吸）：是指通过调通人体之内气，使之逐步聚集，储存于身体某一部位，逐步循经络路线运行，以疏通经络气血。其方法有自然呼吸法、深呼吸法、腹式呼吸法、口吸鼻呼法、胎息呼吸法等。

调身（姿势）：是指调整身体姿势，使其放松、舒适，为调心、调息打下基础。所谓"形不正则气不顺，气不顺则意不宁，意不宁则气散乱"，故调身为练功关键。其方法有：卧式（仰卧式、侧卧式）、坐式（平坐式、靠坐式）、站式（自然站桩、三圆式站桩、下按式站桩、混合式站桩），以及太极气功、不行功等动静结合的各种姿势。

气功的种类很多，务必根据体质强弱、年龄大小、阴阳虚实、脏腑盛衰等不同情况，因人制宜。亦当因时因地辨证施功，灵活选用不同的功种。

一、松　静　功

松静功又名放松功，是古代用于修身养性的一种静坐功法。它的特点是练气与练意相结合，采用放松的基本方法，通过默念"松静"二字，用意识引导全身放松为主，从而达到安定心神、调和气血、疏通经络、增强体质以调养心身的作用。松静功的主要功法如下：

松静功由练功前的准备工作、姿势、放松法、呼吸法、静坐法和收功组成了一整套动作术势。

第一步：准备法

练功的目的是调心养气，使心神达到高度入静。但练功时往往杂念很多，思想不易集中，很难入静。因此，练功前需要做好准备，尽可能排除干扰，以保证练功的顺利进行。

(1) 练功环境应尽可能选择在安静、空气新鲜之处。室内练功，要通风换气，但不要迎着风向，以防感冒。

(2) 宽衣松带，解除束缚。无论练卧势、站势、坐势、走势，都须将纽扣、衣带、鞋带或瘦小的衣服等预先解开，使身体舒适，血液循环畅通。

(3) 安定情绪，精神愉快。练功前需休息 20 分钟左右，休息一下，安定心神，使练功时思想容易集中，并注意使心神舒畅、精神愉快。如果情绪不稳，心情急躁，则杂念纷纭，不易入静，而且呼吸不畅。如果精神不振，练功则容易昏沉入睡，这样影响疗效。

第二步：摆姿势

姿势端正，易于入静。无论采用哪种姿势，一定要端正，合乎自然，坐势应用宽凳子或椅子，高度以使练功者的膝关节弯曲 90°为宜，头颈和上身坐直，身体才能保持端正，不偏不斜，胸部略向前稍俯，不挺胸，臀部向后微凸出，但背不弯不曲。若是盘膝坐，两手相握或两手重叠向上，贴于小腹前或小腿上，姿势端正后，两目微闭，注视鼻尖，口微闭，舌抵上颚。

第三步：放松法

放松法是一切功的基本功，主要是消除一切紧张，达到全身肌肉、内脏、血管、神经放松，强调自然舒适，气沉丹田。

姿势可采用坐势、站势、卧势和走势等，要求自头上向足下放松，头部放松，虚灵顶颈(头轻轻顶起之意)；两肩放松，垂肩坠肘；胸部放松内含，腹部放松回收；腰部放松挺直，全身无紧张不适之处，精神放松，面带微笑。

第四步：呼吸法

松静功的呼吸法，采用顺呼吸法，吸气时默念“静”字，呼气时默念“松 ”字，放松得越好，入静就越快，做到呼吸自然柔和，舒适自得，使气沉丹田(脐下 1. 3 寸)，即练功家所说的“息息归根”，呼吸是练气功的主要环节之一，没有呼吸的锻炼，便没有疗效，但练呼吸不能急于求成，要循序渐进，每次练功练呼吸 20~30 分钟即可，以免练呼吸过多，时间过长，引起偏差。

第五步：静坐法

练完呼吸法之后，接着练静坐法，开始时杂念较多，思想难以集中，用意守丹田(脐下 1. 3 寸)，让杂念自来自消，自然就会转到无杂念的境界，如果仍有杂念，可用听呼吸的方法来排除它。听，不是听鼻子呼吸的声音，而是将听觉的注意力集中于一呼一吸的下落，至于呼吸的快慢、粗细、深浅都不要去管它，听至杂念完全消失，这就是入静了。至于入静的程度因人因病而异，千万不可勉强追求，凡是愈想快入静的人，实际上是越静不下来，因为急躁是由杂念引起的，所以就妨碍了入静。但静是相对的，特别在练功初期，不能要求过高。有些人练功时虽未达到理想的静,但用一念代万念(如意守法、随息法等),实际上也可收到一定疗效。

第六步:收功法

练完气功后,不要急于起来,要以肚脐为中心,用一只手掌心按在肚脐上,另一只手的掌心贴在这只手的手背上,两手同时以肚脐为中心向左,由内向外,由小圈到大圈缓缓划圈,左转30圈,稍作停顿后,再由外向内,由大圈到小圈,右转30圈,到肚脐处停止收功,然后活动身体,也可配合太极拳、八段锦、慢跑等,则收效更大。

本功法适用于眩晕、胸痹、风湿诸痛、咳喘、胃痛、腰痛、失眠、头痛等慢性疾病,而对癫、痫、狂及高热、大出血等则当忌用。

二、内 养 功

内养功是气功调养中静功法的功种之一。它的特点是通过特定的姿势、呼吸和意念的调练,以实现形体松适、呼吸调和、意念恬静等要求,从而起到精心宁神、培育正气、平衡阴阳、调和气血、舒筋活络、协调脏腑等功能。

第一步:准备工作

与松静功相同。

第二步:姿势

与松静功相同。

第三步:注意事项

在练功时形体和神情应放松,不紧张,顺乎自然。

第四步:闭停式呼吸法

内养功采用闭停式呼吸法,有两种形式:第一种叫停闭呼气法:吸→停→呼→吸……;第二种叫停闭式吸气法:吸→呼→停→吸……。如此循环不已,周而复始地进行呼吸锻炼。在每次练功中从开始到末了都要保持平静均匀的呼吸,建议掌握下列各要点:

(1) 呼吸深长、轻细、均匀是调整呼吸的前提。在整个呼吸中,只有细细地吸,才能深长。呼吸要轻,没有声音;要细微,不能粗糙,不然呼吸将会短促、吃力、不能持久。均匀是非常重要的,只有把吸停呼三者安排得很恰当,才能保持稳定状态。检查呼吸轻细情况,一般用耳朵以听不到呼吸声音为合适。

(2) 建立鼻呼鼻吸,气沉丹田。在练呼吸时,要有意识地诱导气体下降的感觉到小腹(气海,脐下1.3寸处),这样经过较短的时间,就可以形成。千万不能操之过急,如用劲鼓肚子(单纯的腹肌运动)憋气等,气往往贯不到丹田,膈肌不会下降或下降不深,反而形成胸式呼吸,练功者上身随着呼吸而上下移动,容易疲劳,而不能坚持练功。

(3) 停闭呼吸,气贯丹田。小腹的膨大是逐渐练成的,至于膨大的程度、腹肌收缩内凹的深浅,因人而异,练功各阶段也不一样。故意用力鼓肚子,或追求越高越好是不对的,因为这样会产生疲劳和出现某些不适应的症状，所以切忌用力紧张。

第五步：意守丹田

意守丹田是练好气功的重要环节之一。目的是为了思想集中，排除杂念，使心神易于入静，愈静则效果愈好，达到所谓稳定安静的半睡眠状态，以使身体各部机能恢复到正常状态。当练呼吸时就意守呼吸，体会呼吸的柔和自然、舒适平稳，达到意气合一，则容易入静。

要达到入静的目的，必须思想单纯集中，练功时杂念不生，古人叫做调心，就是化杂念为一念，使之入静，通常和调息是结合在一起的。调息中的数息、随息、止息、观息、还息、静息，都是很好的意气合一的方法。数息就是默数呼吸的次数；随息是用意识跟随呼吸；止息是把呼吸若有若无地止于丹田部位；观息即是内视呼吸之气从鼻孔中细微出入；还息就是呼吸全部用意识的方法；静息是指呼吸清静缓慢，心如静水，清净光明，全无杂念。通过上述方法，可以入静。练功时采用一种或二种，尤其以静息、随息、止息法为优，只有在练功中认真实践，才能体会出其中的奥妙。

第六步：收功

同松静功法。

本功法适用于各种慢性虚弱、脾胃运化不良诸证；而心痛、心悸、出血者忌用。

三、站　桩　功

站桩功源于古代站式练功法。此功的特点是以站桩为主，形容练功之人犹如树大根深，站立挺拔，配合意念与呼吸练功，属静功练习方法的范畴。

第一步：练功前准备工作

宽衣松带，如领口、腰带、鞋带等要松开，以免过紧影响呼吸和血液；排除大小便，喝杯温开水。

第二步：姿势

立正站好，全身放松，头颈正直，下颏回收，含胸垂肩，弓腰收臀，松肩、松腰、松胯，全身感到舒适，轻松自然，面带笑容，心神平稳，精神愉快。

第三步：功法

1. 健胃桩

这种功法健运脾胃，有帮助运化、增进食欲等作用。

功法：在上述姿势的基础上，左足旁开一步与肩齐宽，两手轻轻抬起与肩同高，然后缓缓下降，两膝关节微屈，膝盖与足尖齐，手与乳头平，如抱球状。精神集中，意守脐丹田（肚脐）。吸气时腹部轻轻外凸，腰向前微动；呼气时腹部内凹，腰往后微动，要求舒适自然，不可用劲。腰部运动约 30 次后，静站 5 分钟。

2. 健肾桩

这种功法有健肾强身的作用，尤其适用于肾虚腰痛保健。

功法：在上式的基础上，两手放于两胯之前方如伏案状，左右距离约30厘米，意守命门（命门位于第十四椎节下，前对肚脐）。以腰为轴，左右各画小圆圈30次，要求舒适自然，缓慢均匀。然后静站5分钟。

3. 柔肝桩

这种方法有平肝阳、降血压的作用，故又称降压桩。

功法：在上式的基础上，双手放于两髋的侧方；两手自然下垂，手与髋的距离左右各15厘米，呈金钟式。由小腿先颤动一下，而后由下而上全身微微颤动。不拿颈，自觉轻松，意守足心涌泉穴。颤动2~3分钟后，改为静站4~5分钟。

4. 健肺桩

这种功法有补肺气（扩大肺活量）的作用。

功法：站好后两腿分开，宽与肩齐，两手从两侧轻轻上抬，双手高与肩齐，各成半圆形。用逆呼吸法，吸气时腹部内凹，呼气时腹部外凸。鼻吸口呼，意守脐丹田。约15次后，改为静站3~5分钟。

5. 养心桩

这种功法有强心、镇静、安神等作用。

功法：在前式基础上，两手由肩下移至胸前，左右臂各成一圆形，高与腋窝平，自然呼吸法，意守脐丹田。身体不动，神情处于松静状态。约5分钟收功。

以上五种功法可以灵活掌握，根据自身的情况练1~2项或全练均可，但对重症心痛、眩晕、肺痨等忌用。

四、动　桩　功

这里主要介绍饿虎伸腰功法。“饿虎伸腰”是武当两仪风雷拳中的一种动桩功法。它的特点是：多势、动作连贯组合，一气呵成。反复循环演练，既有吞吐跌宕、威武勇猛的节奏，又有委婉圆活、缠绕连绵的韵律。刚柔相济，快慢相间，虚实转换，内外兼修，静极生动，动极生静，此一阴一阳相辅相成，是为两仪。今将功法介绍于下：

第一步：预备势

两足开立比肩略宽，足尖朝前，平行站立。要领，竖项悬顶，双目平视，下颏内收，面容轻松自然；松肩含胸，两手臂垂于体侧，五指稍分，掌心涵空；缩臀提肛，两腿微屈，两膝有相抱之意；足掌与五趾贴地，足心涵空，默想用意于足掌下沉入地，如大树生根。

按上述要领的顺序，以意验察身体各部是否符合规范，反复验察三遍，使浊气排出体外，清气随意念贯注全身。此预备势若单独修炼即为静立养生功。

第二步：双风贯耳势

两臂由身体两侧向上向两侧弧线抬举，掌心逐渐变为向下；同时，意念由腰胯下沉，经双膝至足掌，匀缓吸气，当两掌升到与肩一般高时，小臂内旋，稍弯两臂，向前反掌环抱，拇指在下，其余四指向前，掌背相对，如双风贯耳。动作不停，匀缓吸气不停，掌背内合，虎口相对，高与眼平，两臂圆撑。如图 13-1。

第三步：虎踞峰巅

接上式动作不停，开始匀缓呼气。屈回双臂，双掌收于双耳侧变为虎爪，五指卷曲，如握圆球。沉肩坠肘，畅胸合背，气沉丹田。如图 13-2。

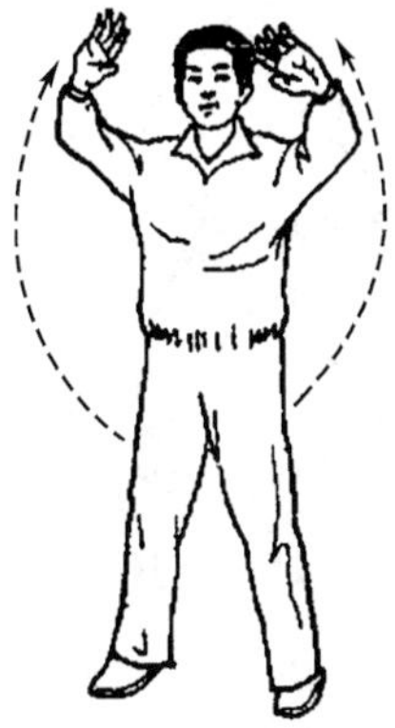

图 13-1　双风贯耳

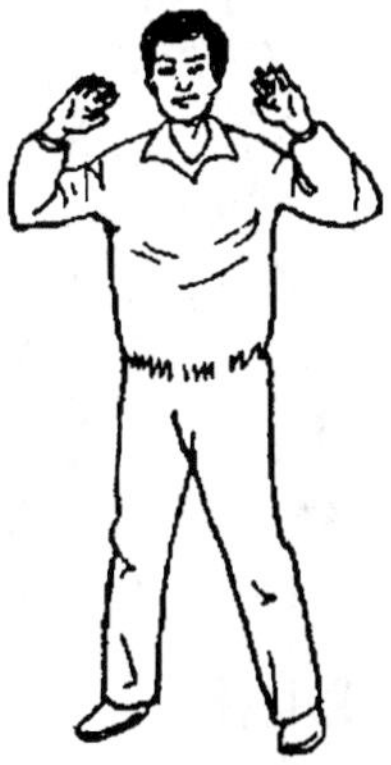

图 13-2　虎踞峰巅

第四步：猛虎探爪

接上式动作不停，开始匀缓吸气。双虎爪向前探抓，虎口向上，掌心向前，小臂内拧，肘心朝天（肘尖向下），含胸拔背，坐腕垂肘，收腹挺腰，溜臀裹裆，目视双掌。如图 13-3。

第五步：饿虎扑食

按上式动作不停。深吸气，双虎爪先向下，再向内（掌心对着小腹），继而向上（掌心向上）弧线翻卷。屈臂圆撑，屏息蓄力，呼气少许。如图 13-4。

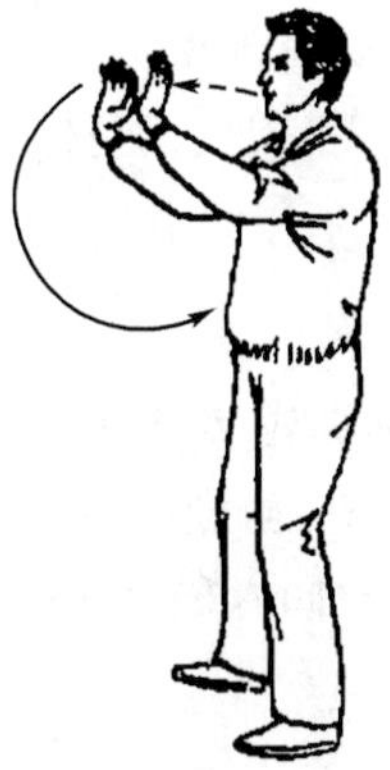

图 13-3　猛虎探爪

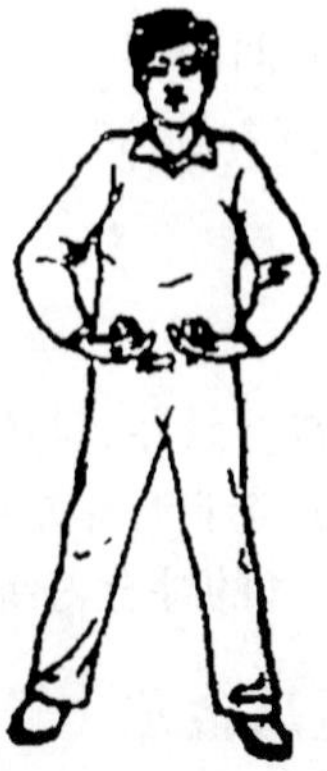

图 13-4　饿虎扑食

第六步：力推泰山

按上式动作不停。小臂迅猛内旋，掌心翻转向前，沉肩垂肘，双掌坐腕前推，高与肩平，气贯掌根及指梢。与此同时，迅速屈膝下蹲成马步，吐气发“嘿”声，腰脊后撑，溜臀提肛。如图 13-5 所示。

动作说明：此动作，练武功者，须刚脆激烈，直快重猛；养生祛疾者，须用意不用力，柔活舒缓。无论刚柔松紧，均应适度。劲力能直快重猛者为之刚，非僵也，肢体善拧缠叠曲者为之柔，须刚时能刚，须柔时能柔，劲力顺达，转换灵活，相辅相成，是为刚柔相济。

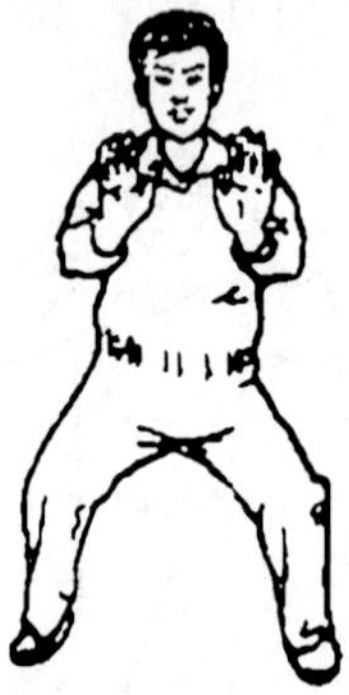
图 13-5　力推泰山

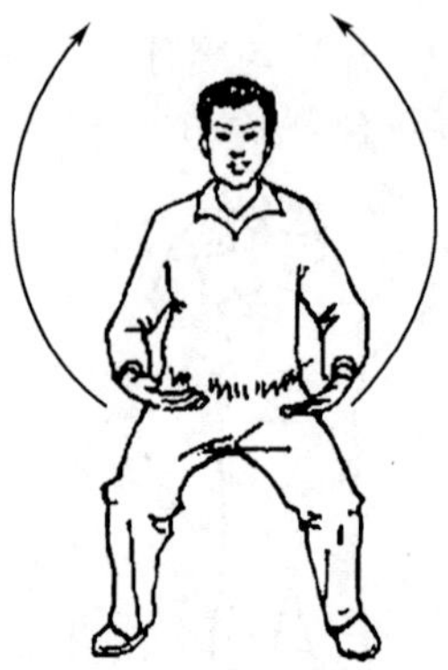
图 13-6　虎戏山林

第七步：虎戏山林

接上式，将未吐出之余气匀缓呼出。虎爪变掌向前平插，气由掌根贯注指端，小臂外旋，呈圆弧线向外翻转两掌，使拇指侧由内向外，掌心由外向前，向下翻转为向上；双臂屈回并下沉，肘部逐渐外撑，掌指转为相对，开始向两体侧降落；同时，身躯匀缓上升直立，开始匀缓吸气。如图 13-6 所示。下接第二步双风贯耳。

动作说明：六式动作要连续完成，两吸两呼为 1 遍。每次练功应做 9~36 遍。肢体起伏吞吐，动作连绵不断，呼吸匀缓自然，运劲圆活饱满。

第八步：收式

由上式接做双风贯耳，变为图 13-1 所示的姿势后，两掌心由向前翻转为向下，然后匀缓下沉手臂，匀缓呼气，直至双手落于小腹前；内气亦随手臂的下沉，由头顶百会向下沉聚于腹部丹田穴。两手向两侧继续沉降，还原为预备势，丹田呼吸 9 遍后收功。

本功法宜用于哮喘、心悸、心痛、胸腰疼痛，以及脾胃失运等诸证；而身体过分衰弱者慎用。

五、长　寿　功

练气功可以益寿延年，是历来公认的事实。长寿功的种类较多，徐氏整理出来的九子长寿功、仙人穿衣功（选自《气功》），前者以动求静，寓静于动中，动静结合，内外兼修；后者锻炼全面，是形、神、气的综合习练功法，今将徐氏的长寿功——仙人穿衣功法介绍于下：

第一步：五爪金龙

双足分开如肩宽，足尖内收，呈内八字，十趾抓地，如树生根，双膝微曲，状如骑虎，头正颈直,舌抵上腭,门齿相印,唇目微开,沉肩坠肘,含胸拔背,又称为骑虎裆。轻守丹田,凝神片刻,双手指分开自然垂直于大腿上。吸气,五指自下而上至胸膺,屈肘变拳,拳心对着人体。呼气,双拳外旋离胸,向前下方展臂伸直至大腿上(见图 13-7)。

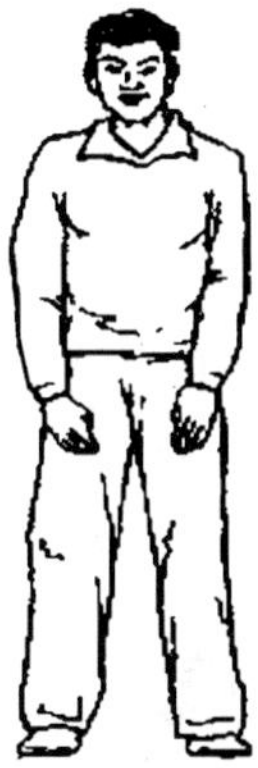

图 13-7　五爪金龙

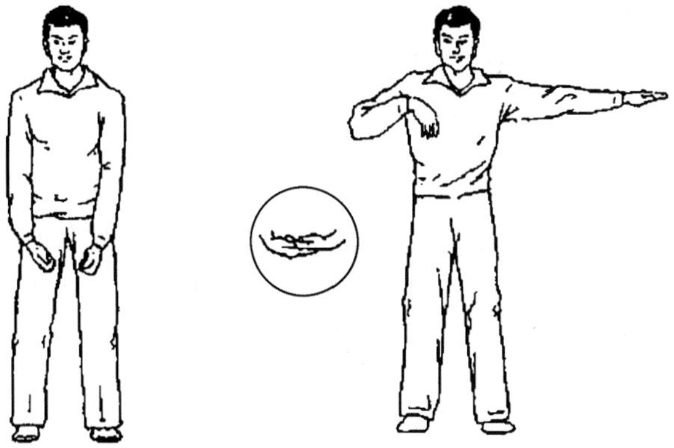

a　　b

图 13-8　仙人穿衣

第二步:仙人穿衣

双拳变掌,重叠于阴部前方,左上右下,掌心向上(见图 13-8a)。吸气,双掌从阴部托至胸,曲肘,双手掌向内旋转、左下右上,掌心向下,拇指对胸。呼气,左前臂向左伸出,掌心向下,稍低于肩,同时右手渐移至右侧腋下,以虎口置胸胁(见图 13-8b)。

第三步:顺手牵羊

以左足跟为轴,左腿和身体一齐向左转,右足不动呈含裆(即状如虚步),但双膝稍曲,全足着地,足趾抓地,如钉似锥。然后伸出右手,与左手平行,掌心向下(见图 13-9a)。吸气,双手掌平行向右,后抓,在右侧腋下变掌为拳,左上肢屈肘 90°,拳心向上,右上肢曲肘呈 90°,右拳紧贴在左肘窝内侧,拳心向内。同时以左足跟为轴,上身向右转,右足靠拢(见图 13-9b)。呼气,向左侧转体,摆肘,左足向左侧迈出一步,又成含裆,左拳尖不宜越过左足尖(见图 13-9c),上式共做 3 次。

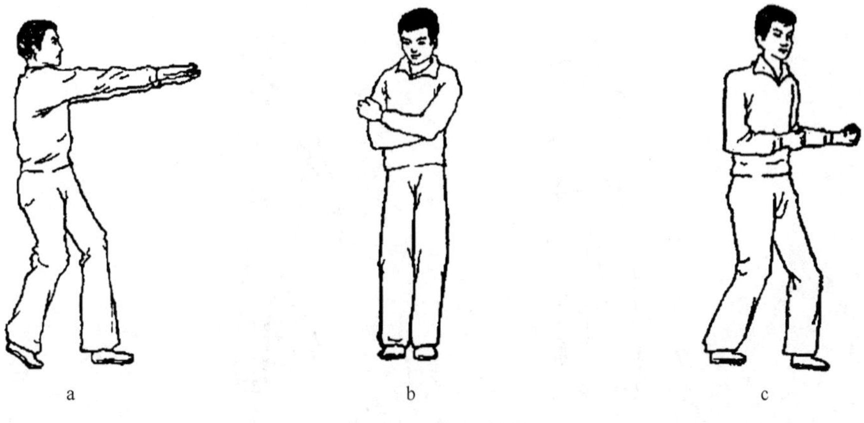

a　　b　　c

图 13-9　顺手牵羊

第四步：五爪金龙

身体向右转，由含裆变为骑虎裆，功法同第一步。

第五步：仙人穿衣

功法同第二步，唯左右相反。

第六步：活腰摆臂

双手变拳，右上肢垂直向下，拳心向左，左上肢屈肘成 90°，置右肘内侧处，拳心向上（见图 13-10a），吸气，弯腰收腹垂首，右上肢向前左转体摆臂活腰，同时左足向右足并拢（见图 13-10b）。呼气，右拳提起曲肘成 90°，右臂平行向右侧摆，拳心向上且右腿向前迈出一小步，呈含裆（见图 13-10c）。接着重复 2 次。

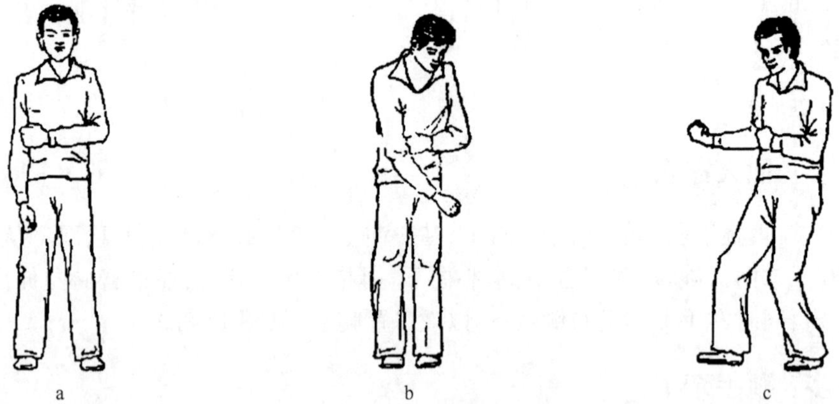

图 13-10　活腰摆臂

第七步：扭转乾坤

右上肢自然垂直，拳心向左，左拳置于右窝内侧。人体向后转体 180°，右腿向前跨出一步，左足接踵跟上成骑虎裆（见图 13-11a）。吸气，右臂向右摆，掌心渐旋向后，左腿向右腿后移成叉步（见图 13-11b）。呼气，右拳心向上旋转、扭臂，屈肘 90°，右足向右移动半步呈含裆，右手不过膝及足尖。上式重复 2 次。

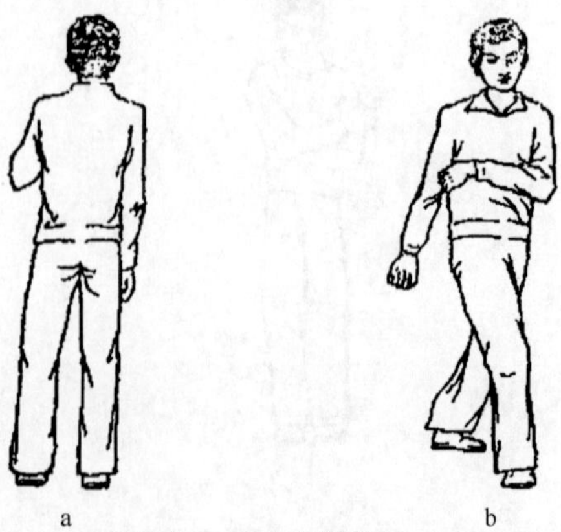

图 13-11　扭转乾坤

第八步：左右轮臂

向后转体 180°，右腿向前右方迈出一大步，左腿跟上，回到原位，呈骑虎裆。左拳离右肘向左垂直，拳心向右，右拳紧贴左肘窝内侧，拳心向内（见图 13-12a），吸气，左上肢以肩为轴向右、后上至左下划圆，舒胸，将左拳收至左胁部，拳心向上。呼气，左拳渐旋至小腹处，拳心向腹（见图 13-12b）。上式重复 3 次，接着右手下垂，左拳至右肘，其式如上，连做 3 次，唯左右相反。

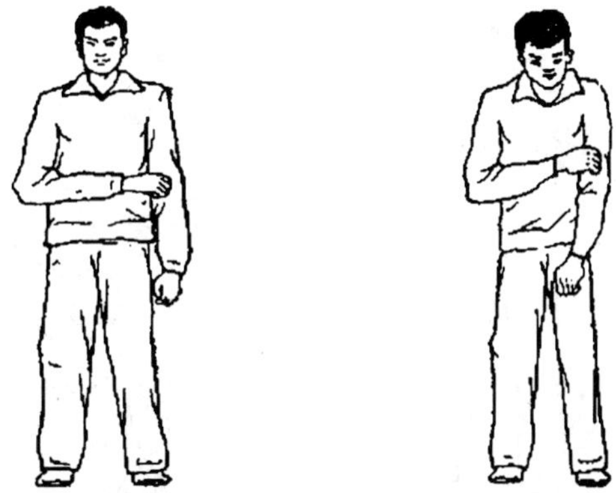

a b

图 13-12 左右轮臂

第九步：五爪金龙

功法同第一步。

第十步：左右穿锤

将右拳提起，拳心向内（见图 13-13a）。吸气，左拳向上提到左胸，双拳在胸前交叉，同时右拳左下行至右大腿，左里右往（见图 13-13b）。呼气，左肘屈行至左肩旁，拳心向右，右上肢垂直，拳心向后，双拳同时向后拉胸（见图 13-13c）。接着又在胸前交叉两拳，左右相反，其式如上，各行 3 次。

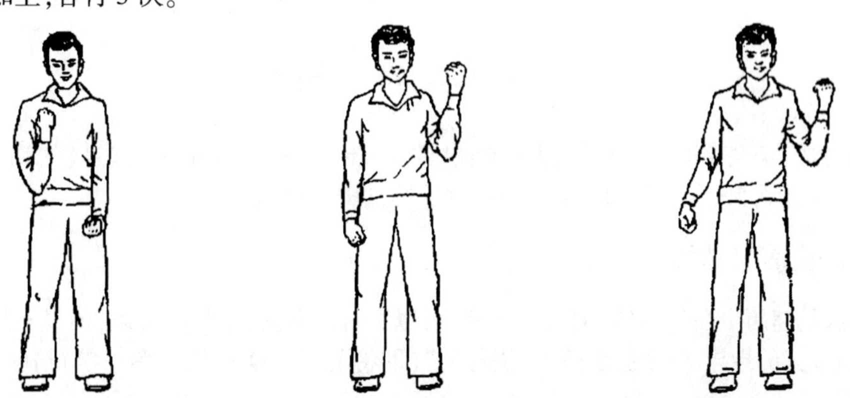

a b c

图 13-13 左右穿锤

第十一步：五爪金龙

功法同第一步。

第十二步：气沉丹田

吸气，双拳由前屈肘轻去胸部，拳心贴胸（见图 13-14a）。以意导气，双拳紧贴人体，渐移至脐下 3 寸丹田时停，双拳面相对并向里靠近，用力挤压，闭气，意守丹田。

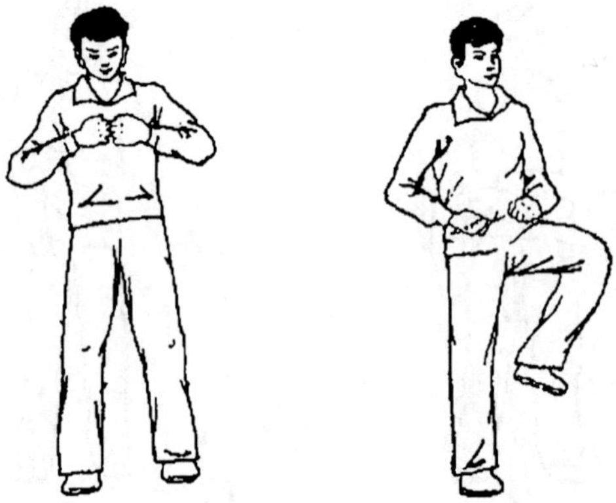

a　　b

图 13-14　气沉丹田

第十三步：收功

当气闭不住时，身体向左转成含裆，右拳变掌离腹，向后上、下抓，成拳置胁，拳心向上，左腿提起，如金鸡独立状，左足向前一跃（见图 13-14b）。

本功具有延年益寿的作用，宜于早衰症养生保健。练功时要注意息停动止，即用口鼻呼吸，吸气时双唇微开，门齿轻叩，气自双嘴角深缓纳入丹田，其声如“吃”音，全身轻松自如。呼气时自鼻孔而出，其声如“喷”音，呼吸平缓深长，肢体刚劲有力。同时配合一定的步型，如含裆、骑虎裆、并步、叉步以及肢体的展、摆、抓、举、压旋、活腰、收腹、伸颈、舒胸、扩背等圆活连贯的动作，通过调息来实现，其动作与呼吸息息相关，息发则动，息停则动亦止。

六、固　精　功

固精功法，是气功的辅助功法，其种类也多，今选赵氏吐纳固精法（选自《气功》）与林氏等导引固精功（选自《气功三百问》）二种，可任选其中一种锻炼。

（一）吐纳固精法

本功法是赵历生在《内经》“肾有久病者，可以寅时面向南，净神不乱思，闭气不息七遍，以引劲咽气顺之”的指导下，根据李劳丁“提肾功”（即将下部一提一放，一紧一松）整理而成的。

第一步：准备方法

在应用“无极式站桩”功法的基础上，全身筋骨皮毛皆要放松，为吐纳做准备。

第二步：吐纳方法

鼻吸鼻呼，吸气后待腹部有饱满感时再缓缓呼气，使腹内中和之气外发，以促进肾功能的加强。肾虚者可多做几遍。第二次吸气后略停，继而以意引颈吞气顺之，如咽梗物，意念引气过中丹田将其送入海底（会阴），这时会阴部有鼓突如卵的感觉，接着用意念沿督脉（此时闭息）升上昆仑（百会），随后随呼气意降海底。以上为1遍，可做3～5遍。

说明：如初学者掌握有一定困难，可练习如下过渡功：吞气入海底的同时放松会阴肌，并随之呼气，要求自然、缓慢；继而吸气提肛，意念由会阴达尾闾，沿督脉升上昆仑，不再吞气；接着随呼气意降海底并放松会阴肌。此为一遍，周而复始做3遍。

随着练功的深入，气吞咽时有似热团在运动，由小渐大，这些都属正常气功效应。练功时可任其自然，勿忘勿助，不要刻意追求效应，也不要恐惧忧虑。

本功具有补肾固精的作用，故宜于肾虚阳痿、早泄以及妇女阴冷等症。练习本功法时不要强行闭息吞气，以免造成憋气，甚而出现休克等不良反应。同时应细心揣摩闭息吞气的要领，切莫急于求成，否则，欲速则不达，反而影响练功效果。若出现练功中的偏差，要及时纠偏。

（二）导引固精法

根据脏腑经络学说，涌泉等为肾经穴位，通过循经和外肾的自我按摩，并配合导引气功法，使肾阳温煦则精关自固。此功源于明代冷谦著《修龄要旨》："临卧时坐于床，垂足解衣，闭息，舌柱上腭，目视顶门，提缩谷道，两手摩擦两肾俞，各一百二十，多多益善，极能生精固阳，治腰痛。"

其步骤是：头部枕高，先意守丹田，双手手心向下，以右手指扶在左手背上，左手心按在肚脐上，从左向右转擦（即左上→右上→右下→左下→左上）36次；然后换手以同样方式反方向即从右向左转擦36次。转擦之后，双手尖并在一起，上从剑突起下到小腹底耻骨处，以丹田为中心，在肚皮上下推捋摩擦36次（一上一下为1次）。推捋向下时，大指较用力，其他指不用力；推捋向上时，小指较用力，其他指不用力。最后，可参照古书记载的"一擦一捋，左右换手，九九之功，真阳不走"的方法进行练功。其具体方法是：用双手将睾丸送入阴囊的输精管附近，在其外皮上捋擦，先左后右为1次，共捋81次。

本功法适用于遗精、阳痿、早泄、肾虚腰痛等疾病的养生保健；但在进行此功期间，宜忌房事，两足勿着冷水或受凉。

七、保　健　功

保健功法，多用于常人保健，增强体质。今选蒋氏《气功强身法》所载辑录如下：

第一步：平衡气血

身体直立，两足分开比肩稍宽，两臂左右平伸，肘部自然弯曲，掌心向上，腰先向左侧渐渐弯屈，左臂也随之慢慢下降。同时，右臂慢慢上升，使两臂呈倾斜曲线，但头部不要向左垂，头部身体仍保持平直，达到适当程度后，腰及手臂渐渐恢复原位，接着向右侧弯屈，左右两臂的动作与向左弯屈时一样，反复交替进行（见图 13-15）。具有降低血压、镇心安神之功。

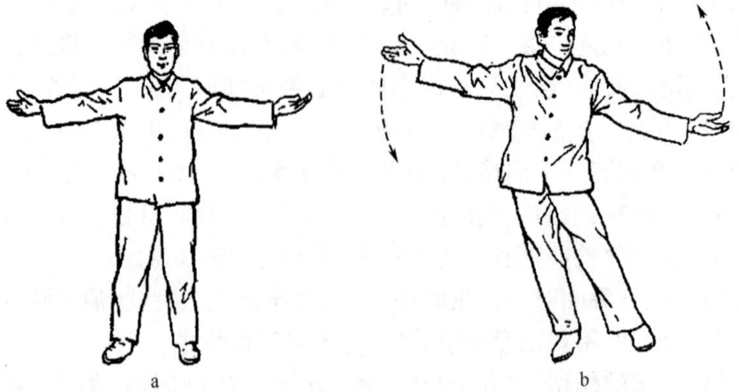

图 13-15 平衡气血

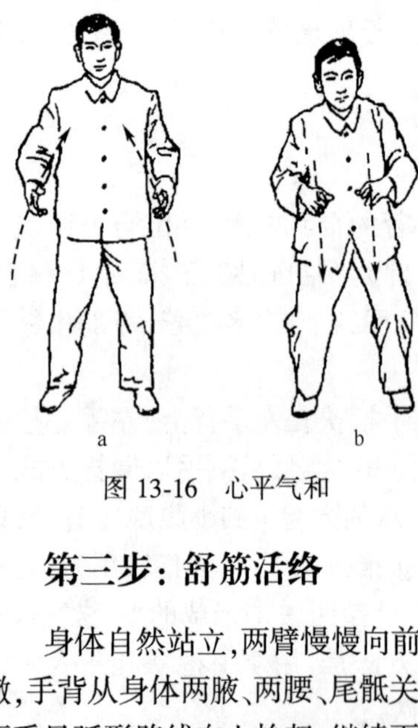

图 13-16 心平气和

第二步：心平气和

身体直立，两足分开，比肩稍宽。吸气时，两臂从身体两侧沿弧形路线，向前上、正中方向移动，动作要柔和、匀缓，当吸气完毕时，手掌高低与喉头平行。呼气时，两掌心向下，沿胸前正中线徐徐下降并以意领气向下沉，同时两腿屈膝下蹲。在呼吸结束时，两手正好降到与脐平行。然后两手左右分开，随着下一次吸气徐徐上升，下肢也相随慢慢直立，这样反复进行（见图 13-16）。具有调整呼吸、气血下沉之功。

第三步：舒筋活络

身体自然站立，两臂慢慢向前平举，待与肩平行时，两腕关节旋转，手心向内随两臂屈肘回撤，手背从身体两腋、两腰、尾骶关节方向向下按摩，并以意引导直达涌泉，两下肢也随之下蹲，两手呈弧形路线向上抬起，继续下一次动作（见图 13-17）。具有舒筋活络、全身放松之功。

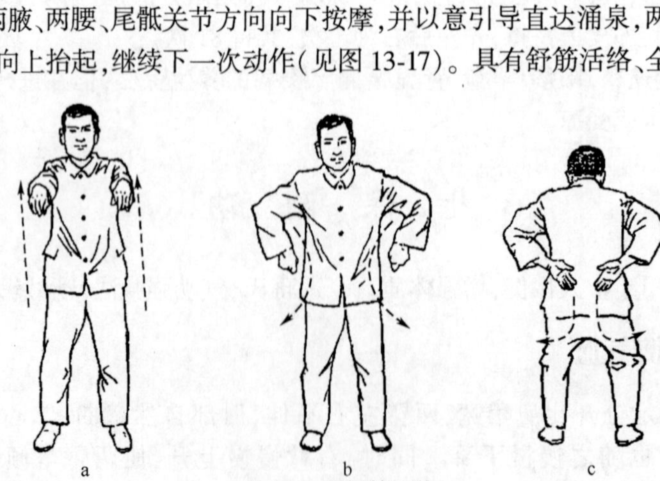

图 13-17 舒筋活络

第四步：太极开合

身体自然站立，两臂胸前伸展，与季肋平行时，呈抱树如同站桩功姿势。呼气时，两手臂呈弧形似指挥演奏打拍子一样向外舒展。吸气时，向内收拢恢复原位，上下肢动作要协调一致。合时两腿屈膝下蹲，开时渐渐上升恢复自然站立（见图 13-18）。具有开阔心胸、调理气息之功。

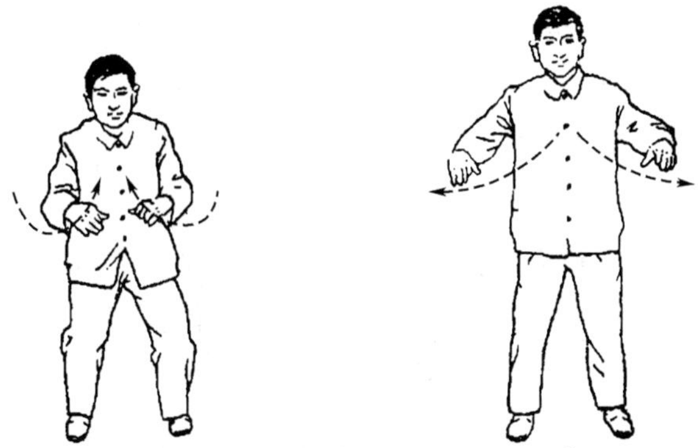

a　　b

图 13-18　太极开合

第五步：巡回搓棍

两腿分开，足底踏平，身体下沉，微微蹲下，两手臂前伸，肘部中度弯屈，两掌心相对，约一尺距离，两手前后来回搓动，上体、腰部随着两手搓动。以两足站立中心点为轴，先从左向右，再从右向左，反复转动。转动时要求匀缓，转动的幅度及两手搓棍的幅度要大一些（见图 13-19）。具有锻炼腰部之功，可治腰部酸痛等。

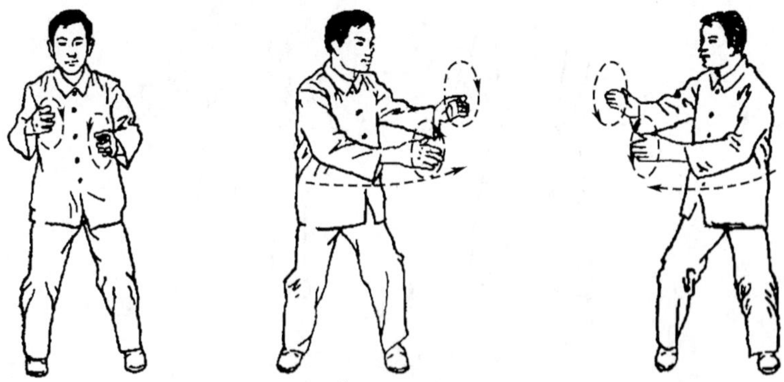

a　　b　　c

图 13-19　巡回搓棍

第六步：定步云手

两腿直立，两足分开比肩稍宽一些，膝关节微微弯屈，身体先向左侧呈 45°转动，左手在上，右手在下，掌心相对呈抱球状，然后随着身体由左向右逐渐转动，右手交叉向前上升，左手下降,沿弧形向左运动。两足仍踏平,立于原地不动,两下肢随身体转动,重心渐渐右移转为左虚右实。当身体向右侧转体呈 45°时,右手达喉头水平前方 1 尺左右,左手自然垂放在左髋部外侧,然后左右两手相对运动,右手在上,左手在下,掌心相对呈抱球状,接着由左向右转动,如此反复进行。要求云手动作左右拉得开一些,圆活自然(见图 13-20)。具有宽胸理气之功。

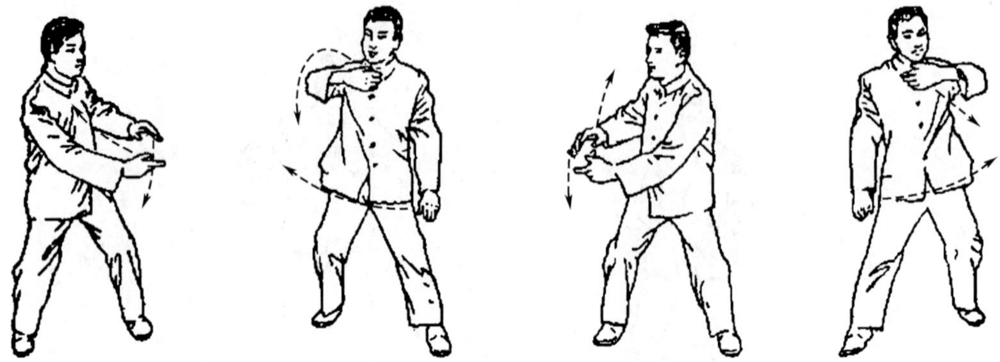

a　　b　　c　　d

图 13-20　定步云手

第七步:旋转健腰

身体直立,两足左右分开,与肩同宽。两臂微屈前举置于小腹前,腰部以上身随两臂向左侧身后转动,当右手达到腋中线时,上身随两臂恢复原位,然后再向右侧身后继续转动,这样反复进行(见图 13-21)。具有锻炼腰部,治腰背酸痛之功。

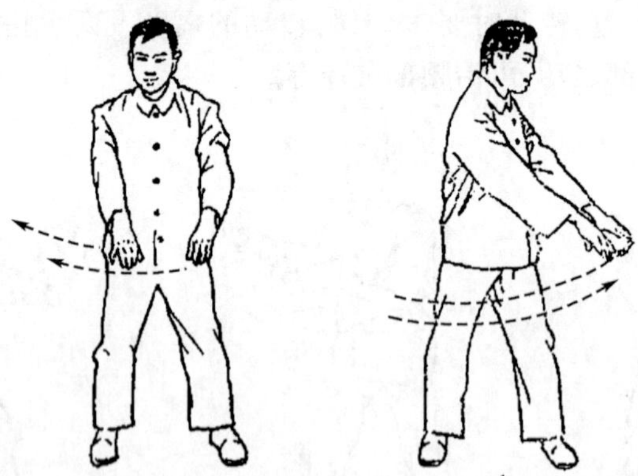

a　　b

图 13-21　旋转健腰

第八步:伸臂舒胸

身体自然站立,两臂分开与肩同宽。两手慢慢前举与肩平行,屈肘内收至胸前竖掌,掌心向前,两臂慢慢推出,同时屈膝下蹲,然后两手掌心翻转向上呈握空心拳状,屈肘回收到腰部两侧,两腿直立恢复原位,这样反复进行(见图 13-22)。具有舒胸益气、锻炼腿力之功。

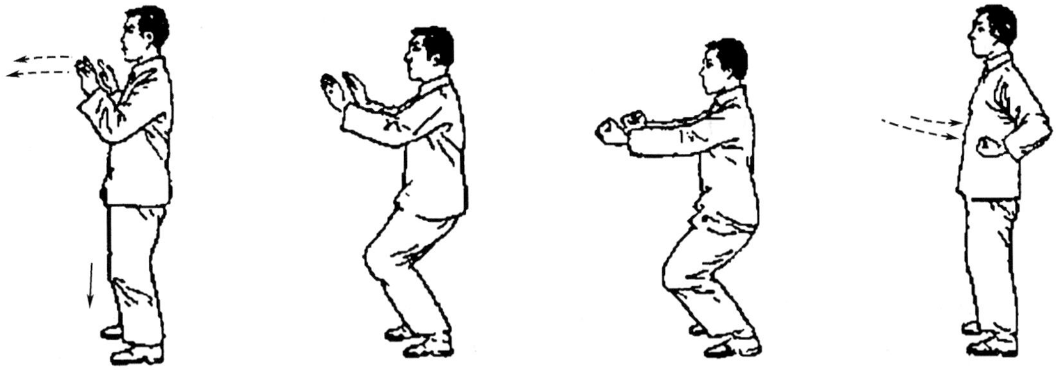
a　b　c　d

图 13-22　伸臂舒胸

第九步：进退虎步

身体自然站立，两腿分开，与肩同宽。两手反叉腰，先提左足，足尖下垂呈虚步，然后向前轻轻踢出，足尖向内，再向外旋转各 3 圈后（踝关节活动，膝关节保持稳定），左足踏平，重心相应转到左足，再将右足提起，先虚步，后蹬出，与提左足一样，动作结束时足着地，然后将重心移到右足，提左足完成同样动作。这样连续 3 次出步后，恢复原站立位置，再先提右足，以同样方式退后 3 步，恢复原位（见图 13-23）。具有活利下肢关节、引导气血下行之功。

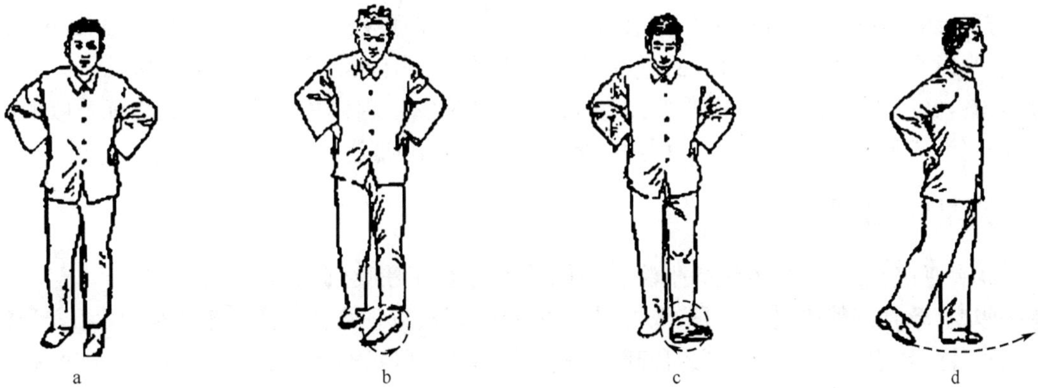
a　b　c　d

图 13-23　进退虎步

第十步：交替击腹

身体直立，两腿分开，与肩同宽，两手握空拳，一前一后交替轻叩小腹和腰背部，两腿交替成叩打动作，向后微弯屈抬起，落地动作（见图13-24）。具有活动关节、放松全身之功。

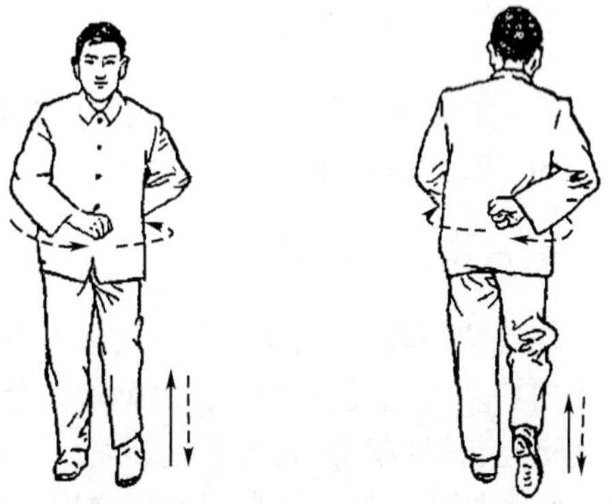
a　b

图 13-24　交替击腹

八、强　壮　功

强壮功是通过对儒、道、佛三家练功方法的整理后而命名的。其术式动作选自中国康复医学研究会主编的《康复医学》。强壮功的练法,首先要了解练功要领:一是姿势正确,二是调节呼吸,三是意守入静。

第一步:练功前的准备

同松静气功的准备工作。

第二步:摆姿势

姿势正确,易于入静,无论采用哪种姿势,一定要正规,合乎自然舒适的原则。练坐式,采用端坐或自由盘膝坐,一只足放在另一只足上,静坐中足痛或麻木,可以上下变换位置,或两腿伸直,待不麻时再盘膝坐。

(1) 对头部、颜面、目、口的要求:头部要正直,下颌回收、不撅下巴,眼和口微闭,舌抵上腭,面带微笑。

(2) 对肩部、胸部、腹部、臀部的要求:脊柱要直立、腰椎微向前方,臀部坐实着床,下放一垫,胸部内含,切忌挺胸,垂肩坠肘,腹部平直,不鼓肚子,全身轻松,毫无束缚之感。

(3) 两手的放法:两手轻握,放在小腹前方,握法是一只手的四指,握另一只手的四指,拇指和拇指交叉,或两只手分放在两侧膝盖上。

第三步:呼吸法

开始练气功时应根据个人的呼吸习惯,男子多是顺呼吸,女子多是逆呼吸。强壮功的特点是,平时是正呼吸的人要练腹式逆呼吸法,平时是逆呼吸的人要练腹式顺呼吸法。当每练呼吸10~20分钟后,改为自然呼吸,以免呼吸肌疲劳发生副作用。应注意的是练呼吸时要柔和自然,不要过于注意吸气,这样呼吸才顺畅而不致出偏差。

第四步:静坐法

练完呼吸法之后,接着练静坐法。当练呼吸时意守呼吸,形成意气合一,易于入静。不练呼吸时,单独练静坐时,可以采取下列方法诱导入静,以一念代万念逐渐入静,用意守丹田法、听息法、数息法、默念法,进入似睡非睡、似醒非醒、忘我的状态,静坐30~40分钟后,进入下一步收功法。

第五步:收功法

练完静坐法,以意领气从肚脐开始画圈,自左往右划24圈,然后再以同样方法,从右往左划36圈,而后离座。

第六步:动功锻炼

练气功静多动少,气功的动主要是练腹式深呼吸,通过膈肌和腹肌的运动而按摩内脏,这是内功。练完气功后再练太极拳、广播操、八段锦、慢跑步等,选一二项适合自己体力和爱好的运动,长期坚持,日久生效。

强壮功对一般慢性衰弱性病症均有较好效果,对增强体力、保健强身、防治疾病有独到之处;禁忌证与内养功相同。

九、延年益智功

随着人类文明的进步，人们不仅要求延年益寿，而且希望通过锻炼来增强脑的功能，提高智力，即便是残疾人也如此。因此，延年益智是社会发展的必然需要。延年益智功源于龟息益寿功和贯气明智五球功，本书简称为延年益智功。

（一）龟息益寿功法

功法（站式）：足跟并拢，左右足张开，呈扇形，相距四趾宽。重心落在足跟部，双手掌合十，置于胸前膻中穴处。两目微闭，舌抵上腭，全身自内向外、自上向下放松。以鼻式呼吸，气如丝延绵不断，缓缓由鼻喉而吸入内脏，经胸腹达丹田，局部有温热感，呼吸时，气沿鼻翼两旁缓降至丹田，反复呼吸 10 次。

要求：①在呼吸时应缓慢、轻细；②气息应逐渐变缓，即每分钟呼吸频率减少，呼吸间隔延长，慢慢吸入缓达小腹，自然流畅，不可用力；③练功要求排除杂念。

本功延年益寿，宜于早衰症。

（二）贯气明智五球功

第一步：调身

两足开立同肩宽，重心落在涌泉穴上。两手掌交叠在脐下 1.5 寸的气海穴上（男左手在下，女右手在下）；含胸拔背，两目微闭，唇留一隙，舌抵上腭。闭目沿脊柱内视丹田，并全身内外由上至下逐次放松，气沉至足。

第二步：调息

要求呼吸自然，不可用力，不得憋气。先开百会吸气，经印堂向下，沿鼻两旁降至中前丹田（气海穴），乃气沉丹田，连续调 3 遍。

第三步：调心

以左右肢及躯干之中线为轴心，意导气行划弧组成五个球形。要求按照先四肢后躯干、先左后右、先上后下以及阴降阳升的原则进行意念环球。成球过程中，应六根清净，排除妄念。若生气感，因人而异，则既莫求全，亦勿多疑，此乃必然。

第四步：发功

待调身、调息、调心后，静候内气运转所产生的外动现象，也可以经有素养的气功师点大椎、命门、丹田等穴，以促发之，一旦气功发后，双手不必再捂住丹田，可以放开手足自由活动。

第五步：放功

待动作由大至小最终停止后，则可行收功：搓热双手做洗脸动作 9 次，由上至下抚双手臂各侧9次,疏胸揉腹各9次,拍击双下肢(自大腿到小腿)9次。

本功常人益智,或适合于智力低下者。本功以清晨或睡前在稍为宽敞、平坦的地方练习为宜。初练时最好有人在旁诱导和监护。房顶、阳台、河畔、大街上容易发生意外事故,不宜练功。饥饿、过饱、过劳、发热、急性传染病、精神病、孕妇等不可练功,月经期间酌情暂停练功。

十、正 玄 功

正玄功,传为"张三丰真诀"。它的特点是调神先养气,气足神自旺,神足体自健,体健精自足。故具有养阴增液、益气健身、舒筋活络、调和气血等功效,尤对虚损体质、老年体弱以及神情损伤者适宜。

1. 练功前准备工作

(1) 要把大小便、鼻涕、痰排除干净。

(2) 宽衣解带,两腿及臂部用被或毯子盖好,避风寒。

(3) 座位要平坦舒适,进食不要太饱,饭后1小时内不能练功。

2. 姿势

(1) 头正,端坐,自然盘膝,左小腿在外,右小腿在内,全身放松,以舒适为度。

(2) 合手:右手在下,左手在上,右手大指在左手大指内,左手大指在上,自然地放在腹前大腿根上,手心微向腹。

(3) 两目微闭或垂帘,下视丹田(脐下1.3寸)。

(4) 唇微闭,舌抵上颚。在行走坐卧之间,舌常抵上颚,能使人气不散,有养生延年之作用(见图13-25a)。

3. 呼吸法

用鼻吸鼻呼,开始要以自然呼吸为主,逐渐调节使呼吸柔细匀长,缓缓地吸入,慢慢地呼出,逐渐形成腹式深呼吸,吸长呼短,用意不用力,微微呼吸,绵绵若纯,不着意追求,神不离气,气不离身,神气相依,外静内动;吸从督脉上来,呼从任脉下丹田。久久练之,神足气满,周天自转。

4. 意念法

思想集中,排除一切杂念,如杂念丛生时,默念:"清……静……",不出声。久而腹部自然有跳功和发热感,久之任督自通。

5. 吞津

口内津液增多时,可自然咽下,津液能化成气,反复运转任督二脉,才能生出元气。

6. 时间

每次坐功30~60分钟,多则更好。

7. 收功

双腿向前方自然伸出,搓手擦面 4~5 次,然后合手,两目及意念仍守丹田 10 分钟左右,自然呼吸(见图 13-25b),在搓手、脸,然后整好衣服,下地散步 10 分钟左右。

本功对各种慢性衰弱性疾病、老年体虚及情志损伤诸证有效。

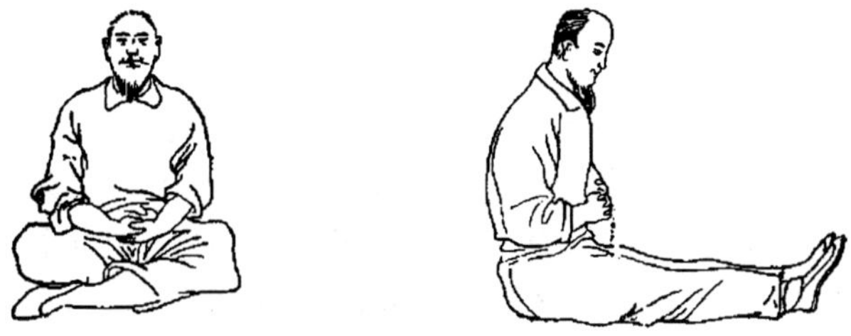

a　　　　b

图 13-25　正玄功

第十四章　音乐养生法

音乐养生法，是指应用传统音乐艺术以调节人的神情，达到身心保健为目的的一类疗法。我国传统音乐、歌咏艺术起源很早，《吕氏春秋》就有《大乐》、《侈乐》、《适音》、《古乐》、《音律》、《制乐》、《明理》等有关音乐、歌曲的专篇论述。其在《大乐》中说："音乐之所由来者远矣。"当时说"远矣"，那就是更早的远古时候了。《古乐》云："帝尧立，乃命质为乐，质乃效山林溪谷之音以歌，乃以麋辂置缶而鼓之，乃拊石击石以象上帝玉磬之音，以致舞百兽"，"听凤凰之鸣，以别十二律，以雄鸣为六，雌鸣亦为六。"由此可见，音乐、歌曲皆起源于自然之声音。《侈乐》说："乐之有情，辟之若肌肤形体之有情性也。有情性则必有性养矣。"《适音》说："故乐之为务，在于和心。"已认识到音乐具有感化人之情性的功用。医家将音乐引入医学领域，探讨对人的生理、病理、养生益寿、防病治病，从较早的医书《内经》发端，代有记载。《灵枢·邪客》说，"天有五音，人有五脏；天有六律，人有六腑……此人之与天地相应也"。说明自然音乐（自然界的音响，如鸟语、虫鸣等）的五音、律吕等对人体的脏腑神情有影响。《灵枢·五音五味》篇详细记载了五音调治的内容。所谓五音，即宫、商、角、徵、羽五种不同的音阶。

五音分别与五脏匹配，即：肝—角，心—徵，脾—宫，肺—商，肾—羽。这种相匹配的意义是：各脏有病其发声常出现与之相应的音阶，各音阶又会侧重影响与之相应的脏腑。历代许多医家同时又精通音乐，传说秦汉时的医缓就是音乐史上的理论家。晋代嵇康"抚以五弦"，养生调神而长寿，著《琴论》传之后世。张子和常以音乐疗人之病，他在《儒门事亲》中说："好药者，与之笙笛"、"忽笛鼓应之，以治人之忧而心痛者"。笙、笛、鼓皆古代之乐器，比之为"好药者"，足见其对音乐养生法的重视程度。张景岳对音乐也颇有研究，他在《类经附翼·律原》中说："乐者，天地之和气也。律吕者，乐之声音也。盖人有性情则有诗辞，有诗词则有歌咏，歌咏生则被之五音而乐，音乐生必闻之律吕而和声"，"律乃天地之正气，人之中声也。律由声出，音以声生"。对于音乐的效用，他甚至认为，"可以通天地而合神明"，连一种单一的音调也会影响人的神情，故接着便有"闻木（角）音则惕然而惊者……"之论。明代著名医家龚居中也有"歌咏所以养性情"的高见。至于清代名医徐灵胎著《乐府传声》而被誉之为音乐理论家，更是备受中外推崇。擅长外治法的吴师机著《理瀹骈文》中，极力主张"看花解闷，听曲消愁，有胜于服药者矣"。这确是经验之谈。

音乐之所以对人之神情具有特殊的影响力，主要是通过节奏与旋律而起作用。节奏鲜明的音乐，能振奋神情，使人热血沸腾、勇气倍增，军乐曲一类则属此。古代《秦王破阵乐》曲，擂动大鼓，"声振百里，动荡山谷"，激励士气，奋勇向前，所谓"一鼓作气"，皆音乐之神功。古代习谓之"擂鼓三通，号角齐鸣"，而士气振奋，五音中之"角"音由此而命名。节奏放慢的情况下，则有轻快、放松之感，可缓和紧张与疲劳。旋律则以其悠扬、雅静、清美之艺术感人而"情动于中"。总之，随着节奏与旋律的变化，通过心神影响与之相应的脏腑，而发生喜怒忧思悲恐惊的情志波动。音乐养生法正是利用音乐能引起人的神情变化的艺术魔力，充分发挥其怡神养性、以情制情的作用，而起到调养身心的效果。

现代研究认为，音乐对大脑及脑干的网状结构有直接影响，能改善大脑及整个神经系统的功能，从而协调各个器官系统的正常活动，可使血脉流通，促进血液循环，又可使肠胃蠕动，增加消化液的分泌等。至于歌唱，其理与音乐无二，其感染力也很强。《列子 · 汤问》载："昔韩娥东之齐，匮粮，过雍门，鬻歌假食。既去而余音绕梁，三日不绝，左右以其人弗去。过逆旅，逆旅人辱之。韩娥因曼声哀哭，一里老幼悲愁，垂涕相对，三日不食。遽而追之，娥还。后为曼声长歌，一里老幼喜跃抃舞，弗能自禁，忘向之悲也。"这就是古代民间歌唱家韩娥，那优美的歌声影响人的神情而产生的艺术效果，于是有了"绕梁三日"之典故。音乐养生法的具体应用，可参考下列原则进行：

(1) 尽量选用针对性强的乐章与名曲，才有较为理想的感染力。

(2) 无论在音乐养生室，还是在病人家里实施音乐疗法，要求专心一意，听音乐时不要做其他事情，以发挥音乐的最佳感染力。

(3) 有些乐章或名曲、歌咏，先由医护人员作一番生动的解释，以起到引导和启发作用，收效则更好。

(4) 每日 1~2 次，每次 30 分钟至 2 小时，以病人的体力和兴致而定。

(5) 病人本身善音乐歌唱者，尽量让其弹唱自己选定的内容，并以适当方式鼓动情绪。

(6) 如在音乐养生室进行，应当根据病情配以相应灯光、色彩及香花，以增强效果。

关于音乐、歌唱的具体选择，当以本书神情论为理论指导，以怡情养性、以情制情的需要为基本原则，根据各种音乐与歌曲的情性选择应用。由于传统的音乐名曲善歌，内容浩博，种类繁多，而且随着时代的推进，人们的兴趣、爱好也有所变化，许多问题尚须与音乐工作者合作研讨，共成其事，才能选得当用得好。在下面各种疗法中所选用的音乐歌曲，数量不多，很不够用，不过可作示范、参考而已。临证者可以根据上述指导原则，包括现代乐章歌曲都可因便选用。

第一节　音乐安神疗法

缓慢轻悠的旋律与柔绵婉转、曲调低吟、清幽和谐的乐章、歌曲，安神宁心，有消除紧张焦躁情绪和镇静促眠的功效。例如：

一、梁代古曲《幽兰》(无名氏)

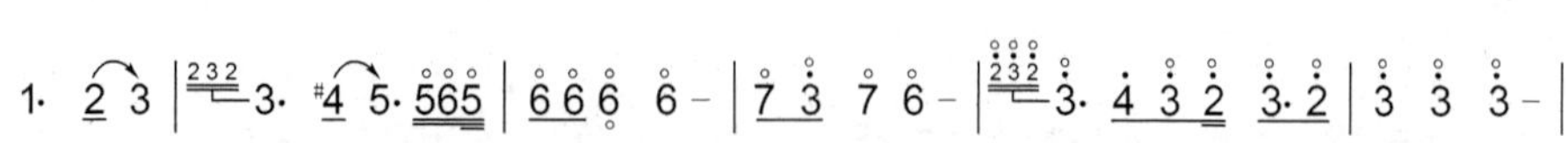

《幽兰》又名《谒石调幽兰》，为梁代琴家丘明的传谱，记谱年代约为唐代武则天时期，后被改编为瑟曲，如"清夜促柱奏《幽兰》"。该曲通过对深山幽谷葱郁馥香的兰花描写，结构短小精练，曲调清丽委婉幽雅。全曲共四段，以上仅选第二段以委婉舒怀为主体。古有"芝兰生于深谷，不以无人而不芳"之语，听这段乐章，有如身临其境，而有宁静、馨香之感。对心烦失眠、狂躁、偏激等病态神情自有良好的影响。

二、晋代古曲《梅花三弄》(桓伊)

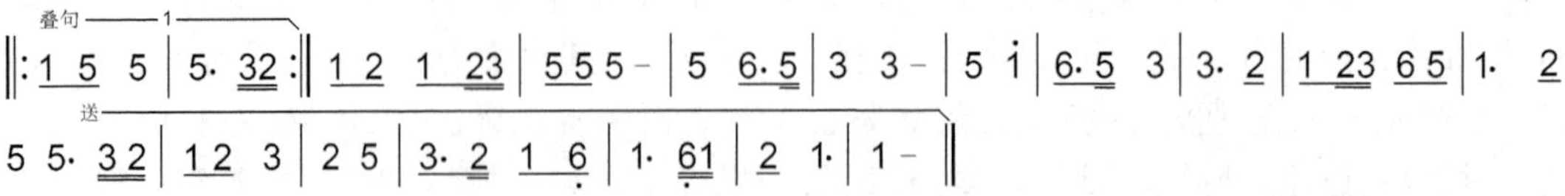

《晋书·桓伊传》载:《梅花三弄》作者桓伊,“善音乐,尽一时之妙,为江左第一”。此曲源于南方民歌,在“吴声”、“西曲”的基础上,继承了相和歌的传统而又有所发展创新,以表现爱情或离别之情为最宜。东晋和宋初用于宫廷。书法家王徽之闻桓伊善于吹笛,特邀演奏,桓伊即兴吹奏一曲《三弄》,其音优美动听,胜于仙乐。从此广为流传,后被琴家吸收,改编为琴曲《梅花三弄》,载于明代朱权的《神奇秘谱·小序》。为什么改为三弄呢?因为笛曲有上声弄、下声弄、游弄,合称三弄。据《中国音乐史略》认为,此曲式特点:①大量运用叠句;②每个乐段结尾都有一个相同的尾句,可能是清乐中的“送”;③用一个主题旋律在高、低、中三个音区反复再现,为清音常用手法。故其结构简明,曲调朴实,悠扬婉转,有使人除烦、安乐、静气的功效。其他如流传很广的二胡独奏曲《病中吟》、《空山鸟语》、古筝独奏曲《平沙落雁》等,均有安神宁志的功效。

第二节 音乐开郁疗法

凡节奏鲜明、节板爽快,或具有螺旋式的旋律快感、优美动听的乐曲,都具有开畅胸怀、舒解郁闷之功效。凡神情郁结诸证都可使用音乐开郁疗法。其乐曲的选择总以轻松、明快为准。例如:

一、汉魏古曲《流水》(无名氏)

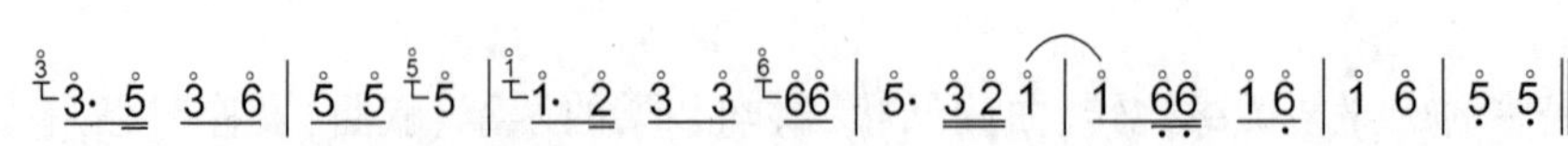

据考证,《流水》、《高山》、《幽兰》、《古琴操》等均为一人所作,最晚也是汉魏六朝时期的作品。其中《流水》十分动人,曲调结构精巧,开朗明快,它通过山涧深处潺潺溪流汇成浩翰汪洋的描写,使人陶醉于大自然优美景色之中,而心旷神爽,郁闷顿消。此处仅选该曲开头一段为例。

二、唐代名曲《阳关三叠》(吴钊泽)(浙音释字琴谱)

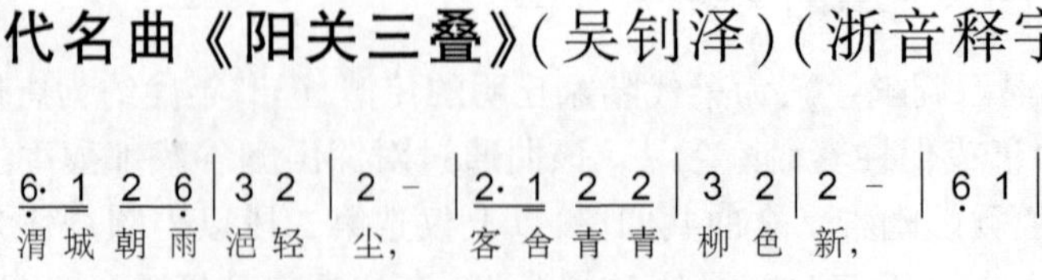

《阳关三叠》是唐代著名的歌曲，源于王维七律诗《送元二之安西诗》，诗中有“阳关”与“渭城”两个地名，故又称《阳关曲》或《渭城曲》，其曲式有三叠结构，故又称《阳关三叠》，宋元明清不断改编。上段从“更尽”开始，旋律忽然来一个大跳，使情绪高涨起来，最后又变为惜别情绪。该曲创造出一个感人至深的美的环境，体现出苏轼所谓“味摩诘（王维的字）之诗，诗中有画，观摩诘之画，画中有诗”的艺术魔力。如病者因怀念亲友，神情郁闷不快，此曲则有寄托哀思、开畅情怀、舒肝解郁之妙用。正如白居易《对酒诗》所吟：“相逢且莫推辞醉，听唱《阳关》第四声。”（按：“第四声”即“劝君更进一杯酒”。）

三、明代乐谱《桃叶歌》（杨荫浏译谱）

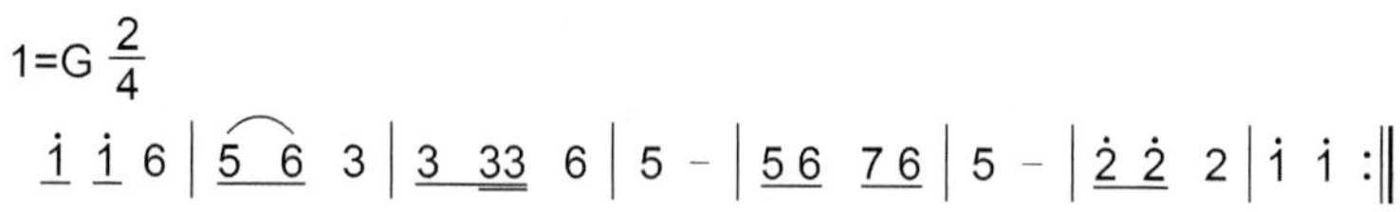

《桃叶歌》是“明清乐” 的一曲，以优美动听和谐为特点，能娱心乐神，使人轻松爽快。凡心意不顺，忧郁不解，皆可选此类乐章抒发感情。

第三节　音乐悲哀疗法

音乐悲哀疗法，是以节律低沉、凄切悲凉之曲调感人，达到“悲胜怒”的艺术效果，以调养神情损伤的一种疗法。用于神情亢奋、愤怒、狂躁等证。古曲中此类甚多，较流行者，如汉末古曲《小胡笳》（吴钊译），全曲主题音调如下：

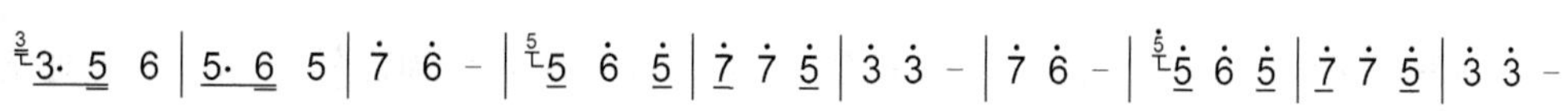

据说为汉末著名女琴家蔡文姬所作。蔡氏一生坎坷不平，前夫夭折，后被胡兵所掳，身陷为左贤王之妻达十二年之久，后被曹操赎回，再嫁陈留董祀。据《胡笳十八拍》载：“胡笳本出自胡中，缘琴翻出音律同”，故此曲吸收了当地少数民族吹笳的音调。《小胡笳》现存琴曲载于明朝朱权的《神奇秘谱・太古神品》书中，全曲主题是一首抒情小曲，曲调凄清悲凉，感人至深，听之无不声泪俱下。

近人黎锦光的《葬花》、贺绿汀的《天涯歌女》、《四季歌》等均具有悲哀的效果。

第四节　音乐激怒疗法

音乐激怒疗法，是指以鲜明、高亢、激昂的节律，或悲壮的旋律，激发人的愤怒之情，而有“怒胜思”的功效。可用之抵消忧思神情，发泄郁结之气，而起调养身心的作用。适用于神情低沉、消极诸证。古乐中如屈原《离骚》、岳飞《满江红》等曲，就属此类。例如：唐代乐曲《离骚》（陈康士）。

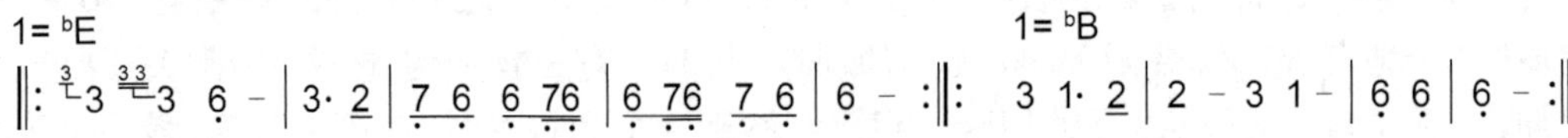

开始则用两个调性对比，然后连续用“滚沸”和上行摸进，再通过两次“又慢”，最后进入“大慢”的散板，与“大曲”处理手法相似。

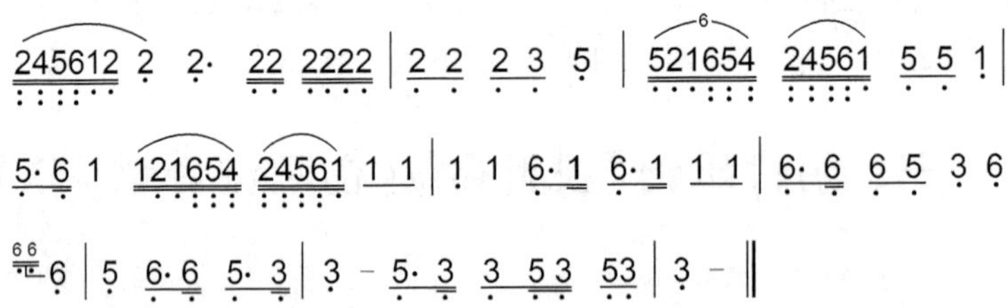

《离骚》是唐末陈士康根据战国屈原作品谱曲，选择适当的音乐给予完美的表现，具有激奋内心、触发愤怒的艺术效果。而激怒的途径有多种，如岳飞《满江红》与近代《国际歌》、《松花江上》曲谱，是通过悲壮的手法来表达；而《黄河大合唱》与《大刀进行曲》等则是用直接烘托的手法来发泄。

第五节　音乐喜乐疗法

音乐喜乐疗法，是以悠扬的旋律和多变的节奏，给人以轻松、欣快、喜乐之感，从而消除悲哀忧思郁怒等病态神情，达到调养身心的一种很有效的疗法。诸如焦虑、紧张、苦闷、愁烦、恐惧、忧伤、消沉、绝望等情绪，一闻喜乐之乐则荡然无存。故喜乐之乐，乃养生保健中之最常用者。

能使人轻松、欣快、喜乐之传统乐曲甚多，其中以百鸟乐曲最为高妙。如以笛子独奏的《百鸟行》和《荫中鸟》，其特点是模拟清脆悦耳的布谷鸟和黄鹂歌声，令人觉察春日万物欣欣向荣，喜悦欢乐无比。又如禽鸟乐曲：以高胡演奏的《鸟投林》、笙独奏的《孔雀开屏》、《柳底莺》、《穿帘燕》，笛子独奏的《鹧鸪飞》，古筝独奏的《平沙落雁》，打击乐曲合奏的《八哥洗澡》，民乐唢呐独奏的《百鸟朝凤》等。这些皆是反映自然界禽鸟之鸣的传统音乐，使病人闻之，享受天然之乐，沉醉于自然美景，无患无忧，唤起热爱生活之情，一切消沉懊悔、悲观失望早已置之度外。

《百鸟朝凤》也是一曲脍炙人口、令人喜悦的乐章。《百鸟朝凤》的特点是使各类鸟群有声绘色地进入乐曲意境。布谷鸟声声迎春景，画眉鸟呼唤“子规”啼，鹦鹉学舌穿插交响而错落有致，蝉长嘶，蛙鼓噪，则表现出夏季气氛，“咕咕苗”则描绘了秋天的来临。《百鸟朝凤》形象地描绘出春夏秋冬四季分明的景色，具有欢乐、轻快的旋律特点。由于唢呐集合百鸟欢腾，激起病人欢乐之情，一浪高过一浪。

再以宋代《黄莺吟》(王迪译)为例：

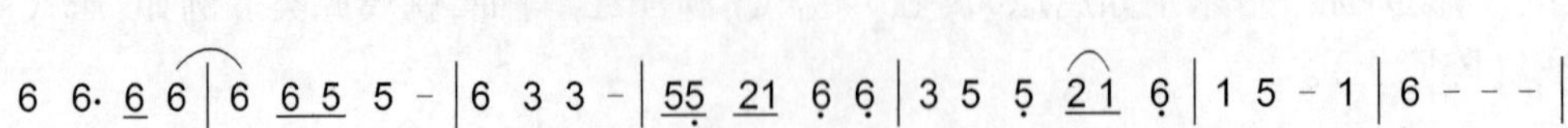

此曲原来由琴伴唱,歌词与北宋柳永《黄莺儿》词大致相同,曲词简练,富于抒情性。它通过一对黄莺在花间飞舞的描写,唤起喜悦、欢快的心情。全曲实际上是由 5216 这个核心音型发展而成的一首短小民歌。

综上所述,要使音乐养生更好地发挥作用,一方面要不断地提高对音乐的鉴赏能力,另一方面要研究不同的音乐对人体所产生的作用,从而根据个人经历、性格、音乐爱好和修养,以及病情和各种音乐的作用特点,精心选择音乐曲目。一支轻快、喜乐的乐曲,不一定对每个病人都能引起轻快、喜乐之情;同样,一支激怒的,或悲哀的,或安神开郁的乐章歌曲,也不一定能产生相应的效应。因此,在选择音乐、歌曲时,要充分联系病人平日的喜好与当时心绪境况来考虑。比如,有的人平日就不喜欢听百鸟清脆婉转的乐曲,而爱听《回娘家》或贝多芬《第六交响曲》等流行音乐或外国音乐,用百鸟鸣曲以闻,肯定不能收到预期的艺术效果。同样一支乐曲,不同的病人可能发生不同的反应,甚至产生相反的效应。而且许多乐曲是综合性的,包含了悲欢离合、哀怨悔恨等,要截然分开其性能确非易事。诸如此类问题,还当进一步探讨。

此外,还可根据个人爱好和经济条件选择适当乐器进行练习,以使手脑反应灵敏。传统曲目中,如流传很广的二胡独奏曲《病中吟》、《空山鸟语》,古筝独奏曲《平沙落雁》等有安神宁志的作用。名曲《流水》、《高山》、《阳关三叠》等优美旋律又能使人陶醉于自然美境中而心旷神爽、郁闷顿消。而能使人轻松、欣快、喜悦的传统乐曲甚多,其中高妙者当数百鸟乐曲类,如笛子独奏《百鸟行》、《荫中鸟》,高胡演奏《鸟投林》,笙独奏《孔雀开屏》、《柳底莺》,古筝独奏《平沙落雁》等,使人闻之而沉醉于自然美景,热爱生活,无患无忧。

第十五章 娱乐养生法

娱乐养生法，是指应用传统文娱活动方式，通过对人体形神的影响，从而达到调养身心的一类疗法。传统文娱活动的内容非常丰富，其中许多种类具有畅娱神情、运动关节、舒筋活血等功效，古医家早已用之于养生长寿、调养身心，实际上已是一种养生方法了。

例如，传统舞蹈疗法，古代宫廷舞蹈、民间舞蹈、地方民族舞蹈以及形式上的单人舞和大型歌舞，大多娱乐性强，能活动关节、疏通血脉，可为养生之用。再如，传统游戏疗法中，古代的投壶游戏活动，据《投壶新格·序》记载，此种活动具有"养志游神"、"消除疲劳"，既可养心，又有养身的功效。据明代李诩《戒庵老人漫笔》载，古代"旱船"游戏，"用纸造旱莲船一只，头作二猴子，口俱衔钱，傍列五道士，冠皆斜侧"，其穿着模样滑稽，常常引起"大笑"，使人欢快生趣。此种旱船之乐游戏，多是节日活动项目。而一直流传至今不衰的风筝游戏，具有形神两方面影响的功效，又易推广实施，古人早已作为调畅神情、炼形益体的一种非常普及的养生方法。又如，弈棋、弹琴、钓鱼、书画、玩具等，都能怡心志、畅神明、炼形体，有的实是原始的作业疗法。

娱乐疗法与以情制情法不尽相同。后者仅以作用于人的神情为主旨，前者形神相关，而且娱乐活动还是人的精神生活中不可缺少的内容，利用其正常的精神生活，有选择地安排项目而达到养生长寿之目的，是非常理想的养生方法。这种养生法的特点在于把对人体身心的调养放在人的正常生活活动中，以求助于人体自身。本章将选择传统文娱活动中尚可作为养生所用的项目进行逐一介绍。

第一节 舞蹈疗法

舞蹈疗法，是指运用传统舞蹈艺术，通过观赏或参与其活动的方式，达到调和形神、促进身心健康的一种疗法。而要认识舞蹈的养生功效，可以上溯到《吕氏春秋·古乐》的记载："昔陶唐氏之始，阴多滞伏而湛积，水道壅塞，不行其原，民气郁阏而滞著，筋骨瑟缩不达，故作为舞以宣导之。"张子和也常配合舞蹈疗法进行养生和康复疾病，他在《儒门事亲》中说："余又常以针下之时便杂舞，忽笛鼓应之，以治人之抚而心痛者。"把针、舞、乐三者杂合以养，体现了中医养生的一贯宗旨。龚居中在《红炉点雪》中指出："歌咏所以养性情，舞蹈所以养血脉"，认识到舞蹈配以歌咏（歌舞）对身体和性情均有调养之效。由此可见，从古以来就有医家将其作为一种养生方法而加以应用。舞蹈作为一种疗法，主要通过三种途径实现其养生作用。

一是观赏优美的舞姿，开拓心志，陶冶神情，给人以美好的享受。如果有一定的欣赏水平，舞姿的感染力确有无声胜有声之妙。例如，彭松《中国舞蹈史》所载晋宋的《白纻舞》：

轻躯徐起何洋洋，高举两手白鹄翔，宛若龙转作低昂，凝停善睐容仪光，如推若引留且行,随世而变诚无方（晋白纻歌舞诗）。

仙仙徐动何盈,玉腕俱凝者云行,佳人举袖耀青娥,掺掺擢手映鲜罗,状似明月,体如轻风动流波（宋代刘铄白纻舞词）。

白纻舞开始徐舞翩跹,舞袖宽大高高举起之时,与洁白的罗衣相辉映,宛如白鸽飞翔。舞在激昂处,有如游龙飞舞,宛转自如,而在娴静处,步态似留又行,似推若引。那眼神时而凝睇,时而流盼,像云河中明月般的光晶,如轻风吹动流波仪态万千。观赏这样的舞蹈表演,其无声的动作语言和富有魔力的艺术感染,怎能不使人情怀畅达,乐以忘忧,一切病态神情无不为之尽消。有些舞蹈以滑稽取笑见长,如《汉书・盖富饶传》所载沐猴狗斗舞:"酒酣乐作,长信少府擅长卿起舞,为沐猴狗斗,坐皆大笑。"因为模仿动物的形象作舞,故令人笑不已,而具有笑疗的效果。

二是参与舞蹈活动。无论是进行个人舞或集体舞,都能使人心情欢快、气血流畅、筋骨活动、关节利落,具有形神两益之效。如宋代踏歌舞,成群结队,连臂踏歌,欢快的高涨情绪与全身性有节奏的活动,有益身心不言而喻。《阴康氏之舞》乃个人舞蹈活动。据《体育辞典》引载:"阴康氏时,水渎不疏,江不行其原,阴凝而易闷,人既郁于内,腠理滞著而重腿,得所以利其关节者,乃制之舞,教人引舞以利导之,是谓大舞。"对其有益于形体功能恢复,讲得很清楚。

传统舞蹈的种类很多,《尚书》载有古朴自然的"百兽率舞";三国曹植描述过"鼙舞";《汉书・礼乐志》记载,并一直流传至今为民间喜爱的"狮子舞"等。隋唐以后更形成一套套舞谱,代代相传,不断发展。而且各地方、各民族又形成富有自己独特风格的民间舞蹈,真是种类繁多,难以枚举。其中许多舞蹈仅见名目或文字记载,早已失传,有的则很难效法。在中医养生实际应用中,对舞种和方式的选择,可参考下述原则:①以参与舞蹈活动为主;②以兴趣和熟悉的舞种为主;③以集体在舞蹈室活动为主,便于看护和指导。因为观赏方法当以歌舞为佳,有很大的局限性,一般养生中心自身很难具备举办高水平歌舞的条件。作为舞蹈疗法,当以参与舞蹈活动为最好,可收形神两调之效;以爱好或熟悉的舞种为主,则舞蹈活动易于开展起来。有的除可根据需要教会一些有针对性的舞种以外,养生中心一般以跳集体舞或流行舞种配合音乐为佳,这种舞场面壮观,气氛热烈,效果较好。时间安排在下午为妥,间日一次,量力而行,不可过分劳累。大家集体跳舞,一方面有利于相互学习指导,一方面有意促进热烈欢乐的情绪。养生中心的舞蹈室不是一般舞厅,最好根据大多数顾客的情况,调配灯光色彩和音乐。而在养生室里,可跳集体舞、两人对跳、个人单跳,形式不拘,总以需要与欢乐为原则。自己在家里也可开展舞蹈疗法,自配音乐与灯光,家人陪跳,效果也是很好的。现将常见传统民间舞蹈的特点介绍如下,可根据需要和爱好进行选择。

1. 新疆舞蹈

舞蹈动作女柔男刚,能发挥活动关节、濡养血脉的作用。舞蹈阵容习成圆圈翩翩起舞,旋律优美回荡,令舞者身心轻快。百岁老人亦不停舞,故长寿者,比比皆是。明清以降以"抃姆"歌舞为最。

2. 西藏歌舞

由于西藏地势高寒,其舞蹈动作多以蹬足后退,上下抬手、左右摆动,动作简便易行,活动量大,对全身筋骨气血均有良好作用。明清之后以“囊玛”之舞盛行。

3. 蒙古舞蹈

蒙古大草原,人多善骑术,反映实际生活的舞蹈亦多骑姿动作,节奏轻快,有活动诸关节及流畅血脉之功,若观赏则有心旷神怡之感。

4. 苗族跳月

跳月是苗族春天喜乐的舞蹈活动,据清代田雯《黔书》载:“跳月”是男的吹芦笙,女的振铃相应,以各种舞蹈动作载歌载舞,独具一格,可娱心乐志、畅行血气。

5. 高山族做田

我国台湾高山族常喜欢集体舞会,丰收之时则举行全社集会。这种庆祝活动,称为做田。集体相互携手围成一圈,一进一退,所谓“携手环跳,进退低昂,惟低昂,惟意所适”,有使人神情舒展的效果。再配合歌声,“一人歌,众拍手而和”,则效果更佳。

舞蹈是一种综合运动形式,包括呼吸运动、肢体运动、身躯动作,轻柔宛转,生动活泼,以动作语言表达情意,是体育运动代替不了的。平日摄生保健也可实施舞蹈疗法,如开展工间舞、课间舞等,据说还可提高工作效率。本法主要是用传统舞蹈艺术以调和形神,参与舞动可以促进血液循环、增强生命的活力;而优美的舞姿伴随着宜人的音乐又能使人有美的感受和精神愉快。因而,舞动非常符合传统的动静结合、形神共调的养生原则。

第二节 风筝疗法

风筝疗法,是指利用传统放风筝的娱乐活动,以达到调养身心为目的的方法。放风筝活动,作为一种强身健体、乐情怡性的养生方法,历史悠久。早在宋代洪迈《夷坚志》已有记载:“侯中书无功蒙,密州人,自少游场屋,年三十有一……画其形于纸鸢上,引线放之,蒙见而大笑……五十余、遂为执政。”说明年五十余还精力充沛,当官执事,与其好放风筝倍增喜笑、调和神情有关系。清代《红楼梦》作者曹雪芹,也酷嗜风筝活动,曹雪芹《南鹞北鸢考工志》为风筝专著,早已流传至日本,无不推崇备至。放风筝活动在我国大河上下普遍盛行,其方法简便,娱乐性强,有很好的养生效果。古代不少长寿老人都喜欢放风筝。

近代魏元泰老先生,人称风筝魏,与曹雪芹同列古今风筝元老。其春秋度百岁,仍坚持放风筝活动,享尽天年,无疾而终。据报道,某干部患喉癌,但他在坚持治疗的同时,一有闲暇就沉浸在制作和放风筝的游戏中,一年四季从不间断。几年过去了,他依然奇迹般地愉快生活着。而放风筝的养生原理,古人认为:迎天顺气,拉线凝神,随风送病,百病皆去。放风筝时,在宽阔的广场、郊野,沐浴着阳光,呼吸着清新的空气,仰望蓝天,凝神专注,拉线奔走,有张有弛,清风徐来,嬉戏玩乐,旁若无人,而任何忧虑烦恼之病态神情,早已忘之度外,实具有爽神炼形,两相得益之效。据《长寿》杂志载:杜子臣老先生赞赏放风筝的保健作用诗句,可谓经验之语:两手托天理三焦,左右开弓如射雕;树动根定任风摇,气贯长空心火消。

风筝疗法熔愉神情、动形体、畅气血、练视力之功于一炉。而制作风筝的审美、操作过程,又具有转移心志之效。凡神情抑郁、视力减退、失眠、健忘、肌肉瘦弱诸证均可应用。放风筝方法简便,人人可为。放风筝的操作要点:放中相牵,一线相连,未放之时,如马卧槽,放起来如同进了赛马场,顿时精神抖擞,耳立蹄开,把风筝线视为缰绳,紧拉快倒,如同驯马动作,然而望天入静,随着风筝的飘移而前后奔走。

实施风筝疗法,最好安排在风和日丽、天气晴朗之时,以春秋冬三季最为合适。每日下午1次,每次1~2小时,以体力勿过累、微出热汗为原则。

第三节　钓鱼疗法

钓鱼疗法,是指通过钓鱼遣怀活动,达到身心畅快的一种文娱疗法。河边垂钓,青山绿水,两相辉映,清风拂拂,微波荡漾,环境宁穆,已足使人心旷神怡。当鱼儿欲上钓又未必之时,全神贯注,意守鱼钓,凝神静气,严肃以待;一旦鱼儿上钩,那欢快轻松之情,不禁油然而生。此中唯有紧张、活泼、欢乐、轻松之感,而内无思虑之患,外无形疲之忧,于摄生者乃积极之休息养神,于身心有病者是一种很好的养生之法。据《列子·汤问》载:"詹河以独茧丝为纶,芒针为钩,荆条为竿,剖粒为饵,引盈车之鱼,于百仞之渊,旧流之中,纶不绝,钩不伸,竿不挠。……临河持杆,心无杂虑,唯鱼之念;投纶沉钓,手无轻重,物莫能乱。"已道出了此中的乐趣和功效,最适于神情损伤之病证,以及脑力劳动者工休养神,老年病人遣怀取乐。

在野外垂竿钓鱼是最好的,公园或养生中心设有鱼池者亦可行。在养生中心实施的钓鱼疗法,以安排午后进行为佳,上午可进行其他养生方法。如在家调养,则以上午垂钓为好,以免往返匆忙和影响午休。还需注意钓鱼是一种户外活动,一般全天都在野外,所以出发前要准备好行装,野外早晚天气冷,要多带些衣服;钓鱼近水,宜穿防水防滑的鞋子,以防掉入水中。如遇太阳光强的天气,须戴草帽或宽边帽子。带好干粮和冷开水,并要带上清凉油之类的药物,以防小虫刺咬。为钓好鱼,必须准备好钓鱼工具(钓鱼竿、鱼线、鱼钩、鱼饵等),灵活掌握鱼情及钓鱼的具体方法。

第四节　弹琴疗法

弹琴疗法,是一种通过弹琴作业以愉心神、利手指为目的的养生方法。弹琴具有练习指掌使之灵活自如的功效,而在操作时的凝神专一和优美曲调的艺术享受,又给人以欢快舒愉之感,又有调养神情的作用。弹琴作为一种养生方法,欧阳修在《琴枕》已说:"昨因患两手中指拘挛,医者言法,数运动以导其气之滞者,谓为弹琴为可","予尝有出忧之疾,退而闲居不能治也,既而学琴于友人……久而乐之,不知疾之在其体也。夫疾之生于忧者,药而毒者,能攻其疾之聚,而不能若声之至者,能和其心而平、不和者和,则疾之忘也宜哉"(《永乐大典》)。可见,弹琴疗法适于忧愁不乐、手指关节拘挛麻木及其功能训练等。

据《吕氏春秋·古乐》记载:"瞽叟乃伴五弦之瑟,作以为十五弦之瑟,命之曰大章,以祭上帝。舜立,仰延乃拌瞽叟之所为瑟,益之八弦,以为二十三之瑟。"所谓"瞽"即盲人。从这段话可知,弹琴疗法在先秦时期就作为社会养生康复的内容,使残废者得以就业,有所作为,对其因形体损伤而带来的神情伤害,有很大作用。

弹琴疗法的实施,要有一定条件,如琴之设置与有无弹琴之术和雅兴等。如不能弹琴的病人,刺绣、雕刻、编织作业等都可达到练指的功效。现时称此种疗法为工疗或作业疗法,其实古人已用之甚久也。

第五节 弈棋疗法

弈棋疗法,是指利用棋类文娱活动,以达到解除郁闷、愉快心情、开发智力的一种养生方法。传统棋类,如围棋、象棋,其中变化万千、雅俗共赏、趣味无穷,确为弈棋疗法的佳品。当弈棋之时,心神集中,意守棋局,精诚专一,杂念尽消,谋定而动,谈笑风生,心气平静,以决胜负。善弈棋者,莫不深知"乐在棋中"。当一举势成,则心中宽快,一着失误,牵动全局,又紧张分析,专意谋略,神情有弛有张,心潮一起一伏,客观上起着调节之功,故有所谓"善弈者长寿"之说。

弈棋疗法,适于孤闷无聊引起的神情损伤诸证。老年退休者,即《千金要方》所称之"退居",孤寂、郁闷之生活,常常会引起神情伤害,最适于弈棋治疗。同时,弈棋还是一种智力训练方法,诸如智力迟顿、减退,注意力不集中等,弈棋是最佳选择。由于弈棋兴趣太浓,引人入胜,二人相对,又有胜负之分,故须注意下列诸项:

(1) 先应事前讲清,不计较输赢。下棋对阵,横车跃马,背水布阵,杀上几盘,总有胜负。若赢者心自欢,而输者耿于怀,反使心境郁结,苦受其害也。犹如"水能浮舟亦能覆舟",务须置输赢于度外,赢者自欢,输者亦然。否则,会导致赢者养生,输者"伤心"的不良后果。

(2) 不能耗神过度。弈棋之趣,诱人之魅力非凡,往往"弈而忘返",通宵达旦,虽外无倦容,实强其精力,心神内耗,皆因过度使然。因此,严禁"杀盘"过多,一般以"三打二胜",1~2小时即可,各自收兵回营,安养生息,"积精养神",下次再来。

(3) 对好胜心、自尊心太强的人,必须嘱咐与之对弈者只准败不准胜,而且要巧妙地败,败得使人不知不觉。此时病人高兴之至,笑逐颜开,则起到养生作用。否则病人连续败北,颓丧、懊悔、发怒、羞愧之情油然而生,则起相反的作用,务须注意。

(4) 对智力低下病人,用弈棋疗法进行智力训练,要不断启迪其逻辑思维,晓之以利弊,喻之以可否,明之以其理,而又不能包办代替、喧宾夺主。如此,逐步叩开智慧之门,提高独立思考的智能。

第六节 书画疗法

书画疗法,是指通过练书写或习绘画的途径,促使身心健康的一种疗法。《寿世保元》就有"诗书悦心"可以延年之说。由于练书写、习绘画必须心神集中,杂念尽消,心平气和,神意安稳,意力并施,感情抒发,使其病态神情为之消散,心神豁达,故有调养神情的功效,许多书法家、画家所以乐享高寿,其源盖出于此。故书画疗法颇适于神情损伤病证。

古之绘画疗法,还有观画以触情一途,即画中之内容,使人触景生情。一幅高妙的传神之画,使人有如置身其中,所见为真,神情融入画中,或喜、或悲、或怒、或恐,依其心境而定。南北朝时,鄱阳王被杀,其妃悲极,竟病床不起。王妃之兄请画家为其妹画鄱阳王像以慰哀思。而画家绘画的像是其生前与宠妾调笑丑态。由于画得逼真,王妃见之,勃然大骂曰:"老贼罪该万剐",病愈。此事说明,凡神情损伤者,无论嘱其绘画或观画,看字或书写,其内容的选择应当具有针对性,甚至连绘画的色彩也须按色彩疗法的要求配备。

本法是以书法绘画的方式来养生。专心致志于书法绘画使人神气清净,意境深邃,创造力至老不衰。练字习画,或坐或站或屈或伸,不仅指、腕、肘、肩随之活动,腰腿及全身各部也在运动,这样既练静功,又练动功,静中有动,动中有静;既调心情,又动身形,神志畅达,气血流通,对身心健康大有裨益。故每每可以见到"书画人长寿"。

书法绘画中,可有意识地放松情绪,畅意胸怀。多临摹名家字画,更有无穷乐趣;欣赏名作名画,可获得"登临之乐",感受到高雅艺术的无穷魅力,就会唤起无限的生活情趣,其乐融融,于养生甚妙。

第七节　玩具疗法

玩具疗法,是指利用玩具取乐,以娱心乐情、开畅胸怀,从而排除病态神情,达到养生目的的方法。此种疗法似未引起世人注意,而我国古代医家却早已用之。张子和《儒门事亲》载,"以铁铃木壶杂戏之物,连以细绳,置之水盆中,使一浮一沉,弄之有声,当暑之时,令坐其旁,傈花弄铃,以散诸热"。此即古代玩具疗法的应用。既然玩具有使人快乐、消除疲劳的作用,而当今为玩具特多之世,用之于调养身心大有可为。

第八节　戏剧疗法

戏剧,泛指各种古今剧种、相声、杂技、滑稽剧等,这些艺术结晶主要作用于人的神情,有的使人捧腹大笑,有的使人悲哀涕泣,有时怒发冲冠,有时热情奔放……根据以情制情的原则,选择适当节目让病人观赏,以消除其神情损伤,可能是一个很好的养生途径,值得倡导和探索。

第九节　其他疗法

除上述疗法以外,集邮、篆刻、摄影等疗法均可根据需要选用。集邮疗法是通过集邮和观赏邮票之缤纷色彩、绚丽图案,让其千姿百态映入眼帘、妙趣横生、灵感顿起,从而达到养心宁神之妙。集邮可以获得知识,是一种乐趣;而欣赏邮票,不仅可以获得美的享受,还能给人以鼓舞,愁情顿消,勇气倍增。而在集邮过程中,可使患病带来的忧虑不安被分散,美好的艺术享受可使疾病痛苦也随之减轻,可见,集邮所带来的良好心境无疑是促使疾病康复的良药。

如果生性娴静,视力和腕力不错,可以练习篆刻艺术。篆刻又名刻印、治印,俗称刻图章,其所需工具、材料简单,费用不大,不仅可以获得艺术趣味享受,还有助于延年益寿。而摄影更是一项很有趣味的文化娱乐活动,不仅可以丰富日常生活、陶冶高尚情操、提高美学修养,还能培养反应的灵敏性,有益于身心健康。因摄影时眼到手到心到,对人体器官具有综合协调之功,若能配合旅游,将名山大川、飞禽走兽、奇花异草捕捉于镜头之中,更是一种形神共养的好方法。

以上是常用的愉情养生方法。而具有怡情养神的兴趣和方法还有很多,养生者可根据自己体质、情趣爱好等特点和需要加以选择。总之,参加任何一项娱乐活动都要适度,有所节制,切莫过量过分,这样才能恰到好处,有益于调摄情志、修性养身、延年益寿。

第十六章　色彩养生法

以中医五色配五脏的理论为指导，让病人眼观目睹各种有关颜色，从而发生影响以促进疾病和身心康复的疗法，称为色彩疗法，简称色疗。中药学在解释药物归经、功效及其应用时，也运用了五色配五脏的理论，但那是药物内服，且许多中药起作用的因素是其气味而不是形色。李时珍《本草纲目》在每味药物的具体阐述中，只举其气味而未讲形色，也说明了这一点。所以，中药学中五色的应用，尚不能称为色彩疗法，尽管色素在其中也可能具有某种作用。

古人对颜色影响人的神情早有认识。远在《吕氏春秋·贵生》就曾说过："夫耳目鼻口，生之役也。耳虽欲声，目虽欲色，鼻虽欲芬香，口虽欲滋味，害于生则止。"该书"木生"又说："故圣人之于声色滋味也，利于性则取之，害于性则舍之，此全性之道也"，其中包括了颜色对人的影响。《内经》进一步阐明了不同颜色对人体脏腑的影响有所不同，即"白色入肺"、"赤色入心"、"青色入肝"、"黄色入脾"、"黑色入肾"等。《内经》五色配五脏的理论一直卓有成效地指导辨证诊断和用药治疗，表明并非随意配合，而是从长期实践经验中总结出来的理论，非常可贵。以药物归经为例，几乎所有红色的中药都入心、入血分，而用于治疗心和血脉病证。当然，由于一种药物有形色气味诸方面，有些药物不是以形色归经而是以气味归经，如白术、山药色白却不入肺，而是取其味甘入脾，这与五色配五脏的理论并不矛盾。所以，李时珍虽然在阐述每味药的性质时只讲了气味而没讲形色，但它并不否认其正确性。他在《本草纲目·十剂》中说："故天地赋形，不离阴阳，形色自然，皆有法象……空青法木，色青而主肝；丹砂法火，色赤而主心，云母法金，色白而主肺；磁石法水，色黑而主肾；黄石脂法土，色黄而主脾。故触类而长之，莫不有自然之理。"这是五色治疗的具体应用。明代张景岳《传忠录》在评述刘河间关于痢下赤白时肯定："以五色分五脏其理颇通。"至于以眼观目睹各种颜色作为摄生保健的方法，古代记载也不少。例如，宋代沙少虞《宋朝事实类苑·皂罗屏风》所录："李氏有江南曰，中书皆用皂罗糊屏风，所以养目也。""王丞相在政府，亦以皂罗糊屏风。"此后，民间也相沿用皂色糊屏风、窗户，颇有爽目宁心之功效。《理瀹骈文》记载："养心戴红布抹其胸"，其《原注》说："今人以红布抹胸，云可养心血即是。"这些都是色彩疗法的具体应用。

现在国外色彩疗法已越来越引起医学家的重视和研究。据报道，德国专家认为颜色可以像药物一样治疗疾病。他们的研究表明：红色可以医治小肠和心脏部位的疾病，蓝色可以治疗大肠和肺部的疾病，黄色可以医治脾脏和胰腺的疾病，绿色则能治疗肝脏和胆囊的疾病，正在探索把颜色变成电磁波加以应用。美国《脑与精神研究公报》报道：粉红色可以"平息雷霆之怒"，并使心跳减慢。如此等等，观察和研究的结果与中医五色配五脏的理论，真是不谋而合。

五色配五脏是色彩疗法的理论基础。一方面可以利用不同颜色来疏导或补益脏腑，另一方面可根据五行生克理论来调配颜色进行保健治疗。例如，木乘土的病证，肝木色青，脾土色黄,用青(蓝、绿)色疏肝解郁,用黄(橙、茶)色益脾培土;又如肺色白,肺虚病证,用黄色补土生金;肝色青,肝虚病证,用黑色滋水涵木。这些即虚则补其母的治法,其余类推。这是中医色彩疗法在理论上的显著特点,也可能是一大优点。再一方面是根据脏腑生理功能来调配颜色进行保健治疗,例如血虚病证,心主血,而色红(紫红、粉红等),脾胃色黄,主纳化水谷以生气血,既可用红色直接补心血,又可用黄色补脾胃以助运化。由此可见,中医色彩疗法既可以用相应的单色进行调养,又可按五行生克或脏腑生理用非相应的单色或复色进行调养,这也是中医色彩疗法在理论上的特点和优点。

大量观察证明,各种色彩使人产生不同的反应。红、黄、橙色使人联想到太阳和炉火的光焰而感到暖热,因此被称为暖色;青、蓝、紫、绿色使人联想到恬静的森林、海洋和草地而感到清凉,因此被称为冷色。暖色使人兴奋、活跃,新陈代谢旺盛;冷色使人宁静、放松、幽雅,有助于休息。有些颜色还有其特殊功能,如淡蓝色有助于病人退热,紫色可使孕妇感到安慰平静等。色彩能治病是确定无疑的,色彩对神情甚至形体的调养可能是通过定型性的联想这个桥梁而发生作用的。一方面人们生活在大自然的怀抱中,太阳、炉火的红色、黄色光焰和暖热;月光的白色清冷,夜晚的黑暗静谧,森林、海洋和草地的青、蓝、绿色的宁静环境……人长期与这些颜色接触,红、黄色的热烈,白、黑、青、蓝、绿的冷静,便在人们头脑中逐渐形成定型性的概念,当人接触这些颜色时很自然地发生定型性的联想而产生与之相应的效应。这种定型性联想与望梅止渴的条件反射是有类似之处的。另一方面,人受社会生活习惯的长期影响,如婚寿喜事用红色而欢乐、高兴;丧亡哀事用黑色、白色和黄色而悲痛、抑郁,于是这些颜色便逐渐在人们头脑中形成定型性概念。值得注意的是:对于黄色,人们既可联想到太阳、炉火的光焰而发生兴奋效应,又可联想为丧亡哀事之色而发生抑郁效应,可见,黄色是二相性的,因人而异。

用定型性联想之说,可以解释色彩疗法通过眼观目睹而发生疗效的机理,但还不能满意地解释五色配五脏的疗效机理,更不能解释色素电磁波输入体内所产生的疗效机理,这些都有待于进一步研究与阐明。而色彩疗法的实施主要是通过三个途径:一是病人接触的环境,包括居室(墙壁)、用具、陈设、衣被、灯光以及与病人接触的医护人员的衣着,一律按需要颜色布置和穿戴。有条件的养生保健中心,可以按五色设置病房和病区,包括一些复色病房,将病人安置在病房里;二是通过色素电磁波将相应的颜色输入体内;三是色光浴,应在专门的色光浴室中进行,根据病情需要,室内充满冷色光(波长 540 毫米和 454 纳米的绿光与蓝光组合而成青色光,光源用钨丝白炽反射灯,功率 600~1200 瓦,加上涤纶滤色片)或暖色光(波长 555 纳米的黄色光为主)或其他色彩处方,病人沐浴在色光之中,同时还可配合音乐疗法。

关于色素电磁波使用的保健治疗仪应根据中医理论来确定,一是按经络循行部位输入,二是按脏腑的表面分区输入。关于经络循行部位诸书已经详载,兹不赘述。现将色彩疗法常用处方开列如下,在具体应用时可根据病情需要适当配伍,或用单色,或用复色,或淡取,或浓取,灵活选择。

1. 暖色方

红色、橙色、黄色,有祛寒补血、使人兴奋的功效,可只选其中一色使用,主要用于慢性虚寒诸证、气血不足证、神情抑郁诸证、癫证、痿软、嗜睡、痴呆等。

2. 冷色方

青色、蓝色、紫色、绿色，任选其中一色、二色或三色均可，有清热镇静、使人抑制的功效，主要用于阴虚阳亢诸证、神情激动诸证、吐血、咯血、烦躁、失眠、易怒、低热、狂证、痫证、惊恐证等。

3. 喜色方

红色、粉红色，可养心乐神，使人喜悦，有制怒制悲的功效，主要用于情绪低落、抑郁不乐、易悲泣、易怒、血虚证等。

4. 悲色方

黑色为主，亦可用白色，或兼少许黄色，主要用于过喜、易怒等。

5. 恐色方

黑色，有制止过喜的功效，主要用于狂证、喜笑不休等。

6. 思色方

黄色、浅蓝、淡绿，有利于思维，主要用于脾虚、思想不集中、思虑太过等。

7. 化瘀色方

绛红、枣红、紫红、黄色，有促进血液循环之功，任择其中一色即可，主要用于瘀血阻滞经脉、脏腑诸证。

8. 五脏补泄色彩方

心，红色（或类红色）；肝，青色（或类青色）；脾，黄色（或类黄色）；肺，白色（或类白色）；肾，黑色（或类黑色）。所谓类色，是深浅不同的同类色彩，色较浅淡起补的作用，色较深浓则起泻的作用。主要用于五脏虚、郁诸证。

以上各方根据中医理论和现代人的实践而拟定，医者还可在实践中继续探索，以积累更丰富、更确定的经验。

第十七章 香气疗法

利用药物或香花的自然香气以防治疾病、调养身心的方法,称为香气疗法。香气疗法与香花疗法不一样,前者仅以其发生芳香部位的干品或鲜品,通过鼻闻香气疗病,后者是以生长着的鲜花的色、香、姿、形,通过眼观、鼻嗅和欣赏而疗病。香气疗法与中医外治法中的嗅法似是而非,前者使用的药物或香花保持其自然的香气疗病,后者往往通过加工,或醋淬、或酒煮、或燃烟之后,鼻嗅其气以疗病,而且不一定使用有香气的药物。

使用药物的自然香气防病治病的记载颇多。宋代庞安时《伤寒总病论》所载"辟温粉"(川芎、白术、白芷、藁本、零陵香),在瘟疫流行期间"常扑身上"以预防,是扑香法的较早记载。明代龚廷贤《寿世保元·惊悸》中用麝香一囊置枕中,治异梦、夜魇证,是香枕法的应用。《本草纲目》介绍藿香"可着衣服中",是香衣法的应用。吴师机《理瀹骈文》介绍同仁堂"辟瘟方":大黄、苍术、檀香、三奈、雄黄、朱砂、甘松、川椒、贯众、降香、龙骨、虎骨、石菖蒲、白芷、肉桂、细辛、丁香、吴茱萸、沉香,绢包佩带,则属于香袋法。如果作为香衣、洁身、润肤、美容之用,则可上溯至《千金要方》与《外台秘要》,后者所载澡豆方,是相当高级的古代"香皂",还有祛面部黑斑、止风痒、悦色、延年等功效。《妆楼记》载"昆明国献蔷薇水……洒衣,衣敝而香不灭",是古代的"香水"。《本草纲目·薰草》载:"妇人浸油饰发,香无以加";兰草"香泽可作膏涂发",是古代的"香脂"。这些虽属妆饰、美容、避臭之用,但可使人精神爽快,也兼治某些皮肤疮疹,都可归于香气疗法的范围。而香气防病,主要是通过鼻闻的途径而起到保健作用。《本草纲目·薰草》说:"脾胃喜芳香,芳香可以养鼻是也","肝喜辛散",鼻闻不仅"养鼻",也对脾胃起作用,并进而对全身脏腑都有影响。因为芳香性的药物,如果用其香气来治疗疾病,鼻闻香气比水煎内服要好得多。而且香气疗法的特点是让病人经常、持久地鼻闻香气,持续地起作用,所以效果好。利用香气外涂皮肤则具有直接驱散臭秽疮毒恶气,令人精神爽快,从而起到促进身心保健的作用。现将香气疗法行之有效的常用剂型与方法介绍如下:

一、香 袋 法

1. 王氏香袋

为王放平创制。

制备:蛇床子、丁香、白芷各 20 克,细辛、苍术、艾叶、香附、雄黄、硫黄各 10 克,共研细粉,加入冰片 5 克混合,25 克装 1 袋,密封备用。

用法:以 1 袋放于贴身衣袋内,以 1 袋置于枕下或床单下,每 1~2 月更换 1 次。而有明显季节性发病特点的病证当于发病季节到来之前开始使用。

适应证:用于荨麻疹、皮肤瘙痒症等的防治。

2. 吴氏香袋

即前文介绍的同仁堂辟瘟方香袋。

适应证:用于辟瘟疫、防中暑、发痧等。

二、香　枕　法

1. 丁公仙枕

出自吴师机《理瀹骈文》。

制备:川椒、桔梗、荆实子、柏子仁、姜黄、吴茱萸、白术、薄荷、肉桂、川芎、千年健、五加皮、藜芦、羌活、防风、辛夷、白芷、附子、白芍、藁本、肉苁蓉、细辛、牙皂、芜荑、甘草、荆芥、菊花、杜仲、乌药、半夏各50克,研末,绢袋盛。

用法:另以槐木为枕,制成天盖地式,钻孔120个,将绢袋置于枕上睡。

适应证:“能除百病,高寿多子”,用于日常摄生、祛病延年。

2. 王氏长寿枕

王健生谓此枕能对多种慢性病有效。

制备:杭菊花、冬桑叶、野菊花、辛荑各500克,薄荷200克,红花100克,冰片50克。将上药混匀粉碎,拌入冰片,装入布袋备用。

用法:作睡枕使用,一般可用6个月,若潮湿回润可焙干,或翻晒后再用。

适应证:用于高血压、动脉硬化、偏正头痛、神经衰弱、脑震荡、脑血栓后遗症、目肿、急慢性鼻炎等。

3. 龚氏麝香枕

即前文中介绍者。

适应证:用于多噩梦、梦魇者。

4. 菊花枕

以菊花1袋为枕,民间常用。

适应证:用于眩晕、头痛、目疾。

5. 菊艾银矾枕

以白菊花、金银花、艾叶各250克,矾石125克,装布袋做枕睡。

适应证:用于高血压有降压作用,还可用于眩晕、头痛、目疾、头皮疮疹等肝阳肝风诸证。

另外,尚有合欢花枕,可用于失眠、烦躁;芦花枕,用于清心除烦。各种香枕的应用实际上可按病情灵活选用,都可达到养生保健之目的。

三、香　衣　法

如保元衣香方,出自《寿世保元 · 杂方》。

制备:肉桂、白芷、大黄、山柰、小茴香、细辛、薄荷各适量,研细末。

用法:置衣帽中。

适应证:用于除身臭。脾胃寒气积滞诸证也可用之。

此外, 藿香、零陵香、薰草、或苍术、白芷等,均可按病情需要研末置衣帽鞋中使用。

适应证:可除足之湿气、足臭等。

四、香　瓶　法

1. 鼻闻香

出自《寿世保元 · 疥疮》。

制备:大风子 30 个,朝脑 9 克,水银 3 克 (研至不见水银星为度,后入),油核桃仁 7 个。上药共研细末,瓶装勿泄气备用。

用法:每日开瓶鼻闻数次,或以少许擦手心内鼻闻之,或直接擦疥疮也可;孕妇禁用。

适应证:可用于疥疮、痒疹、湿疹。

2. 香瓶

出自《卫生与生活》。

制备:辛夷、细辛、薄荷、白芷、川芎、牙皂、苍耳子各 3 克,研细,加麝香 0. 3 克,拌匀装小瓶备用。

用法:随身携带,经常取出嗅闻;孕妇禁用。

适应证:可用于鼻渊(鼻窦炎)、各种慢性头痛。

五、香　脂　法

1. 茉莉油

《本草纲目 · 茉莉》说:"花,气味辛、热,无毒。蒸油取液,作面脂头泽,长发润燥香肌。"

适应证:用于香身、除鼻气、润肌肤、促进头发生长(搽头)、爽神。

2. 薰草油

《本草纲目》载"浸油饰发,香无以加"。还记载兰草(香草)等,均可加油脂使用。

适应证:用于香身,或用之搽鼻治鼻渊、鼻塞、鼻息肉,搽头部治伤风、头痛等证。

各种香脂均可仿此做法(原载《本草纲目》第十四卷):"崔寔四时月令作香泽法:用清油浸兰香、藿香、鸡舌香、苜蓿叶四种,以新绵裹,浸胡麻油,和猪脂纳铜铛中,沸定,下少许青蒿，以绵幂瓶，铛咀泻出，瓶收用之。”各种花可以“采花压油”用之。

3. 上上藿香油

出自《寿世保元·杂方》。

制备：排草120克，檀香、甘松各30克，零陵香150克，丁香、薄荷叶各9克，麝香6克，白芷75克，大黄60克，北细辛15克，荔枝壳71克，苏合香油60克。极细末，以苏合香油凝膏密装即成（说明：本方为原书剂量，可根据比例适当增减，以苏合香油能凝聚成膏为度）。

用法：随时开瓶嗅闻，或外擦额、鼻各部。孕妇禁用。

适应证：随身携带，夏日常闻之，并可预防晕车晕船，治胸腹满闷，有香身爽神之功。

六、香 汁 法

多以鲜品搅汁含漱，治口腔疾病，如香薷、藿香、零陵香等均可用此法。

适应证：多含漱治疗口臭、口疮、牙龈肿痛等。

七、香豆（澡豆）法

古之澡豆类似今之香皂、香粉，作日常洗面、洗澡之用，既可润肤健美，又可治面肤诸疾，故特选《外台秘要》所载良方二首以备参考选用。

1. 千金疗澡豆方

制备：丁香、沉香、桃花、青木香、木瓜花、钟乳粉各90克，麝香15克，柰花、樱桃花、白蜀葵花、白莲花、红莲花各120克，李花、梨花、旋覆花各180克，玉屑、珍珠各60克，蜀水花30克（上为原剂量，可按比例折算），上18味捣末乳等并研，以绢下之，合和大豆末七合，研之千遍，密贮勿泄。

用法：常以之洗手面，后作妆，百日面如玉，光润悦泽；孕妇禁用。

适应证：用于洁身、祛臭、悦色，可除面部粉刺、黑斑、疮疹等。

2. 苏澄药澡豆方

制备：白芷、川芎、蛞蝼子各150克，青木香、鸡舌香各90克，皂荚300克去子炙，毕豆、赤小豆各2升（上为原剂量），上8味捣末和散。

用法：洗手面。

适应证：用于洁身，可除面部粉刺、疮疹等。

第十八章　声音养生法

声音养生法，是指利用天然的或人为声响以调养身心的方法。自然环境中的声音很多，而一般都能作用于人的神情而引起不同反应。如迅雷轰鸣之声使人惊骇，有心虚胆怯之甚者因此而致命；单调如一、滴答不已的雨声则使人困倦欲眠；山间的悠悠风涛之声使人心静神爽，有安逸自若之感；狂风之怒吼，则让人反生惊惧；闻海涛、江河之咆哮，则勇气油然而生；山涧溪流哗哗之声，使人联想水冲向下，并因此而有冲水声引尿，为治精神性尿闭一法；久居闹市之人，车辆、马达等嘈杂之声使人烦躁不已；而鞭炮之声则倍增喜乐，哭丧之声又触景生悲。

至于自然界中，百灵鸟那优雅、甜美、宛转、多变、悦人神志的叫声；蛙的清脆歌喉使人悦耳动心；象征热烈的蝉鸣声、乖巧机灵的鹦鹉"口技"、唤起沉睡的鸡鸣，也足以使人产生思乡之情。而百鸟之鸣，乃属自然音乐之类。

总之，声音对人之神情的影响有好有坏，如果以情志养生论为理论指导，按照以情制情的法则，适当选择声音用于疾病调养，则是一种有效的方法，值得提倡。而且古代医家早已卓有成效地应用于实践，兹举《续名医类案》中的典型案例于下，以资证明：

"枢密副使耶律斜轸妻，有沉疴易数医不能治，耶律敌鲁视之，曰：心有蓄热，非药石所能及，当以意疗。因其聩聒之使狂，用泄其毒则可治。于是，合大击钲鼓于前。翌日果狂，叫呼怒骂，力亟而止。遂愈。"

"上洋刘公，远至洞庭山治病，病者已气绝。刘曰：无恐，当即活也。但某一夜必欲观剧，又所演必剧武者。从之。遂合以毡褥裹病人置场上。已而钲鼓喧咈，则病者欠伸复苏矣。"

以上二则均为钲鼓之巨声而起沉疴，可能是由于机窍闭阻，突然的巨声使之通畅故耳。不过，自然之声响临时难得，可以预先录制备用。

第十九章　针灸养生法

针灸养生法，包括古老的针刺穴位和艾绒制品灸灼穴位的体针疗法，以及后世和近代发展起来的皮针、拔罐、头针、手针、耳针、水针、电针、埋针、挑治、激光针、微波针、超声针等疗法。主要是通过补泻手法，以疏通气血、调和阴阳而达到养生保健目的。

吴师机在《理瀹骈文·略言》中说："外治法，针灸最古。"在《内经》成书的年代，针灸远比方药发达，并广泛应用于养生保健领域，既治疗疾病，也是平人保健方法之一。针灸，通过近代与后世的发展，目前已成为一门独立学科，从理论到应用都有一套成熟的、较完备的体系，已是临床常规使用的养生保健方法之一。本书为避免重复，有关针灸的针具、操作、腧穴、经络等不再赘述，而着重介绍一些养生常用的保健穴位（本书所涉及穴位而本章未包含者，请参阅针灸教材或有关书籍），以供针刺、艾灸、按摩施术时参考。特别要提醒的是，针灸养生法应在正规医院中医科或针灸科由专业医师操作执行。

第一节　常用十四经保健穴

十四经，是十二正经和任脉、督脉的总称，是气血运行的主要通道。其常用保健穴位如下。

一、手太阴肺经

手太阴肺经的主要保健穴有：

(1) 中府。在胸外侧部，云门下 1 寸，平第 1 肋间隙处，距前正中线 6 寸。主治咳喘、肺胀、胸痛、肩背痛等。

(2) 列缺。在手掌后大拇指一侧，手腕后高骨（桡骨茎突）上部，腕横纹上 1.5 寸，当肱桡肌与拇长展肌腱之间。患者左右手两虎口交叉，一手食指押在另一手腕后高骨上部食指尖到达的地方，指尖下凹陷中就是本穴。主治咳喘、咽喉肿痛、半身不遂、口眼㖞斜、偏头痛、颈项痛、牙痛等。

(3) 太渊。在腕掌侧横纹桡侧，桡动脉搏动处。主治咳喘、咯血、胸痛、咽喉肿痛、无脉症、手腕痛。

(4) 鱼际。在手拇指本节（第 1 掌指关节）后凹陷处，约在第 1 掌骨中点桡侧赤白肉际处。掌心向上，手心与第一掌骨连线分成四等分，本穴在近掌骨的四分之一处。主治咳嗽、咯血、发热、咽喉肿痛、失音、乳痈、手心热等。

(5) 少商。在手拇指末节桡侧（内侧），距离指甲根角约 0.1 寸的地方，就是本穴。主治咽喉肿痛、咳嗽、鼻衄、发热、昏迷、癫狂等。

二、手阳明大肠经

手阳明大肠经的主要保健穴有：

(1) 商阳。在手食指末节桡侧，距指甲角 0.1 寸。主治咽喉肿痛、耳鸣耳聋、中风昏迷、热病、下齿痛、青盲、手指麻木等。

(2) 合谷。在手背第 1、2 掌骨间，约平第 2 掌骨桡侧中点的地方。以一手拇指指骨关节横纹放在另一手拇、食指之间的指蹼缘上(虎口)，当拇指尖到达处，稍微偏向食指侧的地方就是本穴。主治头痛、目赤肿痛、鼻衄、齿痛、牙关紧闭、口眼㖞斜、耳聋、痄腮、热病、无汗、多汗、腹痛、便秘、闭经、滞产、荨麻疹等。

(3) 曲池。在肘横纹外侧端，屈肘时在尺泽与肱骨外上髁连线的中点处。主治咽喉肿痛、齿痛、目赤痛、瘰疬、热病、上肢不遂、手臂肿痛、腹痛吐泻、高血压、癫狂、风疹等。

(4) 肩髃。在臂外侧三角肌上，当臂外展或向前平伸时，肩峰前下方凹陷的地方即是本穴。主治肩臂挛急疼痛、半身不遂、瘾疹、瘰疬等。

(5) 迎香。在鼻翼外缘中点旁，鼻唇沟的中间。主治鼻塞不通、鼻衄、口歪、面痒、鼻息肉等。

三、足阳明胃经

足阳明胃经的主要保健穴有：

(1) 承泣。在面部瞳孔直下，位于眼球与眶下缘之间。哭泣时泪水下流本穴承受故名。主治目赤肿痛、流泪、夜盲、眼睑跳动、口眼歪斜等。

(2) 地仓。在面部口角外侧，向上直对瞳孔。主治口眼㖞斜、流涎、眼睑跳动、牙齿疼痛等。

(3) 颊车。在面颊部下颌角前上方约 1 横指(中指)，当咀嚼时咬肌隆起，按之凹陷的地方即是本穴。主治口歪、齿痛、颊肿、口噤不语等。

(4) 下关。在面部耳前方，颧弓与下颌切迹所形成的凹陷中，需闭口取穴。主治牙关开合不利、齿痛、面痛、口眼㖞斜、耳鸣耳聋等。

(5) 头维。在头侧部，额角发际上 0.5 寸，头正中线旁开 4.5 寸。主治头痛、眼花、流泪、眼睑跳动、视物不清等。

(6) 天枢。在腹中部，平肚脐，肚脐旁开 2 寸。主治腹胀腹痛、肠鸣泄泻、便秘、痢疾、月经不调、疝气、水肿等。

(7) 足三里。在小腿前外侧，犊鼻下 3 寸，距离胫骨前缘一横指(中指)。主治胃痛、呕吐、腹胀、泄泻、痢疾、便秘、乳痈、肠痈、下肢痹痛、水肿、癫狂、虚劳消瘦等。本穴具有健脾胃、培元气等强壮作用，是主要的保健穴位。

(8) 丰隆。在小腿前外侧，外踝尖上 8 寸，条口外，距离胫骨前缘二横指(中指)。主治头痛、眩晕、咳嗽痰多、癫狂、下肢痿痹等。

(9) 解溪。在足背与小腿交界处的横纹中央凹陷处，当拇长伸肌腱与趾长伸肌腱之间。主治头痛、眩晕、癫狂、腹胀、便秘、下肢痿痹等。

四、足太阴脾经

足太阴脾经的主要保健穴有：

（1）公孙。在足内侧缘，第1跖骨基底部的前下方。主治胃痛、呕吐、腹痛、泄泻、痢疾等。

（2）三阴交。在小腿内侧，足内踝尖上3寸，胫骨内侧缘后方。主治肠鸣腹胀、泄泻、月经不调、痛经、带下、不孕、滞产、阳痿、遗精、遗尿、疝气、失眠、下肢痿痹等。

（3）血海。屈膝，在大腿内侧，髌底内侧端上2寸，股四头肌内侧头隆起的地方。主治月经不调、崩漏、闭经、瘾疹、湿疹、丹毒、皮肤瘙痒等。

五、手少阴心经

手少阴心经的主要保健穴有：

（1）少海。屈肘，肘横纹内侧端与肱骨内上髁连线的中点处。主治心痛、肘臂痛、瘰疬、头项痛、腋胁痛等。

（2）通里。在前臂掌侧，尺侧腕屈肌腱的桡侧缘腕横纹上1寸。主治心悸怔忡、暴喑、舌强不语、腕臂痛等。

（3）阴郄。在前臂掌侧，尺侧腕屈肌腱的桡侧缘，腕横纹上0.5寸。主治心痛、惊悸、骨蒸盗汗、吐血、衄血、失语等。

（4）神门。在腕部，腕掌侧横纹尺侧端，尺侧腕屈肌腱的桡侧凹陷之处。主治心痛心烦、惊悸怔忡、失眠健忘、癫狂痫、胸胁痛、头痛眩晕等。

六、手太阳小肠经

手太阳小肠经的主要保健穴有：

（1）后溪。在手掌尺侧，微握拳，手小指本节（第5指掌关节）后的远侧掌横纹头赤白肉际处。主治头项强痛、目赤、耳聋、咽喉肿痛、腰背痛、癫狂痫、疟疾、手臂痛等。

（2）养老。在前臂背面尺侧，尺骨小头近端桡侧凹缘中。主治目视不明、肩臂痛等。

（3）肩贞。在肩关节后下方，臂内收时腋后纹头上1寸。主治肩臂疼痛、瘰疬、耳鸣等。

（4）听宫。在面部耳屏前，下颌骨髁状突的后方，张口时呈凹陷处。主治耳鸣耳聋、齿痛、癫狂痫等。

七、足太阳膀胱经

足太阳膀胱经的主要保健穴有：

（1）肺俞。在背部第3胸椎棘突下，旁开1.5寸。主治咳喘、吐血、潮热盗汗、鼻塞等。

（2）心俞。在背部第5胸椎棘突下，旁开1.5寸。主治心痛、惊悸、咳嗽、吐血、失眠、健忘、盗汗、梦遗、癫痫等。

(3) 膈俞。在背部第7胸椎棘突下,旁开1.5寸。主治呕吐、呃逆、气喘、咳嗽、吐血、潮热盗汗等。

(4) 肝俞。在背部第9胸椎棘突下,旁开1.5寸。主治黄疸、胁痛、吐血、目赤、目眩、雀目、癫狂痫、脊背痛等。

(5) 胆俞。在背部第10胸椎棘突下,旁开1.5寸。主治黄疸、口苦、肋痛、潮热等。

(6) 脾俞。在背部第11胸椎棘突下,旁开1.5寸。主治腹胀、黄疸、呕吐、泄泻、痢疾、便血、水肿、背痛等。

(7) 胃俞。在背部第12胸椎棘突下,旁开1.5寸。主治胸胁痛、胃脘痛、呕吐、腹胀、肠鸣等。

(8) 三焦俞。在腰部第1腰椎棘突下,旁开1.5寸。主治肠鸣、腹胀、呕吐、泄泻、痢疾、水肿、腰背强痛等。

(9) 肾俞。在腰部第2腰椎棘突下,旁开1.5寸。主治遗尿、遗精、阳痿、月经不调、带下病、水肿、耳鸣耳聋、腰痛等。

(10) 委中。在腘横纹中点,股二头肌腱与半腱肌肌腱的中间。主治腰痛、下肢痿痹、腹痛、吐泻、小便不利、遗尿、丹毒等。

八、足少阴肾经

足少阴肾经的主要保健穴有:

(1) 涌泉。在足底部,卷足时足前部凹陷处,约在第2、3趾趾缝纹头端与足跟连线的前1/3与后2/3交点上。主治头痛头晕、咽喉痛、小便不利、大便难、小儿惊风、足心热、癫疾、霍乱转筋、昏厥等。

(2) 太溪。在足内侧,内踝后方,当内踝尖与跟腱之间的凹陷处。主治头痛目眩、咽喉肿痛、齿痛、耳鸣耳聋、咳喘、胸痛咯血、消渴、月经不调、失眠、健忘、遗精、阳痿、小便频数、腰脊痛、下肢厥冷、内踝肿痛等。

(3) 照海。在足内侧,内踝尖下方凹陷处。主治咽喉干燥、痫证、失眠、目赤肿痛、月经不调、痛经、赤白带下、小便频数等。

(4) 阴谷。在腘窝内侧,屈膝时,半腱肌肌腱与半膜肌肌腱之间。主治阳痿、疝气、月经不调、崩漏、小便难、阴中痛、癫狂、膝股内侧痛等。

九、手厥阴心包经

手厥阴心包经的主要保健穴有:

(1) 内关。在前臂掌侧曲泽与大陵的连线上,腕横纹上2寸,掌长肌腱与桡侧腕屈肌腱之间。主治心痛、心悸、胸痛、胃痛、呕吐、呃逆、失眠、癫痫、郁证、眩晕、偏瘫、偏头痛等。

(2) 劳宫。在手掌心第2、3掌骨之间偏于第3掌骨,握拳屈指时中指尖所指的地方。主治昏迷、中暑、呕吐、心痛、癫狂痫、口疮、口臭等。

十、手少阳三焦经

手少阳三焦经的主要保健穴有：

(1) 阳池。在腕背横纹中指伸肌腱的尺侧缘凹陷处。主治目赤肿痛、耳聋、疟疾、消渴、喉痹、腕痛等。

(2) 外关。在前臂背侧阳池与肘尖的连线上，腕背横纹上2寸，尺骨与桡骨之间。主治热病、头痛、颊痛、耳鸣耳聋、目赤肿痛、胁痛、上肢痛等。

(3) 支沟。在前臂背侧阳池与肘尖的连线上，腕背横纹上3寸，尺骨与桡骨之间。主治耳鸣耳聋、暴喑、胁肋痛、便秘、热病等。

(4) 天井。在臂外侧，屈肘时肘尖直上1寸凹陷处。主治偏头痛、耳聋、胸胁肋、瘰疬、癫痫等。

(5) 肩髎。在肩部肩髃后方，臂外展时，于肩峰后下方呈现凹陷之处。主治臂痛、肩重不能上举等。

(6) 翳风。在耳垂后方，乳突与下颌角之间的凹陷处。主治耳鸣耳聋、口眼㖞斜、牙关紧闭、颊肿、瘰疬等。

(7) 丝竹空。在面部眉梢凹陷处，即在眉梢尾部。主治头痛、目赤肿痛、眼睑跳动、齿痛、癫痫等。

十一、足少阳胆经

足少阳胆经的主要保健穴有：

(1) 瞳子髎。在面部，目外眦旁，当眶外侧缘处。主治头痛、目赤肿痛、流泪、目翳等。

(2) 风池。在项部枕骨之下，与风府相平，胸锁乳突肌与斜方肌上端之间的凹陷处。主治头痛眩晕、颈项强痛、目赤肿痛、鼻渊、鼻衄、耳鸣耳聋、中风、口眼㖞斜、疟疾、热病、感冒、瘿气等。

(3) 肩井。在肩上大椎与肩峰端连线的中点上，前面直对乳中。主治头项强痛、肩背疼痛、上肢不遂、乳痈、瘰疬、难产等。

(4) 环跳：在股外侧部，侧卧屈股，当股骨大转子最凸点与骶管裂孔连线的外1/3与中1/3交点处。主治腰胯疼痛、半身不遂、下肢痿痹、腰腿疼痛等。

(5) 风市：在大腿外侧部的中线上，腘横纹上7寸；或直立垂手时中指尖所指的地方即是本穴。主治半身不遂、下肢痿痹、遍身瘙痒等。

(6) 阳陵泉。在小腿外侧，腓骨小头前下方凹陷处。主治半身不遂、下肢痿痹、胁肋痛、口苦、呕吐、黄疸、小儿惊风等。

(7) 悬钟。在小腿外侧，当外踝尖上3寸，腓骨前缘。主治半身不遂、颈项强痛、胸腹胀满、胁肋疼痛、膝腿痛等。

(8) 足窍阴。在第4趾末节外侧，距离趾甲角0.1寸。主治偏头痛、目赤肿痛、耳鸣耳聋、咽喉肿痹、胸胁痛、失眠多梦、热病等。

十二、足厥阴肝经

足厥阴肝经的主要保健穴有：

(1) 大敦。在足大指末节外侧，距离趾甲角 0.1 寸。主治疝气、遗尿、月经不调、闭经、崩漏、阴挺、癫痫等。

(2) 行间。在足背侧第 1、2 趾间，趾蹼缘的后方赤白肉际处。主治头痛眩晕、目赤肿痛、胸胁满痛、青盲、失眠、中风、口歪、月经失调、闭经、痛经、带下、疝气等。

(3) 太冲。在足背侧，第 1 跖骨间隙的后方凹陷处。主治头痛眩晕、目赤肿痛、胁痛、疝气、崩漏、月经不调、癃闭、遗尿、癫痫、呕逆、小儿惊风、下肢痿痹等。

(4) 期门。在胸部，乳头直下，第 6 肋间隙，前正中线旁开 4 寸。主治胸胁胀痛、呕吐、腹胀、乳痈等。

十三、督　　脉

督脉的主要保健穴有：

(1) 命门。在腰部后正中线上，第 2 腰椎棘突下凹陷中。主治阳痿、遗精、带下、遗尿、尿频、月经不调、泄泻、腰脊强痛、手足逆冷等。

(2) 大椎。在后正中线上，第 7 颈椎棘突下的凹陷中。主治热病、疟疾、咳嗽、气喘、骨蒸盗汗、癫痫、头痛项强、肩背痛、腰脊强痛、风疹等。

(3) 风府。在头部，后发际正中直上 4 寸(脑户上 1.5 寸)。主治头痛、目眩、项强、癫狂等。

(4) 百会。在头部，前发际正中直上 5 寸，或两耳尖经头顶连线的中点处。主治头痛、眩晕、中风失语、癫狂、脱肛、泄泻、阴挺、健忘、失眠等。

(5) 水沟。在面部，人中沟的上 1/3 与中 1/3 交点处。主治昏迷、晕厥、癫狂痫、小儿惊风、口角㖞斜、腰脊强痛等。

十四、任　　脉

任脉的主要保健穴有：

(1) 关元。在下腹部前正中线上，脐中下 3 寸。主治遗尿、小便频数、尿闭、泄泻、腹痛、遗精、阳痿、疝气、月经不调、带下、虚脱、虚劳消瘦等(本穴有强壮作用，为保健要穴)。

(2) 气海。在下腹部前正中线上，脐中下 1 寸。主治腹痛、泄泻、便秘、遗尿、疝气、遗精、阳痿、月经不调、经闭、崩漏、虚脱、形体消瘦等(本穴有强壮作用，为保健要穴)。

(3) 神阙。在腹中部，肚脐中央。主治腹痛、泄泻、脱肛、水肿、虚脱等。

(4) 中脘。在上腹部前正中线上，脐中上 4 寸。主治胃痛、呕吐、吞酸、呃逆、腹胀、泄泻、黄疸、癫狂等。

(5) 膻中。在胸部前正中线上，平第 4 肋间，两乳头连线的中点。主治咳嗽、气喘、胸痛、心悸、乳少、呕吐等。

第二节 常用经外保健奇穴

奇穴是指没有归属于十四经的腧穴，因对防治疾病和保健具有奇特功效，故称“经外奇穴”，常用的保健穴有：

(1) 四神聪。在头顶部，百会前后左右各 1 寸，共 4 穴。主治头痛、眩晕、失眠、健忘、癫痫等(图 19-1)。

(2) 印堂。在额部前正中线上，位于两眉头的中间。主治头痛、眩晕、鼻衄、鼻渊、小儿惊风、失眠等(图 19-2)。

(3) 鱼腰。在额部，瞳孔直上，在眉毛中间(图 19-2)。主治眉棱骨痛、眼睑跳动、眼睑下垂、目赤肿痛、口眼㖞斜、目翳等。

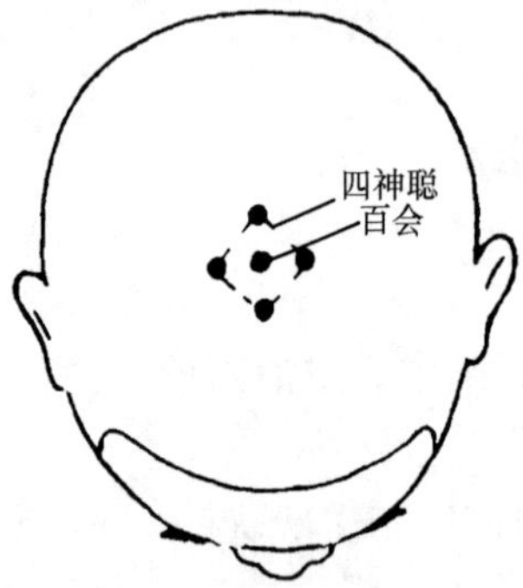

图 19-1

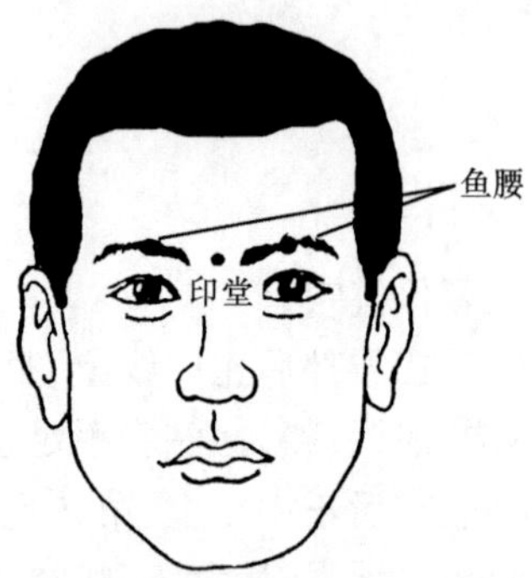

图 19-2

(4) 太阳。眉梢与外眼角的中间向后约 1 寸，按压有凹窝的地方就是本穴(图 19-3)。主治头痛、眼病。

(5) 耳尖。将耳郭向前折，在耳郭顶端(图 19-3)。主治喉痛、暴发火眼等。

(6) 安眠。在项部，翳风穴与风池穴连线的中点(图 19-3)。主治失眠、头痛、眩晕、心悸、癫狂等。

(7) 八邪。在手背侧，微握拳，第 1 指至第 5 指间，指蹼缘后方赤白肉际处，左右共 8 穴(图 19-4)。主治手背肿痛、手指麻木、烦热、目痛等。

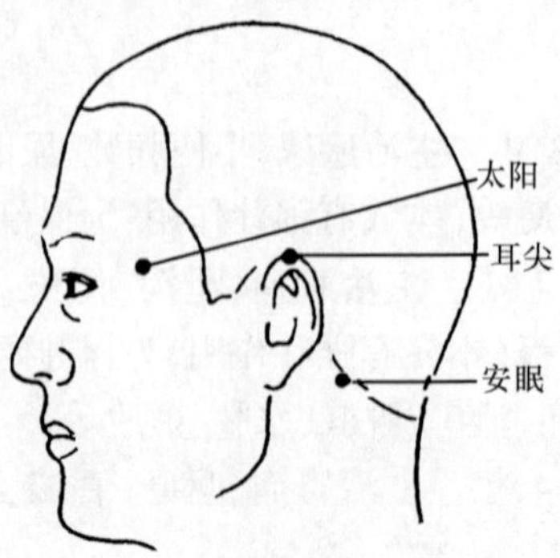

图 19-3

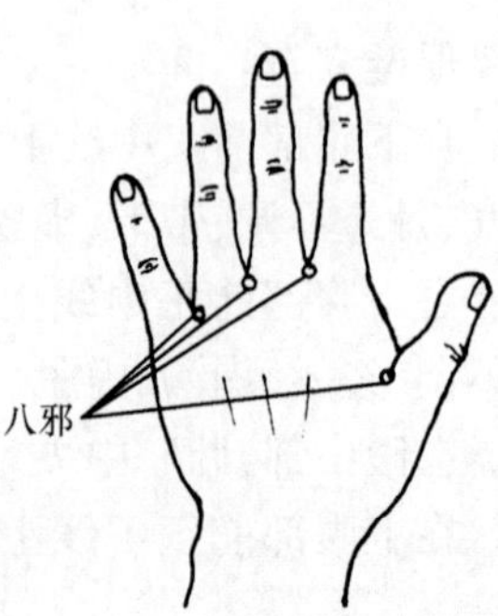

图 19-4

(8) 四缝。两手食指、中指、无名指、小指的第 2 指关节横纹的中央(图 19-5)。主治小儿疳积、百日咳。

(9) 十宣。在两手十指尖端,距离指甲游离缘 0.1 寸(指寸),左右共 10 穴(图 19-5)。为昏迷、中暑、发热的急救穴。

(10) 八风。在足背侧,第 1 趾至第 5 趾间,趾蹼缘后方赤白肉际处,一足 4 穴,左右共 8 穴(图 19-6)。

主治足趾疼痛、脚气等。

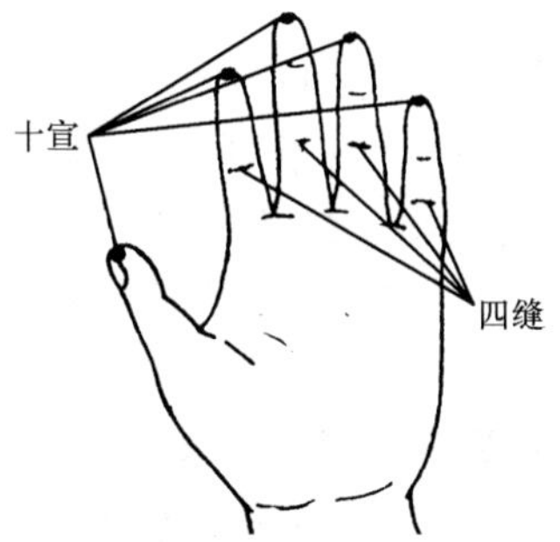

图 19-5

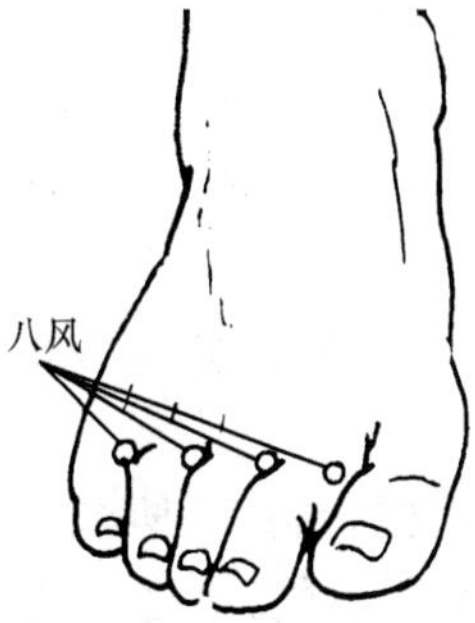

图 19-6

第二十章 按摩养生法

按摩养生法，是指医者运用手掌、手指或器具等在体表一定部位施以不同手法的揉按，使其经脉宣通、气血和调，达到补虚泻实、扶正祛邪，以促进身心健康的一种保健方法。

推拿也叫按摩，按摩术在我国历史悠久，在远古时候，人们不自觉地用手在损伤或疼痛部位摩擦或抚摩，却奇异地发现可以缓减或解除疼痛，这就是按摩术的肇端。文字记载最早见于《汉书·艺文志》载有《黄帝岐伯按摩》（已佚）。先秦有《韩诗外传》"扁鹊砭针砺石，子游按摩"等记载。

秦汉时期，《灵枢·病传》所载"乔摩"，即为按摩。《素问·血气形志篇》所载："形数惊恐，经络不通，病生于不仁，治之以按摩……"。说明当时已认识到按摩与经络的关系。《素问·卒痛论》说："寒气客于背俞之脉，则脉泣（涩），脉泣则血虚，血虚则痛，其俞注于心，故相引而痛，按之则热气至，热气至则痛止矣"。同时也认识到按摩有运行气血、疏通经络的作用。三国华佗则用"膏摩火灸"的方法，张仲景亦用"导引吐纳针灸膏摩"等，则倾向于杂合以养。葛洪《抱朴子·内篇》载"以摩之皆手下即愈"，认为疗效出自手法。其《肘后方》有"令爪（抓）病人"和"掐虎口"等手法记载。公元 527 年天竺国（即印度）人菩提达摩带来"印度按摩法"，故唐代孙思邈在《备急千金要方》中就收集了"天竺按摩法"，并说明是婆罗门法。鉴于当时按、摩、推、拿四大手法较为简单，不便对多种疾病进行调养，于是发展了抖、搓、捻、缠、揉等手法。据《隋书·百官志》载："掌教按摩导引之法以除疾病，损伤折跌者正之"，把按摩与导引结合起来而发展成为导引按摩法。当时，按摩博士和按摩医生有医官之称，并配有按摩工和按摩学生且有完整的专业教育机构，如唐代太医署专设按摩教学等。当时，举国上下皆推崇按摩养生治病。

宋金时期按摩主要盛行于民间，多以自我按摩为主，如《养生要诀》说："热摩两足心及胳下"，《圣济总录·治法门》区别了"按"和"摩"的手法，并将摩法和药疗结合起来，形成药摩，所谓"可按可摩，时兼而用，通谓之按摩。按之弗摩，摩之弗按。按之以手，摩之兼以药。日按日摩，适其所用也"。

明代政府提倡按摩，当时太医院对按摩有所分科，出现了儿科推拿按摩术，并发展了掐法。如龚廷贤所著《推拿活婴秘旨》以及周于蕃所撰《小儿推拿秘诀》一书，都在手法上有独到研究。它如《针灸大成》、罗洪《万寿仙书》、高濂《遵生八笺》等著作，皆列有按摩推拿专章。同期的《寿世保元》还将按摩作为健身寿世的妙术。

清代亦有许多专著，如熊应雄的《推拿广义》、骆如龙的《幼科推拿秘书》、钱怀顿的《小儿推拿直录》、马玉书的《推拿捷径》等，涉及按、掐、揉、推、搓、摇等手法。《医宗金鉴·正骨心法要旨》将"摸、接、端、提、按、摩、推、拿"列为伤科之八法，若"因跌扑闪失，致骨缝开错，气血郁滞，为肿、为痛，宜用按摩法，按其经络，以通郁闭之气，摩其壅聚，以散瘀结之肿，其患可愈"。明清两代还将按摩列为国家太医院十三科之一，但至清末则认为按摩是"医家小道,有伤大雅”、“非奉君之所宜”,尤其是民国时期按摩术几乎失传。而目前,全世界许多国家都在应用按摩术,已被公认其具有保健身心的良好效果,且已成为最受欢迎的养生方法之一。

按摩的作用,首先是通经络、畅气血,而且具有消瘀、行滞、散肿、止痛等功效,并有增进局部营养、防止肌肉萎缩废用、促进瘢痕变软和损伤修复等作用。其次,能调补气血、固本复元,此即气血流通便是补的结果。事实证明,按摩确有增强体质、清除疲劳、恢复元气的功效。按摩的临床运用范围很广,涉及内、外、妇、儿、五官、骨伤及神经等科的许多疾病。但有皮肤病及皮肤疮疡、溃烂,各种化脓性感染及结核性关节炎,各种血液病及有出血倾向的患者,有开放性损伤者,或有血管、神经的吻合术者,妇女在月经期、妊娠期期间,危重患者如严重心肺功能不全,胃、十二指肠溃疡以及各种恶性肿瘤,极度疲劳、醉酒后神志不清、饥饿及饭后半小时内的患者,以及诊断不明的急性脊柱损伤,严重精神疾病不能配合操作者,以及年老体弱经受不住按摩者,皆不宜进行按摩。

第一节　按摩常用手法与适应证

按摩手法分强刺激和弱刺激两种。强刺激手法重,时间长,用于实证和较重的痛症,弱刺激手法轻,时间短,用于虚证和较轻的疼痛。按摩操作,一般要先轻后重,柔和持久,由慢而快,由浅到深,先治急,后治缓。这里仅介绍常用手法。

一、推　　法

方法:用指腹、掌面或肘部着力于一定部位或穴位上,作缓慢单方向的直线推动。

要领:操作时,指腹、掌面或肘部要紧贴患者皮肤,用力应平稳着实,速度要缓慢而均匀。

应用:推法力量轻柔,动作平稳,能提高肌肉的兴奋性、促进血液循环,具有舒筋通络、分筋理筋、行气活血等功效,可在人体各个部位应用,其中指推法(图 20-1)适用于头面、颈项;掌根推法(图 20-2)适用于胸胁、脘腹部;肘推法(图 20-3)适用于腰背、脊柱两旁的按摩。

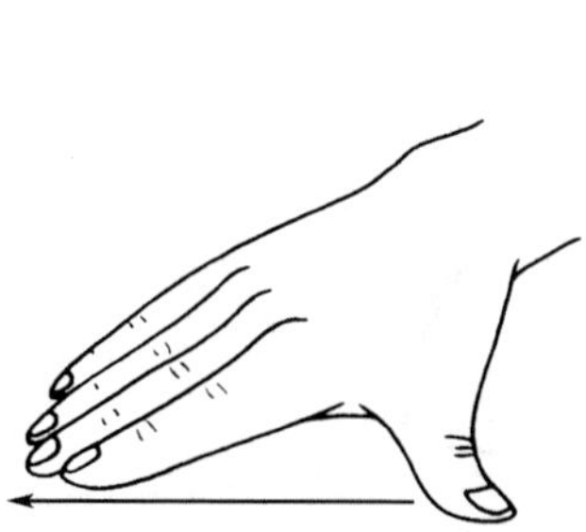

图 20-1　指推法

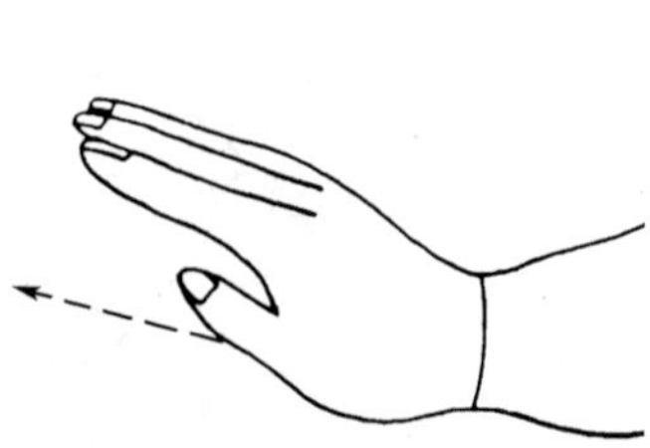

图 20-2　掌根推法

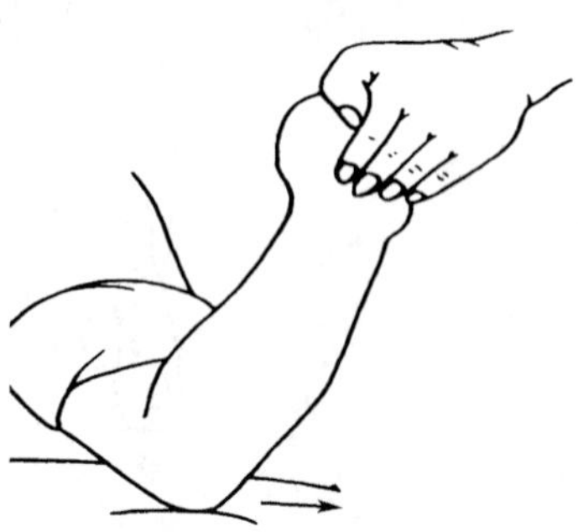

图 20-3　肘推法

二、按　　法

方法:以手指、掌或肘部着力于体表的一定部位或穴位上,逐渐用力往下加压的一种手法。用拇指着力按压者称指按法(图 20-4);用掌根、全掌或鱼际部位着力按压者称掌按法

(图 20-5);用肘部着力按压者称肘按法(图 20-6)。

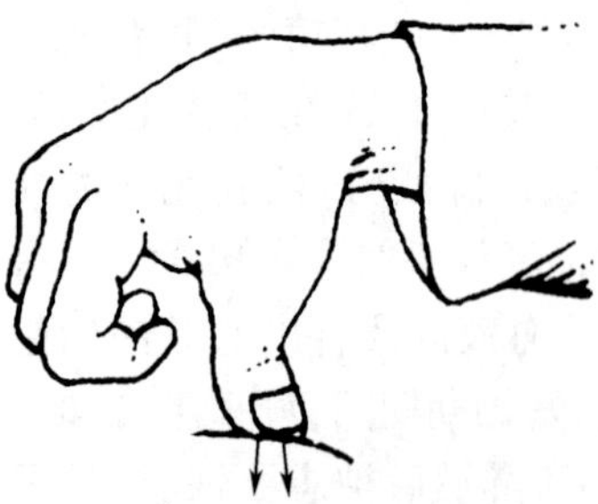

图 20-4 指按法

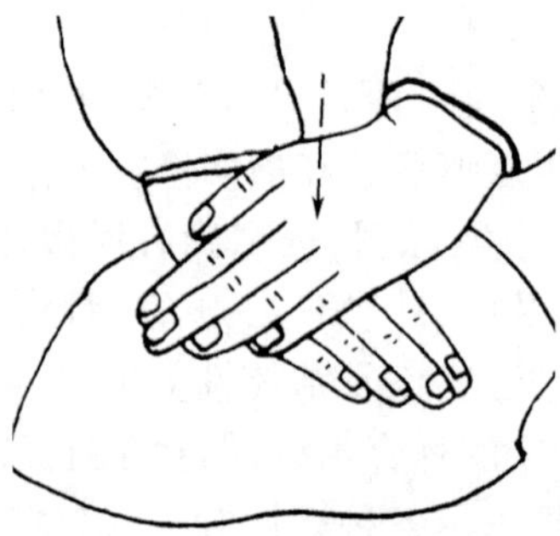

图 20-5 掌按法

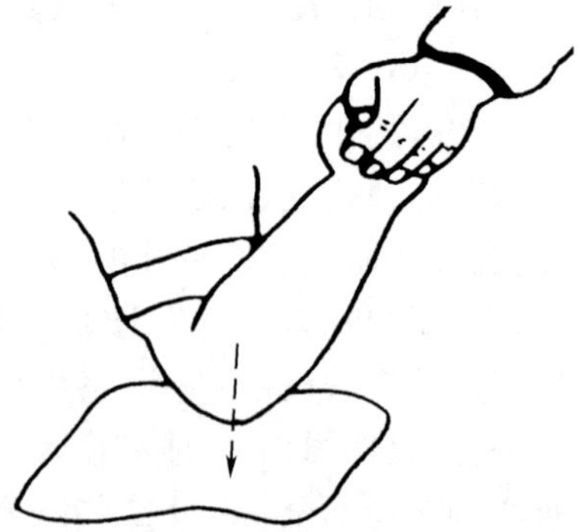

图 20-6 肘按法

要领:操作时,着力部位紧贴体表,不可移动;按压力垂直向下,用力要由轻到重,稳而持续,以有得气感为度;本手法刺激较强,不可持久应用,中病即止。

应用:按法为推拿常用手法之一,由于刺激较强,常与揉法合用,组成按揉复合手法,使手法既有力、又柔和,具有舒筋通络、开通闭塞、解痉止痛、理筋整复等功效,适用于全身各部位。其中指按法适用于穴位或疼痛点,常用于各种痛症的治疗,如胃脘痛、头痛、腰背痛、胆绞痛及风湿关节痛等;掌按法适用于腰背和脊柱,常用于胸胁迸伤、腰背痛等;肘按法适用于腰臀部等肌肉丰厚的部位,常用于腰臀腿痛、风寒湿痹等症。

三、点　　法

方法:以手指指端或指间关节突起部着力于一定部位或穴位上,按而压之,戳而点之的一种手法(图 20-7、图 20-8)。

要领:操作时,按触部位应着力固定,不得滑移,点取的部位或穴位要力求准确;用力要稳,由轻渐重,以有得气感或患者能耐受为度,不可久点,以免伤及气血。

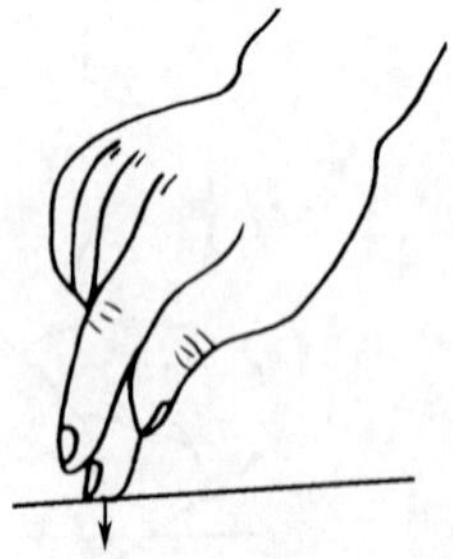

图 20-7 中指点法

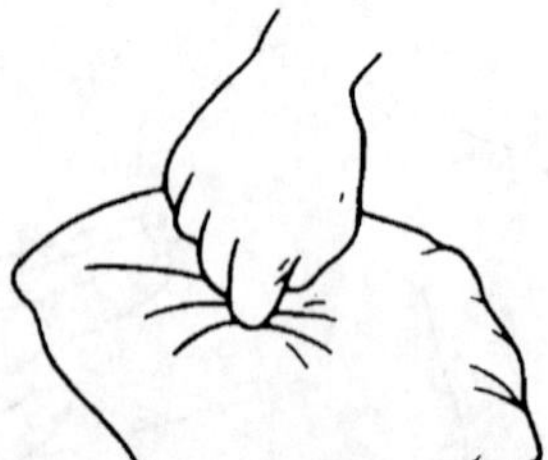

图 20-8 屈食指点法

应用:点法较按法刺激强而持续的时间短,具有开通闭塞、补泻经气、缓解痉挛及镇静止痛等功效,操作时须根据病情轻重、体质强弱及患者的耐受程度、操作部位或穴位的特异性来酌情用力,同时还要密切观察患者的反应,以防刺激太过而发生意外。本法适用于穴位或疼痛点的按摩。

四、揉　　法

方法：以手指的螺纹面、掌根或鱼际吸定在一定部位或穴位上，带动皮下组织，作轻快柔和的摆动或回旋运动。

要领：肩、肘、腕部放松，以肘部为支点，前臂连同腕关节作轻快柔和的摆动或回旋运动；操作时，压力要轻柔，动作协调而有节律，频率每分钟 120～160 次；

应用：揉法因轻柔缓和，刺激量较小，其适用范围较广，其中拇指揉法（图 20-9）和二指揉法（图 20-10）适用于穴位或痛点等接触面较小处的按摩；鱼际揉法（图 20-11）适用于头面、颈部的操作；掌根揉法（图 20-12）常用于腰背、臀部等大面积部位。揉法具有舒筋通络、活血化瘀、宽胸理气、消积导滞、温经散寒等功效，主治脘腹胀满、胸胁闷痛、便秘、泄泻、头痛及各种软组织损伤等病症。

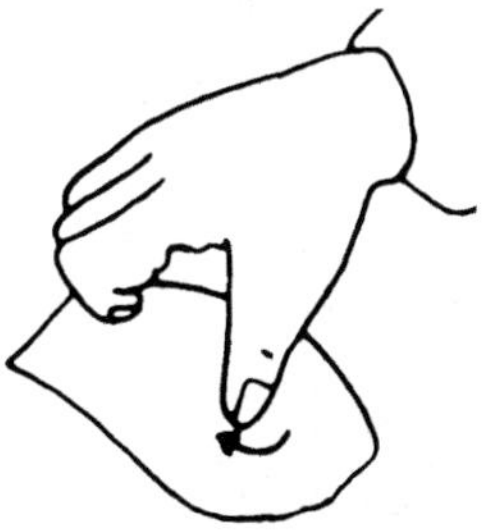

图 20-9　拇指揉法

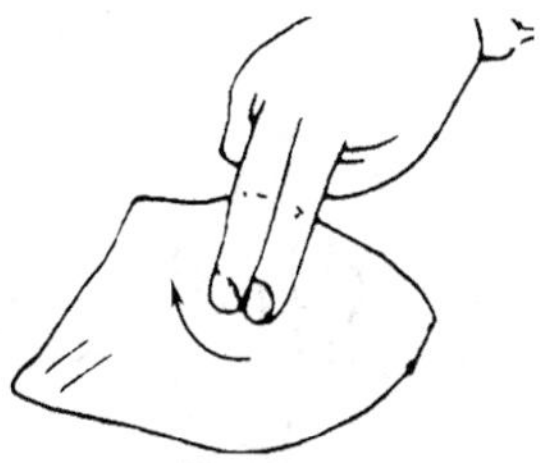

图 20-10　二指揉法

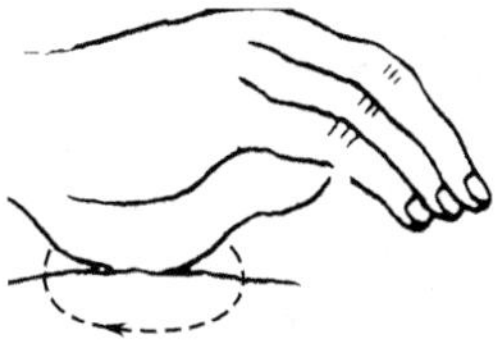

图 20-11　鱼际揉法

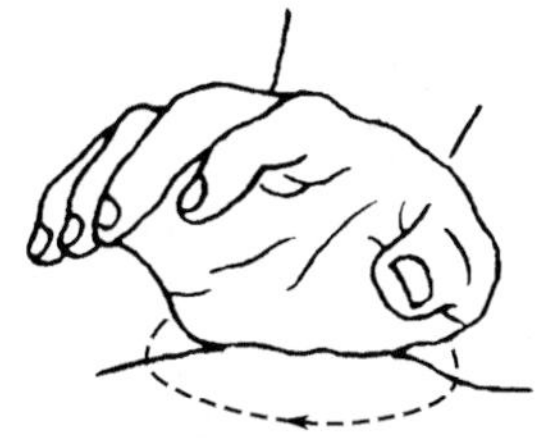

图 20-12　掌根揉法

五、摩　　法

方法：以指腹或手掌附着在体表一定部位或穴位上，作环形而有节律的抚摩。

要领：肘关节微屈，腕关节放松，指掌自然伸直，以腕关节为中心，连同前臂作节律性的环旋摩动，不带动皮下组织；动作和缓协调，频率为每分钟 120 次左右。

应用：摩法，包括指摩法（图 20-13）和掌摩法（图 20-14），刺激缓和舒适，适用于胸腹、胁肋等柔软体腔部位，具有和中理气、消食导滞、活血散瘀、调理肠胃等功效，对于胸胁迸伤、外伤肿痛、脘腹胀满、消化不良、便秘、泄泻等病症有较好效果。

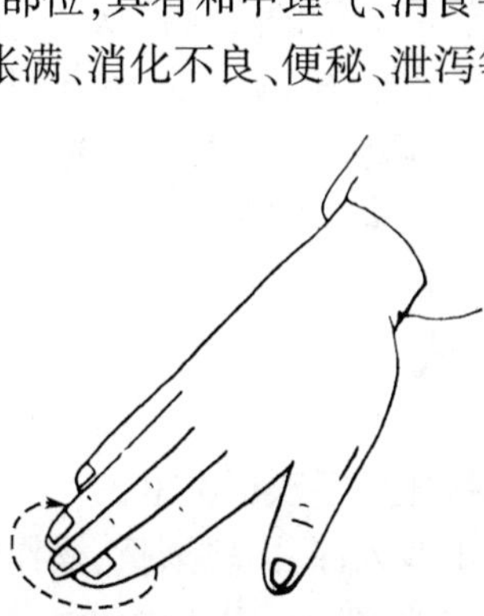

图 20-13　指摩法

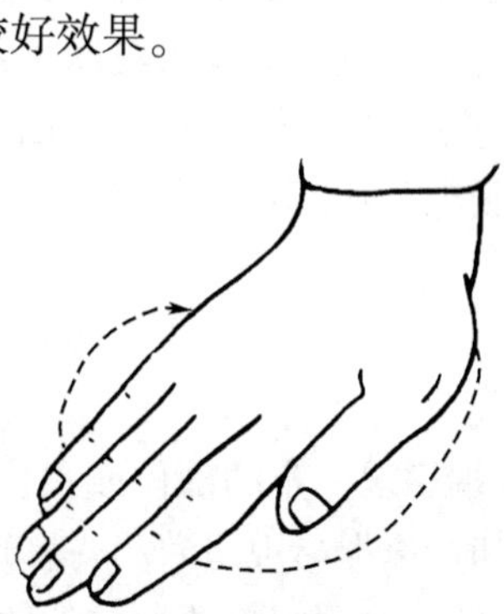

图 20-14　掌摩法

六、擦　　法

方法：以手掌的掌面或大、小鱼际紧贴体表皮肤，作上下或左右直线往返摩擦，使之产生一定热量。

要领：操作时，必须直线往返，不可歪斜，往返距离要拉得长，动作连续不断，不能有间隙停顿；压力要均匀适中，以摩擦时不使皮肤产生褶叠为宜，频率为每分钟 120~140 次。

应用：擦法是一种柔和的温热刺激手法，临床应用很广，具有温经通络、宽胸理气、活血散瘀、消肿止痛等功效。其中掌擦法（图 20-15）适用于肩背、胸腹、胁肋等部位；鱼际擦法（图 20-16）多用于腰脊、四肢等部位。主治胸闷胁痛、脾胃虚寒、肾阳亏虚、伤筋肿痛、风湿顽痹及体虚劳累等病症。

注意事项：擦法是直接在体表上操作的手法，因此，操作时必须暴露体表，并涂以少许润滑剂，这样既可保护皮肤，又可使热量深透，促进疗效；擦法使用后，皮肤温度较高，所以擦法多在其他手法之后使用，不可在擦法之后仍在局部运用推、揉等手法，以免破皮。

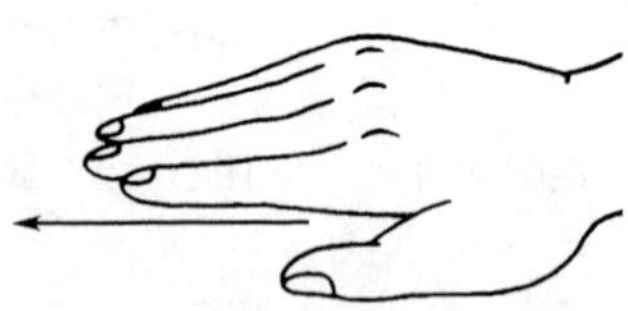

图 20-15　掌擦法

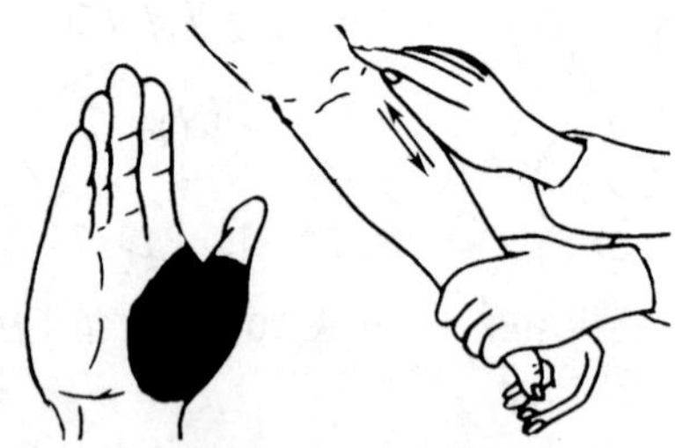

图 20-16　鱼际擦法

七、抹　　法

方法：用单手或双手拇指螺纹面紧贴体表皮肤，作上下或左右往返移动。

要领：操作时用力均匀、动作缓和，尤其在头面部操作时，动作要连贯，一气呵成；沉肩、垂肘、悬腕，单手或双手紧贴施治部位，作轻重适宜、轻巧灵活的往返移动。

应用：抹法轻柔舒适，常作为辅助手法，具有开窍提神、醒脑明目、疏肝理气、行气活血、消散瘀肿、通络止痛等功效，适用于头面、颈项、胸腹及手掌等部位，主治神经衰弱、感冒、头痛、眩晕、胸胁胀满、疲劳不适等病症。

八、掐　　法

方法：以指端切取一定的部位或穴位，垂直用力按压的手法（图 20-17）。

要领：操作时，以拇指甲缘着力，持续平稳，用力由浅入深，由轻渐重；操作时不必配合揉动，以免损伤皮肤。为缓解掐法所致的锐痛，在使用掐法之后可用揉法和之。

应用：掐法属强刺激手法，具有开窍醒神、解痉止痛的功效，适用于刺激穴位和痛点，如人中、内关、老龙、十宣等，主治昏迷、惊风、休克、晕厥等急症。

九、捏　　法

方法：以拇指与其他手指相对用力，将患者皮肉轻轻捏起，做连续挤捏的一种手法（图 20-18）。

要领：在相对用力挤捏时，两侧力量要对称，动作要轻柔，用力要均匀、协调；操作时，动作要连续不断，移动要缓慢，不可断断续续。

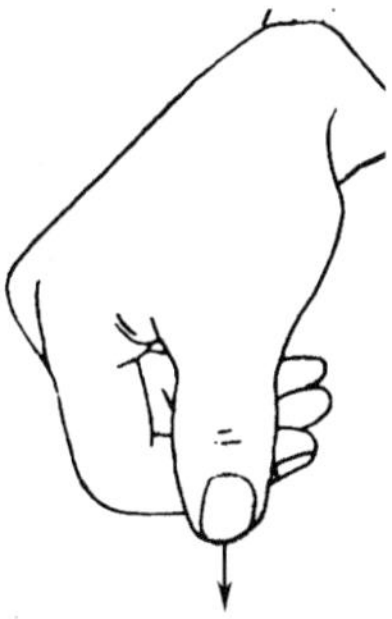

图 20-17　掐法

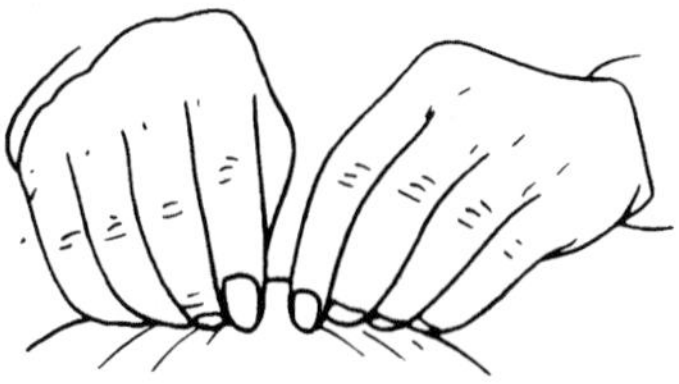

图 20-18　捏法

应用：捏法是较柔和的一种手法，具有疏经通络、调和气血、健脾和胃、缓解痉挛、消除疲劳等功效，适用于浅表肌肉组织如颈项、肩背、脊柱及四肢等部位。常用于小儿疳积、消化不良、体弱多病等病症，也可用于保健，增强抵抗力，对成人慢性消化道疾病、痛经、月经不调、腰背痛及各种疲劳等也有较好疗效。

十、拿　　法

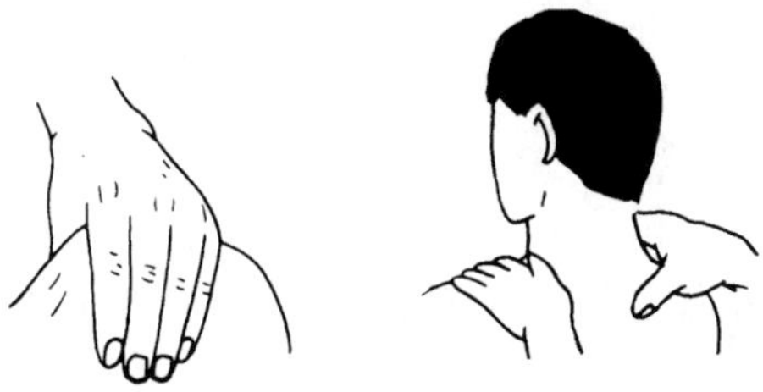

图 20-19　拿法

方法：以拇指与其余四指相对用力，捏住体表的一定部位或穴位，逐渐用力内收、上提，将皮肉提起，并作连续地提拿动作（图 20-19）。

要领：腕部放松，用指腹着力，两侧用力要对称，动作要协调，力量要柔和渗透；操作时，用力要由轻渐重，动作要缓和而有连续性，不能间歇停顿，时轻时重；

应用：拿法刺激柔和舒适，具有疏经通络、宣通气血、祛风散寒、解痉止痛、开窍提神等功效，适用于颈项、肩背、腰部和四肢等部位，主治颈项强痛、风寒痹痛、肌肉酸痛及疲劳过度等有较好疗效。

十一、捻　　法

方法：以拇指和食指的指腹相对捏住肢体的一定部位，稍用力作对称捻线状的快速捻搓手法（图 20-20）。

要领：操作时，动作要快速灵活，用力不可呆滞，着力轻快柔和，移动时要缓慢；两侧用力对称，着力捻转，捻而滑动。

应用：捻法是一种轻快柔和的手法，具有理筋通络、滑利关节、行气活血等功效，适用于四肢小关节按摩，主治四肢小关节酸痛、麻木肿胀、屈伸不利及手指疲劳等症。

十二、搓　　法

方法:用双手掌面或掌指面夹住肢体的一定部位,相对用力作方向相反的来回快速搓揉,同时作上下移动的手法(图 20-21)。

要领:手指自然伸直,前臂发力,双手用力要对称,作快速搓揉,同时自上而下缓慢移动;动作要协调,搓动时力量轻快柔和,连续不断,做到快搓慢移。

应用:搓法轻柔舒适,具有舒筋通络、调和气血、松弛肌肉等功效,适用于四肢、胁肋及腰部操作,尤以上肢常用,主治腰腿痛、四肢麻木、胸胁胀痛等病症。

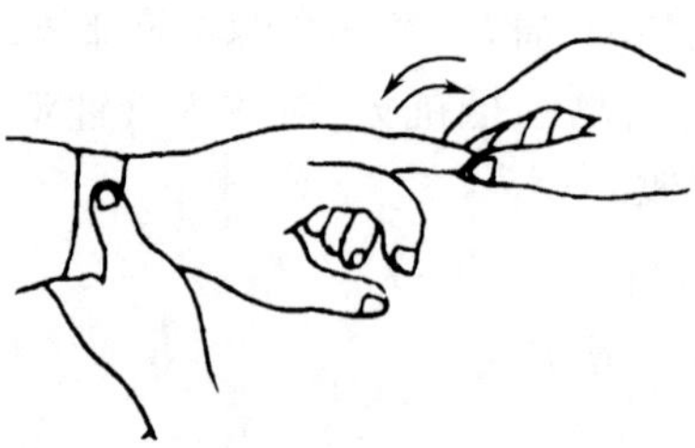

图 20-20　捻法

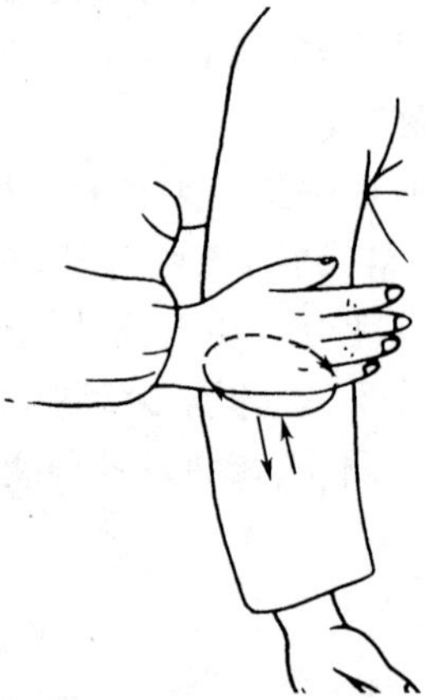

图 20-21　搓法

十三、叩　击　法

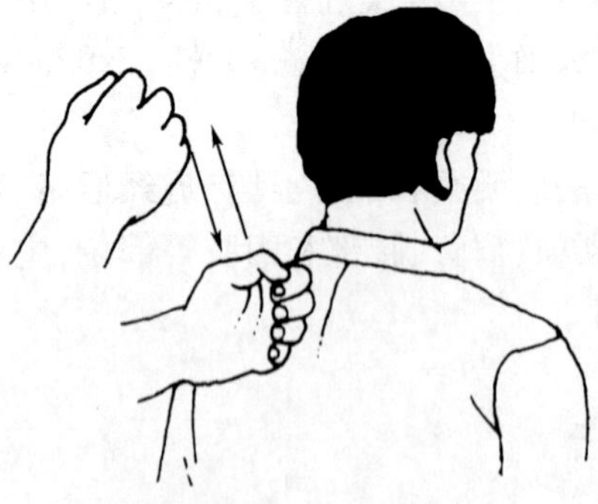

图 20-22　叩击法

方法:用指端、拳背、掌根、掌侧小鱼际叩击体表的一种手法。

要领:叩击部位要准确,垂直叩击体表,不能有拖抽移动,用力均匀,接触体表的时间要短促;叩击的速度要均匀而有节律,并根据患者体质强弱及部位不同而决定用力大小,一般由轻到重、由慢到快(图 20-22)。

应用:叩击法为推拿常用手法,运用得当,确有独到之处,具有舒筋通络、调和气血、解痉止痛、松解粘连等功效。其中指端叩击法适用于头部、胸腹部;拳背叩击法适用于肩背部;掌根叩击法适用于头顶、腰臀部;掌侧小鱼际叩击法适用于颈肩、腰背部及四肢部。叩击法主治肢体麻木、腰背酸痛、肌肉劳损、神经衰弱、失眠、头痛等病症。

十四、拍　　法

方法:五指并拢微屈,用虚掌拍打患者体表的一种手法(图 20-23)。

要领：手指自然并拢，掌指关节微屈，掌心呈空虚状，平稳而有节律地拍打患部；拍打时用力均匀，拍打胸背部时嘱患者张口呼吸。

应用：拍法多作为临床辅助手法，具有舒筋通络、调和气血、引邪外出、解痉止痛等功效，常用于肩背、腰骶及下肢部位，主治四肢肌肉麻木、半身不遂、风湿痹痛、肌肉痉挛及腰背肌劳损等病症。

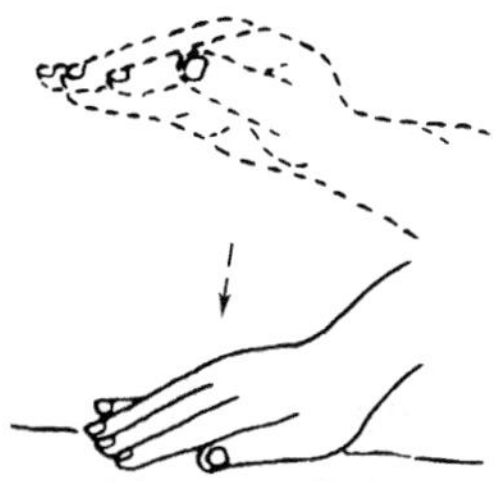

图 20-23　拍法

第二节　自我保健按摩

用自己的双手，通过简单的手法作用于某些部位或穴位，达到强身健体、祛病延年、消除疲劳、改善脏腑功能等作用，称为自我保健按摩。自我保健按摩主动性强、简单易行、经济实惠，朝夕可做，长期坚持还有显著的养生保健作用。

一、头面部自我保健按摩

（一）操作方法

点揉百会：用中指指端垂直点揉百会穴约 1 分钟，用力宜由轻而重。

点揉风池：两手抱头，以两手拇指分别点揉两侧风池穴约 1 分钟，点揉的方向应向内上方，以局部有酸痛感为宜。

十指叩头：用双手食指至小指指端，有节律地从前到后轻点扣头部 18 次。

分推前额：两手食指至小指并拢后附于印堂穴，沿两眉毛上沿从前额中线分别推抹至两旁太阳穴，用力稍重，速度稍慢，时间约 1 分钟。

指揉太阳：双手拇指伸直，指腹按于太阳穴处，其余 4 指扶头部相应部位，作顺时针及逆时针按揉 20～30 次。

搓手浴面：将两手搓热，先擦前额部，再擦面颊，每个部位各擦 1 分钟，最后擦整个颜面部，以整个颜面透热为度。如此反复 5～10 次。

（二）作用

头面部按摩可清心健脑，经常按摩可改善脑部血液循环，保持面部肌肤的张力和弹性，对防治感冒、神经衰弱、失眠、头晕头痛、面肌痉挛等都有较好的保健作用；而且还是面部抗衰老及美容的理想方法。

二、眼部自我保健按摩

（一）操作方法

刮抹眼周：手的虎口张开，以食指中节桡侧缘轻刮两眼眶上、下缘和眼睑各 30 秒。

搓手熨目：两眼微闭，先将两手搓热，然后将两手掌心放置于两眼之上，使眼部有温热舒适感,时间约 1 分钟,若在熨目后用手指轻轻按压眼球片刻,则效果更佳。

转动眼珠:两眼先平视前方约 1 分钟后,再向左、向上、向右、向下看约 1 分钟,然后两眼珠先顺时针方向,后逆时针方向各运转 18 次。

(二) 作用

眼部按摩能促进眼部血液循环,增强眼部肌肉的弹性,改善视神经的营养,对近视、远视、视神经萎缩、早期白内障等有较好的预防和治疗效果。

三、鼻部自我保健按摩

(一) 操作方法

点揉迎香:两手中指或食指指腹置于两侧迎香穴,同时向内按揉 20 次。

掐揉人中:拇指或食指尖按于人中穴上,先掐后揉 20 次。

捏揉鼻梁:用两手中指指腹从鼻根到鼻翼两侧分别按揉 20 次。

擦抹鼻翼:用两手拇指指背在鼻翼两侧自上而下擦动,用力宜轻,速度稍快,以鼻部发热为度,时间约 1 分钟。

(二) 作用

鼻部按摩能改善鼻部血液循环,增强上呼吸道抗病能力,可防治感冒,保持嗅觉灵敏和鼻部健康,对防治鼻炎、嗅觉减退、面神经麻痹、面肌痉挛有较好疗效。

四、耳部自我保健按摩

(一) 操作方法

揉捏双耳:双手拇指指腹抵住耳郭后部,食指指腹按于耳郭前部,两指相对用力,自上而下揉捏耳郭,力量适中,揉捏至耳垂时稍微向下拉。以两耳发热且感舒适为宜,约 20~30 次。

鸣击天鼓:抬肩屈肘,将两手掌心用力贴伏两耳孔,两手手指置于后枕部,两掌轻轻用力按压耳部 3~5 次,然后用四指指腹轻轻叩两侧枕部 5~10 次,耳中"咚咚"鸣响,如击鼓声。

食指搅耳:两手食指插入耳道内先按顺时针方向搅动,再按逆时针方向搅动,各 10 次。

(二) 作用

耳部按摩可促进耳部血液循环,刺激听神经,调整中枢神经,长期按摩可以聪耳,令耳不聋,增强听力,对防治耳鸣耳聋有较好效果。

五、齿咽部自我保健按摩

(一) 操作方法

按揉颊车:先用两手中指指腹分别按揉两侧下关穴与颊车穴各 1 分钟,然后用两手大鱼际按揉下关穴与颊车穴 1 分钟。按揉时向齿部用力,以摩擦齿部。

叩齿咬牙:双唇微闭,先上下牙齿轻叩 30~50 次,然后咬齿(即牙齿咬紧)1~2 分钟,以达到健齿固肾的效果。

搅动舌头:双唇微闭,将舌头置于唇内牙外,沿着牙床向左、右、上、下搅动,如搅物状,并将产生的唾液分 2~3 次咽下。

拿揉咽喉:用一手拇指及其余 4 指分开置于咽喉部气管两侧,逐步由上向下沿气管轻轻提拿,以每分钟 120 次的频率按摩 1 分钟。

(二) 作用

齿咽部按摩可改善口腔及咽喉部的血液循环,久行可令牙齿坚固、声音洪亮,对防治牙齿松动、牙痛、面瘫、咽炎、咳嗽有较好效果。

六、颈项部自我保健按摩

(一) 操作方法

推抹颈项:以食、中、无名及小指的指腹在颈项部做自上而下的推抹,两手交替进行,用力宜轻,不必带动皮下组织,时间 1~2 分钟,本法能使颈部皮肤富有弹性,减少局部皱纹。

捏拿项肌:单手拇指和其余 4 指腹侧面对合,用力捏拿项肌1~2分钟,每分钟 60~80 次。

推抹桥弓:桥弓穴位于翳风至缺盆一线,用两手食、中、无名、小指四指并拢,四指指腹附于一侧乳突上,沿胸锁乳突肌顺推至同侧胸锁关节,稍用力推揉,透达肌层,切忌摩擦表皮。本法有调节血压的作用。操作时,注意两侧交替进行,并且轻推即可。避免在局部用力按压,如此操作 3~5 次即可,不可多推,以免血压下降过快出现意外。

揉擦颈肩:用一手拇指指腹从对侧颈部乳突沿颈肌擦揉到肩部 8~10 次;一侧完毕,更换另一侧,力求指力深透肌层,但忌用力过猛。

拿捏肩井:用拇指与其余四指分别拿捏肩井穴或斜方肌,拿捏时先轻轻拿捏,然后略向上提,如此反复 5~10 次,并可用中指点揉肩井穴 3~5 次。

指揉大椎:用食、中指指腹按揉大椎穴 1~2 分钟后,再用手掌揉擦大椎穴 1~2 分钟。

(二) 作用

颈项部按摩具有改善颈部血液循环,松弛颈项部肌肉,消除疲劳,长期坚持运动可令颈项部活动灵活,增加颈项部肌肉的力量,对防治头痛、高血压、颈椎病及落枕等病症有较好的作用。

七、胸部自我保健按摩

(一) 操作方法

开胸顺气:五指分开,沿肋间隙从中央向两侧自上而下分推,往返 3~5 遍。

搓摩胁肋:以两手掌根部分置于两侧腋中线上方近腋窝处,由上至下用掌根、小鱼际擦至季肋下方,往返搓摩,以局部有温热感为宜。

按摩心前区:用右手掌心和大鱼际顺时针方向按摩左胸心前区1~2分钟,以轻柔为宜。

拍击胸部:用两手虚掌自锁骨下,沿锁骨中线至第七肋骨上缘拍击胸部10~15次。

(二)作用

胸部按摩可宽胸理气、宣通肺气、平喘止咳,对预防和治疗咳嗽、冠心病、心律失常等有一定作用。

八、腹部自我保健按摩

(一)操作方法

团摩脐周:用手掌自左上腹开始,以肚脐为中心,由内向外顺时针摩腹,时间为1~2分钟。本法可调节胃肠功能,促进胃肠蠕动和肠道吸收与排泄,对中老年人、久病体虚患者尤为适宜。

抚摩小腹:双掌重叠贴于小腹,以关元穴为中心,按顺时针方向摩小腹各20~30次。

斜擦少腹:用两手掌由髂前上棘向耻骨联合方向自外而内对称擦摩两侧腹股沟,擦摩之力以轻柔舒适不痛为度。

推抹任脉:用双掌大鱼际交替自胸骨体下段沿前正中线轻缓地推抹至耻骨联合,时间为1~2分钟。

(二)作用

腹部按摩有健脾和胃、消食导滞、通调二便等作用,对失眠、胃痛、胃及十二指肠溃疡、胃肠功能紊乱、食欲不振、腹胀、便秘有较好的治疗保健作用。

九、背腰部自我保健按摩

(一)操作方法

擦背摩肩:以一手置于对侧肩胛冈前上方往返擦动15~20次,左右交替进行。

按揉肾俞:用手掌或拳眼按揉肾俞穴20~30次,至局部发热为度。

横擦腰骶:双手五指并拢,反置腰部,双手掌重叠,左右摩擦腰骶部约20~30次,摩至局部发热为度。

拳叩腰骶:双手握空拳,以拳眼或拳背轻叩腰骶部。操作时,用力轻柔舒适,时间为1~2分钟。

运腰扭臀:两手手掌扶住腰部,拇指在前,以腰为轴心,上身不动,旋转臀部15~20次。

(二)作用

背腰部按摩有温阳补肾、强腰壮骨、润肠通便等作用,对腰部劳损、慢性腰痛、腰椎退行性变、风湿性腰痛等有较好的防治作用,同时对痛经、慢性盆腔炎、便秘、久泄等亦有一定的防治作用。

十、上肢部自我保健按摩

(一) 操作方法

拿揉上肢:以拇指与其余四指分别拿揉上肢的内侧、前侧和外侧,力量应深沉且柔和,顺序从上到下,反复做 5~8 遍。左右手交替进行。

擦摩上肢:以左手掌擦摩右上肢,右手掌擦摩左上肢,先擦上臂,后擦前臂,按外侧、前侧、内侧、后侧顺序操作,以局部透热为度。

甩摇双手:双手下垂,半握空拳,前后往返甩动 20~30 遍。

点揉合谷:以手拇、食指点揉另一手上的合谷,然后交替,以局部有酸胀感为度。

捻拔手指:以拇指与食指远端的桡侧揉捻手指,左手揉捻右手,右手揉捻左手,揉捻手指时以揉捻两侧效果最好,揉捻速度宜快,移动宜慢,由指根到指尖逐个手指揉捻。

搓摩双手:用两手指腹相对搓摩 20~30 次,使手部发热。先用左手指腹、手掌搓摩右手背侧自指端至腕部 20~30 次,令手背部发热,再用右手搓左手背 20~30 次。

(二) 作用

上肢部按摩可以消除上肢疲劳,对肩周炎、上肢瘫痪、风湿麻痹等有一定防治作用。

十一、下肢部自我保健按摩

(一) 操作方法

捏拿下肢:用拇指与其余 4 指相对用力,从上到下捏拿下肢,先后侧,再前侧,拿揉 3~5 分钟,刺激要柔和舒适,本法可松弛下肢肌肉、消除下肢疲劳。

搓擦下肢:两手搓热,五指并拢,同时从大腿外侧自上而下擦至外踝关节,再从内踝关节向上擦至大腿内侧,反复 6 遍,以透热为度。

拍打下肢:以两掌根或半握拳有节律地轻轻击打下肢,顺序为大腿-膝部-小腿,左右依次击打各 3~5 遍。

梳摩足背:以食指至小指分别置于各趾缝间,沿骨间隙自下而上反复梳摩至解蹊穴10~20 次。

搓擦足底:擦涌泉穴时右足搁于左大腿上,右手握右踝,左手小鱼际侧擦右足底涌泉穴 50 次,擦至发热,然后再擦左足涌泉穴,以局部有温热感为宜,每侧 1~2 分钟。

(二) 作用

下肢部按摩可消除下肢疲劳,促进下肢血液循环,对于风湿性关节炎、半身不遂、下肢肌肉萎缩等有较好防治作用。

第二十一章 药物养生抗衰法

应用中药养生抗衰时，首先要辨别体质情况和疾病证候进行“辨证施养”。中医抗衰方药在强身健体、延年益寿方面积累了丰富内容，但这些方药并非强力抗衰以延长人的自然寿命，而是通过调节体质、气质以及纠正疾病过程中表现出的阴阳失调，以道法自然的观点使人能够尽终其天年。

第一节 养生抗衰方药运用原则

衰老多属中医虚证范畴，虚证有气虚、血虚、阴虚及阳虚之不同，因此抗衰方药的使用问题，其实很大程度上就是如何使用补气、养血、滋阴、壮阳等补药的问题。可见，运用抗衰方药除了要遵循养生的总原则外，还必须遵循中药的一些使用原则。

一、辨证用药，功补兼施

养生抗衰通常适用于一般人群，多数皆处于无病状态，此时辨证施养主要在于辨明体质及气质，且不宜盲目进补。气虚质者可见神疲乏力，少气懒言，面色苍白，头晕目眩，心悸自汗，纳差等症状，适合应用补气中药进行调补；阳虚质者可见畏寒肢冷，面色苍白，倦怠乏力，少气懒言，自汗，小便清长等症状，适合应用壮阳中药进行调养；阴虚质者可见五心烦热，口燥咽干，潮热盗汗，舌红少苔等症状，适合应用滋阴中药进行调养；阴阳俱虚者则当阴阳并补；血虚质者可见面色无华或萎黄，唇色淡，头晕目眩，心悸失眠，手足发麻，舌淡等症状，适合应用养血中药进行滋补。然而，体质中往往也有阴或阳的偏盛者，辨证施补中需攻补兼施才能达到阴平阳秘。此外，瘀血质和痰湿质者，现代衰老理论研究也发现了瘀虚综合的体质容易出现衰老，因而，注意这类体质的化瘀消痰也是抗衰的重要手段。在气质类型中，木型人易抑郁，常宜疏肝，春夏宜预壮阳气；火型人宜兴奋，常宜安神，秋冬滋补阴液。此外，土型人和水型人都宜适当养阳气使生化有源。至于疾病过程中发生的阴阳明显偏差，辨证施治就是抗衰的前提。

二、补而勿滞，补勿过度

熟地、阿胶等滋阴养血之补易于碍气，常须佐以白术、茯苓、陈皮等健脾行气之品；人参、鹿茸等温阳益气之补过则易致阳亢阴伤，常可配以知母、龟板等滋阴敛阳之品。若有痰瘀气滞，滋阴则更易为郁，温阳则每易化火，进补之目的全在协调阴阳，维持全身阴阳的协调平衡。而郁滞和过度都会导致新的阴阳失调，出现新的病症，故用补时，有郁者当先解其郁，即使无郁滞者，抗衰之补亦须注意观察，当谨慎选用，切不可因太过而有损于阴阳的协调平衡。

三、调理五脏，首重脾肾

调理五脏是中药抗衰用药的核心内容，在药物选择上，中药抗衰也特别重视调理脾肾两脏。因脾为后天之本，气血生化之源，《图书编》说："养脾者，养气也，养气者，养生之要也"，可见，脾胃健旺是人体健康长寿的基础；而肾为先天之根，禀赋之所藏，性命之根，《图书编》也云："人之有肾，如树木有根"，即明确指出肾对健康长寿的重要性。故大多数养生抗衰方药都是从脾肾着手，以昭示其组方原则。脾肾二脏在生理上关系也极为密切，先天生后天，后天养先天，临床上调脾的常用中药有党参、黄芪、白术、茯苓、扁豆、莲子、芡实、薏苡仁、大枣等；现代研究证实，调理脾胃能有效地提高机体免疫功能，可调节整个机体状态以防衰抗老。而调理肾的常用中药有鹿茸、淫洋藿、巴戟天、杜仲、续断、菟丝子、海马等，都可根据调养需要进行选择运用；现代研究证实，肾与下丘脑、垂体、肾上腺皮质、甲状腺、性腺以及自主神经系统、免疫系统等都有密切关系，肾虚者可出现这些方面的功能紊乱，从而表现为病理现象或早衰之征，而调肾则有防病、延寿、抗衰等积极意义。

四、平正组方，久而见效

为避免单味中药效果的单一性和偏性，故抗衰中药常需配方组合，以使药物间相互制约、相互协同而发挥出更为理想的作用，且全方通过配伍后性味则更为平正、功效则更为稳定；同时在配方中还要特别注重阴阳的互根互生，以求平正组方之原则，所以古人说："善扶阳者必于阴中求阳，善补阴者必于阳中求阴"。当然，这种崇尚自然的抗衰思想也使得传统延年益寿方法不能以一朝一夕见功，而是重润物无声，必须长期坚持服用，日久方可见功。

抗衰方药内容虽然十分丰富，而且对年老体虚和阴阳失调者的调养作用也很明显，但是养生过程是一个顺应自然的综合过程，除运用药物调养外，还要充分重视生活中的每一个环节一保精、裕气、调神、炼形。

第二节　常用养生抗衰方药研究

一、常用养生抗衰中药

人的体质有气血阴阳之不足，故抗衰中药一般也可分为补气、养血、滋阴、壮阳诸类。有关养生抗衰的中药记载颇多，而且随着研究和实践的深入，不少非传统性补药的抗衰作用也越来越受到重视，这里选择有关内容进行简要介绍，以供养生保健时参考。

（一）补气类

1.人参

人参为五加科植物人参的干燥根和根茎。甘、微苦、微温，有大补元气、补脾益肺、安神益智、生津固脱、强精通脉、延缓衰老之功。《神农本草经》肯定人参有“久服轻身延年”之效,《本草汇言》载“人参,补气生血,助精养神之药也”,堪称为补气之上品。人参切片,每日少量咀嚼,可轻身、防病、延年,尤其适合于年老体弱之人使用。现代药理研究发现,人参有强心作用,且能兴奋垂体-肾上腺皮质系统,提高机体应激反应能力;能增强神经活动过程的灵活性,提高脑力劳动功能;有抗疲劳,促进蛋白质、RNA、DNA 的合成,促进造血系统功能,调节胆固醇代谢等作用;还能增强机体免疫功能,增强性腺机能,有促性腺激素样作用。此外,尚有降血糖、抗炎、抗过敏、抗利尿及抗肿瘤等多种作用。总之,人参的药理活性常因机体功能状态不同而呈双向作用,具有较为全面的抗衰作用。

历代有不少长寿帝王长期小量使用人参,从而收到精力充旺、动作不衰、老且尤有壮容的效果。此外,人参也因产地、加工等不同而名称功效各异,如野生者称为野山参,补气之力最强;人工培植、直接晒干者称生晒参,补气力佳;蒸熟后晒干者称红参,其性偏温。而长于朝鲜者称高丽参,补气较优;产于美国者称西洋参,补气生津之力较强。总之,抗衰之用宜当鉴别。但也要注意,长期服用人参或人参制剂,也可能出现腹泻、皮疹、失眠、神经过敏、血压升高、忧郁、性欲亢进(或性机能减退)、头痛、心悸等不良反应。

2.黄芪

黄芪为豆科植物蒙古黄芪或膜荚黄芪的根。甘、微温,生用其功能益气固表、利水消肿、提毒生肌;炙用则可补中益气。《神农本草经》列黄芪为“补虚”上品,《本草汇言》载“黄芪,补肺健脾,实卫敛汗,祛风运毒之药也”。黄芪与白术、防风相配,如玉屏风散,可益气固表、增强免疫,为预防感冒之验方。

现代药理研究发现,黄芪作用十分广泛,能促进机体代谢、抗疲劳、促进血清和肝脏蛋白质的更新;有明显利尿作用,能消除肾炎尿蛋白;能升高低血糖,降低高血糖;能兴奋呼吸;能增强和调节机体免疫功能,对干扰素系统有促进作用,可提高机体抗病力;有轻度抑制流感病毒等作用,有较广泛的抗菌作用;可使细胞生长旺盛,寿命延长;能增强心肌收缩力,保护心血管系统,抗心律失常,扩张冠状动脉和外周血管,降低血压,能降低血小板黏附力,减少血栓形成;还有降血脂、抗衰老、抗缺氧、抗辐射、保肝等作用。可见,黄芪抗衰药理作用突出,是一味很有运用前景的养生抗衰药。

3.刺五加

刺五加为五加科植物刺五加的根茎或茎。甘、微苦、温,有益气健脾、补肾安神之功。《神农本草经》将其列为上品。《名医别录》谓“久服轻身耐老”。临床常用于治疗久咳虚喘、腰膝酸痛、阳痿、心悸、失眠、健忘等病症。

现代药理研究发现,本品具有抗疲劳、抗氧化、抗辐射、抗应激、防肿瘤等作用,能增强机体特异性和非特异性免疫机能,且可调节心血管、神经及内分泌系统功能,此外还有止咳祛痰、促性腺功能、抗炎等作用。其抗衰老作用十分肯定,且刺五加几乎无毒性,目前已制成多种以刺五加为主要成分的中药剂型。

4.绞股蓝

绞股蓝为葫芦科绞股蓝的根茎或全草。苦、微甘、寒,有益气健脾、化痰止咳、清热解毒之功。明代《救荒本草》中称绞股蓝为救荒充饥之品,民间以此作为止咳祛痰药,用于治疗慢性支气管炎;本品也可作为清热利尿药使用。而历史上未曾将其作延缓衰老之用,近年来研究者从绞股蓝中分离出 80 余种皂苷,其中 6 种绞股蓝皂苷与人参皂苷结构相同,使其成为了提取人参皂苷的新原料。

现代药理研究发现,绞股蓝粗提取物及其皂苷与人参的生理活性非常相似,绞股蓝及绞股蓝皂苷均具有抗疲劳、抗缺氧、抗高温、抗低温,延长生物体细胞及果蝇、小鼠的寿命,能明显升高 SOD 活性,降低心、脑、肝细胞内脂褐素的含量,防止正常细胞癌化,提高荷瘤动物免疫力;能明显增加非特异性免疫、细胞免疫、体液免疫的功能,且具免疫调节作用;具有明显的降血脂、降血糖作用,并能提高脾脏、睾丸、大脑和血液蛋白质的合成速率,并具有镇静、催眠、镇痛、增加冠脉流量、抗心肌缺血、增加脑血流量、抑制血栓形成、保肝、抗溃疡等诸多功效。临床上对于治疗老年性记忆减退、高脂血症、老年慢性支气管炎、恶性肿瘤、血小板减少症、白细胞减少症、老年白发及中医虚证等均有一定治疗或改善作用,市场上已有多种以绞股蓝为主的中药制剂。

5.红景天

红景天系景天科红景天或大花红景天的根茎,大多生长在高海拔地区,其中以生长在海拔 4000 米以上的大花红景天为优,有“藏药人参”之称。甘、寒,有健脾益气、清肺止咳、活血化瘀之功。临床常用于体虚乏力、咳嗽、跌打损伤等病症的治疗。

现代药理研究发现,红景天含有红景天苷、黄酮、微量元素等多种活性成分,红景天或红景天苷具有抗疲劳、抗缺氧、抗寒冷、抗微波辐射、提高工作效率、提高脑力活动等作用,并能增强脑干网状系统的兴奋性,增强对光、电刺激的应答反应,调整中枢神经系统介质的含量趋于正常。红景天能增强甲状腺、肾上腺、卵巢的功能,提高肌肉总蛋白含量和 RNA 的水平,使血液中血红蛋白质和红细胞数增加,促进负荷肌肉氧化代谢指数正常化,对抗破伤风毒素等作用。有研究者甚至认为红景天增强机体免疫功能优于人参。因此,红景天抗衰作用可广泛运用于养生保健领域。

(二) 养血类

1.熟地

熟地为玄参科植物地黄的块根。甘、微温,有补血养阴、填精益髓之功,为血虚诸证要药。《神农本草经》谓其“久服轻身不老”,《本草纲目》称其“填骨髓,长肌肉,生精血,补五脏内伤不足,通血脉,利耳目,黑须发”。临床主要用于治疗肝肾精血不足诸证。

现代药理研究发现,熟地有很好的强心、利尿、降血糖等作用,且有改善内脏、机体免疫及神经内分泌的功能。可见,其延缓衰老的作用是多方面的。当然,大剂量使用本品时应注意固护脾胃,可配伍陈皮、砂仁等同用,以防其滋腻碍胃。

2.何首乌

何首乌为蓼科植物何首乌的块根。苦、甘、涩,微温。《开宝本草》谓之“益血气、黑髭鬓、悦颜色,久服长筋骨,益精髓、延年不老”。《本草纲目》认为其为“滋补良药,不寒不燥,功在地黄、天冬诸药之上”。制何首乌具有补血生精、补益肝肾等作用;生首乌则有润肠通便、解毒之功。何首乌自唐代开始药用以来,抗衰延寿医方中的长生不老丹、延年益寿丹、延龄广嗣丸、七宝美髯丹、延寿丹等均以何首乌为主药。

现代药理研究发现,何首乌不仅能改善衰老症状,而且还能增强机体抗氧化能力、提高机体免疫力和抗寒能力,并有降脂、镇静、强心、抗菌、抗动脉硬化、增加冠脉血流量、增强造血功能、增加肝糖原和营养毛发等作用。而何首乌作为抗衰药物,因其对多器官、多系统可起综合调节作用,所以很有前途,且药源丰富、价廉毒小,很适于长期服用。

3.当归

当归为伞形科植物当归的根。甘、辛、温,有补血活血、调经止痛、润肠通便之功。本品首载于《神农本草经》,为血证治疗要药,有“血中圣药”之称。《本草纲目》载:“治头痛,心腹诸痛,润肠胃、筋骨、皮肤,治痈疽,排脓止痛,和血补血”。

现代药理研究发现,当归能显著促进血红蛋白及红细胞的生成,并有降血脂、抗血栓、扩张冠状动脉、保肝以及收缩子宫等作用。临床上,当归因其使用部位不同而作用有别:全当归补血活血;当归身补血力大,可用于血虚无明显瘀血者;当归尾长于祛瘀,孕妇慎用。

4.阿胶

阿胶为马科动物驴的皮熬制而成的胶块。甘、平,有补血滋阴、止血安胎、养肝润肺之功,为补血佳品。《神农本草经》谓其“久服轻身益气”,《本草纲目》记载“阿胶,大要只是补血与液,故能清肺益阴而治诸证”、“阿胶育神,人参益气也”。本品单服时可用开水或热黄酒烊化,或隔水蒸热化服,在配方中可用于血虚诸证的治疗。

现代药理研究发现,本品多由骨胶原组成,水解后可得到多种氨基酸,具有明显促进红细胞、血红蛋白和血小板生成等作用。

(三)滋阴类

1.枸杞子

枸杞子为茄科枸杞的成熟果实。甘、平,有补肝血、益肾精之功。《神农本草经》称其“久服坚筋骨,轻身不老”,《本草经疏》说:“枸杞子,润而滋补,兼能退热,而专于补肾、润肺、生津、益气,为肝肾真阴不足、劳乏内热补益之要药。老人阴虚者十之七八,故服食家为益精明目之上品”。

现代药理研究发现,枸杞子富含多种抗衰活性成分,有免疫调节和促进免疫功能的作用;可提高血睾酮水平,起强壮作用;对造血功能有促进作用;对正常健康人也有显著升高白细胞的作用;还有抗衰老、抗突变、抗肿瘤、降血脂、保肝及抗脂肪肝、降血糖、降血压等作用,因而可广泛应用于各种抗衰剂之中,且服用方便,为抗衰之要药。

2.女贞子

女贞子为木樨科植物女贞的成熟果实。甘、苦、凉,有滋补肝肾、乌须明目之功。《本草备要》载其“益肝肾,安五脏,强腰膝,明耳目,乌须发,补风虚,除百病。”临床主要用于肝肾阴虚所致的目暗不明、视力减退、须发早白、眩晕耳鸣、失眠多梦、腰膝酸软、遗精等病症的治疗。

现代药理研究发现,女贞子可增强非特异性免疫功能,对异常的免疫功能具有双向调节作用;对化疗和放疗所致白细胞减少有升高作用;可降低血清胆固醇,有预防和消减动脉粥样硬化斑块和减轻斑块厚度的作用,能减少冠状动脉粥样硬化病变数并减轻其阻塞程度;能明显降低脑、肝中丙二醛含量,提高超氧化物歧化酶(SOD)活性,具有一定抗衰老作用;还有强心、利尿、降血糖及保肝作用,以及止咳、缓泻、抗菌、抗肿瘤作用。因此,女贞子具有广泛的抗衰老作用,是一味很有开发前景的养生抗衰药物。

3.黄精

黄精为百合科植物黄精的根茎。甘、平,有益肾填精、滋阴润肺、强筋壮骨、调和五脏、乌黑须发、轻身延年等作用。《神农本草经》载黄精能“轻身延年”,《名医别录》进一步记载其“补中益气,除风湿,安五脏,久服轻身延年不饥”。

现代药理研究发现,黄精能显著降低实验家蚕的摄食量和体重的增加,延长幼虫期和生存寿命;黄精有抗氧化、清除体内自由基等作用,对于延缓衰老颇有裨益。此外,黄精还有抗菌、抗病毒、降血糖、降血脂、增加心肌供血及保护大脑等作用。

4.麦冬

麦冬为百合科植物麦冬的块根。甘、微苦、微寒,有益阴生脉、清心宁神、润肺养胃、延年益寿等功效。《神农本草经》记载其“久服轻身,不老不饥”,《名医别录》载其“强阴益精,消谷调中,保神,定肺气,安五脏,令人肥健”。

现代药理研究发现,麦冬有改善心肌代谢、保护心肌缺血时的心泵功能以及改善血液流变等作用,对于预防高血黏、高血压、冠心病等疾病具有重要意义,而间接达到预防衰老之作用。因年老正气不足,易于感染,且突变细胞增多,而麦冬尚可抗菌、抗癌、提高机体免疫力,这对老年人尤为重要。此外,麦冬还有降血糖等作用,对治疗老年糖尿病有一定疗效。可见,麦冬可防治多种衰老性疾病,其抗衰作用十分明显。

5.桑椹

桑椹为桑科植物桑的果穗。甘、酸、寒,有滋阴补血、生津润燥之功。临床主要用于肝肾阴虚引起的头晕耳鸣、目暗昏花、关节不利、失眠、须发早白以及津伤口渴、消渴及肠燥便秘等病症的治疗。《滇南本草》载本品能“益肾脏而固精,久服黑发明日”,《本草经疏》也云本品“为凉血补血益阴之药。”

现代药理研究发现,桑椹有中度促进淋巴细胞转化的作用;能促进T细胞成熟,从而使衰老的T细胞功能得到恢复;对体液免疫功能有促进作用;对粒系粗细胞的生长有促进作用;其降低红细胞膜 Na^+-K^+-ATP 酶的活性,可能是其滋阴的作用原理之一;还有防止环磷酰胺所致白细胞减少等作用。长期服用,有延年益寿之功效。

6.黑芝麻

黑芝麻为脂麻科植物脂麻的成熟种子。甘、平,有补益肝肾、润肠通便之功。因其性平和，甘香质润，是一味具有营养作用的益精养血药，为滋养之佳品。

现代药理研究发现，黑芝麻有抗衰老作用，可使衰老现象推迟发生；所含亚油酸可降低血中胆固醇含量，有防治动脉硬化作用；可降低血糖，并增加肝脏及肌肉中糖原含量，但大剂量下可使糖原含量下降；所含脂肪油能滑肠通便。因此，长期食用黑芝麻，确有养生防衰之功。

(四) 壮阳类

1.鹿茸

鹿茸为鹿科动物梅花鹿或马鹿未角化的幼角。甘、咸、温，有壮元阳、益精血、强筋骨之功。《神农本草经》谓其“益气强志，生齿不老”，《本草纲目》谓其“生精补髓，养血益阳，强筋健骨”。鹿茸为血肉有情之品，历代认为本品为强壮健身、祛病防老之珍品，一般入散剂冲服或入丸剂或浸酒剂，每日 1~3 克为宜。阴虚火旺及肺热、肝阳上亢者忌用。

现代药理研究发现，鹿茸含有多种生物活性物质，抗衰作用明显，并具有改善性功能、增强免疫、促进骨质修复、增强心血管系统功能、加速创伤愈合及抗肿瘤等功能。

2.淫羊藿

淫羊藿为小檗科植物淫羊藿的全草。辛、甘、微温，有补肝肾、强筋骨、助阳益精之功。《神农本草经》记载淫羊藿“主阴痿绝伤，茎中痛，利小便，益气力，强志”，《日华子本草》谓其“治一切冷风劳气，补腰膝，强心力，丈夫绝阳不起，女子绝阴无子，筋骨挛急，四肢不任，老人昏瞀，中年健忘”。本品为临床常用补肾助阳药，因其性味辛温，阴虚火旺者忌用。

现代药理研究发现，淫羊藿能增强下丘脑-垂体-性腺轴及肾上腺皮质轴、胸腺轴等内分泌系统的分泌功能，具有雄激素样作用；此外，还有明显降血糖、降低肾性高血压、扩展冠状动脉及提高机体免疫功能等作用。其抗衰作用已受到广泛重视。

3.紫河车

紫河车为健康产妇的胎盘。甘、咸、温，有补肾益精、养血益气之功。临床主要用于阳痿遗精，腰酸，头晕，耳鸣，产后乳汁缺少，面色萎黄消瘦，体倦乏力等病症的治疗。《本草经疏》谓“人胞乃补阴阳两虚之药，有反本还原之功。然而阴虚精涸，水不制火，发为咳嗽吐血，骨蒸盗汗等证，此属阳盛阴虚，法当壮水之主，以制阳光，不宜服此并补之剂。以耗待竭之阴也。”故阴虚火旺者不宜单独应用。

现代药理研究发现，胎盘含绒毛膜促性腺激素，有促进乳腺和女性生殖器官发育的功能，还含有多种酶系统，参与甾体激素如雌激素及黄体酮的代谢，影响月经；胎盘球蛋白则由胎儿胎盘及产后血液中提取而得，主要成分是丙种球蛋白，含有抗某些传染病的抗体；胎盘中还含有多种酶系统，可增强机体抵抗能力，具有免疫和抗过敏等作用。可见，胎盘（紫河车）也是很好的养生抗衰药。

4.肉苁蓉

肉苁蓉为列当科植物肉苁蓉的带鳞叶的肉质茎。甘、咸、温，有温肾填精、润肠通便之功。《神农本草经》载其能“主五劳七伤，补中，除茎中寒热痛，养五脏，强阴，益精气”，《药性本草》谓其能“益髓，大补阳道”。肉苁蓉温而不润、补而不峻，可滋肾肝精血，为补阳抗衰之佳品。

现代药理研究发现，肉苁蓉能显著增加脾脏和胸腺重量，增强腹腔巨噬细胞吞噬能力，提高淋巴细胞转化率和迟发性超敏反应指数。肉苁蓉还有激活肾上腺、释放皮质激素的作用，可增强下丘脑-垂体-卵巢的促黄体功能，提高垂体对 LRH 的反应性及卵巢对 LH 的反应性，而不影响自然生殖周期的内分泌平衡。肉苁蓉还有降压、抗脂质过氧化、强心等作用，这是其抗衰作用的现代研究依据。

5.哈蟆油

哈蟆油为脊索动物门两栖纲蛙科动物中国林蛙（蛤士蟆）的干燥输卵管，又名哈士蟆油。甘、咸、平，有补肾益精、养阴润肺之功。临床主要用于病后体虚、神衰盗汗、劳嗽咯血等病症的治疗。《神农本草经》载其“主邪气，破癥坚、痈肿，阴疮，服之不患热病”；《饮片新参》云其“养肺、肾阴，治虚劳咳嗽”。

现代药理研究发现，哈蟆油有较好的强壮作用；其脂溶性成分有促进动物性成熟；且能增强机体免疫机能及应激能力，具有抗疲劳及抗衰老作用。可见，长期服用蛤蟆油，确有增强抵抗力和延缓衰老等作用。

（五）其他类

此类药物抗衰作用同样应在遵循辨证前提下使用，则较为适当。

1.大黄

大黄为蓼科植物掌叶大黄、唐古特大黄或药用大黄的根茎。苦、寒，有泻下功积、清热泻火、凉血解毒、逐瘀通经之功。《神农本草经》记载大黄“主下瘀血……推陈致新，调中化食，安和五脏”。近年不少报道大黄尚有补益作用，谓常服少量大黄能延年益寿，因此可新增大黄为抗衰老药物。

现代药理研究发现，大黄具有清热、抗菌、抗病毒、抗癌、健胃、利胆、保肝、强心、抗高血压、止血、活血、降血脂、减肥、增强免疫等多种作用，同时又含超氧化物歧化酶（SOD）活性的有效成分以及多种维生素和微量元素、必需氨基酸、雌激素样食用大黄素等成分，进一步提示大黄是一个很有希望的延缓衰老中药。

2.牡蛎

牡蛎为牡蛎壳动物近江牡蛎及同属动物的贝壳。咸、涩、微寒，有重镇安神、平肝潜阳、收敛固摄、软坚散结、制酸止痛之功。《神农本草经》记载“久服强骨节，杀邪气，延年”，衰老之人钙磷代谢失调比较多见，而更年期后也常见有骨质脱钙现象，而牡蛎富含钙、磷、锌，并含钾、锰、铁、铜、锶等微量元素，可调整体内环境平衡，预治高血压、冠心病、高血脂、肝脏病变等多种慢性衰老性疾病，尤其对保持老年人的内环境平衡有益，而对虚寒者宜忌用。

除上所述，已有 300 种左右的中药被历史文献记载或经现代研究证实其有延年益寿作用，如冬虫夏草、海龙、海马、杜仲、肉桂、天然花粉、野生刺梨、银耳、香菇、百合、太子参、党参、海参、黑大豆、沙苑蒺藜、蜂蜜、蜂王浆、桂圆、大枣、银杏、银杏叶、猕猴桃、玉竹、蛇床子、益智仁、山药、桑寄生、巴戟天、灵芝、天麻、白术、女贞子、牛乳、大蒜、茶叶等,兹不一一列举。

(六) 中药抗衰作用研究概况

1.调节和增强免疫功能

人参、党参、西洋参、黄芪、山药、白术、茯苓、猪苓、大枣、生地、当归、黄精、灵芝、山茱萸、枸杞子、甘草、菟丝子、玉竹、何首乌、墨旱莲、女贞子、桑寄生、桑椹、紫河车、肉桂、鹿茸、肉苁蓉、仙茅、淫羊藿、补骨脂、巴戟天、刺五加、蜻蜓、海马、海参以及乌梅、牛黄、龙葵、柴胡、黄柏、百合、青蒿、石决明、茶叶、大蒜、丹参、蒲公英等,这些药物具有调节和增强机体免疫功能等作用。

其中黄芪、女贞子、人参、党参、黄精、淫羊藿、灵芝、刺五加、五味子、旱莲草、蒲公英、桑椹等可提高外周血淋巴母细胞的转化率,启动和促进T细胞数量的增加;西洋参、柴胡等能提高B淋巴细胞的功能状态和促进抗体产生;冬虫夏草及其深层培养物(菌丝体及培养液)有保护T细胞的作用;白术能促进免疫功能,明显提高血清IgG;海参、黄柏、猪苓等可启动包括胸腺在内的中枢性免疫器官;百合、黄精、枸杞子等可提高外周淋巴细胞的百分率;灵芝、猪苓、甘草、徐长卿、牡蛎等对免疫功能有双向调节作用;肉桂、锁阳、益智仁、蛇床子、杜仲、棉花子等均可影响免疫功能。有些药物如川芎、青蒿、蒲黄、大枣等还有抑制免疫应答等作用。

2.调整内分泌

人参、白术、当归、甘草、刺五加、三七、何首乌、西洋参、灵芝、蜂乳、巴戟天、五味子等能提高肾上腺功能;蜂王浆、何首乌、刺五加、杜仲、甘草、生地、花粉等均可改善垂体促肾上腺激素的分泌,特别是甘草还具有糖皮质激素和盐皮质激素作用,能增强肾上腺皮质功能,减少病人对皮质激素的依赖性及激素撤退后的反应;鹿茸、人参能有效地改善甲状腺和性腺功能的衰退,给予短时大剂量人参可明显提高基础代谢水平;人参、蛇床子、枸杞子、淫羊藿、黄芪、补骨脂、蛤蚧、海马、海狗肾、紫河车、鹿茸、刺五加等均具有性激素或促性腺激素样作用。而具有雄激素样作用的药物有仙茅、菟丝子、覆盆子、五味子、香附、黑大豆等;具有雌激素样作用的药物有蜂乳、海马、蛇床子等。人参提取液可使无精症者产生精子、乏精者增加精子、精子活动也明显增强;淫羊藿还可促进精液分泌,增加精子数;蛤蚧提取物也可提高小鼠前列腺、精囊的重量,具有雄激素样作用。

3.激奋脑神经

人参、刺五加、杜仲、五味子、鹿茸等对中枢神经系统具有双向调节作用。淫羊藿治疗神经衰弱有较好效果;鹿茸、鹿角能提高工作效率;何首乌、熟地、龙眼肉、枸杞子、阿胶、紫河车、龟板、鳖甲等含有多种维生素、蛋白质、激素,能营养脑细胞,促进大脑发育,从而改善思维和记忆能力,推迟大脑的衰老和萎缩;丹参、当归改善脑血液循环,增加血流量,有利于提高大脑皮层功能;冬虫夏草、远志、石菖蒲、茯苓、牡蛎、龙骨、柏子仁、酸枣仁具有安神镇静等作用,与扶正固本强壮药配合,则能改善人的智慧。

4.促进物质代谢

人参、何首乌、黄精、灵芝、女贞子、山楂、泽泻、虎杖、决明子、郁金、茵陈、大蒜、桑寄生等可明显降低血清胆固醇；吴茱萸、石菖蒲、胡萝卜、苍耳子、沉香、丁香、胡椒、橄榄等可减少脂肪的合成。而黄芪多糖具有双向性调节血糖作用；人参、白术、山茱萸、枸杞子、何首乌、熟地、麦冬等亦可调节糖代谢；桑叶多糖刺激胰岛素分泌并减缓胰岛素的灭活，从而升高胰岛素血浓度而加快糖的利用，降低血糖水平；知母、桑白皮、紫草、人参等含有多糖类成分，有显著降血糖的作用；黄芪、五味子、冬虫夏草、刺五加等可加速核酸合成与更新；柴胡、三七、白术、大枣、五味子、黄芪、枸杞子、川芎、刺五加等还可加强蛋白质生物合成能力。

5.清除自由基

何首乌、红景天、枸杞子、当归、川芎、人参、黄芪、红藤、灵芝、绞股蓝、银杏叶、珍珠粉、三七、漏芦、黄精、桑寄生、五味子、大蒜等都具有抗氧化和提高超氧化物歧化酶(SOD)活性的药理作用，从而降低血清过氧化脂质(LOP)水平。而具有抗氧化作用的中药还有刺五加、菟丝子、淫羊藿、补骨脂、肉苁蓉、麦冬、白芍、山茱萸、女贞子、党参等。此外，鹿茸、蜈蚣等动物药的水提取物也有明显增强SOD活性，抑制血清LOP及其代谢产物丙二醛(MDA)等作用。

6.调节微量元素

肉苁蓉、补骨脂、菟丝子、杜仲、仙茅、淫羊藿、何首乌、熟地、女贞子、山茱萸等药物含有较高的锌和锰，其中以淫羊藿含锰较多，补骨脂含锌最高。人参、白术、山药、黄连、牡蛎、诃子、羚羊角、牛黄等含锌较多；泽泻、白术、肉桂等含锰较丰富；肉桂、白术、山药、当归、大黄等含铜较多；黄芪、人乳等含硒较多；鹿茸、人参、地黄、细辛、柴胡等含铁较为丰富；人参根、当归等含有对老年人骨质疏松有保护作用的锶。

7.延长细胞寿命

黄芪可减缓人胚胎二倍体细胞自然衰老过程，能延长细胞寿命1/3左右，使自然衰老由61代增加到88~98代。人参皂苷可刺激淋巴细胞加强有丝分裂。黄精、女贞子、党参、肉苁蓉、补骨脂、菟丝子等均能延长某些动物寿命；银耳、灵芝、党参、人参茎叶、补骨脂、玉竹、珍珠等可延长家蚕寿命；抗衰延寿方(枸杞子、麦冬、生地、杜仲、红参、覆盆子、肉桂)可明显延长家蝇的寿命。

8.改善微循环

丹参可影响血浆中可溶性成分(包括纤维蛋白、胆固醇、甘油三酯等)、红细胞变形性及聚集性等；当归可使雄性老年大鼠全血比黏度降低及红细胞电泳加速，而当归芍药散则有明显的扩血管作用；参茸口服液具有降低血黏度、增强动脉血管壁弹性和改善微循环等作用。

9.提高内脏功能

丹参、川芎、人参、灵芝、赤芍、瓜蒌、山楂、薤白、生地、麝香、当归等有扩张冠状动脉、降低外周血管阻力、降低心脏耗氧量、增加心搏出量、抑制血小板聚集等作用,主要用于心血管系统疾病;作用于泌尿系统的药物如紫河车、人参、杜仲、猪苓、车前子等,可改善肾脏功能;作用于消化系统的药物如白术、茵陈、龙胆草、山楂、五味子、柴胡等,有助于消化道和消化腺病的缓解和功能康复;作用于造血系统的药物如鹿茸、紫河车、阿胶、熟地、当归、龙眼等,有促进骨髓代谢、促进红细胞和血红蛋白增生等作用,此外还有改善血凝状况等功效。

二、常用养生抗衰方剂

具有强身健体、延缓衰老作用的处方甚多,这些处方一般都符合抗衰方药运用原则,以补益脾肾为主,补泻兼顾,动静结合,协调平正。今介绍数方,可根据体质情况选用,久服自有功效。

1.生脉饮(《内外伤辨惑论》)

方由人参、麦冬、五味子组成,研细末或煎服,目前有口服液及胶囊等多种剂型,需长期服用,适用于气阴不足之人养生。

2.大补阴丸(《丹溪心法》)

方由知母、黄柏、熟地、龟板、猪脊髓组成,炼蜜为丸,需长期服用,适用于阴虚体质之人养生。

3.七仙丹(《东医宝鉴》)

方由生地黄、熟地黄、何首乌、人参、麦冬、茯苓、茴香组成,共为细末,炼蜜为丸,需长期服用,适用于气阴两虚体质之人养生。

4.八珍糕(《外科正宗》)

方由茯苓、莲子、芡实、扁豆、薏苡仁、藕粉、党参、白术组成,白糖为糕,需长期服用,适用于气虚脾弱体质之人养生。

5.归脾丸(《济生方》)

方由黄芪、龙眼肉、白术、酸枣仁、茯苓、炙甘草、人参、木香组成,共为细末,炼蜜为丸,需长期服用,适用于心脾两虚体质之人养生。

6.八仙长寿丸(《丹溪心法》)

方由生地黄、山茱萸、茯苓、丹皮、五味子、麦冬、山药、益智仁组成,共为细末,炼蜜为丸,需长期服用,适用于阴虚体质之人养生。

7.加减神仙既济丸(《寿世保元》)

方由人参、鹿茸、肉苁蓉、枸杞子、山茱萸、山药、五味子、石菖蒲、巴戟天、黄柏、知母、柏子仁、熟地、生地、菟丝子、天门冬、当归、远志、茴香、茯神、杜仲、牛膝等组成,炼蜜为丸,需长期服用，适用于阳虚体质之人养生。

8.龟龄集（《集验良方》）

方由鹿茸、生地黄、补骨脂、人参、石燕、熟地黄、急性子、青盐、细辛、砂仁、杜仲、麻雀脑、丁香、蚕蛾、硫黄、蜻蜓、朱砂、肉苁蓉、地骨皮、淫羊藿、附子、天门冬、甘草、穿山甲、枸杞子、锁阳、牛膝、菟丝子、海马等组成，为末，取少许，需长期服用，适用于肾气不足、阳虚体质之人养生。

9.内养丸（《圣济总录》）

方由肉苁蓉、菊花、巴戟天、枸杞子组成，共为细末，炼蜜为丸，需长期服用，适用于肝肾不足体质之人养生。

10.还少丹（《丹溪心法》）

方由肉苁蓉、远志、茴香、巴戟天、山药、熟地、石菖蒲、山茱萸、牛膝、杜仲、楮实子、五味子、茯苓组成，共为细末，炼蜜为丸，需长期服用，适用于脾肾两虚体质之人养生。

11.小菟丝子丸（《丹溪心法》）

方由菟丝子、茯苓、莲子肉、山药组成，共为细末，炼蜜为丸，需长期服用，适用于肾虚体质之人养生。

12.彭祖延年柏子仁丸（《千金翼方》）

方由柏子仁、蛇床子、菟丝子、覆盆子、石斛、巴戟天、杜仲、天冬、远志、天雄（炮去皮）、续断、桂心、石菖蒲、泽泻、山药、地黄、山茱萸、五味子、肉苁蓉组成，共为细末，炼蜜为丸，需长期服用，适用于肾虚突出之人养生。

13.坎离丸（《寿世保元》）

方由龙骨、远志、茯苓、石菖蒲、龟板、酸枣仁、当归、人参、麦冬、生地、熟地、山茱萸、黄柏、五味子、柏子仁、山药、枸杞子、知母组成，共为细末，炼蜜为丸，需长期服用，适用于气阴两虚体质之人养生。

14.延龄煮散（《圣济总录》）

方由人参、益智仁、熟地、桑寄生、茯神、炙甘草、防风、沉香、藿香组成，研细末，水煎服，需长期服用，适用于心肾不足体质之人养生。

15.延寿酒（《中藏经》）

方由肉桂、苍术、天冬、松叶、枸杞子组成，泡酒常服，适于各型体质养生。

16.延年不老丹（《医心方》）

方由人参、石菖蒲、茯苓、菊花、远志、松脂组成，共为细末，炼蜜为丸，需长期服用，适用于各型体质养生。

17.首乌延寿丸(《世补齐医书》)

方由制首乌、豨莶草、菟丝子、杜仲、牛膝、女贞子、桑叶、忍冬藤、生地黄、桑椹、黑芝麻、金樱子、旱莲草(熬膏)组成,共为细末,炼蜜为丸,需长期服用,适用于各型体质养生。

18.二地膏(《千金要方》)

方由生地黄、熟地黄等份组成,水煎浓缩收膏,需长期服用,适用于血虚体质之人养生。

第二十二章 综合养生保健法

随着社会发展和竞争的日益激烈，上班族因长期紧张工作和精神压力，慢慢淡化了自我保健意识和保健维护，而一些不良生活方式和缺乏体育锻炼却悄悄损害着人们的健康，这必将威胁我国各项事业可持续发展的进程。为了改善上班族的工作条件和生活方式，为其提供简单明了的养生保健知识已刻不容缓，为此，特制定适合上班族保健的综合养生保健法，总共十步骤，长期坚持，效果甚佳。

一、坚持工间操

首先呼吁机关、事业、企业单位恢复“工间操”时间，为员工提供身心保健条件，让员工以强健的体魄、充沛的精力和饱满的情绪投入工作，使工作效率更高。时间为上午 10:50~11:10，下午 15:50~16:10。下面简单介绍工间操的术势，即新编八段锦，这是一套揉呼吸、形体与意念活动于一体的、古老的医疗保健体操——八段锦（参见运动养生法），如能坚持进行，其健身、健美和宁神益志的功效显著。

二、饮食保健法

中国人历来喜欢荤素混食，粮菜混食，粗细混食，一日三餐的习惯很好，也适合上班族，但还须遵守饮食六宜：食宜早些，指晚餐不要太晚，定时进餐；食宜缓些，指细嚼慢咽；食宜少些，八九分饱就可以了，不暴饮暴食、偏食，而商务餐也不要劝酒、比酒；食宜淡些，指宜清淡，不太过油腻，不过咸、过甜、过酸、过辛；食宜暖些，不过冷过热；食宜软些，不过硬过黏。

早餐吃得好：鸡蛋 1 枚，牛乳燕麦片 1 杯，馒头或面包、点心 1 个，蔬菜 1 碟或水果 1 个，八分饱。

午餐吃得饱：肉类（猪、牛、鸡、羊等），鱼类（海鱼），蔬菜 3~4 种，豆制品；主食大米饭。

晚餐吃得少：蔬菜 1~2 种，鸡块或鱼干 1 碟，花生米、豆腐干 1 碟，红葡萄酒 1 小杯，主食大米饭或面条，轻音乐伴奏，六七分饱。

还须根据自己情况主动选吃一些食物：心理压力大、情绪紧张、暴躁者，多吃土豆、鲜枣、牛奶、奶酪和鱼干，而情绪低沉抑郁者，则吃香蕉；肥胖、胆固醇高者，适当选食洋葱、生姜、木耳、燕麦、山楂、大豆、海鱼等。

三、防治颈椎病

50 岁以上的男人和 60 岁以上的女人，90% 都有颈椎骨质增生（长骨刺），长期低头伏案工作又缺乏锻炼者,其年龄还可提前很多,可以认为是一种生理现象,因为有的 X 线拍片发现其骨质增生十分严重,但却没有任何症状,所以不要一发现颈椎骨刺就十分担心,造成不必要的心理负担。颈椎"生了锈",长了骨刺,如果没有症状就不算病,不必专门治疗,注意保健维护就行了;有症状才算颈椎病,轻者保健自疗,重者看医生。颈椎病的症状:颈背或颈臂痛,其痛或向上肢、手指放射,有时手指麻木如闪电样的感觉;如压迫椎动脉,头转动时还可出现头晕头痛等症状。

预防颈椎病发生与复发的措施:一是避免长时间低头伏案工作或仰头看电视,必要时 1 小时左右适当活动颈部;二是枕头不要太高或太低,一般以 10 厘米高度为宜,或肩至颈的高度;三是平时坚持颈部活动,每天 1~2 次,每次 3~5 分钟,前屈后仰,左右摆动,顺时针逆时针旋转,最后抬举 4~5 次(左手掌托下巴向上用力托举,右手掌抚后头项部向前向上用力托举)。如已有颈椎病,疼痛较剧,除上述方法外,还要到医院实施按摩、针灸、理疗、牵引等治疗,一般也容易康复。

四、防熬夜伤阴

熬夜伤阴易出现大便干燥、解便难,宜每天做提肛运动(肛门括约肌收缩活动)2 次,每次 7~10 下。同时,多吃芹菜、香蕉、蜜柚、木耳、海带等;若头发早白、脱发,用黑米、黑豆、黑芝麻各等量,炒熟磨粉,以开水冲成糊状再蒸透,早晨适量代主食;若熬夜导致睡眠不佳,入睡困难、多梦:适当选吃核桃、桂圆、百合、莲子肉、大枣、小麦、小米、牛乳等。熬夜吸烟较多者,可多吃胡萝卜、菠菜、葱、橙黄色水果。

五、防治腰腿痛

人有 5 节腰椎,时刻承担着身体最大的重力,如久坐不动,腰椎长时间处于静止状态,气血凝滞,于突然变换体位时(如起床、起立等)感觉疼痛、酸楚、发僵,有的感觉一侧或两侧臀部、大小腿外侧麻木,经活动后其痛减轻或消除。若有骨质退行性改变,活动过多(如远走等)又会发生疼痛,休息下来则缓解。总之,如果只是在 X 线片或 CT 片上看到骨质变化而没有症状,可不必看医生治疗。若疼痛不重或偶尔发生者,下述三式保健法(参见腰痛)每天坚持做 1~2 次,大有裨益:风摆荷叶,作用是流通气血,对长时间弯腰所致腰部酸痛有卓效;仙人推碑,作用是舒筋活络,对腰部酸痛及损伤有良效;双手攀足,作用是强腰固肾,治腰部酸痛。如腰痛剧烈当到医院诊治,实施针灸、按摩、热敷、理疗以及带腰围等治疗。

六、保证充足睡眠

有位作家说:"人生第一道美餐就是睡眠",睡眠是一种享受,更是健康的需要。中医认为,"动则生阳,静则生阴",白天主动以生阳,晚间入静以生阴,阴阳平衡,则人体健康无病。俗话说:"睡眠好,疾病少;睡得香,寿而康",很有道理。然而,失眠是一种痛苦,有人做过统计,睡眠障碍者 31~50 岁年龄段超过 50%,大多是上班族。睡眠问题已引起国际社会的重视,国际精神卫生和神经科学基金会制定了全球睡眠和健康计划,把每年的 3 月 21 日确定为"世界睡眠日",并开展了相关普及活动。这一天正是春季开始第一天,寓意睡眠要顺应自然。《内经》规定春三月"夜卧早起",夏三月"夜卧早起",秋三月"早卧早起",冬三月"早卧晚起",就是顺应自然的睡眠时间。俗话说"只要睡得香,不在时间长",一般睡 6~8 小时就可以了。对上班族而言,许多人因睡不好甚至失眠而苦恼,不过其中大多数人是暂时的,通过自我调养是可以恢复的,顽固性失眠需要看医生服用安眠药的是极少数。下述三招让您睡得香:

(1) 排除影响因素。如身体痛痒,情绪激惹,紧张熬夜,过饱过饥,环境不宁,冷热不当,午后喝咖啡浓茶,睡前说话太多等。

(2) 睡前诱导入静。温热使人镇静,睡前半小时洗个温水澡或热水泡足,然后轻轻自我按摩两足足心,共 2~3 分钟。

(3) 按压穴位安眠。一般以硬板床为好,解衣上床平躺,盖好被子,熄灯,以两手中指罗纹面按揉两侧"安眠穴"(翳风穴与风池穴之间)36~72 次,略有酸胀为度;然后用手的拇指尖掐住对侧"神门穴"(手掌侧腕部横纹的尺侧端凹陷处)0.5~1 分钟,双手交替进行。最后"卧如弓",略微弯曲地侧睡,足掌或足趾轻微地缓慢地不断地弯动,单调的动作最易使人抑制而入眠。

七、情绪减压法

上班族由于任务重、节奏快、竞争激烈、人际交往及家庭负担等原因,造成紧张、焦急、沮丧、抱怨、不安等情绪变化。这些不良情绪如长期得不到释放,就会成为许多疾病之由。下列方法可使远离压抑,释放身心,驱散不良情绪的影响。

(1) 以情胜情。即以乐观、愉快、平和、积极的心情,冲淡各种不良情绪;面对工作和生活,凡事看轻点,遇事慢半拍,少些计较,多些宽容。

(2) 音乐减压,怡情易性。古人早已认识到"乐之为物,在于和心",具有感化人之情性的作用,主要通过节奏与旋律而起作用。在工间操或下班后回到家中,先放一曲缓慢轻悠的旋律与柔绵婉转、曲调低吟、清幽和谐的古代乐章或歌曲,以安神宁心,消除紧张、焦躁情绪,如梁代古曲《幽兰》、晋代古曲《梅花三弄》等,接着打开节奏鲜明、节板爽快或具螺旋式的旋律,优美动听,以开畅胸怀、释解郁闷,如汉魏古曲《流水》、唐代名曲《阳关三叠》等。此外,《二泉映月》、《春江花月夜》、《平湖秋月》亦有镇静、放松的功效。总之,听乐曲的时间不宜过长,1 小时左右即可,听一会儿休息一会儿,音量不宜过大,宜多种乐曲交换。

(3) 假日休闲,放松身心。利用双休日与家人或朋友郊游、登山、钓鱼、海水浴、温泉浴等,都是彻底释放身心的好活动。

八、保持大便通畅

每人排便习惯和时间各不相同,1 天 1~2 次或 2 天 1 次都是正常的,大便不成形但无腹胀腹痛等不适感觉也是正常的。只有大便较以往间隔时间明显延长,且大便干硬排出困难才算便秘。上班族久坐少动,神情紧张,容易便秘。下列方法可使大便疏通,一身轻松。

(1) 饮食调理。摄入人体所需物质以达到防病治病的目的是最上乘的方法。每天晨起饮用300～400毫升温开水或凉开水。有意多吃纤维素多的绿叶蔬菜和水果，如芹菜、白菜、木耳、南瓜、香蕉、柚子等。蜂蜜调水冲服，大枣数枚去核带皮食用，都是营养滋补、润肠通便之佳品。

(2) 坚持锻炼。体育运动使气血流通，脾胃运化增强，有助于保持大便通畅，必须坚持。有习惯性便秘者要多做提肛运动，站着坐着都可以做，每次7～9下，1日2～3次。同时，腹部自我按摩也有帮助，以右手掌从右下腹向上按推横过胃脘部，再向下按推至左下腹部揉按几下，又从右下腹开始重复上述按摩动作20～36次，1日1～2次。

(3) 药物治疗。如大便三日以上不解，可服用中成药"麻仁丸"或番泻叶5～10克泡水服，解便后停服。同时配合上述两法，以免不服通便药就不解大便。如在短时间内发生便秘，且越来越严重，应当引起警惕，尽早诊治。

九、防治空调病

空调综合征俗称"空调病"，多是由于人体阳气不足，卫外不固，以致人体适应能力和自我调节减退，不能适应骤然变化的温差引起，轻者表现为感冒状，流清涕、咳嗽、头痛等，重者肩颈腰臂酸痛、四肢麻木、头晕目眩等。下列方法可免去空调病之苦。

(1) 适当温度。空调温度恒定在24～28℃左右，避免在空调风口休息或工作，随时注意添加衣服，开机2～3小时应关机开窗换气通风。

(2) 坚持锻炼。中医认为"动则生阳"，坚持运动锻炼以生阳气，就能改善体质，提高抗病能力、适应能力和自我调节能力，能够避免许多疾病的发生，是药物不能代替的。

(3) 药物防治。如上述两法无效，当配合药物防治。建议服下述中药处方2～3疗程：黄芪50克，防风20克，炒白术20克，藿香10克，佩兰10克。1日1剂，水煎2次，分3次服，10剂为1疗程，疗程间休息1～2日，要连续服用。

十、眼睛保护法

上班族常因用眼过度，导致眼睛干涩不适，甚至视力下降，下列方法可防眼病：上班时要间断休息(1小时左右休息1～2分钟，如闭目养神等)；以双手中指按压双侧攒竹(眉毛内侧端)、承泣(目正视，瞳孔直下，眶下缘)；饮食方面宜多吃胡萝卜、海鱼、枸杞子等，喝绿茶也有好处。

下篇

郭子光养生保健方案研究

第二十三章　内科常见病养生保健方案

第一节　感　　冒

感冒，是以恶寒发热、头身疼痛、鼻塞流涕、喷嚏、咽痒咳嗽等为主要表现的一种外感疾病，相当于西医所说的普通感冒，多由病毒感染引起。中医认为，感冒是由外感风邪或时行病毒所致，一般全身症状较轻，局部症状较重。其中风寒感冒患者，恶寒较重而发热较轻，常流清鼻涕；而风热感冒患者，发热较重而恶寒较轻，常流黄稠鼻涕。除中医辨证治疗外，配合养生保健方案，常可缩短病程、减轻症状。

1. 饮食养生法

饮食宜吃稀软食物，如稀粥、面条、藕粉、新鲜蔬菜，并根据病情需要选用有利于解表散寒的食物，如生姜、葱、胡荽、辣椒等；或有助于发散风热的食物，如鲜桑叶、白菜、绿豆、萝卜、梨等。总之，感冒一般均应忌食荤腥厚味及滋补性食物，如鸡、蛋、鱼等。感冒期间可多饮温开水或糖盐水，同时还可选用一些食疗方来预防保健。

葱白粥：粳米 30 克，葱白 3 寸。煮粳米做粥如常法，临熟时放入葱白，受寒重者再加淡豆豉 10 克同煮。本方具有解表散寒、温中止痛之功，主要适用于风寒感冒者温热服食，食后盖被得微汗；食葱白粥的同时忌食蜂蜜，且表虚汗多者忌服。

葛根粥：粳米 60 克，葛根 30 克。先以水煮干葛取汁，用汁煮米做粥。本方具有解肌退热、透疹止泻之功，主要适用于外感发热、口渴、无汗等风热感冒者食用，当然，根据葛根的作用，高血压、冠心病、糖尿病、慢性肠炎等疾病也可食用。食后盖被得微汗，阴虚火旺者不宜用。

生姜红糖饮：生姜 10 克，苏叶 6 克，红糖适量。将生姜、苏叶洗净，用水泡洗后与红糖一并放入砂锅中，加清水适量，用大火烧开后再煎 10 分钟，滗出药汁即可，频频饮服，有疏风散寒之功，主要适用于风寒感冒的辅助治疗，可伴鼻塞声重、喷嚏、流清涕、喉痒咳嗽、痰多稀薄等症状，而阴虚内热、热证患者忌用。

2. 起居养生法

注意防寒保暖，在气候冷热变化时及时增减衣被，避免淋雨受凉及过度疲劳。如春季气温渐暖，不应过早脱衣，秋季气温渐冷，则不应过早增衣，而在气候变化剧烈之时，应早晚随时增减衣服。特别要注意的是，夏季气候炎热，切忌贪凉饮冷和在外露宿，空调温度不宜过低；夜间睡觉时电扇速度宜放慢、空调温度宜适当调高，最好盖薄被入睡。此外，外出戴口罩也是预防感冒的有效方法。

3. 运动养生法

平素应加强锻炼,可选择体育锻炼如长跑、打球等,也可选择太极拳、八段锦等传统运动养生法,以增强体质,提高抗病能力,从而减少感冒的发生。

4. 药物养生法

风寒感冒预防方:紫苏、荆芥、防风各10克,1日1剂,水煎服,连服3~5日。

风热感冒预防方:桑叶、菊花各10克,芦根15克,1日1剂,水煎服,连服3~5日。

暑湿感冒预防方:藿香、佩兰各6克,薄荷3克,1日1剂,水煎服,连服3~5日。

流行感冒预防方:贯众10克,板蓝根10克,白茅根15克,生甘草5克,1日1剂,水煎服,连服5~7日。

体虚感冒预防方:黄芪15克,防风15克,白术15克,1日1剂,水煎服,连服5~7日。

5. 针灸养生法

易感冒者,可选大椎、肺俞或足三里穴艾灸,1日1次。

6. 其他养生法

食醋熏蒸法:流感期间,为预防感冒可密闭房间,每立方米空间取食醋5~10毫升,加水1~2倍,用喷雾器在房间内均匀喷雾;或加热熏蒸,使醋气充满房间,每次30~60分钟,每日1次或隔日1次,连续3~6次。

浴足养生法:①风寒感冒方:鲜生姜60克,葱白50克,荆芥30克,防风30克,白酒50克。将鲜生姜、葱白切碎捣烂,与荆芥、防风一并放入锅内加水适量,煎煮20分钟,去渣取汁,与白酒及3000毫升开水一起倒入泡足桶中,先熏蒸,然后泡洗双足,每日熏泡1~2次,每次20~30分钟,每日1剂,3日为1疗程。②风热感冒方:桑叶60克,板蓝根50克,薄荷30克,银花30克,连翘30克。将上5味中药放入锅内加水适量,煎煮20分钟,去渣取汁,与3000毫升开水一起倒入泡足桶中,先熏蒸,然后泡洗双足,每日熏泡1~2次,每次20~30分钟,每日1剂,3日为1疗程。

第二节 咳 嗽

咳嗽是呼吸系统疾病的主要症状,常以咳嗽、咯痰为主要表现,可见于急慢性支气管炎、支气管哮喘、肺结核、肺气肿和肺癌等疾病。咳嗽的发病率高,以慢性支气管炎为例,患病率可达3%~5%,其中50岁以上的患病率可急剧上升至10%~15%,尤其是寒冷地区的发病率则更高。中医认为,本病多因六淫袭肺,或脏腑功能失调,使肺失宣肃,肺气上逆所致。外感咳嗽属于邪实,为外邪犯肺、肺气壅遏不畅所致,而内伤咳嗽多属邪实与正虚并见,病因主要是“痰”与“火”。除中医辨证治疗外,配合养生保健方案可缩短病程、减轻症状。

1. 饮食养生法

咳嗽病人的饮食宜清淡,多吃有助于化痰、止咳的食物,同时忌食海腥、肥甘及辛辣食物，如鱼、虾、肥肉、辣椒、胡椒、蒜等，菜肴调味不宜过咸，饮食不宜过甜，戒除烟、酒等刺激品。同时还可选用一些食疗方来预防保健。

苏子粥：苏子 10 克，粳米 100 克。将苏子捣为泥，入砂锅内，加水 200 毫升，煎取 100 毫升，过滤去渣取汁备用，将粳米入锅加水 500 毫升，煮为稀粥，兑对入苏子汁，煮开 1~2 沸，待食。本方具有降气定喘、化痰止咳之功，主要适用于痰浊阻肺之实喘，症见喘而胸闷，咳痰多黏腻色白，咯吐不利，兼有呕恶，纳呆，口黏不渴，舌苔厚腻色白等症。每日早晚温热服食，气虚久嗽或阴虚喘咳不宜服用。

莱菔子粥：莱菔子 15 克，粳米 50 克。先煮米做粥如常法，粥将熟时放入莱菔子至粥熟。本方具有化痰平喘、消食利肺之功，主要适用于咳嗽多痰、胸闷气喘等慢性支气管炎、肺气肿等患者食用，可供早晚温热服食，气虚体弱者用量宜轻。

杏仁牛奶粥：杏仁 10 克，桑白皮 10 克，牛奶 250 毫升，粳米 100 克。将杏仁浸泡去皮尖，细研，入牛奶中搅拌滤汁备用。桑白皮水煎去渣取汁，下粳米文火煮粥，至粥熟时加入牛奶杏仁汁，搅匀，再烧沸即成。本方具有清热泻肺、止咳化痰平喘之功，主要适用于咳嗽、哮喘、喉中痰鸣等慢性支气管炎患者早晚食用。

罗汉果粥：罗汉果 1 个，精猪肉 50 克，粳米 100 克，精盐、味精、麻油各少许。罗汉果切成小薄片备用。粳米洗净放入锅内，用大火烧沸，加入肉末、罗汉果、精盐熬煮成粥，吃时用麻油、味精调味即可。本方具有清肺润肠之功，主要适用于咳嗽少痰，或痰黏，痰中带血等慢性支气管炎患者温热服食。

贝母粥：川贝母 10 克，粳米 30 克，白糖少许。先将川贝母研成细末，用粳米加水煮粥，待粥将熟时再加入贝母粉煮二三沸，加入少许白糖即可。本方具有润肺化痰、散结除热之功，主要适用于肺热燥咳、吐痰不畅等患者食用，肺气肿、瘰疬也可食用。可供早晚服食，而脾胃虚寒者慎用。

沙参粥：北沙参 15 克，粳米 50 克。将北沙参入锅，加水 300 毫升，煎至 100~150 毫升时去渣取汁，再加入粳米及清水 400 毫升煮成稀粥即可。本方具有清热养阴、止咳化痰之功，主要适用于燥热咳嗽或劳嗽咯血者食用。每日早晚温热食服，虚寒病人忌服。

冰糖川贝蒸雪梨：川贝 10 克，雪梨 1 个，冰糖适量。先将梨子剥皮，然后把核挖掉但不要全挖空，把冰糖放入被挖掉的地方，再把梨子反过来放在碗里蒸（这样冰糖可以完全融入梨子），一直蒸至梨子熟透，冰糖全部溶化为止。每次饮用少许，1 日食用 2~3 次。本方有疏风清热之功，主要适用于风热咳嗽的辅助治疗，可伴咳嗽，咯痰不爽，痰黏稠或黄稠，口渴身热，或见头痛，恶风，有汗，舌苔薄黄等症状。而风寒感冒者不宜食用。

2. 起居养生法

注意气候变化，重视防寒保暖，避免感冒（参考感冒起居养生法），避免接触刺激性气体。

3. 运动养生法

参考感冒运动养生法。

4. 其他养生法

（1）平素易于感冒咳嗽者，可配合按摩面部迎香穴，晚间艾灸足三里；慢性久咳致肺气虚弱者,可配合气功或呼吸操,以提高肺的通气功能,从而增强抗病力。

(2) 哮喘病人,可将伤湿止痛膏剪成小块贴于脊柱两侧的"肺俞"穴上,皮肤对膏药过敏者禁用。

(3) 泡足养生法:百部 30 克,鱼腥草 30 克,杏仁 30 克,紫菀 30 克,款冬花 30 克。将以上 5 味药放入锅内加水适量,煎煮 30 分钟,去渣取汁,与 3000 毫升开水一并倒入泡足桶中,先熏蒸,然后泡洗双足,每日熏泡 1~2 次,每次 20~30 分钟,每日 1 剂,7 日为 1 疗程。

第三节 喘 证

喘证,是以呼吸迫促、气息不续为主要表现的病证。喘证可发生于多种疾病过程中,大体可分为虚实二端。实喘:病势骤急,声粗气高,胸紧气促,甚至张口抬肩;虚喘:病势徐缓,气短不续,动则加剧,语言无力,形瘦神疲。养生以久久不愈的虚喘即严重肺肾亏损者为主,多属于中医之肺胀虚证,或肺气肿一类疾病,多因久咳、久哮、肺痨等病损伤肺气,由肺及肾,以肺肾两虚为其基本病机。养生以紧抓病机、杂合以养为原则。

1. 饮食养生法

本病应少食辛辣厚味,低盐,戒烟,可适当饮用果酒类。平时常吃白菜、豆芽、豆腐、萝卜、胡萝卜、木耳、鸡蛋、牛奶、羊肉、公鸡肉、海参、淡菜等;可食用百合粥、山药粥、核桃粥、陈皮粥、韭菜粥、虫草炖雄鸡等;水果类如梨、橘柑、广柑、荔枝等,皆可辨其偏阳虚阴虚,随证选择食用。

2. 调神养生法

保持情志舒畅,因情志郁滞不舒可使喘证加重,此即《病机汇论》所说:"若暴怒所加,上焦郁闭,则呼吸奔迫而喘"之道理。故本病需用以情制情法、音乐、文娱、声疗、色彩等作用于神情的疗法,原则是以使病人恬愉、欢快、舒畅、轻松为法;因悲则伤肺、恐则伤肾,故压抑、忧伤、惊恐之法颇不相宜。此外,风筝疗法、钓鱼疗法、球类活动等都可根据身体情况适当选用。

3. 日光养生法

本病需补益肺肾之阳气,平时可多作背日浴、空气疗法,取自然之清气以补肺肾之不足,宜多作空气浴、深呼吸森林疗法、高山疗法等,有利于摄纳自然之清气,均可根据自身条件实施。

4. 气功及运动养生法

本病可选用气功疗法,有较好疗效;平时可选轻慢的活动项目如散步、慢跑、太极拳、八段锦、五禽戏、内养操等,每日早晨、午后进行。随着体力增强,活动时间、强度也可适当增加,总之要因人制宜。

5. 针灸养生法

耳针取肺、肾、神门、肾上腺,行颗粒压迫法;头针取胸腔区针刺,补法;体针取肺俞、气海、肾俞、足三里、太渊、太溪、关元诸穴，以灸法为佳，针刺则用补法。

6. 药物养生法

可选用郭教授习用的补肺益肾定喘经验方即三阴固本方：蛤蚧 2 对（去眼珠），冬虫夏草 20~40 克，煅紫石英、紫皮胡桃各 60 克，上等沉香、川贝母各 30 克，五味子、山茱萸、枸杞子、白术、巴戟天、熟地黄、杏仁、茯苓、炒白果仁、京半夏、人参各 50 克，黄芪、桑白皮、山药各 100 克，炙甘草 40 克。共研极细，炼蜜为丸，1 日 3 次，每次服含生药 8~10 克的丸药。上药一料为 40 日量，每 1 疗程 20 日，疗程间休息 3~5 日。本方也可按有关方法制成膏滋方服用。本方可作为慢性支气管炎迁延期、阻塞性肺气肿间歇期的预防性治疗，有增强体质、增强抗病能力、减少或控制复发以及改善肺功能等效果。对正在服用西药激素或止喘剂的患者，用本方可帮助撤停，开始时以越慢越少越好，直至完全停用激素或止喘西药，然后又逐渐减少本方的用药量（逐渐减少用药次数和每次用药量），直至完全停药，整个过程需持续半年至 1 年。若阳虚甚者需加肉桂 40 克、补骨脂 50 克、鹿角胶 30 克。

第四节 哮　证

哮证，是指发作性痰鸣气喘、胸紧咽塞、喉间哮鸣有声的病证，此即支气管哮喘或哮喘性支气管炎一类疾病。发病乃外有非时之感，膈间有胶固之痰，内动壅塞之气引起，常痰伏于内，宿根未除，缠绵多年不愈，日久由实转虚，痛苦难当。一般以肺脾肾三脏受累为主，本病发作时治标即治哮治痰，平时治本即治肺脾肾之虚为大法。养生以多年缠绵不愈者为主。

1. 杂合以养法

哮证常因神情波动而诱发或加重，故应用以情治情法、音乐、声疗、文娱疗法等亦属必需，可参照喘证实施。有些病人闻嗅某种香气易引起发作，故香花疗法、香气疗法当选择使用。哮证病人多属卫气偏虚，极易感受风寒而诱发。故当坚持应用运动疗法以增强体质、增强卫气，可参照喘证实施，并多行呼吸操增强卫气。其他如日光、空气、森林等疗法均可配合应用。

2. 针灸养生法

耳、头针参照喘证实施。体针，发作时取肺俞、膻中、列缺、天突、中脘、丰隆、尺泽，用泻法；平时轮流取肺俞、身柱、膏肓、脾俞、中府、中脘、气海、足三里诸穴，寒用灸法，热用针刺，平补平泻。电针、微波针、激光针、超声针均可采用，或子午流注针法亦可选用。

3. 气功养生法

以动桩功为佳，着意内气锻炼，必收效益。

4. 其他养生法

古代推崇热熨法，如《理瀹骈文》记有：苏子、萝卜子、白芥子炒热熨背部俞穴等。现代在药物外贴方面积累了许多经验，而突出“冬病夏治”、“夏病冬治”等特点，具有预防性养生之意义。

第五节 头　　痛

头痛是多种急慢性疾病的常见症状，可见于内、外、神经、精神、五官等各科疾病之中，以内科为例，可见于传染性及感染性发热疾病、高血压、颅内疾病、神经官能症、偏头痛等。但应注意头痛有时也是某些相关疾病加重或恶化的先兆。中医认为，外感六淫或内伤，都可引起经络不通或失于濡养，清窍不利而引发头痛。

1. 饮食养生法

饮食宜吃清淡、易消化的食物，可多吃蔬菜、新鲜水果，少吃辛辣刺激性食物，忌烟、酒及浓茶，并忌食咖啡、咸菜、巧克力等容易诱发头痛的食物，也可选用食疗方配合治疗。

川芎饮：川芎、蔓荆子各 10 克，水煎服，适用于风邪上犯之头痛。

降压茶：菊花 6~10 克，决明子 10 克，开水冲泡，每日代茶常饮，适用于肝阳上亢（如高血压患者）之头痛。

2. 起居养生法

选择安静环境休息，生活要有规律，劳逸结合，切忌熬夜，避免过度疲劳，每日睡眠时间不少于 8 小时，睡前可用温水或中药洗足。浴足基本方：川芎 30 克，白芷 30 克，夜交藤 50 克，菊花 30 克，怀牛膝 30 克。将以上 5 味药放入锅内加水适量，煎煮 30 分钟，去渣取汁，与 3000 毫升开水一并倒入泡足桶中，先熏蒸，然后泡洗双足，每日熏泡 1~2 次，每次 20~30 分钟，每日 1 剂，7 日为 1 疗程。

3. 调神养生法

避免情绪紧张，保持心态平衡，克服过分紧张、压抑、焦虑等不正常心理；可外出旅游、参加娱乐活动等以调整心态，转移注意力。

4. 运动养生法

根据自身情况选择跑步、舞蹈、登山等活动，积极锻炼身体；也可选太极拳、五禽戏、八段锦等进行练习，宁静心境，从而消除头痛。

5. 推拿养生法

点揉印堂 20~30 秒；分推前额 20~30 次；点揉太阳、头维、百会、风池、合谷各 20~30 秒；拿捏内关、外关 20~30 次。头痛如裂者加点揉肝俞、胃俞、曲池、手三里、太冲各 20~30 秒；头痛而见耳鸣眼花者加点揉肾俞、三阴交、太溪各 20~30 秒，搓擦涌泉 20~30 次；头部隐隐作痛而见心慌、面色萎黄者加点揉心俞、脾俞、足三里、三阴交各 20~30 秒。

6. 其他养生法

（1）可听轻音乐或中国民乐，也可选气功疗法，以晨起和睡前各练 1 次为宜。

（2）预防感冒可减少头痛发生或加重；若为反复持续性头痛，应及时去医院作血压、脑电图、CT 等特殊检查，以协助诊断。

第六节　耳鸣耳聋

凡听觉出现异常，病人自觉耳内鸣响，如闻潮声，或细或暴，妨碍听觉，称之为耳鸣；听力减退，妨碍交谈，甚至听觉丧失，不闻外声，称之为耳聋，因耳鸣耳聋常合并存在，故合称耳鸣耳聋。耳鸣耳聋根据不同临床表现可分为感觉性耳鸣耳聋，一般表现为中年突然出现高频音听力下降；神经性耳鸣耳聋系由中枢神经系统中的神经元逐渐减少所致；耳蜗传导性耳鸣耳聋为一种听力曲线呈下坡型的疾病，随年龄增长而进展。现代医学认为，耳鸣耳聋的发病机理比较复杂，主要与疲劳、睡眠不足及情绪因素有关。引起耳鸣耳聋的常见耳部疾病有外耳道炎、耵聍栓塞、中耳炎、咽鼓管阻塞、鼓室积液等；内耳疾病有梅尼埃病、听神经瘤、噪声、药物中毒等。一些全身性疾病如高血压、低血压、动脉硬化、糖尿病、贫血、肾病及神经官能症等也可引起耳鸣耳聋。中医认为，本病多因肾气不足、脾胃虚弱、情志失调、风热外袭等所致。肝胆火盛者，突然耳鸣或耳聋，头痛面赤，心烦易怒或胁肋胀满，脉多弦数；痰火郁结者，两耳蝉鸣，时轻时重，有时闭塞如聋，胸中烦闷，善太息，耳后胀痛，脉弦滑；肾精亏虚者，耳鸣或耳聋，多兼眩晕，腰膝酸软，或五心烦热，脉细弱。

一、气　虚　证

因气虚不能上充于耳，故可发生耳鸣耳聋证候，此即《灵枢・口问》所说："上气不足，脑为之不满，耳为之苦鸣"。常见于中年人的耳鸣重听并逐渐失聪。现代医学所称之耳鼓膜内陷症多属此范围。养生保健措施当内养与外调结合进行。

1. 针灸按摩养生法

（1）针灸养生法：头针用晕听区，耳针选肾，可用针刺、电针、耳穴埋针等；体针取穴：听宫、听会、耳门、内关、曲池、合谷，用补法，留针 20~30 分钟，每隔 5~7 分钟行针 1 次，也可在这些穴位上施行温针、电针、超声针、微波针等。

（2）按摩养生法：可在体针取穴上进行，以拇指尖按摩穴位，由轻渐重，由慢渐快，范围由小渐大，至病人感到按摩点的皮肤、肌肉发热为度，然后手法由重渐轻地退出穴位。每日行术 1 次，10 次为 1 疗程。

2. 气功养生法

气功养生法的内养功、强壮功大有裨益；也可用《诸病源候论・耳聋候》所载："坐地交叉两足，以两手从曲脚中入，低头叉项上"。此外，患者可用手掌压气吸拔疗法与自身鼓气疗法，对耳鼓膜内陷者有帮助。手掌压气吸拔疗法：术者用手掌向耳内慢压用力，然后向外快速拔起，使耳鼓膜浮动，并使其由内陷形位向正位变化；自身鼓气疗法：在行上述疗法后，可令病人摄鼻、闭口，用力鼓气，使耳鼓膜向外鼓出，以促使内陷鼓膜逐渐向外扩展，可以每日行术 1 次。

3. 药物养生法

本证多以气虚为主，常兼气短神疲、自汗食少、舌淡苔白、脉沉无力，可用补中益气汤（党参、炙甘草、当归、白术、陈皮、黄芪、升麻、柴胡），酌加葛根、蔓荆子、磁石、黄柏之类；如病久夹瘀，耳中干结、舌有瘀点者可用李东垣柴胡聪耳汤进行调养：连翘、柴胡、炙甘草、当归、人参、水蛭（另炒研冲）、虻虫（另炒研冲）、麝香（少许冲）。

4. 其他养生法

磁疗颇为历代医家所推崇，可用《济生方》处方：灵磁石（如豆大一粒），穿山甲（烧存性）适量，共以新棉裹塞病耳内，口含生铁一小块，觉耳中如风雨声，即有效验；亦可用灵磁石粉敷贴听宫、听会、翳风、耳门等穴位。此外，泥土疗法中的土热灸法，《外台秘要》介绍的治耳聋之法，亦可酌情采用。

二、气 闭 证

本证多为突闻剧烈声响，如炮声、鼓声，或外伤等，引起气闭血瘀所致。常表现为耳内胀塞不舒，两耳不闻，或一耳不闻，头晕目眩，舌红或紫，脉多弦，但无虚象。调养措施当以通气、活血为法。

1. 杂合以养法

传统理疗、针灸、按摩均与气虚证耳鸣耳聋相同，当取泻法，以泻其有余之义。

2. 药物调养法

用王清任通气散进行调养：柴胡 60 克，川芎 30 克，香附 60 克，共研细末，每日 2~3 次，每次 6~9 克，冲服。兼血瘀者，则用王清任通窍活血汤：赤芍、川芎、桃仁、红花、老葱、生姜、红枣、麝香（少许冲）。

三、精 亏 证

本证多见于大病之后，或年老体衰，思虑劳损，听力日渐低下，耳聋于不知不觉间发现，或伴耳鸣，而耳鼓膜形质并无伤害。此即《灵枢·决气》所谓“精脱者，耳聋”，《素问·阴阳应象大论》所谓“年五十体重，耳目不聪明矣”，以及《古今医统》所谓“忧愁思虑则伤心，心虚血耗必致耳聋耳鸣”的证候。当分辨原因，施以不同养生保健措施。

1. 杂合以养法

针灸按摩养生法可参考气虚证耳鸣证耳聋之治法。若属于忧愁思虑劳损者当配合以情制情法、音乐、文娱、香花解郁等疗法，务使其心情畅快、轻松、恬愉，于听力之保健调养大有裨益；若属于精亏不足者当配合日光、空气、泉水、饮食疗法，多用填精补髓、益气滋阴的膳食。同时积极进行运动疗法，五禽戏、太极拳、养生保健操等均可酌情选用，以促使气血流通，生机活泼，既可疏解郁滞，又有补养之功。

2. 药物养生法

若属情志不舒，忧愁思虑太过，耗伤营血者，常伴抑郁寡欢、紧张焦虑、头晕目眩、心悸怔忡、失眠多梦等症，当疏肝解郁、补血益营，用逍遥散（柴胡、当归、白芍、白术、茯苓、甘草、薄荷），同时配合归脾汤（黄芪、白术、茯神、龙眼肉、酸枣仁、人参、木香、甘草、当归、远志、生姜、大枣），两方交替服用。若偏于肾阴虚，多伴头晕目眩、腰膝酸软、盗汗健忘、舌红苔少或见剥脱苔、脉细数，当滋补肾阴、填精聪耳，用右慈丸（地黄、山药、山茱萸、丹皮、泽泻、茯苓、五味子、磁石）加减进行调养。若偏于阳虚者，多伴肢冷背寒、阳痿多尿、提前绝经、脉沉弱，当温补元阳、益肾聪耳，方用补骨脂丸（磁石、熟地黄、当归、川芎、肉桂、菟丝子、川椒、补骨脂、白蒺藜、胡芦巴、杜仲、白芷、石菖蒲），或加响铃草、核桃肉、骨碎补、肉苁蓉之类进行调养。

四、药　　毒

药毒是指应用西药如奎宁、链霉素、卡那霉素、庆大霉素以及水杨酸盐、吗啡、重金属（砷、铅、汞）、烟碱、苯胺等，或中药牛黄清心丸、琥珀抱龙丸等含雄黄制剂，长期或一次大量使用而引起之耳鸣耳聋。其中以链霉素中毒致聋最为常见，如短期内未能恢复，多致终身残废。此种病人其耳鼓膜多无形质之伤，证候则有虚实之别。养生措施当分别进行。

1. 杂合以养法

按摩疗法可参照气虚证耳鸣耳聋的保健方法进行；气功疗法可用内养功、强壮功；运动养生法可选择太极拳、八段锦，并结合相应养生保健操进行，还可间断地试用声疗如雷声、海啸声（磁带）等，借声音震动以通耳窍之郁滞。

2. 针灸养生法

头针、耳针按气虚证耳鸣耳聋实施。取穴：足三里、太溪用艾条悬灸，以皮肤潮红为度；曲池用毫针快速直刺；令病人微张口用毫针直刺听会 1 寸，得气后略提出，再向翳风方向横刺，得气后与曲池相连，接电针治疗仪，采用连续波，电流强度以病人能耐受为度，见同侧面部表情肌微有抽动即可，留针 30 分钟，每日 1 次，10 日为 1 疗程，疗程间休息 2~3 日。

3. 药物养生法

要辨明虚实进行调养。患本病不久，或年幼体壮，偏肝胆湿热，症见便秘、溲黄、舌红苔黄、脉弦数者，可用龙胆草、芦荟、牛黄、当归、石菖蒲、远志各 6 克，研细末装瓶，每次 3~6 克，每日 2~3 次；偏肝肾阴虚，症见盗汗、遗精、五心烦热、头晕腰酸者，用杞菊地黄丸加味（丹皮、茯苓、山茱萸、山药、菊花、泽泻、生地黄、枸杞子、益智仁、巴戟天），或酌加响铃草、磁石、葛根之类；偏气虚夹瘀者，症见纳差、神疲、面淡白、头晕、耳鸣、耳闭塞感、舌淡有瘀点、脉沉弱或涩，用益气聪明汤（人参、黄芪、黄柏、升麻、蔓荆子、葛根、芍药、甘草）酌加丹参、桃仁、石菖蒲、磁石之类。

4. 其他养生法

本病还应保持乐观情绪，勿急躁动怒；必须针对病因治疗，切忌用手或器械掏挖耳道，以免损伤感染。

第七节　失　眠

失眠是一种以经常不能得到正常睡眠为特征的一类病症，常表现为入睡困难，或睡而不酣，容易惊醒，或醒后不能再次入睡，有的甚至彻夜不眠。常因大脑正常的兴奋和抑制过程失调所致，也可因外界干扰或疾病引起，如出差在外卧室变动，气温、湿度、光线、噪声等的变化，过度用脑、情绪波动等，或疾病引发的疼痛、心悸、瘙痒以及高血压、神经衰弱、更年期综合征等病症都可引起失眠。失眠通常妨碍人们的生活、学习和工作，并可加重或诱发冠心病、高血压、中风等，所以防治失眠一定要引起大家高度重视。中医认为，本病多因情志不遂，或过喜、过怒、过思、过悲等，耗伤心神，以致神情损伤引起。静则生阴，动则生阳，人之阴质全赖睡眠中滋生，若能入睡则是健康的表现，而疾病过程中的睡眠情况也常预示着病情的转归。若烦而彻夜不眠，数月乃至终年不愈，则大伤阴气，阴不制阳，阳气虚亢，危害可谓大矣，病人也常苦恼不堪。养生旨在养心宁神、舒畅情怀，积极使之入睡为原则。

1. 以情制情法

失眠患者神情虚亢，用以情制情法，首先应排除其困扰的原因。情志不遂者开导之，过思、过悲者引导转移之，过喜者压抑之，总之平时应调节心态，并根据具体情况分别选用不同养生方法。音乐疗法，平时当以轻松、幽雅的乐声疏导神情，入睡前又当以镇静、催眠之乐声引导入眠；声疗中单调之雨声有助眠之功，对一些病人有效；文娱疗法的选择也以悦心畅志为原则；色彩疗法以冷色、黑色为宜；香花疗法以解郁方、宁神方、定志方为佳。如能配以高山疗法、森林疗法，借其幽静、恬穆之环境影响，则有助于提高疗效。泉水疗法以温泉水浴为好，洗毕即安然入睡，颇有效验。

2. 饮食养生法

除一般蔬菜、水果、清淡食物外，还应远离辛辣厚味，可多食黑芝麻、核桃、首乌粥、桑椹粥、百合苡仁粥、雪羹汤（海蜇 100 克、荸荠 50 克，煎浓汁）、半夏秫米（小米）粥等，可作为日常膳食。食勿太饱，以不饥为度，尤其是晚餐更应注意。

3. 运动养生法

运动养生法对本病有良好保健作用。晨起、午前采用太极拳、内养操、八段锦或武术等，晚餐后多进行散步。

4. 气功养生法

气功养生法以放松功、内养功、站桩功为佳，加强内守、放松功法；坐禅法也可应用，以达到静神为宗旨。

5. 针灸养生法

取神门、太溪、劳宫、少府、照海、太冲、风池、太白等穴，平补平泻，留针 15~30 分钟，每日 1 次，10 次为 1 疗程。亦可施用皮肤针、电针、激光针、微波针、超声针等。耳针取脑干、枕、皮质下、神门、心诸穴，可贴压或行埋针疗法。

6. 按摩养生法

按摩方法如下：推抹双柳 20~30 次，点揉百会 20~30 秒，点揉风池 20~30 秒，拿捏肩井 20~30 次，点揉神门、内关、足三里、三阴交各 20~30 秒，团摩腹部 20~30 次，搓擦足底 20~30 次。失眠多梦伴有头晕耳鸣、腰膝酸软者加点揉肾俞、太溪各 20~30 秒；伴有心慌、食少、疲倦者加点揉心俞、脾俞各 20~30 秒；伴有容易急躁、大便干结者加擦掌胸胁 20~30 次，点揉肝俞、太冲，掐大敦各 20~30 秒；伴有手足心发热、盗汗者加点揉气海、关元、太溪、三阴交各 20~30 秒。每日 1 次，10 次为 1 疗程。

7. 药物养生法

下列方药可因便选用，1 日 3 次常规服用，但末次需在睡前 15~20 分钟服用，以助睡眠。同时，注意睡前 1 小时勿吸烟饮茶、勿多话，勿看刺激性书报、电影、电视等，最好以气功取代此类活动。睡觉前饥饿时可饮一杯牛奶助睡。方一：夜交藤 50 克，灵芝 10 克，合欢皮 10 克，大枣 10 克，制成浓缩煎剂 100 毫升，1 日 3 次口服；方二：浮小麦 30 克，生地黄、红枣、百合各 15 克，夜交藤 30 克，水浓煎，分 1 日 3 次服；方三：酸枣仁 20 克，加水 100 毫升，浓煎至 15~20 毫升，临睡前 20 分钟服下。服上方之同时，还可根据病情灵活配以其他方药，如肝经气郁突出者加服逍遥丸，心阴虚甚者加服天王补心丹，心脾两虚者加服归脾丸，肾虚肝旺者加服杞菊地黄丸等。同时还可配合泡足疗法：酸枣仁 50 克，夜交藤 50 克，鸡血藤 30 克，合欢皮 30 克，玄胡 30 克。将以上 5 味药放入锅内加水适量，煎煮 30 分钟，去渣取汁，与 3000 毫升开水一起倒入泡足桶中，先熏蒸，然后泡洗双足，每天熏泡 1~2 次，每次 20~30 分钟，每日 1 剂，15 日为 1 疗程。

第八节　痴　　呆

痴呆，是指智力迟钝，生活、学习、工作不能适应客观环境为主要表现的病证。病人常伴面目呆滞，表情异常，或傻笑，或头形奇小，颅囟早闭，步态不稳，感觉呆滞，张口伸舌，举动愚笨等症状。多因先天禀赋不良，或后天失养，以及某些急性热病的后遗症引起。而已经定型的成年痴呆很难恢复，只能在其生活自理与简单职业训练方面下工夫，以尽量减少家庭和社会负担为原则。对小儿痴呆和急性热病后的智力障碍一定要积极设法促进其康复，而且康复的可能性也很大。其保健康复的基本原则：着重补心、益肾、填精，急性热病后痰瘀蒙蔽心包者宜清心、透热、安神、定志，然后根据证情灵活调养。

1. 杂合以养法

应用以情制情法，多宜思疗、意疗和喜疗，通过各种适宜方法引诱思考、开拓智慧。从简单到复杂,从生活上的到知识性的逐步提高智能。音乐疗法可用轻快、幽雅、奔放的乐声促进智力增长;香花疗法宜用增智方、定志方;香气疗法常用茉莉油香身,麝香枕、菊花枕睡眠;游戏、玩具、棋牌、书画、弹琴等疗法皆可从简单到复杂,以引导兴趣、增长智力,并积极促使其参加群体娱乐活动。

2. 运动养生法

运动养生法能活畅气血,有利于增长智力。成年痴呆可进行简单的慢跑、摔手、太极拳等,逐步过渡到需要机敏与协调的球类活动、八段锦等。陪练者要注意循序渐进地进行引导。

3. 针灸养生法

耳针取肾、脑干、脑、皮质下诸穴,行埋针、针刺均可;体针可用心俞、肾俞、神门、少海诸穴,平补平泻。

4. 药物养生法

可用安神启智基本方进行调养:益智仁、合欢花、石菖蒲、女贞子、旱莲草、杜仲、牛膝、竹叶、黄精、神曲各 15 克,莲子芯 5 克。加减:偏肾阴虚者加生地黄、桑椹等;偏肾阳虚者加鹿茸、人参、菟丝子等;肝风抽搐者加浙贝母、石决明、天麻、钩藤、全蝎、蜈蚣等;神昏失语者加牛黄、麝香等;有热象者加龙胆草、栀子等。共为细末,炼蜜为丸,每丸重 1.6 克,1 岁者每日服 2 丸,3 岁者每日服 4 丸,6 岁者每日服 6 丸,年长儿酌加,一般服 6 月至 1 年,患感冒及其他急性病时停药。如系热病后痴呆,时间过久,多夹痰瘀,上方加丹参、郁金、红花、赤芍之类,灵活加减用于各种痴呆;小儿痴呆可用补肝肾、开窍法:鹿角粉 4 克(冲)、熟地黄 15 克、枸杞子 15 克、益智仁 10 克、石菖蒲 10 克、丹参 10 克、鸡血藤 10 克、炙龟板 10 克、生龙骨 30 克、炙远志 10 克、砂仁 4 克(捣碎),7 岁以上者每日 1 剂,3 月为 1 疗程。

第九节 癫　狂

癫狂,是指神情异常,表现为低沉或亢奋的病证。《证治准绳》明确指出,癫证是“或狂或愚,或歌或笑,或悲或泣,如醉如痴,言语有头无尾,秽洁不知”,狂证是“猖狂则暴……骂詈不避亲疏,甚则登高而歌,弃衣而走,逾垣上屋,非力所能,或与人语所未偿见之事,如有邪依附者”。说明癫证属阴属虚,主要以神情抑郁、低沉痴呆、语无伦次、静而少动为特征;狂证属阳属实,主要以神情亢奋、刚暴喧扰、毁物打骂、动而多躁为特征。此即《难经》所说:“重阳者狂,重阴者癫”。癫证责之痰气郁结,狂证责之痰火壅盛,皆以心肝二脏受累最为突出。癫狂病人大多心胸狭窄、性格孤僻,认识事物的思维方法常有静止、僵化性质,很大程度上是唯心的,其忧思郁怒、疑虑悲恐之情既是神情损伤之因,又是病之表现和转机,所以病变过程中应自始至终把调养神情放在首位。昔贤朱丹溪说:“五志之火,因七情而起,郁而成痰,最为癫痫狂妄之证,宜以人事制之,非药石所能疗也,须诊察其由以平之”。强调了调养神情的重要性。对病人多主张开放性管理,让病人过正常人的生活,在良好环境气氛中施用以情制情法、音乐、文娱、体育、针灸、药物等调养方法,杂合以养。本病病程越短越易调养,病程越长则调养疗效越差，故宜早期调养、调养务必彻底。

一、狂证调养措施

1. 杂合以养法

医者当以高度的同情、耐心和热情去改善病人的神情损伤。在发病期以制止神情亢奋引起的狂躁状态为主旨，因人制宜，采取适当的以情制情法和睡眠疗法。音乐、文娱疗法以低沉、幽静为宜；香花疗法宜解郁方、宁神方、定志方；色彩疗法以冷色、青色、粉红色为宜。有条件者可配合高山疗法、森林疗法，取其幽静宁神。而恢复和间歇期应避免激惹，帮助解决各种困难，并用以情制情法、音乐、文娱、色彩、香花疗法诱使轻快、开朗、恬愉、平静，保持情绪稳定为原则，切忌触怒、大喜、大惊。在此基础上可逐步进行气功训练，以松静功加强意守锻炼为宜，并根据病人情况适当安排学习、工作和劳动以转移情志，让其从中获得乐趣，逐步巩固疗效。

2. 运动养生法

以轻、慢活动为宜，可教以太极拳；并配合短时温泉水浴疗法，水温 34～36℃ 为宜，此温度与人体肤表温度一致，其温和之性有镇静、助眠之功。

3. 针灸养生法

取立静穴（风池与哑门穴连线中点下 1.2～1.5 寸处），配定神、颈间、虎边透后溪、三阴交透悬钟，足三里等穴。耳针取胃、肾、心、神门、枕小神经、脑干、皮质下等穴。或电针定神、百会、太阳、头颞、本神、印堂、大棱、合谷、内关、郗门、足三里、三阴交、丰隆、太冲透涌泉等穴。

4. 药物养生法

狂躁发病期，可用王氏豁痰定狂汤：生龙齿、生礞石、生牡蛎、生石决明、生珍珠母各 30 克，黄芩、龙胆草、天竺黄、石菖蒲、郁金、旋覆花、代赭石各 10 克，沉香 3 克，大黄 6 克，水煎分 2 次服。另用栀子、淡豆豉煎汤，送服安宫牛黄丸，大便干结者以大黄浸泡冲服芒硝。狂躁间歇或恢复期可用柴胡加龙骨牡蛎汤或生铁落饮等进行调养。

二、癫证调养措施

1. 杂合以养法

针对病人神情损伤，在发病期以解除神情抑郁为主旨，当用以情制情法，宜以喜疗、思疗为主，通过语言暗示、诱导、释疑等法使其神情喜乐、舒展；音乐疗法宜欣赏振奋、鼓舞、欢快之演奏；香花疗法以解郁方、宁神方、定志方为宜；色彩疗法配以暖色、红色、喜色为宜。间隙和恢复期排除各种忧思困扰刺激，用以情制情法、文娱、音乐、香花疗法等，总以活跃、愉快、喜乐、轻松为原则,保持其快乐、舒畅情绪,并适当安排学习、劳动、工作等以提高情趣。

2. 运动养生法

以八段锦、五禽戏、内养操为宜,旨在活畅气血、增进胆识。

3. 气功养生法

气功养生法以强壮功、子午功为宜。

4. 针灸养生法

取心俞、脾俞、中脘、水沟、神门、少商、丰隆穴,或风府、大椎、身柱、本神诸穴,平补平泻,也可在这些穴位上施行电针调养。

5. 药物养生法

发病期多夹痰郁,先用三圣散:瓜蒂、防风、藜芦(有毒,量宜小),催吐1~2次,继用二陈汤(半夏、陈皮、茯苓、甘草)加杏仁、厚朴、胆南星、石菖蒲、郁金、远志、合欢皮,煎汤送服苏合香丸。间歇期或恢复期用《证治准绳》养心汤:黄芪、茯苓、茯神、当归、川芎、炙甘草、半夏曲、柏子仁、酸枣仁、远志、五味子、人参、肉桂,间服苏合香丸。

第十节 痫 证

痫证,俗称羊痫风,以突然昏倒、不省人事、四肢抽搐、目上视、牙关紧闭、口中涎出或作六畜之声、气息不匀、发作数秒钟到数分钟不等、醒后无所觉为特点。惊恐、痰浊、外伤为其主要病因,又易被情绪所诱发,多为肝、心、脾三脏受累。调养方法以宁神、熄风、豁痰为原则。此种病人若是长期服用西药控制发作,在调养过程中不可突然停药,以免复发。要根据病情稳定程度,在调养中极其缓慢地减少至撤出西药,然后极其缓慢地减少至停止中药,此过程约需1年以上时间。

1. 以情制情法

应用音乐、文娱疗法一般选择能够达到镇静宁神、轻松愉快效果的方法,避免振奋、激动、惊恐的刺激;香花疗法以解郁方、定志方为宜;对于情绪低沉、呆滞者可酌情以怒胜之、以喜解之之法,过后总宜轻松、愉快为佳;色彩疗法对情绪易激动、亢奋者施以冷色、青色,而情绪低抑者则施以暖色、红色为宜。

2. 运动养生法

运动有助于调动正气的抗病能力,可选轻缓的太极拳进行锻炼。

3. 气功养生法

气功养生法必须进行,可施用静养功,加强放松、意守锻炼。

4. 针灸养生法

取少商、隐白穴均垂直进入 0.1 寸，水沟穴向鼻根部斜刺入 0.3 寸，针感放射到两泪道；上星、百会穴均沿皮向后刺入 0.5 寸；膻中穴沿皮向下刺入 1 寸，间使、三阴交、丰隆均垂直刺入 1 寸，此三穴每针每次捻转 2 分钟，留针 20 分钟。五岁以下儿童，各穴均点刺不留针，隔日 1 次，10 次为 1 疗程。又法，取鸠尾、腰奇为主穴，酌配心俞、间使、神门、肝俞、丰隆，白天发者加申脉，夜间发者加照海，施以针刺、电针、激光针、超声针、微波针均可。耳针取神门、皮质下、枕、脑干，行针刺、电针或埋针。

5. 其他养生法

本病可选用具有宁神、熄风、豁痰等功效的中药处方定痫丸（天麻、川贝母、胆南星、姜半夏、陈皮、茯神、丹参、麦冬、石菖蒲、远志、全蝎、僵蚕、琥珀、辰砂、茯苓、竹沥、生姜汁、甘草）进行加减调养，痰黏稠不爽者加瓜蒌壳，痰清稀量多者加干姜、细辛。

第十一节　胃　　痛

胃痛是以上腹胃脘部近剑突处疼痛为主要症状的一类病症，可见于急慢性胃肠炎、胃痉挛、胃下垂、消化性溃疡、胃神经官能症等。中医认为，感受外寒，过食生冷或肥甘厚味，暴饮暴食，忧思恼怒，或劳倦等因素都是引起胃痛的主要原因，一旦引起胃的受纳腐熟功能失常，胃失和降或失于濡养则可出现胃痛。

1. 饮食养生法

合理饮食是胃痛病人调养的关键。胃痛病人饮食要定时、定量、少食多餐，俗话说“三分治，七分养”；饮食宜少食辣椒、生蒜、白酒、醋类、胡椒等对胃有刺激性的食物，尤其不宜空腹饮用辛辣醇酒，对过硬、炙热、生冷、粗糙和不易消化的食物也当禁食，以免加重病情，而宜多吃清淡宜消化的食物。如胃痛较重者应在一定时间内进流质或半流质饮食；如大便色黑者，可能有胃出血倾向，应卧床休息，暂禁饮食，严密观察病情变化，必要时到医院诊治。平时还可根据病情选用食疗方进行调养。

佛手冰糖粥：佛手 15 克，粳米 100 克，冰糖少许。将佛手洗净后煎煮，去渣取汁，再与淘洗净的粳米、冰糖同煮成粥。本方有理气止痛之功，主要适用于肝郁气滞引起的胃部胀满疼痛，可伴有于胸胁胀痛、喜欢叹气等症状，1 日 1 剂，每日早、晚温热服食，需多次服用才有效果。

山楂麦芽茶：生山楂 15 克，炒麦芽 20 克。用开水沏泡，代茶频频饮服。本方具有消食止痛之功，主要适用于脾胃虚弱、食积引起的胃痛，可伴有胃部胀满不适、食欲不振、少气懒言等症状，胃酸过多者不宜饮用。

葱姜茶：葱 5 克，生姜 3 克，食盐适量。以开水冲泡或于火上煮葱、姜片刻，可加少量食盐调味，趁热饮汤。本方具有散寒止痛之功，主要适用于因感受寒邪引起的胃痛，可伴有恶寒发热、鼻塞、咳嗽、呕吐等症状，本方有伤阴助火之弊，阴虚内热者忌服。

2. 调神养生法

精神情志变化对胃痛的发病有着密切关系,应保持心情舒畅,避免忿怒、忧思、紧张等不良情绪,以免肝气郁结横逆犯胃而引起胃痛。而确诊为消化性溃疡后,更应让病人了解病情,正确对待,既不要紧张焦虑,又不可麻痹大意,要求病人耐心接受和积极配合治疗,并树立战胜疾病的信心,保持乐观态度,避免不良情绪的干扰,以利于疾病调养。

3. 起居养生法

秋冬、冬春气候交替之时为本病多发季节,应随时增减衣服,保持胃脘部温暖,以免寒邪侵袭。

4. 运动养生法

坚持锻炼身体,根据病情选做保健功法练习,以增强体质,促进脾胃消化吸收功能。

5. 积极治疗有关疾病

鼻、口和咽喉等部位的慢性感染,可使细菌随饮食物入胃导致胃痛。因此,有上述部位的疾病,应积极治疗,消除感染灶,这也是预防胃痛不可缺少的环节。

第十二节　胁　　痛

胁痛是以一侧或两侧胁肋部位疼痛为主要表现的病证,也是临床上常见的一种自觉症状。胁,是指胁肋部,在胸壁两侧,由腋部以下至第 12 肋骨部分的统称。《医宗金鉴》说:“其两侧自胸以下,至肋骨之尽处,统名曰胁”。故胁痛即是以部位结合自觉症状而命名的一种病证。肝居胁下,肝胆经脉行于二胁,胆附于肝,故胁痛之病主要责于肝胆功能的失常。如外感风寒,情志不畅,肝气郁结,气滞日久,瘀血停着;感受外湿或饮食不节而致肝胆湿热;久病体虚,精血亏损而致肝阴不足,肝木郁结,克伐脾土,导致肝脾两虚等均可导致“不通则痛”或“不荣则痛”的病理变化。西医的急慢性肝炎、肝硬化早期、急慢性胆囊炎、胆道结石、胆道蛔虫症、肋间神经痛、胸膜炎等病,若出现以胁痛为主要症状者,均属“胁痛”范畴。

1. 调神养生法

本病需保持心情舒畅,尽量减少不良情志刺激,解除患者精神负担;病人还应注意避免过度的情志变动,以免病情加重。所以,加强心理调护对本病的调养具有十分重要的意义。

2. 饮食养生法

本病属多肝胆疾病,常有肝气侮脾的病理表现,故饮食宜清淡,以易消化为原则,忌食生冷、油腻、腥味、酒及浓烈的调味品等;胁痛伴有癥块者,饮食不宜过硬,吞咽应缓慢,以防大出血等并发症出现。平时可运用一些食疗方加以调养。

佛手饮:佛手 15 克,白糖 5 克,共入杯中开水浸泡 15 分钟,取汁代茶饮,主要适用于肝郁气滞之胁痛患者调养。

豆腐猪肝汤：猪肝 100 克(切片)，猪肝片用细盐、黄酒、淀粉拌匀，备用；在汤锅中加冷水一大碗，嫩豆腐适量，切厚片先入锅，加细盐小半勺，猪油少许，汤开后，倒入猪肝，再煮 5 分钟，撒入香葱、味精即可。主要适用于慢性迁延性肝炎引起的胁痛患者调养。

合欢枸杞蒸猪肝：将猪肝 150 克切片，加食盐少许拌匀，合欢花 10 克、枸杞子 10 克，洗净，连同猪肝一并放入碗中，隔水蒸熟作菜肴佐膳，胁痛患者均可食用。

3. 起居养生法

以安静休息为主，活动锻炼为辅。注意在安静、舒适的环境中休息，保证充足睡眠，也不可久卧不动，同时避免体力、脑力、房事过劳，这是本病起居养生的关键；而适当活动则有助于气血流通，增强体质，提高对疾病的抵抗能力。

4. 防患于未然

加强饮食、环境及个人卫生，加强对肝炎等传染性疾病的隔离与治疗，尤其要加强对注射针头、针灸针、手术器械的消毒措施，最好使用一次性器具，以预防传染性肝炎等疾病的发生；积极注射甲肝、乙肝疫苗，增强自身抵抗能力。

第十三节　腰　　痛

腰痛，是指腰部一侧或两侧疼痛、酸楚，有的可伴以臀部或腿部疼痛，以致弯腰、转体功能障碍的一类慢性病症。现代医学所称之棘上韧带损伤、腰肌劳损、腰椎间盘脱出症、风湿等皆属此病范围。中医认为，本病多由外伤、寒湿、血瘀、肾虚、阴亏等原因引起，养生保健总以祛风除湿、舒筋活血、温肾养肝为法。

(一) 泉水养生法

取短时热水半身浴，或结合浴中按摩、温泉砂疗。局部施行热疗、泥疗、热砂疗、磁疗、蒸汽疗、药物敷熨浴洗等，都有相当效果，可因便选用。

(二) 运动养生法

五禽戏、八段锦、太极拳以及活动腰部的舞蹈，均可配合应用。下述腰部体操的针对性强，有利于腰功能恢复，可选此操进行重点锻炼：

1. 风摆荷叶

预备姿势：两脚开立，比肩稍宽，两手叉腰，拇指在前，四指在后。

动作：腰部自左向前、右、后作圆周回旋动作(图 23-1)；再改为自右向后、左、前作回旋动作。两腿始终要伸直，膝部勿屈，两手不要用劲，拇指四指托护腰部。腰部回旋时要尽量向前、向后侧弯曲旋转，上体伸直。

作用：有流通气血之作用，能辅助治疗腰部筋伤。对某些因身体长时间弯腰所致的腰部酸痛者有卓效。

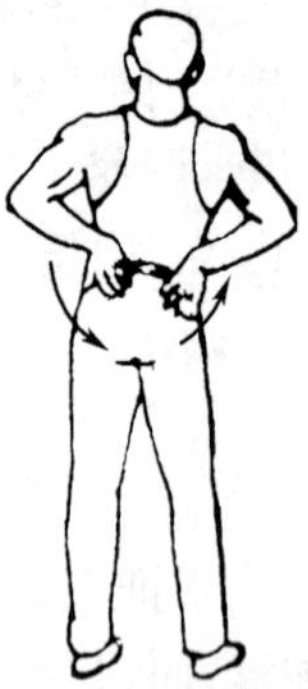

图 23-1 风摆荷叶

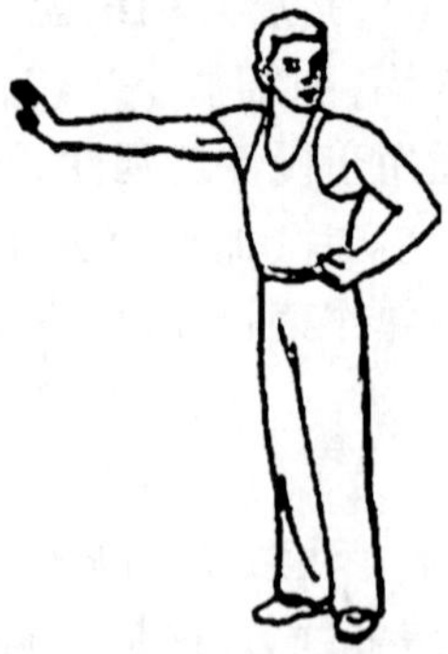

图 23-2 仙人推碑

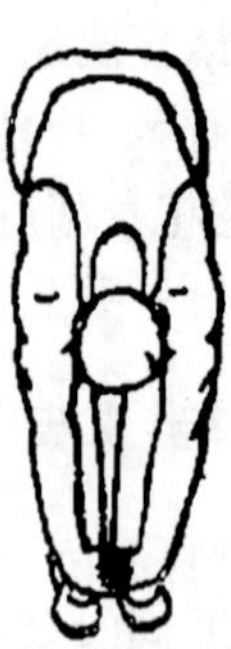

图 23-3 双手攀足

2. 仙人推碑

预备姿势:两脚开立,比肩稍宽,两肩下垂。

动作:①向左转体,右手成立掌,向正前方推出,臂与肩平,手臂伸直;左手握拳,提至左腰际抱肘,目视左后方;②向右转体,左拳变立掌,向正前方推出,臂与肩平,手臂伸直;右掌变拳,提回至右腰际抱肘,目视右后方,呼吸自然。推掌时缓缓推出,手腕稍用力,臂部不要用力;转体时头与腰部同时转动,双腿立定不动,推掌与抱肘两臂的速度应一致(图 23-2)。

作用:有利于腰背部经络的活动,适用于腰部酸痛及腰部损伤的调养。

3. 双手攀足

预备姿势:两脚开立,比肩稍宽,两手置腹前,掌心向下。

动作:①腰向前俯,掌下按,着地(图 23-3);②还原,两腿伸直,膝部勿屈。

作用:强肾固腰,可用于腰部酸痛的调养。

(三) 气功养生法

可选用强壮功、松静功,均有一定效果。

(四) 按摩养生法

单纯性腰痛可采取局部和近处穴位按、摩、叩、揉、推、拿、拍打等手法。对于腰腿痛(腰椎间盘突出)者可采用揉压按摩法:令病人侧卧,医者以拇指、掌根和肘部在腰椎两侧作节律性揉压;并以肘和肘臂揉压大腿及小腿后侧沿坐骨神经分布路线,手压肘推,另一手托着病人两下肢作上下左右运动,达到腰椎骨;然后病人仰卧,医者用手掌和前臂压在小腿前外侧,以肘臂揉压大腿前外侧,并做下肢运动;最后将下肢屈膝,脚底放平,医者用拳头侧击足部麻木区。按摩以患侧为主,每次按摩 20 分钟,隔日 1 次,10 次为 1 疗程,一般 3~5 疗程可显效。

(五) 针灸养生法

一般在腰腿疼痛部位附近取穴,如环跳、肾俞、肺俞、风门、腰阳关、小肠俞、大肠俞,重者加委中、后溪等穴位。可用一般针刺、温针、皮针、激光针、微波针等,而电针对本病有较好疗效,每次 15~20 分钟,每日 1 次,5~7 日为 1 疗程,疗程间休息 2~3 日。其他如水针、拔罐(闪火法)、子午流注针法等均可酌情选用。

(六) 药物养生法

本病当辨清证候的病位、虚实,但此等久久不愈之腰腿痛多为虚实夹杂证,宜着重分清病位与主次遣方用药,才能收效更捷。

第十四节　腹　　泻

腹泻,是指排便次数增多,粪便稀薄,甚至泻出如水样的病症。如《医旨绪余·泄泻辨》所说:"愚谓粪出少而势缓者,为泄,若漏泄之谓也,粪大出而直下不阻者,为泻,倾泻之谓也。"本病四季均可能发生,但以夏秋季节为多见,可见于急慢性胃肠炎、结肠炎、肠易激综合征、小肠吸收不良综合征等。中医认为,感受外邪、饮食不节、情志失调及脏腑虚弱等因素导致脾虚湿盛,传化失常,从而引发本病。其病位主要在脾胃与大小肠,并与肝肾有着密切关系。

1. 饮食养生法

注意饮食卫生,养成良好卫生习惯,如饭前便后要洗手,生吃瓜果要洗净;不吃过期、变质、腐烂食物,忌食粗纤维、油腻等不易消化的食物,如芹菜、韭菜、豆芽、肥肉、冷饮、辛辣食物等。腹泻期间宜食容易消化的食物,可多吃富含维生素 A 的食物;腹泻较严重时可频饮糖盐水或到医院诊治。也可以食疗方进行调养,如茯莲芡实糕:莲子、芡实、茯苓各 100 克,糯米(或粳米) 300 克,白糖适量。先将上药炒香后研为细末,与白糖混合均匀后,加水适量,揉成泥状,蒸熟,待冷后切块即成,1 次 50 克,1 日 2~3 次。本方有补脾利湿之功,主要适用于脾胃虚弱引起的大便溏薄或泄泻时作时止,而痢疾、食积腹泻患者不宜食用。

2. 起居养生法

注意防寒保暖,尤其要避免腹部受凉;夏季或梅雨季节,勿多贪凉露宿,或冒雨涉水,或久居湿地,以防湿邪入侵,脾阳受困而引起腹泻;平时应积极锻炼身体,增强抵抗能力和脾胃的消化能力。

3. 调神养生法

保持情绪稳定,避免发怒、悲忧和惊恐等不良情志刺激,以免肝郁乘脾引起腹泻或加重腹泻症状。

4. 针灸养生法

用灯芯蘸菜油点燃在隐白穴或长强穴烧一燋,如无效可在天枢穴再烧一燋,天热改用毫针浅刺不留针,用于寒泻或虚寒久泻之证。对于急性腹泻,可针中脘、天枢、足三里、阴陵泉,偏寒者可留针,并用艾条灸或隔姜灸,偏热者针多用泻法;慢性泄泻则针脾俞、中脘、章门、天枢、足三里,肾虚腹泻配命门、关元,针用补法,中脘、天枢、关元、命门等穴皆可用灸法以温运脾肾之阳。

5. 药物养生法

可口服藿香正气水(口服液)等中成药进行调养,病情严重时必须到医院治疗。腹泻症状较轻时,可用胡椒粉少许填满肚脐,用纱布盖贴,胶布固定,或外贴小膏药固定,隔日更换1次,适用于寒湿腹泻;大蒜捣烂敷足心或贴肚脐,也可用于寒湿腹泻。

第十五节　便　　秘

便秘是指大肠传导功能失常,引起大便干结不通,排便时间延长,或虽有便意但排便有些困难,或粪便虽不硬且有便意,但大便排泄不畅的一类病症。本病可见于各种急慢性疾病过程中,也可单独出现。其中器质性便秘常见于幽门梗阻、肠梗阻等,或见于全身性疾病如黏液性水肿、截瘫等,这些疾病都可引起直肠排便反射失常,从而出现便秘;而功能性便秘可因饮食结构不合理(如食物中的粗纤维与脂肪含量过少)、精神失调、环境变化等因素,或服用泻下通便药后使肠道平滑肌无力、肠蠕动减弱、直肠排便反射迟钝等引起。中医认为,本病是燥热内结,或气滞不行,或气虚传送无力,或血虚肠道干涩以及阴寒凝结等造成肠道气机失调,以致大肠传导功能失常所致。

1. 饮食养生法

合理进食,多食含粗纤维多的水果和蔬菜,少食辛辣刺激性食物或不易消化的食品。中医强调辨证施养,热秘者多食梨、黄瓜、苦瓜、萝卜、芹菜、莴苣等凉性食物,忌食辣椒、姜、牛肉、羊肉、狗肉、鸡、鱼、酒等辛辣厚味;气秘者多食橘子、香蕉、红薯、海带等能行气、软坚、润肠的食物,少吃白果、莲子、芡实、栗子、石榴等具有收敛作用的食物;气虚便秘者多食山药、扁豆、无花果、胡桃等健脾、益气、润肠的食物,少食佛手、萝卜、杏仁、芥菜、橘子等有顺气作用的食物;阴血亏虚便秘者应多食桑椹、蜂蜜、芝麻、花生等滋阴养血、润燥之物,忌食辣椒、羊肉、五香调料等。同时可以食疗方进行调养。

萝卜籽粉:萝卜籽20克,白糖适量。将萝卜籽炒黄研细粉,加白糖适量,开水冲服,每日分1~2次服用,有润燥通便之功,气虚及无食积、痰滞者慎用,且不宜与人参同用。

香蕉冰糖泥:香蕉1~2条,冰糖10克。将香蕉去皮加适量冰糖,放入锅中蒸熟服食,有润燥通便之功,但需多次服用才有效果。

蜂蜜50~100克,每日早、晚各服1次,7日为1疗程。

红薯250克,削皮切块煮至烂熟,加少量白糖,于临睡前食用。

2. 调神养生法

便秘患者应保持精神愉快、情志调畅,遇事勿怒;平时可多听柔和音乐,可养花、养鸟、养鱼等来陶冶情操、避免观看感官刺激及情节紧张的影视。

3. 起居养生法

养成定时排便习惯,每天早晨饮一杯淡盐水,可增加粪便,并刺激肠蠕动以利于排便。

而气血虚弱，或年老，或产后，或虚羸已极，排便困难时以采用坐式排便器为宜，勿使临厕久蹲，以防用力努挣而致虚脱之变。

4. 运动养生法

适当运动，加强腹肌强度，多做下蹲起立及仰卧屈髋压腹动作。

5. 针灸养生法

热秘者泻足三里、天枢，补照海、支沟；气秘者泻大敦、足三里，补支沟、太白；气血虚弱者补气海、足三里、脾俞、胃俞或在腰骶部两侧用梅花针轻叩，每日 1 次；冷秘者补大肠俞、肾俞、支沟、照海，灸关元。每日 1 次，5～7 日为 1 疗程，疗程间休息 2～3 日。

6. 其他养生法

患者仰卧，手掌在肚脐以下顺时针摩腹 5～10 分钟，再点揉中脘、天枢、腹结各数十次，同时可配合麻仁丸等中成药进行调养。此外，可取葱白适量，切成细末，用食醋炒至极热，然后用纱布包裹好置于肚脐处，每日早、晚各暖脐 1 次，大便可自通。

第十六节　痿　　证

痿证，是指肢体筋脉弛缓，肌肉萎缩无力，肢节软弱，腰脊兴举废用，以致不能随意运动，无力行走的一类病证。多因情志不遂、湿热伤津以及精气亏损所致。《素问·痿论》指出："故肺热叶焦，则皮毛虚弱急薄，著则生痿躄也。心气热，则下脉厥而上，上则下脉虚，虚则生脉痿，枢折挈胫纵而不任地也。肝气热，则胆泄口苦筋膜干，筋膜干则筋急而挛，发为筋痿。脾气热，则胃干而渴，肌肉不仁，发为肉痿。肾气热，则腰脊不举，骨枯而髓减，发为骨痿"。强调热邪伤津发为痿证的重要性。《素问·痿论》还指出："思想无穷，所愿不得，意淫于外，入房太甚，宗筋弛纵，发为筋痿……有渐于湿，以水为事，若有所留，居住相湿，肌肉濡渍，痹而不仁，发为肉痿"，说明情志不遂、房劳太过、外湿浸渍均可发为痿证。对于痿证的治疗，《素问·痿论》所谓"治痿者独取阳明"乃其大原则，因"阳明者，五脏六腑之海，主润宗筋，宗筋主束骨而利关节也"。故本病之养生保健，当内治与外治相结合、治神与治形相结合、治脾胃与调肝肾肺诸脏相结合，才能收到较好效果。

一、痿　　躄

痿躄指手足痿软废用，肌肉瘦削，屈伸不利，尤以下肢软弱、弛缓不能行走的病证。此即王冰所释："痿，谓痿弱无力以运动。躄，谓挛躄，足不得行也"。现代医学中的多发性神经炎、急性脊髓炎、小儿麻痹后遗症等多属此范围。兹将痿躄的养生保健措施简述如下：

1. 调神养生法

保持恬愉心境，消除悲观、恐惧、忧郁、急躁等不良神情伤害，建立起必胜的信心、坚强的意志和乐观的情绪，对于提高疗效、促进养生保健至关重要。根据病人神情特点可选择以情制情法，同时配合音乐、文娱、香花、色彩等疗法，务使神志舒畅，情绪活跃，满怀信心，从而战胜疾病。

2. 杂合以养法

本病可配合自然界中的日光疗法、空气疗法和泉水疗法，有利于益气、生津、强筋壮骨之用，尤其是泉水疗法对本病大有裨益，可采取泉饮与泉浴双管齐下的用法。泉饮以甘泉水为宜，泉浴则以低温泉水浸浴为宜，并结合浴中按摩，以流通气血，促进痿废肌肉之复原。

3. 饮食养生法

一般宜多食豆芽、菠菜、白菜、萝卜、西红柿等蔬菜。湿重者常食薏苡仁粥、茯苓粥；热重津亏者常食八宝粥、沙参粥、花生粥、百合粥、山药粥、乳粥；精亏肾虚者常食羊骨粥、淡菜粥以及各种肉食类。水果宜多食山楂、大枣、柑橘之类；有饮酒习惯者可适量饮用果酒，如葡萄酒、啤酒之类。

4. 针灸养生法

针灸对本病有特殊功效。针灸选穴当以病变部位不同，采取循经取穴与局部取穴相结合的配穴方法进行，如上肢取肩髃、曲池、阳池、合谷，下肢取环跳、阳陵泉、悬钟、解溪。另外，无论患病部位均取足三里、大椎。加减法：兼发热者加间使、风池，足内翻加丘墟，足外翻加中封、商丘，下肢能屈不能伸者加膝阳关，下肢能伸不能屈者加曲泉，足趾翘不起者加行间。手法：小儿用平补平泻，轻捻转不留针，成人则视病之久暂虚实而行补泻，一般留针15～20分钟，7日为1疗程，休息3日再行第2疗程。可同时配合温针、电针、激光针、微波针等，以6个疗程为限，一般均可取效，如无效则当采取其他疗法。此外，头针选足运感区亦可。

5. 按摩养生法

按摩可在针刺后进行，亦可单独进行或水浴配合按摩。可在上述穴位处作按、叩、弹等手法，并循经络进行推、拿、捏、滚、拍、揉等手法，1日1次，7日为1疗程。

6. 药物养生法

掌握五脏气热皆可成痿、痿少寒证的原则，灵活遣方用药加以调养。诸痿湿热偏盛，又兼气血不足，四肢软弱，不能举动者，选用《医学正传·痿证》加减四物汤：当归、熟地黄、白芍、川芎、五味子、麦门冬、人参、黄柏、黄连、知母、杜仲、牛膝、苍术；如湿热偏盛，兼阴虚突出者，用沙参、麦冬、玉竹、龟板、萆薢、木瓜、防己、薏苡仁、苍术、黄柏、知母、地龙、蕲蛇、牛膝、路路通；如脾胃虚甚，兼肺热和络道瘀热阻滞突出，表现四肢痿废、肌肉萎缩、四肢不痛、趾指端紫暗者，用焦三仙、山药、木瓜、鸡内金、钩藤、鹿角霜、僵蚕、蜈蚣、蒲公英；如脾胃虚弱又兼肝肾亏虚者，可用《医学心悟》五痿汤加减：党参、薏苡仁、白术、茯苓、麦冬、知母、鳖甲、牛膝、肉苁蓉、女贞子、黄柏、甘草。

7. 其他养生法

可采用局部熨敷、烫洗与热砂疗法，如肌肉痿软涉及上下肢及全身者，可用全身活血化瘀蒸汽疗法，仅下肢痿废则蒸下半部。待病情略有好转即可开始自由活动，亦可采用体态练功等调养法，逐步进行气功疗法、运动疗法等，可参照偏瘫实施。

二、睢　　目

睢目是指以双眼睑软弱无力而下垂为突出表现的证候，常伴全身痿软、头垂目闭、咀嚼无力、吞咽无力、下肢沉重软弱无力行走等症状。《诸病源候论・睢目候》说："若气血虚则肤腠开而受风，风客于睑肤之间，所以其皮缓纵，垂覆于目，则不能开，世呼为睢目，亦名侵风"。目前多将本病归属痿证之类，故于此讨论。现代医学所称重症肌无力即属本病范围。

本病以全身肌肉痿软无力为主要表现，故虚多实少。因力乃气化，有气才有力，气为力之主，力乃气之用，故气虚则表现为软弱无力。脾胃为后天之本，主纳化水谷，水谷生气血，气血生肌肉，故《内经》有"脾主身之肌肉"、"脾气虚则四肢不用"之语。《难经》亦有"怠堕嗜卧，四肢不收，有是者脾病也"之论。且眼睑亦属脾，故治痿独取阳明大法同样适于本证。如病久脾虚及肾，或先天素禀不足，理脾又当益肾，不可不知。

1. 杂合以养法

有关以情制情法、日光、空气、泉水、饮食等疗法均可参照痿躄实施。还可采用祛风散寒或活血化瘀的全身蒸气疗法。

2. 针灸养生法

取双侧肩髃、曲池、外关、合谷、环跳、风市、阳陵泉、绝骨、昆仑，可用温针、电针、激光针等，亦可用子午流注针法。耳针取脾、肾上腺、脑等穴。

3. 按摩养生法

按摩除在上述穴位行按、叩、弹等手法外，还可于上下肢和身躯前后，循经络行按、摩、推、拿、揉、拍、弹等手法，以及眼部按摩术和面部有关穴位按摩等。

4. 药物养生法

初起或病程不长者主要为脾胃气虚，可用补中益气汤：黄芪（重用）、党参、当归、白术、陈皮、炙甘草、升麻、柴胡，加山药、淫羊藿、桂枝、葛根、鸡血藤之类。兼肾虚者可表现为腰脊酸楚、形寒畏冷、四肢不温、舌淡、脉沉细等症，补中益气汤加淫羊藿、仙茅、巴戟天、肉苁蓉、鹿角胶、熟地黄；寒象显著者加肉桂、附片之类。当病情好转则宜进行运动养生法，如太极拳、康复操等，并施行气功锻炼，用强壮功或内养功以巩固疗效。

三、筋　　痿

筋痿是指四肢某一局部筋肉萎缩，以致感觉不灵、屈伸不利的病症。最常见者为上肢鱼际肌肉萎缩，手呈爪状，即现代医学所称之尺神经麻痹之类，亦有下肢某一肌肉萎缩者。《诸病源候论・五指筋挛不得屈伸候》谓本病得之风热则弛纵，得之风冷则挛急。临证也可见药物中毒后遗者。大体病久皆精虚不能灌溉，血虚不能营养，脉虚而气血阻滞不能温煦濡润所致。故常表现为局部肌肉萎缩、冷凉、不仁且不温润红泽。养生保健方案首选局部热熨、温敷、浸浴，配合局部或近处取穴针刺，或施电针、温针、激光针等，同时局部行按摩推拿搓揉等术。药物内服调养以养血活血、舒筋通络、强肝温肾、强壮筋骨为大法，一般可选用《寿世保元》起痿丹：菟丝子、肉苁蓉、萆薢、补骨脂、胡芦巴、沙苑蒺藜、牛膝、杜仲、防风、枸杞子，配加巴戟天、淫羊藿、附子、桂枝、当归、黄芪、鸡血藤、蕲蛇、地龙之类。

第十七节　虚　　损

虚损又称虚劳，是由脏腑亏损，精血元气不足所致的多种慢性衰弱性病证的总称。常因禀赋不足、先天失养、诸病失治、积劳内伤、形神过耗等原因亏损元气、耗伤精血，渐至多个脏腑功能衰退所致。临证表现至为复杂，可因虚损之病位、病性不同而因人有别，除缠绵不愈、诸虚不足之象以外，很少有共同特征。养生保健当以形神并重、杂合以养，促其阴阳气血恢复为大法。

1. 杂合以养法

根据形神一体的观点，形伤神，神伤形，形生神，神生形。本病脏腑气血亏损必定伤神，使神情消沉或亢奋，而神情之伤又会影响形气化生。故用以情制情法、音乐、文娱、香花、色彩等疗法，使其神情舒畅、快活、开达，则气血通利，脏腑生机活泼，大有益于虚损的调养。具体应用时当根据病人神情状态来选择项目。

2. 日光养生法

日光养生法能补充人体阳气，空气疗法能养人精气，森林疗法、高山疗法能增进生气，泉水养生法之凉水浴、温水半身浴能强壮正气，而泉饮法又有滋阴强壮之功，均可因人施用。

3. 运动养生法

因动则生阳，又能流通气血，促进气化，除卧床不起或病宜静养者外，一般都应坚持运动锻炼。五禽戏、太极拳、八段锦、各种武术、养生保健体操，以及散步、慢跑、赤足走、球类活动等，都可因兴趣、爱好选择实施，坚持循序渐进，逐步增强体质。另外，风筝疗法、钓鱼疗法也是爽神炼形的良好方式，爱好者也可应用。

4. 气功养生法

以内养功、强壮功为宜，持之以恒，必有益效。

5. 针灸养生法

除阴虚有热者，强壮补虚一般宜以灸为主，又当视偏虚之脏腑而灵活取穴。如肺虚突出者取大椎、肺俞、风门等，脾虚者取脾俞、足三里、中脘，肾虚者取肾俞、关元、命门、足三里等。耳针常刺相关脏腑点加交感、内分泌、肾上腺、脑点诸穴，行埋针、颗粒压迫法等。而按摩能调畅气血，尤其不能自我活动者，更需每日进行 1~2 次按摩治疗。

6. 饮食养生法

饮食调养对本病至关重要。除一般均宜食用的蔬菜、水果、肉类、牛乳、鸡蛋、豆腐等外，还应根据脏腑偏虚情况选择性地食用一些膳食：偏气阴虚者多进百合粥、沙参粥、薏苡仁粥、山药粥等，偏阳虚血虚者常食韭菜粥、桂浆粥、花生粥、羊骨粥等，精血亏虚突出者食用羊骨粥、牛肉粥、鹿肉粥、海参粥、淡菜粥、银耳粥、枸杞粥等。此种慢性虚弱要培补强壮，绝非一朝一夕之功，故饮食调配须做到滋补而不滞、温补而不燥，以不积食为原则，对胃口不佳、食欲不振者尚需注意饮食色、香、味的妥善调配。这里仅介绍桂圆红枣粥和红枣花生烧排骨的做法，可供食用者参考。

桂圆红枣粥：桂圆肉 10 克，大枣 10 克，粳米 50 克。将桂圆肉、大枣清水洗净后放入锅内煮熟，剔除核，然后与粳米一并放入锅内同煮为粥。本方具有补气血的作用，主要适用于食欲不振、面色无华、唇色淡白等虚损患者食用，而热证、阴虚患者不宜食用。

红枣花生烧排骨：红枣 20 克，花生米 50 克，排骨 500 克，调味品适量。将红枣、花生米、排骨洗净，一同放入砂锅内煮熟炖烂，调味即可。每日分 2 次佐餐食用。本方具有补气养血、健脾固肾之功，主要用于大出血或血虚引起的虚损患者食用，而阳亢、痰湿或湿热患者不宜食用。

7. 药物养生法

因一脏虚损不成劳，故虚损常是多个脏腑受累，只不过有所偏重不同，但以脾肾为传变、转归的关键，用药调养宜将普遍性与特殊性结合起来，紧抓脾肾二脏，兼顾其余为法。首选张仲景薯蓣丸：山药 30 分，当归、桂枝、神曲、干地黄、豆黄卷各 10 分，甘草 28 分，人参 7 分，川芎、芍药、白术、麦冬、杏仁各 6 分，柴胡、桔梗、茯苓各 5 分，阿胶 7 分，干姜 3 分，白蔹 2 份，防风 6 分，大枣 100 枚为末，炼蜜为丸服。在上方基础上可根据病人阴阳脏腑偏虚的情况酌情选加下述诸药：脾虚者加党参、芡实、鸡内金、谷芽之类；肾阴虚者加紫河车、菟丝子、女贞子、枸杞子、黑芝麻、何首乌、山茱萸、金樱子、旱莲草之类；肾阳虚者加巴戟天、补骨脂、淫羊藿、鹿角胶、鹿茸、海狗肾、肉苁蓉之类；肺气阴虚者加黄芪、沙参、五味子、麦冬、蛤蚧、海参之类；心阴虚者加酸枣仁、柏子仁、远志、五味子、麦冬、茯神之类；肝阴虚者加龟板、鳖甲、何首乌、鸡血藤、山茱萸、桑椹之类。上述方药除作丸外，尚可用作成膏滋方服用，则效果更佳。

第十八节 诈 病

诈病，是指病候离奇、不可名状，甚至病势危急、痛苦不堪，而脉息却平和、脉证不符的一类疾病。因思想情绪，或为达到某种目的装病者除外。《续名医类案》专列诈病一篇，与其所述“邪祟”、“奇病”皆为同一性质疾病。书中记载诈病验案的临床表现千奇百怪，有“口吐白沫，僵仆于地，口鼻四肢俱冷，气息如绝者”；有“咬牙瞪眼，僵厥不苏，若命在呼吸间者”，有“气厥若死者”，有“欠伸臂不下者”，有“四肢不能动者”，有“抱病三年，耳中日闻鬼啸者”，有“足跟偶响，听之有声，自觉怪异，数日渐响至头，竟如雷声者”。此外，有突感两足瘫软不行，或疑腹中有物、有孕、有种种自觉病患者等。究其致病之因，皆为情志所伤，该书悉用以情制情法治之。例如,上述"口吐白沫,僵仆于地"案,张景岳采用暗示疗法,扬言要用大柱艾火烧人中、眉心和小腹,病人闻言惊恐而苏醒;"欠伸臂不下"案乃一女子所患,邱汝诚利用其怕羞心情,令家人去其上衣,下身以裙围之,说:待我揭开门帘即去其围裙,家人如命,邱扬声而入,女子羞愧缩臂而复原如故。这些都说明古人对诈病有深刻的认识,且注重神情治疗。不过,缓解本病已发生的症状并不难,而要巩固疗效、杜绝复发则是需要坚持一个调养过程。当配合药治调整阴阳偏颇,并采用多种作用于神情的方法使其清心涤虑、怡情悦性,使其从情志郁滞中解脱出来,始能毕功。兹将具体调养措施与方法叙述如下:

1. 调神养生法

第一步:解除疑团和隐忧。根据病人情绪表现采取以情制情法,或用语言疏导、暗示、释疑,或用行为使之目睹现实而除忧虑,对于怒疗、恐疗、喜疗也可酌情使用。例如,由于家人病死,忧思太过,或因极度紧张、惊恐等,以致志凝神聚,产生疑病心情,疑患有心脏病、胆道病、胃肠病、癌症,或体内有某种异物等,出现心烦少寐、善悲易惊、头昏少食、精神不振或肢体不能动弹,终日苦楚,不能自拔,甚至产生厌世念头。此等病人,对文化水平较高者可用医学理论假物设喻,正面疏导;或针对患者的"病"指导其阅读医学书籍,在理解该病的诊断标准中拨开疑云,使其豁然开朗,从自我束缚中解脱出来。对文化水平较低者可用哄法,设某药难买,可治其疾,数日后谓药到手,但必吐下后才能根除,于是使用涌吐或泻下药,让患者发生轻微或吐或泻,此时抓紧开导,谓病已除。如足瘫者则突令动腿行步,以解固执之疑团,对假性僵仆状态和固执心情可用恐疗使之苏醒。古代"秦承祖灸鬼法"就是以惊恐制悲思的方法,适用于此类病人。医者一边有意张扬其法的厉害,一边具体进行其术。明代虞抟《医学正传》载"秦承祖灸鬼法"是这样的:把病者两手大拇指用细麻绳扎缚定,以大艾炷置于其中两介甲及两指角肉,四处着火,一处不着即无效,灸七壮神验。有的病人疑腹中有虫、有蛇或有其他异物者,可暗藏所疑之物于便桶中,令服"最好"药物杀虫通下,在其泄下之后,让其眼观目睹"排除"之异物而消除疑心,诱导病人认识"病已根治"而以喜制忧。

诈病患者常自觉病重,甚至不可救药,而医者说他无病却十分抵触,甚至拒绝治疗,即使勉强接受治疗也往往是失败的。所以医者要耐心倾听他的叙述,流露出认真、诚恳、同情和有把握的意象,让病人产生信心、信任而寄托希望,达到此种境界,治疗才能成功。

第二步:稳定情绪,建立豁然开朗、积极进取的思想。当病情缓解之后还应继续使用语言暗示,反复强化,顺其喜恶,放松紧张、忧郁情绪,逐步消除过去神情损伤的痕迹,引导建立新的生活乐趣和积极进取的追求,切忌勾起对过去疾病的回忆,才能巩固疗效。

2. 文娱养生法

对神情低抑者使用振奋、欢快、喜乐的方法;神情紧张、激动者使用悠扬、静雅、轻松的方法。声疗磁带中的雷声、咆哮声用之震惊、激奋神情,而风涛声、溪水声、青蛙与鸟声,则有使之宁静、幽闲之功,均可按其神情之抑扬而灵活选择;香花疗法多用解郁方、宁神方;色彩疗法也当根据神情之抑扬,酌选冷色、暖色。此外,钓鱼疗法、风筝疗法、书画疗法、弈棋疗法等均可怡情畅志,根据病人喜好选用。

3. 泉水养生法

采取短时温泉水浴，每日1次，洗浴后即入睡，有镇静、催眠之功。

4. 运动养生法

早晚做太极拳、八段锦、内养操。

5. 气功养生法

用松静功、内养功，加强内守功法。

6. 饮食养生法

诈病患者多因肝气郁滞、木不疏土而引起饮食难进，且迁延日久，出现体力日减，宜选择补养心、肝、脾三脏的食谱，食用梅花粥、橘皮粥、山楂粥，并多食蔬菜、水果等清淡食品，力避肥甘厚味。

7. 针灸养生法

神情亢躁者取肝俞、胆俞、行间、心俞诸穴，用泻法；神情低沉者取心俞、脾俞、神门、内关、百会诸穴，可施针刺、电针、微波针、激光针、超声针、皮肤针。耳针取神门、心、皮质下、脑诸穴。

8. 药物养生法

神情亢躁、紧张、焦急、易惊、心烦少寐者用丹栀逍遥散：柴胡、当归、白芍、白术、茯苓、甘草、薄荷、丹皮、栀子，酌加酸枣仁、柏子仁、夜交藤、合欢皮、龙骨、牡蛎、磁石、远志、郁金、紫石英、丹参之类；神情低沉、忧悲、少语、呆凝、胆怯者用天王补心丹加减：党参、茯神、丹参、当归、五味子、酸枣仁、柏子仁、熟地黄、郁金、甘松、远志、琥珀、肉桂，酌加朱砂、龙骨、枸杞子、巴戟天之类。若兼身热、烦躁、抽搐者用羚角钩藤饮加减：羚羊角、钩藤、桑叶、菊花、生地黄、甘草、白芍、石决明、龙胆草等。

第十九节　百　合　病

百合病，是由于平素情志不遂，气郁化火，或病后机体失调，以致心肺阴液耗伤而引起神情混乱的一种病证。主要表现为欲卧不能卧、欲行不能行、欲食不能食，如寒无寒，如热无热，常默然不语，时而惊吓，伴以口苦、小便赤、舌尖红为特征。养生保健应紧抓养心营、宁心神、滋肺阴为大法，不难收效。

1. 以情制情法

本病神情多偏低抑状态，以情制情法当以喜疗为主。音乐、文娱、舞蹈疗法宜用轻快、舒愉、开朗的方法；香花疗法宜解郁方、宁神方、定志方；色彩疗法当使用粉红色；高山、森林、空气疗法均可酌情应用。

2. 饮食养生法

除多食水果、蔬菜、牛乳、木耳等外,宜偏清淡饮食,忌肥腻辛辣厚味,且食用沙参粥、百合粥、山药粥之类,同时配合泉水疗法,饮新汲甘美之冷泉以清心爽口、滋养津液。

3. 运动养生法

可选太极拳、散步、内养操,多做咽津功等。

4. 药物养生法

以百合地黄汤为基本方,酌加天冬、麦冬、沙参、石斛、酸枣仁、远志、琥珀、龙骨、牡蛎、代赭石、郁金、柴胡之类。

第二十节 奔豚气证

奔豚气证,是由惊恐忧思所生,自觉气从少腹上冲咽喉,如豚之奔状,狂疑不定,妄言妄见,发作欲死,或气满支心,心下闷乱,呼吸短气,温温欲呕,不欲闻人声,休作有时,忽发忽止为临证特点的一种神志异常病证。养生保健应以安神定惊、降气平冲为原则。

奔豚气为惊恐所伤,损及心阳,致使寒气上逆而为病,其古今认识是一致的。《诸病源候论・奔豚气候》说:“夫奔豚气者,肾之积气起于惊恐忧思所生”;《外台秘要・奔豚气》讲得更明白,说病有奔豚,“若新亡财,为县官所捕迫,从惊恐者”,用奔豚汤之类调养。由于本病神情损伤呈发作性,故养生保健需要一个过程。

1. 以情制情法

音乐、文娱、色彩、香花、运动、饮食、声疗、针灸等疗法,均可参考下节惊恐症实施。

2. 气功养生法

气功疗法对本病有良效,可采用内养功、静功、坐禅等,着重练习内守和导气下行。

3. 药物养生法

在冲气发作时当振奋心阳、平逆降冲,用《外台秘要》奔豚汤:葛根、生李根白皮、人参、半夏、芍药、当归、桂心、生姜、甘草。如惊魂不定、开眼妄语、闭眼谬言者用甘麦大枣汤加龙骨、牡蛎、琥珀、酸枣仁、石菖蒲、茯神、朱砂之类。未发作期间则用上述各种非药物养生法。

第二十一节 惊恐症

惊恐症,亦称惶恐疑惧症,多由素来心胆怯弱而受惊恐引起。临证上以恐惧疑虑不安,如人将捕之,神情恍惚,忽忽善忘,不欲闻人声,惶惶不可终日为主要表现。清代何梦瑶《医碥》说:“惊恐常相因,恐则惊矣,惊则恐矣”,故常惊恐同提。“恐者,心有所怯也,盖心气虚使然……今恐而气下,是肝胆之气不足也。故勇者谓之胆壮,怯者谓之胆小”,指出心胆气虚以致神无所归、虑无所定、决断失常，为惊恐症之基本病理。惊则安其神，恐则定其志，是为养生保健之大法。今将养生保健措施叙述如下：

1. 以情制情法

首选思疗，取思胜恐义。要找出受惊成恐的原因，引导病人思考其恐惧疑虑的虚无性而从中解脱出来。例如，因见蛇致惊，终日恐惧周围有蛇，甚至见蛇昏倒，闻蛇胆怯；被盗受惊，唯恐盗贼再来，不敢独居入睡，明知门窗已闭，仍疑惧再三，幻觉见鬼受惊，总疑周围有鬼，夜间轻微声响便恐惧不安，常需人作伴而眠等。对较有文化者可用"有书为证"的办法，以解除虚恐心情。例如，对怕鬼的人可以虞抟《医学正传·邪祟》一段话与病人阅读，"人见五色非常之鬼，皆自己精神不守，神光不完故耳。实非外邪侮，乃元气极虚之候也。因患者亲目所视，故实信真为邪鬼所迷，但当推其同行同坐者不见有物，足可以决此疑耳"。同时还可安排具体思考题让病人思考、思索以分散其恐惧心情。目前正在流行的恐癌病、恐胖病、恐老病、恐污染等，就是虚无性恐惧心情的反应。如有的人一咳嗽、咯血就疑为肺癌，惶惶不安，稍微增加一点体重就感到肥胖之将临，不顾生理需要而大量削减饮食等，都应晓之以利弊、导之以情理，使之从恐惧中解脱出来。

其次，配合适应疗法，以壮胆却恐。例如，晚间恐惧独睡一室者，伴睡者可令其先睡，逐步晚入，渐至分床同室，直到独睡一室。让患者在亲身实践中体验到恐惧是多余的、不必要的。适应疗法的另一目的是使患者适应其恐惧的却又是客观存在的事物。例如，患者对某种声响特别恐惧，甚至闻之惊厥，而又不可避免时，可采取由小声而大声，由类似声渐至相同声，使之逐渐适应而习以为常。惊恐之产生在于胆怯，而勇可胜怯，故在调养过程中注意培养勇气，是促使此种病人心志康复、避免再受惊恐伤害的重要方面。

2. 声音养生法

录制有针对性的声音让病人听而习之。例如，有的病人恶闻雷声，闻之惊怯甚至晕倒，则用录制的雷声由小而大，渐至迅雷不及掩耳，让病人逐渐适应了，及至有真雷轰至也不至于惊恐。闪电雷声具有恐惧气氛，用人工录制的音像让病人观闻，则能培养病人的勇气。

3. 针灸养生法

取心俞、胆俞、神门、内关诸穴，均用补法；耳针取神门、心、脑诸穴，行电针或埋针。

4. 药物养生法

药物以安神定志、养心壮胆为法，用《外台秘要》定志养魂汤：人参、甘草、半夏、龙骨、远志、麦冬、干地黄、大枣、小麦、阿胶、饴糖、石膏，酌加琥珀、磁石、五味子之类。如夹痰热者用温胆汤与生铁落饮化裁：竹茹、半夏、石菖蒲、远志、天冬、麦冬、胆南星、茯神、枳实、琥珀、丹参、生铁落。有便秘者可稍加大黄进行调养。

5. 杂合以养法

当以积极的、高昂的、振奋的、鼓动的乐声为宜；色彩疗法以暖色为宜；运动疗法以武术、五禽戏(多做虎式)、八段锦为宜;饮食疗法常予具有补益心胆、宁神定志功效的膳食。

第二十二节 夜 游 症

夜游症,亦名梦游症、睡行症、离魂症,是指夜间熟睡之后不由自主地下床或出户游走,游走时亦呈熟睡状态,呼之不醒,自醒之后对其发生的事情茫然无知的一种神情异常病证。多由性格内向、情志抑郁、心肝血虚所致。若发生在小儿,则多因脏腑未充、神志未定、复受惊恐引起。故养生保健重在安神定志、补虚和营为法。

1. 以情制情法

针对本病肝气抑郁、心神不畅的病机,采取以情制情法,务使心神振奋、肝气舒达、血脉活畅为原则,多用喜疗方法,或语言、趣闻、故事,或行为、奖励等,常使笑声朗朗,喜出眉梢。并引导患者扩大活动范围,多接触社会,开阔心胸,活跃情绪,从而促进积极进取意志。小儿患者则需注意睡前排除受惊因素,如勿使其看惊恐电影、电视、小说,或听紧张吓人的故事等。而音乐疗法、文娱疗法也应多选择积极的、轻快的、有趣的内容;香花疗法宜选解郁方、定志方;色彩疗法则宜用暖色;而舞蹈疗法可用集体轻歌曼舞,以活畅气血和情绪。

2. 运动养生法

五禽戏、八段锦、跑步、球类运动均可供选择,目的在于使气血流通、脏腑活泼,从而有利于神情振奋。

3. 针灸养生法

取心俞、肝俞、脾俞、中脘、水沟、神门、少商、丰隆诸穴,用补法,行针刺、电针、激光针、超声针、微波针、温针、皮肤针均可。耳针取神门、心、脑、皮质下等穴,行电针、针刺、埋针等法。

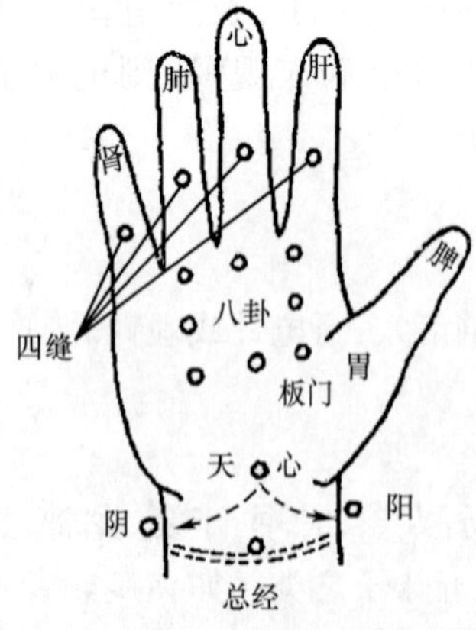

图 23-4 邱氏小儿梦游按摩图

4. 按摩养生法

按摩疗法,主要用于小儿夜游症,可采用邱氏按摩法(图 23-4)。

分阴阳:仰掌横纹前陷处,名小天心,医者用双手拇指指腹侧从此处往阴阳二穴推之 50~100 次,以热为度。

运八卦:医生用拇指指腹侧按摩小儿掌中八个穴位 50~100 次。

清心经:仰掌自中指端推至指根 50~100 次。

摇斗肘:医者一手拇、食二指拿小儿拱池穴与斗肘穴(拱池穴在肘关节肱骨外踝上 5 分,斗肘穴在肱骨内踝上 5 分)并摇动手腕 24 次。

拿总经:医者用拇指甲掐拿小儿掌后横纹中央(大陵穴)5~10分钟。

5. 药物养生法

调养当养心补肝、安神定志，以使心神得养、肝魂得藏，方用甘麦大枣汤：炙甘草、小麦、大枣，酌加酸枣仁、生地黄、柏子仁、远志、龙眼肉、郁金、琥珀之类。小儿发育未完善者可加适量紫河车。

第二十三节　冠　心　病

冠心病通常是指冠状动脉粥样硬化，使冠状动脉血管壁弹性降低、血管腔阻塞或动脉痉挛，从而导致心肌缺血、缺氧而引起的一种心脏病，临床以心绞痛、心肌梗死、心律不齐为主要表现。好发于40岁以上的人群，属"胸痹"范畴。中医认为，外感寒邪、饮食不节、情志失调、年老体虚等因素都可引起胸阳不振，气滞血瘀，寒痰瘀阻，经脉不通而引起本病，病位在心，但与肺、脾、肾等脏腑的功能活动低下有关，通常因劳累、失眠、情绪激动、饮食不节等而诱发。临证上，偏于阳虚寒凝者表现为心痛、心悸、短气、形寒肢冷、面色苍白、小便清长、舌淡胖苔白润、脉虚或结代；偏于痰浊内阻者以胸闷满为主症，舌苔厚浊而腻，脉弦滑或兼结代；若痰浊郁久化热，则心胸时作灼热，心烦、口干、便结、苔黄腻、脉滑数；偏于血瘀脉滞者，心胸疼痛较剧，如锥如绞，痛有定处，舌质紫暗，或有瘀点，脉弦滞或结代。以上三者又可相兼为患，未必截然分开，且病久多气虚，往往虚瘀夹杂，不可不知。本病临床上有不同分型，如隐性冠心病、心绞痛型冠心病、心肌梗死型冠心病、心肌硬化型冠心病、猝死型冠心病等，如心痛剧烈，或心阳暴脱，当属临床内科处理的问题，所以养生保健以隐性冠心病患者和冠心病病情稳定或善后恢复为主要任务，而调养以虚实并举、内外合治为法。

1. 杂合以养法

用以情制情法、音乐、文娱、声疗、香花、色彩疗法，以保持神情稳定、恬愉、舒畅、轻松为主旨，勿使激动、亢奋或低抑，因不稳定的情绪包括沮丧、悲伤、忿怒、激动、惊喜等，都会使人立即气机紊乱或郁滞而诱发心绞痛，故一切竞争性活动、激动性电视等都应回避。香气疗法可使用丁公仙枕，并常用上上藿香油外搽额、鼻或嗅闻。还可经常进行森林浴、空气浴。

2. 饮食养生法

总宜食物清淡，远肥甘厚味辛辣，低盐，不吃或少食肥肉及动物内脏，多吃蔬菜、豆制品、瘦肉和鱼类，以及山楂粥、甘松粥、花生粥、桑椹粥等。不过饱过饥，过饱使胃气壅滞而加重血瘀，过饥又使心气失养，这些都是心绞痛的诱发因素。肥胖者应严格控制食量，需清淡食物，远肥甘厚味辛辣之品。

3. 运动养生法

取其动则生阳，以"动"为"通"的作用，可量力而行选择运动锻炼，持之以恒，勿使过度为原则。在心痛阶段则宜多静少动。而运动能使气血流畅、生机活泼、阳升阴长，对本病非常有益，是任何药物治疗所不能代替的。现代研究证明，运动能使冠心病的发病率与病死率大大降低。一般来说，只要没有下述情况都可以施行适当的运动锻炼：①不稳定型心绞痛或急性心肌梗死6个月以内者；②在休息时也有心绞痛发作者；③轻微活动就感到心慌、气喘或有尿少、水肿等,心功能不全症状者;④严重心律失常,或结代脉每分钟超过 6 次以上,运动后结代脉增加者,或脉迟缓且在运动后脉息并不增加者。有这些情况勉强运动可能增加心绞痛发作,当十分注意。一般说来,患者运动后自觉轻松、愉快、精神好、睡眠佳、饮食香,表明其运动量是合适的,如果运动后感到头昏、胸闷、心慌、气短、易疲乏等,表明其运动量过大,应立即减少运动量,否则易引起心绞痛发作。总之,运动后以脉搏每分钟不超过 110 次、自觉轻松愉快为宜。

4. 气功养生法

气功对冠心病有调养作用,可选站桩功、放松功或保健功。

5. 起居养生法

烟酒使人气郁,滋生痰湿;风寒外感,乱人营卫,都是冠心病心绞痛的重要诱因,应绝对戒除和避免。此外,一定要保持大便通畅,因大便秘结、腑气不行必然加重血流瘀滞,易致心绞痛甚至心肌梗死,故保持大便通畅是治疗本病的重要环节。轻者每日或间日解大便,但若干燥难解者,则可嘱患者多食海带、白菜、橙、香蕉、玉米等食物即可。重者数日解 1 次,便如羊粪,干燥难解,则需药物进行治疗。注意节制房事,因相火之动则心火动,火劫真阴,情急气逆,精气外泄,使已虚之气阴更虚,已郁之气郁更郁,可诱发心绞痛、心律失常等,故应适当节制房事。总之,生活要有规律,保证充足睡眠,注意劳逸结合。

6. 针灸养生法

耳针取心、交感,行埋针、颗粒压迫法。体针,如心胸痛取心俞、大陵、太渊、内关,针刺或温针,或灸厥阴俞、神道、心俞、天中、膻中、巨阙、曲泽、郗门、大陵、太渊、三阴交、太溪诸穴。如脉结代、心悸动者取内关、神门、夹脊 4~5(或心俞、厥阴俞)为主穴,每次取 2 穴,交替使用。如心阴虚者配三阴交、太冲、太溪,心阳虚者配素髎、大椎、关元、足三里,心气虚者配膻中、列缺、足三里、素髎;心脉痹阻者配膻中、膈俞、三阴交、列缺。配穴只用 1~2 次,每日或隔日针灸 1 次,10 次为 1 疗程,未愈,间隔 5 日再行 1 疗程。手法:患者卧位,用 30~34 号不锈钢毫针,以捻转结合提插补法为主,或用平补平泻,一般留针 5~20 分钟,中间需行针 2~4 次。心动过缓者留针 5~15 分钟,不宜过久。刺素髎时要刮针柄 1~2 分钟,除心阴虚型外,其余二型应配合温和灸法或温针灸。也可在上述穴位下施行皮肤针、电针和按摩疗法的点、掐手法等。

7. 药物养生法

冠心病患者平时可适当配合如复方丹参片、速效救心丸等中成药进行调养,同时还可用下列内、外治疗方法加以调养。

(1) 外治。用瓜蒌、薤白、桂枝、桃仁、红花炒热,熨夹脊 4~5 或心俞、厥阴俞,适用于有冠心病心绞痛者;或用磁石粉以胶布外敷贴针灸所选穴位。

(2) 内服。因气虚血瘀贯穿冠心病之始终,可选益气活血基本方进行调养:黄芪 40~50 克,川芎 15~20 克,葛根 20~30 克,丹参 20~30 克,制首乌 20~30 克。1 日 1 剂,浓煎 2 次,将 2 次药液混合分 3 次服用其中 1 次晚间睡前服。心绞痛时发者当以缓解止痛、终止发作为目标，可如下加味：瘀滞重者，痛如锥刺，或牵连背臂，舌有瘀点、脉紧，酌加蒲黄、五灵脂、降香、赤芍各10~15克，延胡索20克，如其痛不减，或减轻不明显者，可能是络道瘀滞太甚，当辛通络脉，加延胡索20克，血竭3克，全蝎8~10克（水洗），或加用中成药通心络亦可。阳虚寒甚者，痛如锥刺，伴以紧缩感，畏寒神怯，四肢不温，舌淡苔白润，脉沉，酌加桂枝15~20克，炙甘草5~10克，高良姜15克，荜茇10克；痰湿气滞甚者，胸闷胀或压迫感，或剑突后胀满作痛，或形体偏胖，时时咯痰，舌质淡苔白滑厚腻，酌加瓜蒌壳、薤白、郁金、白豆蔻、石菖蒲各15~20克；若痰湿化热，舌质红苔黄滑厚腻者，则酌加茵陈、黄芩、郁金、丹皮、栀子之类。临床上观察到有的患者合并慢支炎，见咳喘、胸闷、痰多等，忌用麻黄开宣肺气，用之不慎往往使心绞痛复发或加重，可重用薤白、苏子代之。如大便干结如羊粪，可于主方中酌加瓜蒌仁、鸡血藤、虎杖、决明子、肉苁蓉之类；便秘极重者不服泻药则不解，除于主方中加入上述润肠通便药外，当另服麻仁丸或泡服大黄等药。

本病患者多为中老年人，具为多病性特点，常见合并症有高血压、高血脂、高血糖、高血黏等。较重的高血压、糖尿病等，患者通常已服用降压、降糖西药或中成药，嘱其按常规继续服用，绝不能贸然停服。对于较轻的血压、血糖升高，以及较轻的高血脂、高血黏等，只需按上述基本方中合并症的加减法加入相关药物即可：如血压高者，多为肾虚肝旺，酌加杜仲15克，桑寄生30克，决明子15克，钩藤20克，或夏枯草、菊花、黄芩之类；血压低者，多为气虚较甚，加生脉饮之类；血脂高者，多为痰湿浊邪或阴虚为患，酌加茵陈、决明子、泽泻、山楂、桑椹之类；血黏度高者，患者甚至面呈黧暗色者，乃血液瘀滞太甚，酌加水蛭5~10克，以及红花、桃仁、赤芍之类；血糖高者，多为阴虚内热，酌加生地、麦冬、枸杞子、地骨皮、山茱萸、知母之类；合并胆囊炎、胆石症者，常致胆心综合征，多表现为胆胃不和，湿热遏郁，暂停基本方，待湿热大半清除后才能恢复使用，可改用黄连温胆汤加味：黄连10克，竹茹、枳壳、法半夏、陈皮、茯苓、郁金、黄芩各15克，茵陈、丹参、延胡索各20克，金钱草30克，谷芽20克，1日1剂，水煎服2次，分3次服；合并慢性胃炎者，多兼胃脘胀痛、嗳气、泛酸等症，是夹肝胃不和，如胃脘烧灼者，表明气郁化热，基本方加煅瓦楞子30克，黄连10克，法半夏10克，槟榔15克，或再加香橼、枳壳之类；胃脘冷痛者，为中焦寒湿，酌加丁香、砂仁、高良姜、肉桂之类；心功能不全者，心悸气短特甚，下肢浮肿，小便短少，是心气极虚、浊水不行所致，其病情较轻者，下肢肿不过膝，于基本方中的黄芪加至70~80克，再加桂枝、茯苓、白术各15~20克即可。心律失常者，多有心慌、心烦、心空、心悬、心悸、心恐不安等，脉常结代或参伍不调，若为快率型，表现为数、疾脉，多是气阴虚极所致，酌加生脉散、生地黄、酸枣仁、浮小麦、炙甘草之类；若为慢率型，表现为迟、缓脉多是心阳不振引起，酌加红参、桂枝、当归、淫羊藿之类，脉太慢者加入细辛3~5克；如脉结代太频发，酌加炙甘草至10~20克、苦参10~20克。

本病临床十分常见，除用以上方药水煎服外，也可做成膏滋方进行调养。

第二十四节　高血压病

高血压病是临床上常见病、多发病，是以头痛头晕、收缩压或舒张压或者是两者皆升高超过正常标准为特征的一种疾病。高血压的发生可能与年龄、遗传、饮食和精神状态有关。根据病情发展，高血压病可分为3期：Ⅰ期是指血压达到高血压的确诊标准，但无心脑肾病变；Ⅱ期是指血压达到高血压的确诊标准，兼有左心室肥大、眼底病变、蛋白尿或血浆肌酐浓度轻度增高，有其中一项内容者；Ⅲ期是指血压达到高血压的确诊标准，兼有脑出血或高血压脑病、心力衰竭、肾功能衰竭、眼底出血或有渗出等其中一项者。本病属中医“眩晕”范畴，中医认为，肝阳上亢、肝风内动，或气血亏虚、脑失所养，或肾精不足、髓海不足以及湿浊中阻等因素都可能引起高血压。其中高血压病的Ⅰ期、Ⅱ期可配合养生保健调养，以提高其他药物治疗的临床疗效。

1. 调神养生法

应用以情治情法、音乐、文娱、香花、色彩等疗法，以不使神情亢奋或低抑，保持稳定、恬愉为原则。故音乐疗法宜选幽雅、轻快、开朗的乐声；声疗中的风涛、鸟鸣、溪流声能使人产生静穆、轻松，有生气之感，能消除烦闷，而雨声又易使人沉静、易入睡，均可选用；色彩疗法以冷色、粉红色等为宜；香花疗法以解郁方、宁神方、增智方为宜；香气疗法用菊花枕、长寿枕为宜。同时配合森林疗法、空气浴，则疗效益彰。

2. 饮食养生法

饮食当少食盐，宜清淡，避辛辣厚味；肥胖者尚需节制食量。本病除多食蔬菜如黄瓜、芹菜，以及适量水果、瘦肉、龟类、豆腐等外，还可食用桑椹粥、薏苡仁粥、花生粥、枸杞粥、海蜇粥、荷叶粥之类。

3. 起居养生法

高血压应注意休息，保证充足睡眠，还要戒烟酒，节制房事，避免过劳；而保持心情舒畅，避免不良情绪刺激，也是不容忽视的重要环节。有高血压病史者应定期检查血压，密切注意有无神志方面的症状，以防中风。

4. 运动养生法

高血压患者可适当运动，尤其是脑力劳动或肥胖者则更属需要，每天行1~2次轻柔的体育活动，选用太极拳、八段锦、五禽戏，或内养操，或散步、羽毛球等均可，大有裨益，但不宜过劳。此外，风筝疗法、钓鱼疗法可以逸情、悦性，书画、弈棋疗法可以宁神、畅志，均可配合实施。

5. 气功养生法

气功对本病有较好的功效，可供使用的功法甚多，若能持之以恒，均可收效。总以加强入静功法、循序渐进为原则。

6. 泉水养生法

坚持新汲冷泉饮用，取滋阴清热之义，身体强壮者可用凉水浴或温水浴，每日行短时浴法，浴毕即上床睡觉，以收镇静、助眠之效。

7. 药物养生法

本病以养肝肾、清肝热、祛风豁痰为大法，可常服杞菊地黄丸，或用经验方常服调养：钩藤、菊花、桑叶、黄芩、天麻、制首乌、枸杞子、女贞子、牛膝、山茱萸等，如头晕头痛甚者加刺蒺藜、石决明，失眠突出者加合欢花、酸枣仁、夜交藤之类，项背强痛者加葛根、羌活，心悸烦闷者加山楂、五味子、丹参,大便秘结、面色红赤者加大黄利下,止后服。还可使用浴足方:钩藤50克,白蒺藜50克,玉米须50克,夏枯草50克,怀牛膝30克。将以上5味药放入锅内加水适量,煎煮30分钟,去渣取汁,与3000毫升开水一并倒入泡足桶中,先熏蒸,然后泡洗双足,每日1剂,熏泡1~2次,每次20~30分钟,15日为1疗程。

第二十五节　糖　尿　病

糖尿病是指胰岛素绝对或相对分泌不足所引起的代谢紊乱,以多饮、多食、多尿、乏力及消瘦等表现为特征的一种病症。中医的消渴因此而得名。中医认为,素体阴虚,加之饮食不节,或情志失调、劳欲过度,体丰肥盛或禀赋因素等都可导致本病的发生。基本病理变化为阴虚燥热。养生保健以舒缓神情、节制饮食、内外合养为大法。

1. 以情制情法

糖尿病的发生、复发与加重,与神情的忧思、郁怒、焦虑、惊恐、紧张、消沉等有密切关系。自始至终应用以情制情法治之,当以喜疗为宜,配以音乐、文娱等使其轻松、恬愉,保持情绪稳定。凡激动、高昂或悲伤、低抑的文娱内容均不适宜。香花疗法以解郁方、清热方为宜;色彩疗法以冷色、粉红色为宜。

2. 饮食养生法

饮食调养对本病有很好的疗效,总的原则是宜清淡、远肥甘、戒烟酒、节食量。主食如米、面、玉米、小米等,一般限制在每日5~7两之间,重体力劳动者可略增加。蔬菜以叶菜和果菜为宜,南瓜、紫菜、大白菜、菠菜、芹菜、茄子、黄瓜、花菜等对本病有较好的作用,可以代替减少的主食,有饥感难受时则可增加此类蔬菜的量。而红苕、土豆、黄豆等易生胀满,宜少食;糖类和水果等甜食也不宜食或少食。每日可少量食用瘦肉、鸡蛋和食油,切忌大量摄入。总之,要控制饮食的质量,让病人不断地总结经验,形成符合自己体质特点和病情需要的食谱。同时也可选择食疗方进行调养。

玉米须茶:玉米须10克。将玉米须放入茶杯,加沸水浸泡30分钟,当茶频频饮用,1日1剂,有降血糖之功,可长期饮用。

3. 运动养生法

运动要因人而异、量力而行,除糖尿病重证、过度饥饿者外,一般都要坚持、督促进行。运动项目可根据爱好选择散步、太极拳、八段锦、五禽戏、乒乓球等,循序渐进,持之以恒。随着体质改善还可逐步增加运动量,每日可进行1~3次,每次15~30分钟,以晨起和午后二时为宜,但注意不要过度疲劳。

4. 气功养生法

气功以内养功或内养操为宜,加强真气运行功法,每日1次,颇有效验。

5. 针灸养生法

取穴以脾俞、膈俞、足三里为主,辨证配穴,多饮、烦渴者加肺俞、意舍、承浆,多食易饥、便秘者加胃俞、丰隆,多尿、腰痛、耳鸣、潮热盗汗者加肾俞、关元、复溜,神疲乏力、气短懒言、腹泻者加胃俞、三阴交、阴陵泉等。手法以针刺得气为主,一般留针 15 分钟,出针前重复运针 1 次再指压。每日针刺 1 次,12 次为 1 疗程,疗程间隔 3 日。

6. 药物养生法

本病以益气滋阴、三消兼调为大法,可用降糖方加减治疗:黄芪、黄精、生地黄、太子参、葛根、丹参、天花粉,如阴虚突出,症见形瘦心烦、手足心热、脉细数者酌加天冬、枸杞子、女贞子、山茱萸、桑椹之类;如气虚突出,症见短气心累、自汗脉弱者酌加人参或党参、山药之类。因本病一般病程久,可酌加鸡血藤、赤芍、桃仁、红花之类,血糖高者常加苍术(米泔水浸)、玄参,尿糖高者则重用黄芪、山药、苍术、玄参。

7. 其他养生法

糖尿病患者除严格饮食、防止身体肥胖外,还要注意生活的规律性,劳逸结合;注意清洁卫生,积极预防感染;定期复查血糖及尿糖,学会自我尿糖检查法。同时应远房事,还可用冷饮法或温水浴法以滋阴清热、活畅气血、增强体质。

第二十六节 肥 胖 症

如果体内脂肪积聚过多,其体重超过标准体重的 20%以上时,就称为肥胖症。肥胖症分为单纯性肥胖和继发性肥胖两类,单纯性肥胖最为常见,不伴有明显的神经或内分泌系统功能变化;而继发性肥胖常继发于神经、内分泌和代谢疾病,或与遗传、药物有关。轻度肥胖患者常无明显症状,重度肥胖多有疲倦无力、少气懒言、动则汗出、行动迟缓,或胸闷痰多,甚至全身浮肿等症状。而且肥胖症很容易合并糖尿病、高血压、冠心病、脑动脉粥样硬化和各种感染性疾病。肥胖发生率女性多于男性,35 岁以后发生率增高,以 50 岁以上最高。肥胖不仅影响工作、生活、美观,更重要的是对人体健康有一定危害性。中医认为,暴饮暴食、过食肥甘、劳逸不当等因素可使脾胃运化功能失常,长期会引起痰湿在体内停留而出现肥胖。而肥胖还会招来许多疾病,促进衰老,如《素问·通评虚实论》说“凡治消瘅、仆击、偏枯、痿厥、气满发逆,甘肥贵人,则高梁之疾也”,已认定肥胖是一种疾病,即“高梁之疾”也。所谓消瘅,似指消渴病;仆击,指中风;偏枯,指半身不遂;痿厥,指痿弱无力和四肢厥冷;气满发逆,似指心痹一类疾病引起的症状。古人已认识到肥胖易并发这类疾病。《素问·生气通天论》还说“高梁之变,足生大丁”,即易患疮疡一类疾病。这些观察都是很正确的。有人统计,肥胖者患冠心病比瘦者要高 5 倍,患高血压约多 3 倍,患糖尿病约多 2 倍,而且肥胖与早衰、早亡率几乎是成正比的,甚至肥胖男性很少活到 70 岁,而肥胖与寿夭的关系在《灵枢·寿夭刚柔》已有论述:“形充而大肉坚而有分者,肉坚则寿矣;形充而大肉五分理不坚者,肉脆则夭矣”。所谓形充、肉坚指身体结实,多寿;而形充、大肉无分理,肉脆实指身体肥胖,长寿者少。说明古人早已观察到肥胖的危害。

关于引起肥胖的原因,古代医家多责之素禀之盛,过食肥甘膏粱厚味,以及久卧、久坐、少劳所致。其病机则归结为多痰、多湿、多气虚,这为养生保健指明了方向。《吕氏春秋》指出:“凡食之道,无饥无饱”,《内经》也强调“饮食有节”,“形劳而不倦”。《千金要方》主张“常须少食肉,多食饭及蔬菜”,“食毕当行步”,“常欲小劳”。《寿世保元》提倡“薄滋味”,

“食惟半饱无兼味”,“频频慢餐,不可多贪”。如此等等,把少食、淡食、适当活动作为养生的准则,也是针对肥胖的原因而采取的保健措施。古籍中从救荒出发所记载的“辟谷”、“不饥”诸方,有的可能有抑制肥胖症食欲亢进的作用,值得探索。

随着人们物质生活水平的提高,肥胖症有日渐增多的趋势,其主要原因是由于享受太丰、体力负荷量减少而又不注意加强锻炼引起的。近年来,关于肥胖症的中医防治探讨,有主张辨证分型、用药物减肥取效者;有用专方、针灸等收效者。综合各家论述,结合实践观察,肥胖症大致可分两大类型:一为气虚痰湿型,除以发胖为主症外,常兼疲倦、懒活动、少精神、轻度浮肿、头晕沉、嗜睡、心悸、气短促、面淡白、性柔和、易汗出、既怕冷又畏热、适应能力差等症状;二是阴虚阳盛型者,常兼头晕、心悸、失眠、面红光、性刚躁、食欲亢进、头发早白、五心烦热等症状,或兼轻度浮肿,或有疲倦之感,或工作能力并不减退。减肥包括饮食养生法、针灸养生法、药物养生法和运动养生法等,用于早期都有一定效果,对高度发胖者则比较困难。

首先,要重视预防发胖,而且也容易做到。一般来说,在35岁以后的人特别易出现发胖体质(痰湿质),因此要注意采取防胖措施。请记住长寿诗人陆游的格言:“少饱则止,不必尽器”,还有苏东坡的健身秘诀:“已饥方食,未饱先止。”饮食中应增加清淡素食的比重,少进肥甘厚味的荤食,尤其是晚餐要少进饮食,且应保持往常一样的工作量和运动量就可以了。对肥胖症的减肥,目前各种减肥方药的确切疗效尚待进一步观察。总之,肥胖应综合调养,贵在坚持。

(一) 甲种养生方案

适用于体重超过正常标准的10%~20%者,即轻度至中度肥胖,大多数肥胖都属此范围。

1. 饮食养生法

根据中医少食、清淡、远肥甘以及《素问·病能论》所载的夺食疗法(类似饥饿疗法)的原则,主要是减少饮食的量、调节饮食的质。一日三餐只吃七分饱,保持每次就餐之前有短暂的饥饿感,一闪而过,无难受感觉。不食零食、不加夜餐。食物以瓜果、蔬菜为主,米饭、面食为辅,按7∶3的量进行。不食太油荤,戒酒,禁咖啡,低盐(每日最好不超5克),少食糖或不食糖。而瓜菜果品可根据生产季节灵活选用、交替摄食,夏秋蔬菜如南瓜、黄瓜、冬瓜、茄子、四季豆、豆芽、大蒜、蘑菇、西红柿、绿豆、韭菜、小白菜;冬春季蔬菜如白萝卜、胡萝卜、青菜、莴笋、菠菜、芹菜、花菜、白菜。四季均可兼食海带、海藻、木耳、猴头菌、海蜇、豆腐。果品类可选山楂、苹果、香蕉、梨、橘、柑、木瓜、菠萝等。少量摄用动物食品如牛乳、猪瘦肉、兔肉、甲鱼等,暂不食羊肉、鸡肉、鱼肉、鹅肉、猪蹄、虾以及动物内脏。饥饿感时可饮以甘美的泉水。同时可以食疗方进行调养。

黄瓜粥:鲜嫩黄瓜300克,生姜10克,粳米100克,食盐适量。将黄瓜洗净,去皮去心切成薄片,生姜洗净拍碎,粳米淘洗干净,一并放入锅内,加水适量煮至米熟烂即可,每日早晚趁温热服食,有降脂减肥之功,可长期食用,但胃寒患者不宜食用。

减肥降脂茶:荷叶10克,玉米须10克,陈皮5克。将上药放入水杯中用沸水冲泡即可,每日1剂,不拘时代茶饮,有理气行水、降脂化浊之功,但低血糖、低血压患者不宜食用。

2. 运动养生法

运动旨在增进经络脏腑之气化作用,加速物质、能量之消耗,以达到减肥目的。一般在晨起或午后进行,根据体力采取快走或慢跑,或由快走到慢跑,最后再练一套五禽戏、八段锦或太极拳,运动要逐渐增大,以出微汗、感觉不太劳累为度。若是阳盛型,运动完毕后最好再进行一次冷水浴或淋浴;气虚型则用低温(33℃以下)水浴或淋浴。运动要坚持每日进行,风雨无阻,除非因病,切莫用各种借口放松一天,因为缺口打开了就会慢慢松下来而前功尽弃。还应注意的是运动之后食欲可能会增加,此时要坚持原来已实行的减肥计划,否则也达不到减肥目的。此外,游泳、滑雪、球类运动等皆可按习惯采用。

3. 针灸养生法

耳针取饥点、口、食道、贲门、胃、内分泌、卵巢、肾上腺、肺、脾、神门等 1~2 对,睡前有饥饿感时按压之。

4. 按摩养生法

腰腹部特肥厚者,可于就寝时于卧床上进行自我按摩术,对局部进行推、揉、按、拍等手法。

5. 药物养生法

如上述疗法已奏减肥功效者,可不必施行药物调养,药物取荷叶 60 克,烧存性,研末,米汤调服,每日 2 次;或荷叶切碎,泡水代茶饮。《食疗本草》推崇冬瓜、海带、昆布可择而常食之。如效果仍不明显,可用大黄隔日泡服 15 克,令泻 2~3 次,适于阳热盛者;或大黄 15 克,间日泡服,令泻 1~2 次,另以黄芪 60 克,茯苓 20 克,煎水配服,用于气虚痰湿盛者。本病临床十分常见,可让医师处方做成膏滋方调养减肥。

(二) 乙种养生方案

适于体重超过正常标准 20%以上者,即中度至高度肥胖。

1. 饮食养生法

与甲种养生方案相同。但要求每周进行一次大节食,最好在星期日进行。大节食那天只进一餐,壮盛者不进餐,适当增加睡眠、减少体育活动。《寿世保元》所载辟谷仙方:黑豆五升洗净后,蒸三遍,晒干去皮。火麻仁三升,汤浸一宿,滤出晒干,去皮淘洗三遍,捣碎,伴黑豆为末,用糯米粥合成团,如拳大,入甑蒸,蒸 3~5 小时后,停火冷却 5 小时,再取出,放于瓷器内贮存,不令风干,每服 1~2 团,半饱为度,原书载,服此食团后,“不得食一切食物,第一顿七日不食,第二顿七七日不食……”。这也许有些言过其实,但似有抗饥饿之功效,可用于大节食之日代餐,一日服一团。

2. 运动养生法

同甲种养生方案。

3. 药物养生法

如上述疗法已有减肥之功者,可乘势坚持下去,不必加用药物调养。如无明显效果者,可选甲种养生方案中的方剂,或用下列减肥方:草决明、泽泻、白术各 10 克,山楂、制何首乌各 20 克,水煎服。本病临床十分常见,可让医师处方做成膏滋方调养减肥。

总之,肥胖者的调养贵在坚持,不宜急于求成,因体内有一个负平衡的适应过程。适应的标志是体重减轻而自我感觉良好、虚弱现象消失、体力增加、饥饿感消除。如节食太过或峻猛通下,虽可迅速减肥,但复肥也快,很不巩固,且易引起不良弊端。故减肥过程中各种疗法需缓慢进行,以身体能够支持、可忍受为度,一般每日平均减轻体重 100~200 克为宜。当减肥大半或接近标准时,则逐步撤除药物疗法,再撤除针灸疗法,保持饮食疗法与运动、泉水疗法,以巩固调养效果。

第二十四章　外伤科常见病养生保健方案

第一节　颈　椎　病

颈椎病是由颈椎间盘的慢性退行性变，椎体间松动，椎体边缘产生的骨刺刺激，压迫颈神经根、脊髓、交感神经、椎动脉等地方，出现以颈臂痛、头晕、心慌，甚至大小便失禁等为主要临床表现的病症。可因长期伏案、外伤或颈椎椎管狭窄等引起，根据受压部位不同一般分为五型：颈型、神经根型、脊髓型、椎动脉型和交感神经型。中医认为，颈部劳累过度、外伤，导致局部气血凝滞，经络阻塞不通而发生本病。

1. 起居养生法

生活中的不良姿势是形成颈椎病的主要原因之一，纠正坐、立、行、睡的不良姿势，如枕头不宜过高过硬、不宜久立久坐、不宜长期垂头斜颈等，以及预防头颈部的外伤，这些对于预防颈椎病都具有十分重要的意义。同时还要注意颈部保暖、避免受凉。

2. 按摩养生法

按摩可点揉风池、大椎、缺盆、肩中俞、肩外俞各 20～30 秒；拿捏项肌、拿捏肩井各 20～30 次；滚揉颈背部 1 分钟；点揉天宗、手三里、曲池、内关、合谷各 20～30 秒；提拿上肢、下肢各 20～30 次。颈椎病伴有头晕头痛者加点揉百会、太阳穴各 20～30 秒；伴有上肢内侧麻痛者加点揉小海各 20～30 秒；伴有心慌、胸闷者加摩运膻中 20～30 次。

3. 颈椎牵引法

分坐位牵引及卧位牵引两种。牵引重量：坐位牵引，开始 2～3 千克，无不良反应增加至 5 千克。卧位牵引：开始 5 千克，最重不超过 10 千克。牵引时使颈部轻度前屈，至少是直线位较易见效，注意避免颞颌关节的损伤。本法对多数颈椎病患者有效，但也有少数反应不佳者。本方法务必由专科医师进行牵引，以免发生意外。

4. 颈部锻炼法

颈部练功主要有与项争力、往后观看、回头望月三种锻炼方法。对于眩晕患者作往后观看活动时如有不良反应，应暂停为宜。每个动作重复 16～36 次。具体方法如下：

（1）与项争力。两脚开立，距离与肩同宽，两手叉腰。动作：①抬头望天；②还原；③低头看地；④还原。上身腰部不动，抬头时吸气，低头时呼气，呼吸自然并逐渐加深。

（2）往后观看。开始预备姿势同与项争力。动作：①头颈向右后转，眼看后方；②还原；

③头颈向左右转,眼看左右方;④还原。

(3) 回头望月。开始预备姿势同与项争力。动作:①头颈向右后上方尽力转,眼看右后上方,如同向天观望月亮一样;②还原;③头颈转向左后上方;④还原。转动时吸气,还原时呼气。

活动时动作速度要缓慢,此三种运动配合锻炼,对治疗和预防颈椎病有重要意义。

5. 药物养生法

药物调养主要针对落枕型和痹证型,以养血活血、舒筋活络、散寒止痛为大法,可用白芍木瓜汤:白芍 20~30 克,木瓜 12~15 克,鸡血藤 15 克,威灵仙 10~15 克,葛根 15~30 克,甘草 6 克,1 日 1 剂,水煎服。寒湿重者加桂枝 10 克、羌活 15 克、细辛 3 克;肝肾不足者加杜仲 20 克、续断 20 克、枸杞子 20 克;气血不足者加黄芪 20 克、当归 15 克、熟地 15 克;瘀血重者加三七粉 6 克、丹参 30 克、红花 6 克。本病临床十分常见,可让医师处方做成膏滋方调养。

第二节　肩　周　炎

肩周炎是因肩关节周围软组织病变而引起的肩关节疼痛和功能障碍的一种病症,临床以一侧或两侧肩部疼痛、肩关节活动障碍并逐渐加重为主要表现,好发于中老年人。疼痛一般在肩前外侧,可能向整个肩部及上肢放射,晚上疼痛一般较重。本病常因肩关节本身病变、外伤及肩关节以外疾病引起,一般经过几个月或更长时间可以自愈。但如果肩关节长期疼痛,还可能引起局部肌肉痉挛及萎缩,本病属中医“漏肩风”、“肩凝症”范畴。中医认为,本病多因气血虚弱,肩部外露受凉,风寒湿邪侵袭,寒凝筋脉所致,养生保健旨在祛风除湿、舒筋活络、宣通气血。

1. 泉水养生法

可用热水全身长时浴法。热砂疗法对本病也有较好功效,可根据砂源选用漠砂、河砂与温泉砂为佳。

2. 运动养生法

坚持每日早晚进行运动疗法与舞蹈疗法非常必要。选择上肢活动较多的体操、舞蹈、五禽戏、八段锦、放风筝、甩手疗法、摇肩活动、体后拉手活动、爬墙锻炼等。

3. 针灸养生法

针灸可单独或配合按摩进行,同时坚持肩部功能锻炼活动。可在选取针刺的穴位上施行温针、艾灸、激光针、微波针、电针等。配穴与针刺方法:早期以肩痛为主者每日针灸 1 次,后期以肩功能受损为主者隔日针灸 1 次,12 次为 1 疗程,休息 7 日后继续第 2 疗程。治疗中还应每日早晚进行肩关节运动。一般针刺穴位以肩髃、肩贞、肩髎、曲池、条口为主,并结合循经取穴和同名经取穴,如肩峰处有压痛点或后伸肩痛,活动困难,以太阴经为主,取手、足太阴经穴,先刺阴陵泉,再刺尺泽、太渊、肩髃、曲池、合谷穴;肩部有压痛点或上举疼痛,活动困难,以阳明经为主,取手、足阳明经穴,先刺足三里,再刺肩髃、曲池、合谷、天宗穴;肩部有压痛点或内收困难,以阳经为主,取手、足太阳经穴及手、足少阳经穴,先刺阳陵泉,再刺肩髎、外关。凡刺下肢穴位时,患肩作上举、外展和内收等动作,肩痛遇两经以上病证时,可不受以上取穴法约束,应灵活辨证。具体操作:①热补:进针后用提插捻转手法,使之产生热感,留针 15~30 分钟;②针上加灸:将针留于穴内不动,随之在针柄上插一段约 2 厘米长的艾条,然后从下端点燃施灸,灸一段为 1 壮,每穴 1~2 壮,每次灸 2~4 穴;③为提高疗效,可用 28 号毫针针刺条口透承山、肩髃透极泉、肩内陵透肩外陵、天宗透秉风,针后一有感觉即起针。

4. 按摩养生法

凡轻型(外展 50°~75°,旋转活动少于正常的 1/4 者)与中型 (外展 35°~55°,旋转活动少于正常 1/2 者)病人,可选用按摩手法:①轻揉法:患者取坐位,术者用指掌轻揉患肢肩部周围 2~3 次,然后再按揉肩三俞(天宗、肩井、曲池),再用两手掌扣揉肩部周围 5~10 次,使疼痛缓解;②重点指揉法:以疼痛部位为施用手法的重点,如以肩前内侧疼痛为主的多为肱二头肌长头有粘连和挛缩,按摩时在这个痛点用两手拇指边揉边分拨,通过反复手法后,患者即有轻松舒适感;③摇肩旋转法:患者取坐位,术者左手握住患者上肢肩髃、肩髎穴,右手握住患者手腕,作前后旋转摇肩法 10~15 次,然后作内收、外展上举、后伸手法;④搓、抖肩臂部,结束操作。而重型肩周炎(外展 35°以下,旋转活动小于正常活动的 3/4 者),应在专科医院采用拔伸旋转法等进行保健治疗。

5. 药物养生法

可购买大、小活络丹内服。因本病临床十分常见,也可请医生处方做成膏滋方进行长期调养。

第三节 偏 瘫

偏瘫,又称半身不遂,通常是指一侧肢体活动不灵或肌肤感觉减退或缺失的病症,可伴有口眼㖞斜、舌强语謇等症状,常见于中风(如脑出血、脑梗死)后遗症、其他脑部疾病或外伤所致。中医认为,饮食不节、情绪失调、劳累过度以及感受外邪等诱因,都可能导致风、火、痰、瘀阻滞经脉或引起气血不足,经络失养而出现肢体偏枯不用。本病多本虚标实、虚实夹杂之证,而单虚纯实者至为罕见。当然,偏瘫也与心、肝、肾、脾胃等脏腑的阴阳失调有关。

1. 调神养生法

此类病人的情绪常表现为易怒或善悲两个方面,可用以情制情法,酌选喜疗、悲疗和思疗中的适当方法,保持情绪舒畅和稳定。同时配合音乐、文娱、香花、色彩疗法等,务使情绪欢快、乐观和沉静。

2. 饮食养生法

戒绝烟酒、少饮茶、少食肥甘肉食以及姜椒等厚味,多食山楂、梨等水果及芹菜、菠菜、白菜、萝卜、冬瓜、西红柿等蔬菜，多食桑椹粥、绿豆粥等。总之，饮食宜清淡，达到补虚泻实，避免动火生热为宜。

3. 针灸养生法

针灸调养对促进患肢功能恢复有卓效。取穴：上肢瘫废者取肩髃、曲池、外关、合谷、天泉、少海、内关，下肢瘫废者取环跳、风市、阳陵泉、足三里、悬钟、三阴交、解溪、昆仑，每次取2~3穴，交替使用。语言謇涩加通里，吞咽困难加廉泉，口眼㖞斜加地仓、颊车、下关诸穴。平补平泻，每日1次，15日为1疗程，疗程间间隔3~5日。亦可在上述穴位上施行电针、激光针、微波针治疗。耳针取耳郭相应穴位埋针，头针则取相应区域。

4. 按摩养生法

按摩则循经络采取按、摩、推、拿、揉、叩等手法，先由上而下，后由下而上，以促进气血通行；按摩穴位同针灸取穴。

5. 药物养生法

药物调养以补虚扶正、平肝潜阳、活血通络、祛风豁痰为主旨，以补阳还五汤为基本方，痰阻语謇者加石菖蒲、竹沥、法夏、胆南星之类；手足屈伸不利者加蜈蚣、全蝎、鸡血藤之类；肝阳偏亢，头痛、口苦、眼赤、眩晕者加钩藤、黄芩、菊花、石决明、蒺藜、龙胆草之类；肝肾阴亏者加杜仲、桑寄生、牛膝、枸杞子、何首乌之类；肾阳偏虚者加仙茅、淫羊藿、巴戟天之类；大便秘结者要保持胃腑通利，加大黄或番泻叶泡服；口眼㖞斜者加用牵正散：白附子、僵蚕、全蝎冲服。还可使用浴足方：黄芪50克，伸筋草50克，鸡血藤50克，丹参30克，地龙20克。将以上5味药放入锅内加水适量，煎煮30分钟，去渣取汁，与3000毫升开水一并倒入泡足桶中，先熏蒸，然后泡洗双足，每天熏泡1~2次，每次20~30分钟，每日1剂，30日为1个疗程。本病临床十分常见，除用以上方药水煎服用外，也可做成膏滋方调养。

6. 杂合以养法

传统理疗与药物外治的使用，对促进患肢功能恢复很有帮助。主要采取局部熨敷、洗浴诸法，同时配合香气疗法，置长寿枕、菊花枕。肢体功能逐渐恢复时，可在扶持之下开始在床上做自动活动，如坐起、举臂、抬腿、抬足等。鼓励病人早日下床练习站立、慢走，但开始必在医护人员搀护下进行，逐步增加活动量，由扶杖而走，到弃杖而行，慢慢恢复到正常行动。对失语病人先训练说简单的话，如“吃”、“要”、“不吃”、“不要”、“好”、“再见”、“谢谢”等，逐步说较长的词，如“您今天从哪里来？”“工作很忙吗？”等。对已接近正常活动的病人可开始教练气功以巩固疗效，并防止再次中风。一般以放松功、站桩功为宜，贵在坚持。运动则以散步、太极拳等轻慢活动为宜，切忌运动量过大、过急、过猛。

第四节　类风湿性关节炎

类风湿性关节炎是以慢性对称性多关节炎为主要表现的一种全身性自身免疫性疾病。目前病因尚不清楚，可能与感染、过敏、内分泌失调、遗传、免疫反应等因素有关。其关节病变主要累及滑膜组织，常见症状是早期游走性关节疼痛、肿胀和功能障碍，晚期可引起关节的强直、畸形和功能丧失，最终导致残废。本病属中医“顽痹”、“历节病”等范畴，多因营卫气血不足、肝肾亏损或久病体虚、产后机体防御能力低下，风、寒、湿、热、毒邪侵入人体所致。稳定期当扶阳益阴、强壮正气，以减少复发；发作期则当辨清寒热、善施温凉。活血化瘀则是贯彻始终之调养法。

1. 调神养生法

本病初始可由情志不遂、郁怒、惊恐伤肝亏肾引起，病变过程中又可因久治不效产生忧郁、悲观、低沉等不良神情，从而影响保健效果。用以情制情法，选用适当音乐疗法、文娱疗法，总以振奋神情、坚定意志、解除郁滞为原则，通过志乐达到消除形苦之目的。

2. 自然养生法

自然养生法可广泛应用于本病的调养。泉水疗法在稳定期可用热水浴，发作期当辨清寒热选用温水浴或热水浴，一般以全身或半身长时浴法为宜，并可结合浴中按摩，以疏通经络、增强疗效。为提高抗病能力可配合使用森林浴、日光浴、空气浴等。香花疗法的解郁方、散寒方、散血方等以及泥土疗法中的热熨局部，皆有舒筋活络、解除凝滞之功。热砂疗法对本病有特殊功效，可因地制宜，采用漠砂、河砂或温泉砂等外治。

3. 运动养生法

运动疗法与舞蹈疗法可活动全身气血和关节，但需坚持锻炼；而太极拳、五禽戏与风筝疗法对本病颇有帮助。

4. 针灸养生法

可根据不同的罹病部位选取下述穴位。肩部取肩髎、肩髃、臑俞；肘臂部取阳池、外关、阳溪、腕骨；背脊部取水沟、身柱、腰阳关；髀部取环跳、居髃、悬钟；股部取秩边、承扶、阳陵泉；膝部取犊鼻、梁丘、阴陵泉；踝部取申脉、照海、昆仑、丘墟。偏风者加血海、膈俞；偏寒者加肾俞、关元；偏湿者加足三里、商丘；偏热者加大椎、曲池、阿是穴。以上穴位可用温针、电针、激光针、微波针，平补平泻，1 日或间日 1 次。偏寒盛、湿盛可在上述穴位施灸，偏热者不用灸法。

5. 按摩养生法

可在上述穴位行按、叩、揉、摩等手法，亦可沿病患肢体的经络行推、拿、揉、摩等手法，总以促进气血流通、消散患部凝滞为目的。

6. 饮食养生法

除日常喜食的蔬菜、水果、饮料、肉食外，可加食薏苡仁粥、羊骨粥、附子粥、乳粥等，并根据脏腑气血不足的情况酌选各种补养食品。

7. 气功养生法

可选强壮功、站桩功等，对巩固疗效很有裨益。

8. 药物养生法

湿热型者多见于发作期,表现为关节肿痛、骨节变形或发红灼热,舌红苔白干或黄,脉滑数,宜用清热除湿通瘀法:石膏、银花藤、羌活各 30 克,苍术、薏苡仁、威灵仙、乌梢蛇、蚕砂、滑石各 12 克,知母、陈皮、防己各 9 克,甘草 3 克,可酌加生地、秦艽、海风藤、雷公藤之类;寒湿型也可见于发作期,表现为关节疼痛,无红肿热,并见畏寒乏力、纳呆泄泻、舌质胖淡、脉沉细或涩等,病重者全身中小关节疼痛、变形,固定于半屈或屈曲位,或驼背 45°以上,则宜用散寒除湿、活血通络法:党参、白术、茯苓、炙甘草、当归、川芎、赤芍、白芍、黄芪、豨莶草、威灵仙、海桐皮各 12~18 克,蕲蛇、穿山甲各 12 克,可酌加桂枝、淫羊藿、乌梢蛇、羌活、独活之类;如病情处于稳定期,可用药酒调治:白花蛇 1 条,蕲蛇 30 克,乌梢蛇 30 克,羌活、生地黄、熟地黄各 30 克,防己 15 克,银花藤、僵蚕、海风藤、补骨脂、栀子各 12 克,全蝎、蜣螂虫、川芎、赤芍、当归、牛膝、木瓜各 9 克,陈皮、木香各 6 克,蜈蚣 3 条,红花 1.5 克,高粱酒 2000~2500 毫升,浸 2 周后方可服用,每次 5~10 毫升,日服 1~3 次。本病可用浴足方:威灵仙 30 克,络石藤 30 克,伸筋草 30 克,秦艽 30 克,肉桂 10 克。将以上 5 味药放入锅内加水适量,煎煮 30 分钟,去渣取汁,与 3000 毫升开水一并倒入泡足桶中,先熏蒸,然后泡洗双足,每日熏泡1~2次,每次 20~30 分钟,每日 1 剂,15 日为 1 疗程。

9. 其他养生法

可采用局部敷熨、熏洗等;还可用蒸汽疗法,可用活血化瘀方或风湿痹痛方,行全身蒸疗或痹痛之局部蒸疗均可;此外,磁疗亦可施于患部。

第五节　脑外伤后遗症

头为诸阳之会,脑为髓之海,为元神之府,受到直接或间接的暴力冲击,则脑髓为之震荡,元神为之动摇,经脉为之瘀阻,阳气之升降反常,而留下种种表现不同之脑外伤后遗症,往往迁延日久,缠绵不愈。临证以头昏、头胀、头痛、耳鸣、记忆减退、失眠等症为主要表现。如阳气虚陷者,常兼精神萎靡、倦怠少寐、表情淡漠、少言少食、心悸气短、舌淡而胖、脉细无力;如阳气偏亢者,常兼咽干唇燥、目赤唇红、烦躁易怒、自汗盗汗、腰脊酸软、舌质红、脉细数;如夹痰郁者,常呈痴呆之状,甚至语言謇涩、头晕而摇摇欲坠、善太息、时呕逆、对往事毫无记忆;如兼瘀阻者,则头痛如锥、面目黯滞、舌边瘀点而紫黯,脉弦。但总的来说,虚多实少,虚实夹杂,养生保健之大要在于辨明主次缓急、杂合以养,则收效更捷。

1. 以情制情法

音乐、文娱疗法总以使病人欢快、恬愉、喜乐为宗旨。对于肝阳偏亢者,常以轻快、幽静之乐曲调节神情,条件许可者可配合森林疗法。而香花疗法对本病也颇有帮助,一般可用宁神方、定志方,兼郁者用解郁方,夹瘀者用散血方。

2. 杂合以养法

用色彩疗法当视其阳气之偏亢或虚陷,酌用暖色、冷色或青色;香气疗法对本病也有较好辅助调养作用,可用王氏长春枕、龚氏麝香枕、菊花枕、合欢花枕、香瓶等;声疗中的流水声、风涛声,能舒怀畅志,亦有作用;选用散步、太极拳、适当的保健操及运动量小的轻慢活动为宜,以舒展气机、流畅气血。气功养生法可选用放松功、内养功等。

3. 针灸养生法

耳针取穴:心、肝、肾、枕、脑干等穴。头针取晕听区、面晕区等。体针取穴:阳气虚陷者,灸百会、中脘、气海、足三里,各5壮,每旬1次,行瘢痕灸法,3次为1疗程;同时针刺印堂,用补法,针尖斜向鼻根约1.5厘米,留针15分钟,出针后按孔;同时针刺内关、申脉,平补平泻,留针15分钟,均隔日1次,10次为1疗程。阳气偏亢者,取百会,并双风池、太冲、至阴、足窍阴、大敦诸穴,均行泻法,不留针,隔日1次,10次为1疗程。若瘀滞者,取百会,并膈俞、心俞、至阴、外关、合谷、太冲诸穴,均行泻法,留针15分钟,隔日1次,10次为1疗程。这些穴位也可用电针、激光针、微波针等。

4. 药物养生法

外伤多瘀,一般都当兼用化瘀为养。阳气虚陷者当益气升阳,兼滋阴补血,少佐化瘀之品,用炙甘草汤加减:炙甘草、大枣、生姜、人参、生地黄、桂枝、麦门冬、酸枣仁、制何首乌、鸡血藤、升麻;阳气偏亢者当养肝、平肝、滋肾,兼以活血,用杞菊地黄汤加减:枸杞子、菊花、熟地黄、山茱萸、山药、茯苓、泽泻、丹皮、丹参、制何首乌、川芎、钩藤、石决明、牡蛎、菟丝子;若瘀血阻滞突出者可用血府逐瘀汤或通窍活血汤加减,可用桃仁、红花、赤芍、川芎、当归、桔梗、牛膝,选加远志、酸枣仁、玄胡、丹参、血竭、石菖蒲等;如痰郁突出者当开郁化痰,佐以醒神活血,调理气机,可用涤痰汤加味,如加归尾、赤芍、川芎、天麻、郁金、桃仁、红花等。本病临床十分常见,除用以上方药水煎服用外,还可做成膏滋方进行调养。

第二十五章　妇科常见病养生保健方案

第一节　月 经 不 调

月经的周期、经期、经量、经色、经质如果出现异常，我们把这类疾病称之为月经不调。月经不调通常因外感六淫、七情所伤、劳累过度，或先天不足、多产房劳等引起。其中月经提前、月经过多、经期延长或崩漏等疾病多表现为出血证，往往因气虚统摄无权或者热邪迫血妄行所致；而月经延后、月经过少、闭经、痛经等疾病则多表现为血少证，常因气血阴精亏虚、冲任不充或气血运行瘀滞、冲任不通所致。而月经先后不定期则多因肝气郁滞或肾气虚衰引起。

1. 饮食养生法

月经期间首先应增加营养，尤其要多吃补血食物，如猪肝、羊肝、牛肝、鸡肝、猪心、禽蛋等血肉有情之品，也可食阿胶、龙眼肉、黄芪、党参、大枣等药物；同时还应多吃胡萝卜、菠菜等具有补血作用的蔬菜；注意少吃生冷、活血化瘀以及具有通利作用的食物。特别是闭经、痛经等月经病，更应忌食冰激凌、雪糕、白萝卜、苦瓜、绿豆、梨子、西瓜等生冷食品及寒性食物。当然，月经提前、月经量多、崩漏等月经病，则不宜过用烈性酒、辣椒等辛燥助火之品；月经延后或月经过少，食疗均宜忌食生冷寒凉之品；而月经先后不定期食疗则应注意疏肝和补肾。

生地茅根茶：生地 10 克，白茅根 20 克。将生地、白茅根放入茶杯内，用开水冲泡，加盖泡 15 分钟，趁热频频饮用，1 日 1 剂，代茶饮用。本方具有清热凉血、止血固冲之功，主要用于血热引起的月经提前，或月经量多，色鲜红或深红，或小腹作胀，血流出自觉有热感，患者可伴有口唇干红、口渴、心烦、小便黄少、大便干结、舌红苔黄等症状。而脾胃虚寒、腹胀便溏、胸闷食少等患者不宜食用。

三七炖母鸡：三七 10 克，枸杞子 25 克，母鸡 1 只，葱、生姜、花椒、食盐等调料适量。将三七切片，母鸡去毛杂，洗净，再把三七、枸杞子放入鸡腹中，置锅内，加清水适量，文火炖沸后，加葱、姜、花椒、盐各适量，炖至鸡肉烂熟后，味精调服，每周 1~2 次。本方具有活血化瘀、安冲止血之功，主要用于瘀血引起的月经量多，色紫黑，有血块或小腹疼痛拒按，或伴有舌质紫黯，或舌有瘀点等症状。三七性温，故血热妄行，或出血而兼有阴虚口干者不宜单独使用。

红枣阿胶粥：红枣 20 克，阿胶 5 克，粳米 100 克。将洗净的红枣、粳米一并放入砂锅内，加水适量，用文火熬成稀粥，粥熟后放入阿胶至溶化。1 日 1 剂，早晚各食一大碗，1 周为 1 个疗程。本方具有补气生血之功，主要用于气血不足引起的月经延后，或月经过少，患者可伴有面色淡白、气短懒言、舌淡苔白等症状。素有湿热而症见舌红苔黄厚、尿黄的患者不宜食用。

2. 杂合以养法

熬夜、过度劳累、寒冷刺激、生活不规律都可引起月经不调，因此，注意生活起居有常，对于防治月经失调至关重要；调整心态，保持心情舒畅，减少不良精神刺激也是预防月经失调的重要举措；及时治疗某些全身性疾病，运用中药针灸调节内分泌，对于月经失调往往也有很好的保健作用。

第二节　乳腺增生症

乳腺增生症是由内分泌功能紊乱导致乳腺结构不正常，即乳腺组织增生性的一种疾病。乳腺增生既无炎症，也不是肿瘤，多发生在一侧乳房或双侧乳房，包块大小不等，与皮肤和胸肌筋膜无粘连，推之能够活动，常随月经或情绪而变化，乳头可有黄绿色、棕色或血性液体。本病属中医“乳癖”范畴，多因肝气郁结、肝肾阴虚，痰浊凝结经络而成。

1. 调神养生法

保持心情舒畅是乳腺增生的最好防御武器。乳腺增生的危害莫过于心理损害，许多患者缺乏正确认识，因此很容易因过度紧张造成神经衰弱或内分泌失调，从而加重乳腺增生症。因此，解除心理负担、少生气，保持情绪稳定，则有利于乳腺增生症的早日康复。

2. 饮食养生法

改变饮食，少吃肥甘厚味，多吃蔬菜水果和粗粮，如多吃黄豆、核桃、黑芝麻、黑木耳、蘑菇等，对于乳腺增生症有一定保健作用。同时还可以食疗方进行调理。如鸡血藤茶：鸡血藤 15 克，橘核 15 克，将鸡血藤、橘核洗净后放入茶杯，加沸水浸泡 30 分钟，当茶频频饮用，1 日 1 剂，本方具有活血通络散结之功，主要适用于乳腺增生患者，患者可伴有乳房胀痛或刺痛，月经不调等症状，但需多次食用方才有效。患者平时也可配服夏枯草流浸膏或小金丸进行治疗。

3. 起居养生法

生活规律、劳逸结合、情绪调畅以及多运动、防止肥胖、提高免疫力等，对于预防乳腺增生有一定作用；而和谐的性生活，可使肝气畅达，气血调畅，则乳腺小叶不易增生，可见保持性生活和谐还是预防乳腺增生症的重要措施。

4. 其他养生法

禁止滥用避孕药及含雌激素的美容用品；不吃激素喂养的牲畜；自我检查和定期复查，尽量避免人流；鼓励产妇多喂奶，可防患于未然；可配合针灸按摩及中药调养。

第三节　产 后 缺 乳

产后缺乳是指妇女生产后乳汁很少或者全无，不能正常哺乳满足婴儿需要的一类病证。多发生于产后两三日至半个月内，也可发生在整个哺乳期，以新产妇发生缺乳最为常见。主要因平时体质虚弱，或产后失血过多，或产后精神不快、饮食不节等因素所引起。当然，精神紧张、劳逸失常、哺乳方法不当等也可影响乳汁分泌。中医认为，本病常因脾胃虚弱，气血生化不足，或肝气不舒、乳汁运行受阻所致。

1. 饮食养生法

乳汁来源于母亲，因此增加母亲的营养十分重要，产妇可多吃牛奶、鸡蛋、鱼肉、蔬菜、水果等，多喝鲫鱼汤等富含蛋白质、碳水化合物、维生素和矿物质的食物，而少食油腻食物。还可食用有一定催乳作用的食疗方，如：

猪蹄通乳汤：王不留行 25 克，穿山甲 20 克，黄芪 20 克，党参 20 克，猪蹄 250 克，将上述药物用纱布包好后，与猪蹄共炖，至猪蹄烂熟，服汤食肉，1 日 1 料，分 2 次服用，5 日为 1 疗程，本方具有补气血、通乳汁之功，主要适用于产后乳汁少不够哺育者，但有痰湿或湿热的患者不宜食用。

鲫鱼汤：鲫鱼 1 条，调料适量，将鲫鱼洗净后去鳞及内脏，切块，放入砂锅中煮熟，根据自己口味佐用调料。吃鱼喝汤，每日 1 次，连服 3~5 日，本方有益气养血、通经下乳之功，主要用于气血虚弱引起的缺乳，患者可伴有疲倦乏力等症状，需多次食用才有效果。

2. 杂合以养法

消除产妇焦虑情绪，保持心情舒畅，而产前还应经常按摩乳房；乳头凹陷时可用温热肥皂水清洗乳头，并用干净手指时常挤压牵拉，使乳头凸起；注意休息，保证睡眠充足；哺乳期间注意乳房卫生，并按时哺乳；适当增加哺乳次数也是增加乳量的重要措施。

第四节　更年期综合征

更年期是指妇女生育能力和性活动逐渐下降，性器官进行性萎缩，月经稀少以至停止，逐渐转入老年的一个过渡时期，常出现在 45~55 岁之间，多数妇女可以顺利度过更年期。但也有少数妇女出现以自主神经功能紊乱为主的症状，如易怒、心慌、潮热、出汗等，这些症状就称为更年期综合征，主要与卵巢功能减退、激素分泌减少有着密切关系。中医认为，妇女绝经期前后，主要因肾气渐衰、冲任亏虚、精血不足、脏腑功能失调、阴阳偏盛偏衰所致。

1. 调神养生法

处于更年期的妇女应正确认识此期生理特点，做好思想准备；陶冶情操，努力控制情绪，保持情绪稳定，做到遇事不烦、不急、不怒，切不可焦虑不安。

2. 饮食养生法

更年期由于脏腑功能渐衰，脾胃运化无力，饮食减少，营养欠佳，常引起记忆力减退、体倦乏力等症。因此，更年期营养的总体要求是：三低两高一适，即低热量、低脂肪、低糖类、高蛋白、高维生素，适当的无机盐类。但也要避免饮食过量出现肥胖。平时可食用甘麦大枣粥：甘草 10 克，浮小麦 50 克，大枣 10 枚，粳米 50 克，先煎甘草去渣取汁，然后放入粳米、浮小麦、大枣同煮为粥，每日分 2 次空腹食用。本方具有益气安神、宁心美肤之功，主要用于心神不宁引起的更年期综合征,患者可伴有精神恍惚、时常悲伤欲哭、失眠盗汗、舌红少苔等症状,而外感咳嗽、湿热患者禁服。

3. 运动养生法

根据病情选择太极拳、太极剑、气功、健脑体操等,坚持锻炼,增强体质,使人精神爽朗,这是缩短更年期并减轻其不适症状的有效措施。但要循序渐进、量力而行并持之以恒,方才有效。

4. 起居养生法

在更年期中,饮食起居要有规律,劳逸适度,保持充分的睡眠时间,并要节制性生活,以每1~2周1次较为合适;妇女进入更年期后,阴道酸性降低,黏膜变薄,局部抵抗力减弱,很容易受细菌、滴虫和霉菌感染,所以还应注意阴部的清洗卫生。

5. 针灸养生法

取大椎、关元、气海、中脘、肾俞、合谷、足三里、曲骨、印堂等穴,每次选3~4穴,补法,留针20分钟,每日或隔日1次,4~6次为1疗程。

6. 药物养生法

更年期综合征应补益肝肾、平衡阴阳。偏阳虚者可选用仙茅、淫羊藿、当归、白芍、巴戟天、知母、黄柏等中药进行调养;偏阴虚者,上方加龟板、生地、玄参、天冬、麦冬等,或服用知柏地黄丸。此外,在上述方剂的基础上,头晕耳鸣加枸杞子、女贞子;失眠心悸加柏子仁、炒枣仁、珍珠母、五味子等。当然,还可用柏子养心丸、天王补心丹等养心安神类中成药进行调养。本病虽基本病理在肾,但绝不能忽视脾,且只有后天之本脾气健旺,肾气才能充足,故凡脾虚纳呆者应先健脾胃,或在补肾的同时佐以健脾醒胃药,以期提高治疗效果。本病临床十分常见,除用以上方药水煎服用外,也可做成膏滋方进行调养。

第二十六章 儿科常见病养生保健方案

第一节 小 儿 遗 尿

遗尿是指5岁以上小儿每晚睡觉时不能自控小便，小便自遗者，俗称尿床，为儿童常见病之一。轻者数日1次，重者每日均遗。遗尿主要与小儿神经系统发育不全、膀胱容量较小以及睡前多饮或玩耍过度等有关。中医认为，脾肺气虚，上不制下，不能约束水道，或肾气虚弱，下元不固；或湿热下注，迫水妄行，三焦气化失司，均可发生遗尿。

1. 饮食养生法

本病宜食益气、温阳、固涩的食物，如芡实、莲子、韭菜、栗子、胡桃仁、狗肉、羊肉、虾、麻雀、鸡肉、猪膀胱等；慎食生冷滑利食物。而湿热引起者，又宜食豆芽、冬瓜、西瓜、萝卜等清热利湿的食物，慎食辛辣温燥食物。同时还可用食疗方进行调养。

固肾缩尿汤：益智仁10克，金樱子10克，猪膀胱1个。将猪膀胱洗净，装入益智仁、金樱子，炖熟后食用，每日1次，连用3～5次。本方具有补肾缩尿之功，主要适用于肾气不固引起的儿童遗尿，伴有小便清长、舌质淡苔白等症状。有实热、实邪者不宜食用。

金樱子粥：金樱子30克，粳米50克。将金樱子洗净，水煎取汁，然后把粳米放入药汁内煮熟成粥即可。每日1次，分2次服用。本方具有固精缩尿之功，主要适用于儿童遗尿，伴有小便清长、舌质淡苔白等症状。有实热、实邪者不宜食用。

2. 针灸养生法

针刺选穴，常用照海、三阴交、中枢、关元、肾俞、横骨、阳陵泉、气海等，可每次针3～5穴，间日治疗1次，用补法，行温针、电针、激光针、微波针均可。

3. 药物养生法

可服固肾止遗方：黄芪10克，党参10克，菟丝子12克，金樱子10克，益智仁10克，桑螵蛸10克，覆盆子9克，1～2日1剂，水煎服。睡眠深者加炙麻绒6克，阳虚突出者加肉桂3～4克。本病应注意晚间避免过度兴奋，少饮水，夜间定时呼唤小儿排尿。

第二节 小儿多动症

小儿多动症，是指儿童智力正常，行为表现活动过多、注意力不集中、情绪不稳定，并有不同程度学习困难的一种病证。在实际中，容易把此类病孩当做正常“顽皮儿童”而被忽视。中医古籍似无此病记载,但近代中医却积累了许多调养经验,对其病因病机也有所认识。大抵小儿稚阴稚阳之体,阴静阳动,阴不足则阳动有余故也。多由先天素禀不足所致,所谓阴不足,常是心肝脾之阴不足所致。总以滋阴宁神为调养大法。

1. 调神养生法

本病患儿神情偏于亢奋、不安,用以情制情法,通过语言、行为、奖励、分心、暗示等方法使患儿宁神静志,并引导学习兴趣,消除不安定情绪。音乐疗法宜以镇静、幽雅、轻松之乐声引导入静,并增进智力;文娱疗法以偏于思考、专一的而又有浓厚兴趣的内容为宜,如棋类、猜谜、听故事、玩玩具等,开始以简短为佳,便于引起兴趣,逐渐增长时间以引导专心;书画疗法也是很适宜的,可与其他疗法交换使用;香花疗法以宁神方、定智方为宜;色彩疗法宜用冷色、淡红色;泉水疗法用温水长时浴,浴毕即上床睡觉,以收镇静、助眠之效。不过,应用各种神情疗法时,不宜用过分压抑、恐吓、惊骇之手段,以防挫伤幼稚心灵,总以引导、调节为宜。

2. 针灸养生法

针灸养生法对本病有较好效果。主穴:内关、太冲、大椎、曲池。配穴:注意力不集中者配百会、四神聪、大陵,行为活动过多者配安神、安眠、心俞,情绪不稳、烦躁不安者配神庭、膻中、照海,均用针刺、不灸。由于儿童躁动不配合,选穴宜少而精,并以快速进针为佳,每日或隔日1次,10次为1疗程。较大儿童可用电针疗法,取疏波,电流强变以患儿能耐受为宜,每次治疗15~20分钟。行上述针刺后,即用皮肤针叩刺背部夹脊、膀胱经、督脉,以皮肤潮红为度,其中心俞、肾俞、大椎为叩刺重点。耳针取心、肝、肾、神门、脑干,用枣仁或莱菔子作颗粒压迫法。上述针灸和皮肤针穴位也可作按摩疗法,以平补平泻为宜。

3. 药物养生法

可用甘麦大枣汤加远志、石菖蒲、龙骨、炙龟板等进行调养,也可制成糖浆供小儿服用,适于脏阴不足、躁动不宁者。若8岁以上儿童则可用上方煎剂进行调养,每日1剂,分2~3次服用,1月为1疗程。

第三节 婴幼儿腹泻

婴幼儿腹泻是婴幼儿时期的常见病,以大便次数增多、排稀便和水电解质紊乱为主要临床表现。夏秋季节发病率最高,故曾有“秋泻”之称。体质虚弱、感染及消化功能紊乱,都是引起婴幼儿腹泻的重要原因。临床上,常把肠道内感染引起的腹泻称为肠炎,以轮状病毒感染为主;而肠道外感染、喂养不良、气候环境变化所引起的腹泻则称为消化不良。

1. 饮食养生法

注意食品新鲜、清洁,餐具用前需消毒,避免因感染引起婴幼儿腹泻;因夏天气候因素,宜多喂水,且不宜断奶,以减少腹泻;添加辅食应循序渐进,由少渐多,切忌几种辅食同时增加或一种辅食突然增加过多,以防止饮食内容突然改变;食欲不振时不宜强制进食,且宜少吃富含脂肪的食物。

2. 起居养生法

注意环境及个人卫生，不让小孩养成“吃手”的坏习惯；平时应多带小孩进行户外活动，以增强体质，提高对自然环境的适应能力；防止过度疲劳、惊吓或精神过度紧张；注意天气变化，避免冷热不均，睡觉时还要避免腹部受凉。

3. 其他养生法

营养不良、佝偻病及病后体弱小儿应加强护理，尽量避免与腹泻患儿接触；对轻型腹泻应及时治疗，以免拖延成为重型腹泻；避免长期滥用广谱抗生素，以免肠道菌群失调，招致耐药菌繁殖而引起肠炎。

第二十七章　男科常见病养生保健方案

第一节　阳　　痿

阳痿是指男方性交时阴茎不能勃起或勃起不坚，或勃起时间过短，以致不能完成正常性生活的一种病症，分为功能性阳痿和器质性阳痿，前者是大脑皮质性兴奋抑制作用加强，脊髓勃起中枢兴奋减弱引起；后者可由于年老、药物影响、各系统器官疾病和手术损伤等引起。中医认为，阳痿与心情忧郁、命门火衰、心脾受损、恐惧伤肾及湿热下注有关。阳痿的养生保健方法，首重情志、运动、气功、饮食等疗法，其次才考虑药物治疗，严重者当杂合以养。

1. 调神养生法

阳痿病人大多是由于情绪紧张、忧虑、胆怯、多疑等情志因素引起的假性阳痿，平时应多了解性知识，消除心理顾虑，故当用以情制情法、香花解郁、文娱悦心、音乐畅志、色彩镇静等疗法，务使神情轻松、欢快、舒展。同时夫妻双方应情志和谐，严重者先分居一段时间，如此则病情会很快好转。

2. 运动养生法

运动能使气血活畅，对本病颇有效验，但必须不间断地坚持实行。可这样安排：黎明做五禽戏，多做鹿长跑动作，共 30 分钟，然后慢跑 20 分钟，傍晚散步 30 分钟。同时每天做益精操 1~2 次。其他体育运动如长跑、球类均可根据体力选择，以不劳累为度。

3. 气功养生法

强壮功、固精功、内养功均可选择运用。

4. 饮食养生法

阳虚者宜食用补肾壮阳之品，如羊肉、狗肉、牛肉、鸡肉、鱼肉、韭菜粥、羊骨粥、附片粥等；阴虚者则食用鸭肉、兔肉、鱼肉、乳汁、山药粥、桑椹粥、百合粥等。总之，随证选食以辅助调养。

5. 针灸养生法

选用曲骨、大敦、肾俞、命门等穴，行温针、艾灸、电针等方法，每日针刺 1 次，6~7 分钟行针 1 次，留针 30 分钟，10 次为 1 疗程，疗程间休息 2~3 日。亦可取耳穴：肾、皮质下、内分泌、外生殖器，在剪好的 0.6 厘米×0.6 厘米胶布中央粘上王不留行籽，然后贴于上述四穴，每日用指压数次,两耳交替进行,每周 2 次,10 次为 1 疗程。

6. 按摩养生法

按摩有很好的调养作用。每日起床和临睡前各行 1 次,病人自用左手心按摩右足心 100 次,再用右手心按摩左足心 100 次,动作缓慢、连贯、轻重合适,并轻提阴囊、睾丸 20~30 次。

7. 药物养生法

偏于阳虚者,常兼畏寒肢冷、神疲懒言、舌淡、脉沉弱,可用龟灵集或景岳赞育丹:熟地黄、白术、当归、枸杞子、杜仲、仙茅、巴戟天、山茱萸、淫羊藿、肉苁蓉、韭菜子、蛇床子、附子、肉桂,炼蜜为丸,重者加人参、鹿茸。夹湿热下注者,常兼阴部潮湿、舌红苔黄滑或腻、脉缓濡,可用知柏地黄丸合二妙散进行调养。阳痿多由肝气不舒,气机郁滞,气血失调引起,表现为情志不舒、紧张、焦急、疑虑等,一般都可用陈氏抗痿灵:蜈蚣 18 克,当归、白芍、甘草各 60 克,共研极细拌匀,分 40 包,每次服半包至 1 包,早晚各 1 次,空腹用白酒或黄酒送下。本病临床十分常见,除用以上方药水煎服外,还可做成膏滋方进行调养。

第二节　早　泄

健康成年人性生活时往往在 2~6 分钟内就射精,如果阴茎插入阴道并抽送摩擦不到 2 分钟就射精的就可能是早泄。早泄有很多表现形式,仅仅看到女性裸体就射精的、与女方身体一般接触就射精的、性器官刚接触就射精的,已经性交但不到 2 分钟就发生射精的。而前列腺炎、精囊炎、龟头过敏、包皮过长、精阜炎及某些器质性损伤、全身性神经系统疾病等都可能引起早泄。中医认为,早泄以虚证为多,常因阴虚火亢、肾气不固、脾胃虚弱及湿热下注所致。

1. 调神养生法

精神因素是引起早泄的主要原因,包括与伴侣、环境、手淫、精神、行为等有关的焦虑、紧张、恐惧、自卑、胆怯等精神情绪,都可能影响高级性神经中枢兴奋与抑制,从而造成不能随意控制自己的射精功能。因此,调整情绪,消除紧张、自卑和恐惧心理,积极治疗泌尿生殖系统炎症,对于防治早泄至关重要。所以,男方患有早泄,女方切勿埋怨责怪,以免加重男方心理压力。

2. 运动养生法

早泄患者应积极参加体育锻炼,特别要注意持之以恒,以提高身心素质,增强意念控制能力。但不能过度劳累,劳累反而会加重早泄的发生,因此,避免劳累同时也是防治早泄不可忽视的重要环节。

3. 饮食养生法

饮食可吃些具有补肾固精作用的食物,如牡蛎、胡桃肉、芡实、栗子、甲鱼、鸽蛋、猪腰、仔公鸡、乌龟、韭菜、虾等。但要注意,阴虚火旺引起的早泄不宜食用过于辛热、刺激、温燥的食品,如羊肉、狗肉、麻雀、牛羊鞭等,以免引起性神经功能的紊乱。同时可以食疗方进行调养。

金樱子膏:金樱子100克,蜂蜜200克。先将金樱子洗净,加水煮熬,1小时后取汁,如此4次,将4次汤汁混合后继续煮熬,蒸发到汤汁由稀转浓,加入蜂蜜搅拌均匀,冷却后除去膏上的沫即可。本方有补肾益精之功,可用于肾虚之早泄、遗精、滑精,或伴有神经衰弱、失眠盗汗等症,每次食10~15克,1日2次,温开水调食。

地黄枣仁粥:生地黄30克,酸枣仁30克,大米50克。先煮生地黄、酸枣仁取汁,用汁煮米做粥。本方有滋阴清热、养血安神之功,可用于虚劳体弱引起的早泄、遗精,伴有骨蒸潮热、失眠多梦、羸瘦乏力等症。但是本品偏于滋补,气虚、大便溏软者不宜食用,每晚作夜宵吃,吃时可加白糖少许调味。

4. 针灸养生法

取肾俞、气海、关元、三阴交,用1.5寸毫针刺入1寸左右,行捻转补泻法,行针2分钟,留针30分钟,隔日1次,每10次为1疗程,每疗程间隔3日。肾气虚者加灸中极,补法;阴虚火旺者加刺太溪、内关、太冲、肾俞,平补平泻法;伴肝经湿热者加刺太冲、太溪、丘墟、胆俞等穴,泻法。当然,对关元、命门、三阴交、肾俞、太溪等穴位也可以采用灸法,灸至热不可耐时移开,呼吸1次后再灸,周而复始,可以加强性能力和持续能力。耳穴取肾、精宫、神门、内分泌,每次选2~3穴,用王不留行籽贴压,均3~5日更换1次,贴压者应频频自行按压。

5. 按摩养生法

每晚睡觉前,可用双手指依次揉按双足内外踝下后方、足心涌泉及双足大趾,亦可按顺或逆时针方向旋转足大趾各10次,同时可按压关元、中极、气海、肾俞等穴。

6. 气功养生法

(1) 周天功。练功要点如下:

衣着:衣服和裤子要宽松,不可过紧,以免影响身体放松和气的运行,鞋子以千底柔软为佳。

姿势:自然盘膝式,两腿互相交叉盘坐在床上,会阴部可放一核桃大小的圆物。

练功地点:以空气清新、安静无噪声之处为好,千万不能到污染严重的地方练功。

呼吸:采用逆呼吸法,当胸腔吸到大部分空气时收缩睾丸和肛门,腹壁向里收缩,同时吸气到不能再吸时为止,呼出废气时,腹肌松弛,腹壁向外凸出,随之放松睾丸和肛门。

意念:闭上双眼,意守丹田(即气海穴),要求初练功时以轻微的意念放在任督二脉运行上,大部分意念放在丹田上,意念一定要轻松自然。

练功时间:每日可练2~3次,每次1小时或半小时,以后逐渐增加练功次数及时间。

收功:练完功后慢慢睁开眼睛,轻柔活动各个关节,两手搓热,擦头、脸、耳数下。

注意事项:①要循序渐进,贵在坚持;②提肛和提睾时要柔和,不能猛提;③呼吸要自然,应缓慢深长;④全身要保持松静,若在练功过程中感觉累时可以停一下,然后再继续练;⑤练功开始2月内严禁房事;⑥练功期间多吃糖和蛋白质食物。

(2) 固精功。自然仰卧,枕头略高,两目内视,闭口,舌抵上腭,呼吸自然,意守丹田,双手相叠,先右手盖在左手背上,左手按在肚脐上,转圈按摩,从左向右转36圈,然后换手用同样方式右转36圈，最后双手尖并在一起，上从心口、下到小腹底耻骨上，以丹田为中心，上下推摩36次(一上一下为1次)。向下推摩时，仅拇指用力，向上推摩时仅小指用力。最后用双手将睾丸兜起，推入阴囊上部耻骨旁腹股沟内，在其外皮上摩擦，先左后右为1次，共做81次。

7. 其他养生法

每晚睡前，将冷水加热，以患者能够耐受为宜，赤足在热水中洗浸，每次8~10分钟；或每晚睡前用冷水冲洗阴茎3~5分钟，或在性交前先用冷毛巾湿敷阴茎，让阴茎血管收缩以减少充血程度，这样做可以防治早泄；或将五倍子用文火熬半小时后，再加适量温开水，趁热熏蒸阴茎龟头几分钟，等温度降到40℃时再洗阴部和浸泡龟头，每晚1次，15~20日为1疗程；还可运用浴足方以引血下行：知母50克，黄柏50克，泽泻30克，龙胆草20克，五倍子20克，将以上5味药放入锅内加水适量，煎煮30分钟，去渣取汁，与3000毫升开水一并倒入泡足桶中，先熏蒸，然后泡洗双足，每日熏泡1~2次，每次20~30分钟，每日1剂，7日为1疗程。与此同时，睡前还需保持心态平静，不要看刺激性欲的小说、电视和电影等。

第三节　遗　　精

遗精是指男性在无性交活动的情况下所发生的一种射精现象。生理性遗精是成年未婚男子1月遗精1~2次。一个处于睡眠状态中的人，在做有关性活动如“艳梦”的同时出现遗精现象，称为梦遗；如果白天在意识清醒的情况下，由于看了带有性色彩的书刊、画册或影视之后，大脑中的性中枢神经过于兴奋，这个时候虽然缺乏性活动，但有时精液也会遗出，这就是滑精。一般说来，梦遗患者病情要轻一些，滑精患者病情要重一些，而且梦遗还可发展为滑精，有的患者甚至出现既有梦遗又有滑精。中医认为，本病多在情志失调、酒色过度、劳累过度等因素作用下，导致阴虚火旺、心肾不交、肾气不固或湿热下注引起。养生调理以调心静神、抑制相火、固涩肾关为法。

1. 以情制情法

以情制情法宜以怒疗、悲疗、恐疗等抑制其亢奋之情；音乐疗法宜以悲哀、低沉之音；香花疗法宜以解郁、宁神、定志、清热诸方；色彩疗法宜用冷色。

2. 气功养生法

气功宜用固精功、子午功、内养功或益精操，使神静心宁、精关巩固。

3. 针灸养生法

取穴：神门、太溪、小肠俞、腰阳关、关元、精宫、心俞、肾俞、志室、命门、次髎、三阴交、足三里、内关等。心肾不交者用平补平泻，相火亢、湿热盛者用泻法，肾虚不固者用补法。上述穴位可适当分组进行，用针刺或灸法，亦可施行温针、电针、激光针、皮肤针、微波针等。

4. 按摩养生法

点揉脾俞、肾俞、气海、关元、中极、神门、足三里、三阴交、太溪、涌泉各20~30秒；抚摩小腹20~30次;重擦腰骶以透热为度;从内关至劳宫穴推按20~30次。遗精伴有精神萎靡者加点揉百会、心俞各20~30秒;伴有头晕眼花、腰膝酸软者加点揉风池、大椎、肺俞、阳陵泉各20~30秒。

5. 药物养生法

心肾不交、相火亢旺者,常兼头晕目眩、心悸失眠、神情亢奋、阳事易举、溲黄咽干、舌红少苔、脉细数等症状,当用清心、滋肾、抑肝法,用三才封髓丹加味:天冬、地黄、人参(沙参代之)、黄柏、砂仁、甘草,酌加黄连、龙骨、牡蛎、酸枣仁、茯神之类;肾气不固者,常表现无梦滑精,或白天精自出,精神萎靡,舌淡,脉弱等症状,当用益气固精法,用金锁固精丸加减:沙苑蒺藜、芡实、莲须、龙骨、牡蛎,酌加益智仁、桑螵蛸、远志、金樱子、五味子之类;湿热下注者,多兼口苦溲赤、苔黄腻、脉濡数等症状,当用清肝、泻火、除湿法,用龙胆泻肝汤加减:龙胆草、柴胡、黄芩、栀子、泽泻、车前子、木通、生地、茵陈、白芍等。还可使用浴足方:金樱子60克,益智仁30克,桑螵蛸20克,杜仲20克,芡实20克。将以上5味药放入锅内加水适量,煎煮30分钟,去渣取汁,与3000毫升开水一并倒入泡足桶中,先熏蒸,然后泡洗双足,每日熏泡1~2次,每次20~30分钟,每日1剂,7日为1疗程。本病临床十分常见,除用以上方药水煎服用外,也可做成膏滋方调养。

6. 其他养生法

本病还当注意起居调养,如被窝不宜太暖,取侧卧睡式;加强个人修养,避免淫秽音像;戒除手淫,控制房事频度;饮食起居规律,不吃烟酒及刺激性食物;加强体育锻炼,保持精神愉快,用脑不宜过度。

第四节 前列腺炎

前列腺炎是由泌尿生殖系统感染或血行感染引起的前列腺炎症,常由大肠杆菌、葡萄球菌、链球菌感染所致。其中急性前列腺炎可见高热、寒战、尿频、尿急、尿痛等症状,严重者可引起腰骶、小腹、会阴部疼痛,尿后带血,甚至出现排尿困难或急性尿潴留,常在受凉劳累、长时间骑车、酗酒、性生活不当等导致全身或局部抵抗力下降时感染细菌而发病,如不及时治疗则可转为慢性前列腺炎。慢性前列腺炎可见轻度尿频、尿道刺痒,终末尿有白色分泌物滴出,会阴、腰骶、小腹、阴茎、睾丸等处也可出现轻微疼痛,除急性原因外,慢性前列腺炎还可由病毒、结石、性生活过度频繁、过度节制或性交中断、慢性便秘等引起。中医认为,本病常因膀胱湿热、脾肾亏虚、肝郁气滞所致。

1. 起居养生法

勤换内裤,保持阴囊干燥,注意性生活卫生,防止细菌感染引起本病;戒烟酒,忌辛辣厚味,以免湿热下注引发前列腺炎;同时还要养成及时排尿的习惯,切勿憋尿,也不宜长时间骑马、骑车和久坐,以免前列腺充血,从而减少本病的发生。

2. 饮食养生法

饮食宜清淡,少食辛辣肥甘之品,多食新鲜蔬菜水果、粗粮、蜂蜜及大豆制品,以保持大便通畅;适量食用牛肉、鸡蛋及南瓜子、葵花子等种子类食物;多饮水以保持尿路通畅。

3. 按摩养生法

睡前取仰卧位,左足伸直,左手放在神阙穴(肚脐)上,用中指、食指、无名指三指旋转,同时再用右手三指放在会阴穴部旋转按摩,一共 100 次。同时按摩气海、关元、中极等穴。每日睡前热水坐浴,定期进行前列腺按摩,可促进血液循环,有利于炎性分泌物排出。

4. 药物养生法

中医对前列腺炎有较好疗效,可辨证处方水煎服或做成膏滋方调养。

第二十八章　其他常见病养生保健方案

第一节　鼻　　炎

鼻炎是鼻腔黏膜和黏膜下组织的炎症。鼻炎的表现多种多样,常见的有过敏性鼻炎和鼻窦炎,而大多数鼻炎是过敏性的,典型症状是晨起打喷嚏、流清涕、鼻痒和鼻塞;而鼻窦炎则表现为鼻塞、流黄脓鼻涕、嗅觉减退等症状。本病的发生多因风寒等外邪侵袭鼻窍,使肺卫失调或鼻窍失养引起。

1. 杂合以养法

防治鼻炎最有效的方法是洗鼻法,定时用生理盐水冲洗鼻腔,可降低细菌数量并逐步消除鼻部炎症。要想有效地预防鼻炎,原则上应尽量避免接触过敏源及减少环境致病因子的影响,生活上注意保暖,避免寒冷、粉尘刺激,减少感冒;注意锻炼身体,并改掉挖鼻的不良习惯。

2. 饮食养生法

加强饮食营养对于防治鼻炎十分有利,可多吃新鲜食物或含蛋白质丰富的食物,如鱼、牛乳、蛋、大豆、肉等,同时还需戒烟酒及辛辣食品。

3. 药物养生法

中药防治鼻炎十分有效,可用玉屏风散合辛夷散加味治疗。也可用如下处方加以调养,辛夷白芷饮:辛夷 15 克,白芷 15 克,辛夷用纱布包好,水煎服,有宣通鼻窍之功,主要适用于过敏性鼻炎、鼻窦炎的辅助治疗。苏叶防风饮:苏叶 15 克,防风 15 克,水煎服,有宣通鼻窍之功,主要适用于过敏性鼻炎的辅助治疗。

第二节　慢 性 咽 炎

慢性咽炎是慢性感染所引起的弥漫性咽部病变,主要有咽部不适、有异物感、干燥发痒等临床表现,但很少有咽痛,患者习惯以咳嗽清除咽部异物感,清晨常会吐出黏稠痰块,容易引起恶心等。本病多因急性咽炎反复发作、鼻窦炎分泌物刺激、过敏体质、烟酒过度、用嗓过度或其他不良生活习惯等引起。本病也可为贫血、糖尿病、肝硬化及慢性肾炎等某些全身性疾病的局部表现,食管或下咽部的癌症早期也会出现类似症状,应详细检查以便确诊。本病属中医“梅核气”、“喉痹”范畴,主要由脏腑亏损,咽喉失养,虚火上灼,或外感风热失治所致;亦可因情志刺激,气郁生痰,阻滞咽喉而成。

1. 起居养生法

养成晨起、饭后及睡前漱口、刷牙的习惯,保持口腔卫生,以减少口鼻炎症的发生,从而起到防治慢性咽炎的作用;当然,少说话,避免大声吼叫,对于慢性咽喉炎的保健也是不可忽视的环节;而空气、居处环境有污染时,应随时戴口罩,尽量避免干燥、过冷、过热、过湿等气候及化学气体、粉尘的刺激,对预防慢性咽炎十分重要。

2. 饮食养生法

慢性咽炎的饮食应以清淡滋阴易于消化为宜,忌食姜、椒、芥、蒜及一切辛辣之物以及烟熏、烈酒等刺激性食物,并戒掉吸烟等恶习。平时可选罗汉果、胖大海、麦冬等泡水服用。

3. 调神养生法

情志不舒则易气郁化火生痰,凝滞咽喉而引起喉痹咽痛,所以慢性咽炎者应注意精神情志的调节,忌忧郁、悲忧及恼怒。

4. 运动养生法

锻炼身体,增强体质,可预防呼吸道感染,从而减少慢性咽炎的发生或加重。

5. 药物养生法

中药可选玄麦甘桔汤或半夏厚朴汤进行调养。也可用经验方调养:罗汉果半个,厚朴 15 克,苏叶 15 克,玄参 15 克,桔梗 15 克,麦冬 15 克,木蝴蝶 15 克,生甘草 5 克,水煎服,有利咽之功,可长期服用。

第三节 痤 疮

痤疮,俗称“粉刺”,多数散在为与毛囊一致的丘疹或小结节,针头大至绿豆大,周围有红晕,挤压后有乳白色或米黄色脂样栓塞,有的可化脓形成小脓疮。痤疮与内分泌、饮食失调、精神紧张、湿热气候等因素密切相关。本病好发于青年男女,往往绵延数年不愈,甚至到 30 岁以后才停止发病。中医认为,本病可因饮食辛辣厚味或气候炎热等,引起肺胃蕴热所致。

1. 饮食养生法

饮食应清淡,多吃蔬菜水果,少吃辛辣厚味、糖及酒等。可选用食疗方进行调养。

雪梨番茄饮:雪梨 100 克,番茄 100 克。将雪梨、番茄同捣烂,榨汁服用,每日 1 次,有清泄肺热之功,主要用于肺热引起的痤疮,但脾虚便溏者不宜单独使用。

苦瓜红糖泥:新鲜苦瓜 500 克,红糖 50 克。先将新鲜苦瓜洗净,去瓤、籽,切碎,捣烂成泥糊状,放入碗内,加红糖拌和均匀即成,早晚 2 次分服。本方具有清热降火之功,主要适用于火热引起的痤疮,而阴虚口干者不宜单独使用。

2. 起居养生法

经常用温水、硫黄香皂洗面,切忌用雪花膏和其他油脂类化妆品涂面;不宜挤压粉刺,以免引起化脓发炎;保持大便通畅,以利于排除热毒。

3. 其他养生法

注意劳逸结合,防止情绪失调,对于痤疮的保养具有十分重要的意义。同时,还可用中药进行调养,以清泄肺胃蕴热为法,选枇杷清肺饮加减:枇杷叶、连翘、黄芩、赤小豆、生地各12克,桑白皮、丹皮、金银花、益母草、白花蛇舌草各15克,红花6克。每日1剂,分2次服。

第四节 雀 斑

雀斑是面部较小的黄褐色或褐色的色素沉着斑点,多见于女性,往往6~7岁后才开始出现,到了青春期则最为明显,夏季日晒后皮损加重,冬季则减轻。皮损可为淡黄色、黄褐色或褐色斑点,呈圆形、卵圆形或不规则形,主要集中在双眼至颧骨凸出的部位。本病好发于中青年女性,不仅影响美容,进而还会影响病人的心理健康。中医认为,本病主要与饮食失调、禀赋和日晒有关。

1. 起居养生法

外出应戴遮阳帽和墨镜,或涂防晒霜,以避免阳光和紫外线照射;调整生活习惯,戒掉烟酒、熬夜等不良习惯;保持良好情绪,注意休息和保证充足睡眠。这些措施对于防治雀斑十分有利。

2. 饮食养生法

饮食应清淡富有营养,可食芹菜、胡萝卜、香菜等含高感光物质的蔬菜,以及荔枝、龙眼、核桃、西瓜、蜂蜜、梨、大枣、韭菜、菠菜、橘子、萝卜、莲藕、冬瓜、西红柿、大葱、柿子、丝瓜、香蕉、芹菜、黄瓜等富含维生素C的食物;少饮咖啡、可乐、浓茶、酒等刺激性食物;戒烟。同时,还可长期食用西红柿汁,即取西红柿1个,将其榨汁,每日饮1杯,有预防雀斑的作用。

3. 其他养生法

注意劳逸结合,防止情绪不畅,对于雀斑的保养具有十分重要的意义。还可用中药进行调养,以解郁和营化瘀为法,处方:柴胡10克、丹皮15克、赤芍15克、当归15克、川芎19克、丹参15克、香附10克。每日1剂,分2次服。

第五节 斑 秃

斑秃,是指头发呈圆斑状脱落的病证,俗称鬼剃头。严重者可使头发、眉毛、胡须、腋毛、阴毛全部脱光,称为全毛脱落症。《诸病源候论·须发秃落》说:"若气血衰弱,经脉虚竭,不能荣润,故须发秃落"。所以,发毛气血失荣是其直接影响因素。而发毛气血失荣可因"虚"

或"郁"引起，这与神情长期紧张、忧虑、抑郁、焦急、悲愁、易怒以及饮食营养不良关系至为密切。养生保健措施当杂合以养。

1. 以情制情法

音乐、文娱疗法可选择能促使其喜悦、欢快、轻松、多笑之方，以消除不良神情之影响，使之气达，生机活泼；香花疗法宜选解郁方、活血方；色彩疗法宜选暖色、喜色。而舞蹈疗法也可使其心情愉快、气血活泼，可酌情选用。

2. 自然养生法

日光浴、空气浴、温泉或热泉水浴均有辅助治疗作用。运动可选择太极拳或八段锦，通过加强锻炼，可使血脉流通。

3. 气功养生法

气功可选保健功、强壮功或松静功。《诸病源候论·须发秃落候》所载导引术："当数易栉，栉之取多不得使痛，亦可令侍者栉，取多血液不滞，发根常牢"。因此，可坚持做梳头功：以指尖不轻不重接触头皮，由前向后、向左、向右梳上百次，每天行术一遍，有促进头皮血液流行之作用，对头发脱落无疑是有裨益的。

4. 香气养生法

可选择上上藿香油或香汁涂搽斑秃局部。

5. 饮食养生法

少吃辛辣厚味，多进四季蔬菜、木耳、牛奶、豆腐及各种肉食；水果可食龙眼、荔枝、广柑、苹果、桃、山楂等，颇有帮助。

6. 针灸养生法

针灸对本病有良好疗效。其中以皮肤针治疗效果较好，可根据面积大小、时间长短和病人体质强弱，采用轻、中、重三种叩刺手法对斑秃局部进行叩刺。一般时间长、面积小、身体健、耐受强用重叩，每日或隔日 1 次，叩之局部微微出血；而面积大、时间短、耐受差则采用轻叩刺，叩之局部发红即可，每日或隔日 1 次，疗效较为满意。

7. 药物养生法

可用生发饮：生地黄、熟地黄、侧柏叶各 15 克，当归、黑芝麻各 20 克，何首乌 25 克。每日 1 剂，分 2 次服。其中风盛血燥，皮肤瘙痒脱屑者，去熟地，生地用至 30 克，同时加丹皮、蝉蜕、川芎各 10 克，蛇床子 15 克，苦参、白鲜皮各 10 克；肝肾亏损者加枸杞子、菟丝子各 20 克；血瘀者加红花、桃仁、川芎各 10 克，赤芍、鸡血藤各 15 克。如元气虚甚，进行性全毛脱落，可于上方中加人参、鹿茸、胡桃肉、紫河车、淫羊藿、巴戟天之类。本病临床十分常见，除用以上方药水煎服外，也可做成膏滋方加以调养。

第六节 荨 麻 疹

荨麻疹是一种以皮肤上出现鲜红色或苍白色风团,时隐时现为主的瘙痒性过敏性皮肤病,其特点为风团发无定处,忽起忽退,瘙痒不堪,消退后不留痕迹。急性者骤发速愈,慢性者可反复发作,数月或多年不愈。可发生于任何年龄、部位和季节,男女皆可患病。本病病因十分复杂,主要与食物、药物过敏,或感染,昆虫叮咬,冷、热、风等物理刺激,花粉及其他粉尘刺激等有关。本病属中医“瘾疹”范畴,总由禀性不耐,人体对某些物质过敏所致。

1. 杂合以养法

针对病人紧张、焦虑、苦闷、烦恼等不良精神状态,用以情制情法、音乐、文娱疗法,以使病人欢快、轻松、舒展为原则。色彩疗法以冷色为宜;香花疗法以解郁方、宁神方、清热方为宜,但需注意排除病人闻某种花香即发痒的因素。可用王氏长寿枕伴睡,痒甚涂上上藿香油,或用鼻闻香,或用千金澡豆洗身,但都当留意排除病者闻香发痒的因素。泉水疗法,以凉泉或温泉全身浴法为宜,浴毕即入睡。森林疗法、高山疗法、岩洞疗法、旅游疗法,有转移环境、静神爽志之功,条件许可时也可选用。此外,使用易过敏的药物应先做皮试;同时要注意劳作保健,避免寒冷刺激,以增强抵抗力。

2. 针灸养生法

耳针取肾上腺、内分泌、肺、神门、枕、脑干诸穴,行埋针、颗粒压迫,或针刺法。针灸取风府、曲池、合谷、血海、膈俞、天井诸穴,行针刺、电针、激光针、微波针等。

3. 气功养生法

气功可试用站桩功。

4. 饮食养生法

饮食宜清淡饮食,可食葡萄、番茄、芝麻、黄瓜、胡萝卜、香蕉、苹果、橘子、萝卜、绿豆、薏苡仁等品;注意戒酒,远肥甘厚味,避辛辣燥腻之物,如鱼腥虾蟹、海味、羊肉、鹅肉、辛辣、葱、韭、酒等;因某种食物引起瘙痒发作,下次应注意禁食该食物。同时可用含有黄芪等增强免疫力的食疗方进行调养。如玉屏风瘦肉汤:黄芪 20 克,白术 15 克,防风 10 克,生姜适量,猪瘦肉 150 克,将前 4 味中药用干净纱布包裹,与猪瘦肉一起炖熟,饮汤食猪瘦肉,2 日 1 剂,分次服用。本方有益气固卫之功,主要适用于气血两虚引起的疹块反复发作。

5. 药物养生法

本病无常法常方,但病中的部分病人当从肺与大肠论治,其主要表现为畏热喜凉,遇热则发且痒甚,心烦不眠,而凉冷则可使之稍得缓解,用泻白散加养阴通腑之品:地骨皮、桑白皮、生地、玄参、麦冬、大黄、甘草等,而大黄一味,即使无便秘者也可用之,保持 1 日通利 2~3 次即可。血虚风热者加地肤子、何首乌、益母草各 15 克,荆芥、防风各 10 克;湿热生风者加土茯苓、薏苡仁、车前草各 15 克,苦参 10 克。

第七节　近　视　眼

近视眼是指眼球在无调节状态下,对来自无限远或5米以外的平行光线,经眼球屈光系统(角膜、房水、晶状体和玻璃体)后所形成的焦点落在视网膜之前,出现近视力正常、远视力不好的病症。本病多见于青少年,除少数是遗传因素外,多数是学习工作时间过长、光线反射方向不合理、坐姿不良或在光线过强或过弱下长时间近距离读书、写字等引起睫状肌过度疲劳,造成调节功能下降而成。中医认为,眼睛过度疲劳是发生本病的主要原因。

1. 起居养生法

改变不适当的用眼方式,平时多眺望远处,坚持定时作眼保健操,颇有帮助。

2. 气功养生法

气功的内养功、强壮功,有助于增强视力。

3. 针灸养生法

针灸治疗近视眼有较好疗效。取承泣(两眼平视,瞳孔平下0.7寸处)、睛明(目内眦内上方之陷窝处)二穴,用30号毫针从承泣穴进针,以30°角向睛明方向斜刺,刺入1寸左右,待眼周有酸胀感或流泪时留针5分钟,针刺手法要轻,不宜大幅度捻转提插,出针后用棉球压迫局部1~2分钟,以免出血,每日针1次,10次为1疗程,疗程间休息2~3日。耳针取目、肝,进行针刺、电针或埋针,头针可用视区治疗。

4. 药物养生法

中药可内服陈氏驻景丸加减方:楮实子、菟丝子、枸杞子、车前子、寒水石、五味子、茺蔚子、三七、紫河车、木瓜,或加鸡内金、山药、怀牛膝、山茱萸等,1日1剂,水煎服,并配合近视明眼药水外滴。平时可用药茶处方:枸杞子10克,菊花5克,石斛5克,决明子3克,绿茶3克,将以上5味药放入茶杯中,开水泡服,代茶饮。本病临床十分常见,除用以上方药水煎服外,也可做成膏滋方进行调养。